临床常见疾病诊疗及康复

赵锐 李朝晖 贾玉洋 颜林军 杨冰 成华彬 主编

天津出版传媒集团

天津科学技术出版社

图书在版编目(CIP)数据

临床常见疾病诊疗及康复 / 赵锐等主编 . -- 天津：天津科学技术出版社，2024.6
ISBN 978-7-5742-2153-6

Ⅰ.①临… Ⅱ.①赵… Ⅲ.①常见病–诊疗②常见病–康复医学 Ⅳ.①R4

中国国家版本馆 CIP 数据核字 (2024) 第 101301 号

临床常见疾病诊疗及康复
LINCHUANG CHANGJIAN JIBING ZHENLIAO JI KANGFU
责任编辑：梁旭

出　　版：	天津出版传媒集团
	天津科学技术出版社
地　　址：	天津市和平区西康路 35 号
邮　　编：	300051
电　　话：	（022）23332369（编辑部）
网　　址：	www.tjkjcbs.com.cn
发　　行：	新华书店经销
印　　刷：	天津印艺通制版印刷有限责任公司

开本 787×1092 1/16 印张 25.625 字数 638 000
2024 年 6 月第 1 版第 1 次印刷
定价：88.00 元

编委会

主 编

赵　锐	川北医学院
李朝晖	济南市第四人民医院
贾玉洋	济南市莱芜人民医院
颜林军	解放军总医院京西医疗区
杨　冰	四川省德阳市中西医结合医院
成华彬	四川省自贡市荣县中医医院

副主编

苏月华	菏泽市立医院
李　霞	北京中医医院顺义医院
黄　莉	成都市第二人民医院
张莉萍	雅安市人民医院
王　坤	南充市中心医院
赵　鹏	内江市第二人民医院
凌　玲	成都中医药大学附属医院
徐　展	宜宾市中医医院
张杏乔	河南中医药大学第三附属医院
矣海彤	中国人民解放军北部战区总医院
雷　佳	中国人民解放军北部战区总医院
孙　林	中国人民解放军北部战区总医院
刘　爽	牡丹江医学院附属红旗医院
梁舒畅	武汉市东西湖区人民医院
王朋丽	沧县医院

编 委

叶佳文	牡丹江医学院附属红旗医院
武　爽	牡丹江医学院附属红旗医院

前 言

　　我国目前医疗水平参差不齐，特别是缺乏医疗规范。同一种病，不同的医生给患者的解释、治疗、护理和康复各不相同，特别是，目前广大医务工作者普遍把医疗重点放在诊和治，而忽视了后期的护理和康复，以及本应贯穿医疗过程始终的沟通。

　　本书针对目前诊疗现状，编者参考了国内外相关专业的多种权威诊疗规范和指南，为规范化沟通、诊断、治疗、护理、康复而编写。全书涵盖了多种临床常见疾病的诊疗及康复。

　　本书的所有作者都是工作在临床一线的资深临床医师，日常诊疗工作极为繁重，本书是在占用了他们大量宝贵的业余时间的情况下才得以出版，在此为他们的辛勤付出表示深深的感谢和敬意。在编写过程中，我们力求覆盖更多的临床常见疾病，但由于我们的编写水平有限，内容可能不尽完善，也难免存在疏漏，敬请各位读者批评指正。

目 录

第一章 心血管疾病 ... 1
- 第一节 冠状动脉痉挛 ... 1
- 第二节 心绞痛 ... 8
- 第三节 冠状动脉微血管功能障碍 ... 12
- 第四节 X综合征 ... 16

第二章 消化内科疾病 ... 22
- 第一节 弥散性食管痉挛 ... 22
- 第二节 食管贲门黏膜撕裂综合征 ... 23
- 第三节 食管憩室 ... 27
- 第四节 食管平滑肌瘤 ... 28
- 第五节 食管癌 ... 30

第三章 内分泌疾病 ... 43
- 第一节 皮质醇增多症 ... 43
- 第二节 嗜铬细胞瘤 ... 51
- 第三节 原发性醛固酮增多症 ... 55
- 第四节 继发性醛固酮增多症 ... 58
- 第五节 慢性肾上腺皮质功能减退症 ... 61
- 第六节 先天性肾上腺皮质增生症 ... 67
- 第七节 肾上腺髓质增生 ... 74
- 第八节 醛固酮减少症及盐皮质激素抵抗 ... 76

第四章 慢性病管理 ... 80
- 第一节 高血压健康管理 ... 80
- 第二节 冠心病健康管理 ... 86
- 第三节 血脂异常健康管理 ... 92

第五章 耳鼻喉头颈外科疾病 ... 96
- 第一节 鼻外伤 ... 96

第二节　酒渣鼻 98
　　第三节　鼻中隔偏曲 99
　　第四节　鼻中隔血肿与脓肿 105
　　第五节　鼻中隔穿孔 108
　　第六节　鼻出血 112
　　第七节　鼻腔异物 114
　　第八节　鼻及鼻窦囊肿 115

第六章　神经外科疾病 121
　　第一节　胶质瘤 121
　　第二节　特殊类型的胶质瘤 126
　　第三节　脑膜瘤 130
　　第四节　垂体肿瘤 144
　　第五节　颅咽管瘤 155
　　第六节　脑转移瘤 161
　　第七节　颅内动脉瘤 170
　　第八节　头皮与颅骨肿瘤 174

第七章　肛肠病 190
　　第一节　痔 190
　　第二节　肛瘘 202
　　第三节　肛门直肠狭窄 211
　　第四节　直肠肛管损伤 216
　　第五节　直肠脱垂 220

第八章　康复治疗技术 227
　　第一节　截瘫与四肢瘫 227
　　第二节　单肢瘫（周围神经损伤） 235
　　第三节　面瘫 242
　　第四节　痉挛 248
　　第五节　平衡功能障碍 257
　　第六节　协调功能障碍 262
　　第七节　肌肉萎缩 265

第九章　药剂 273
　　第一节　药物制剂概述 273
　　第二节　药物制剂的化学稳定性 279

第三节　药物制剂的物理稳定性 287
　　第四节　中药、天然药物制剂和生物制剂的稳定性 291

第十章　神经内科护理 296
　　第一节　重症肌无力危象的护理 296
　　第二节　缺血缺氧性脑病的护理 298
　　第三节　低钠性脑病的护理 301

第十一章　康复护理 303
　　第一节　脑性瘫痪患者的康复护理 303
　　第二节　阿尔茨海默病患者的康复护理 306

第十二章　老年病护理 311
　　第一节　老年人呼吸系统疾病护理 311
　　第二节　常见老年心血管疾病及护理 318
　　第三节　消化系统疾病老年人的护理 324
　　第四节　老年人代谢与内分泌系统疾病及护理 330
　　第五节　神经系统疾病老人的护理 336

第十三章　儿科护理 342
　　第一节　儿科常用护理技术 342
　　第二节　循环系统疾病患儿的护理 352
　　第三节　内分泌及遗传代谢性疾病患儿的护理 357
　　第四节　呼吸系统疾病患儿的护理 362
　　第五节　造血系统疾病患儿的护理 373
　　第六节　消化系统疾病患儿的护理 381

第十四章　影像护理 392
　　第一节　食管癌食管支架植入术的护理 392
　　第二节　胃癌动脉灌注化疗栓塞术的护理 395
　　第三节　胃、十二指肠支架植入术的护理 398
　　第四节　肝血管瘤介入栓塞治疗的护理 400
　　第五节　肾癌肾动脉栓塞术的护理 403
　　第六节　肾脏穿刺活检的护理 406

参考文献 409

第一章 心血管疾病

第一节 冠状动脉痉挛

一、概述

冠状动脉痉挛是指冠状动脉短暂异常收缩，导致心肌缺血。如果冠脉痉挛引起管腔部分狭窄或完全闭塞，将引起心肌透壁性缺血改变，心电图表现为一过性ST段抬高；如果痉挛引起管腔部分狭窄，或虽然完全闭塞，但远端有充分的侧支循环，则引起非透壁性缺血性改变，心电图表现为ST段一过性压低。冠脉痉挛不仅是引起变异性心绞痛的主要原因，也是导致不稳定性心绞痛、急性心肌梗死和猝死的原因之一。

二、病因和流行病学

（一）环境因素

吸烟与冠脉痉挛有关。变异性心绞痛患者中，吸烟者约占75%。吸烟引起冠脉痉挛的机制尚不清楚，烟中含有一些毒性物质，包括尼古丁、一氧化碳以及促炎性物质，可引起血管平滑肌痉挛性改变。紧张焦虑可引起自主神经功能紊乱，促发冠脉痉挛。服用某些药物如可卡因、安他非命、5-氟尿嘧啶、抗肿瘤药卡培他滨以及舒马曲坦、劳累、寒冷、过度通气、镁缺乏等都与痉挛发作有关。

（二）遗传因素

一些基因突变可能与血管痉挛有关，主要是编码NO合酶的基因发生突变，使NO合成减少。也有一些调控血管张力的蛋白，如肾上腺素受体，血清素受体以及抗氧化物酶、血管紧张素转化酶、和一些炎症因子的基因突变与冠脉痉挛相关。然而目前研究结论尚不完全一致。

（三）发病率

冠脉痉挛在缺血性心脏病中并不少见。一项新近研究显示124例有典型劳力性心绞痛症状，冠状动脉无显著狭窄的患者，行乙酰胆碱激发试验，三分之二的患者存在冠脉痉挛，其中45%有心脏表面冠脉痉挛，55%存在微血管痉挛。

研究显示日本人和白种人在冠脉痉挛发病率上存在显著差异。一项研究显示德国白种人无冠脉显著狭窄的急性冠状动脉综合征患者，49%乙酰胆碱激发试验试验阳性，而日本人高达79%。这种差异可能是由于生活方式及基因遗传背景不同所致。

三、发病机制

目前冠脉痉挛的发病机制尚不完全清楚，可能有多种因素参与，其中内皮功能障碍和血管平滑肌高反应性是两个最主要的机制。

（一）内皮功能障碍

内皮功能障碍主要表现为内源性血管扩张因子 NO 合成和分泌减少而缩血管物质内皮素-1 等分泌增加，从而导致血管舒缩调节功能障碍。NO 是由左旋精氨酸经 NO 合酶的作用在内皮细胞中合成分泌，NO 通过 cGMP 通路松弛血管平滑肌，扩张血管。一些血管活性物质如乙酰胆碱、血清素、组织胺可通过诱导内皮细胞释放 NO 扩张血管，但同时也可直接刺激血管平滑肌引起血管收缩。

Shimokawa 等研究者采用猪模型去除冠脉内皮细胞，并进行高胆固醇食物喂养，血清素和组织胺可刺激其冠脉产生痉挛，证明内皮功能失调在冠脉痉挛中发挥重要作用。硝酸酯类药物可通过产生 NO 扩张冠状动脉，冠脉痉挛的患者对硝酸酯类药物高度敏感，可能是由于内源性 NO 活性缺乏造成。然而也有研究者对这一理论提出质疑，因为有些冠脉痉挛的患者并没有内皮功能受损，也未出现 NO 合酶基因突变，因此可能有其他机制参与了冠脉痉挛的发生。

（二）血管平滑肌细胞高反应性

现在更多的证数显示，血管平滑肌收缩反应性增高是引起冠状动脉痉挛的主要原因。肌球蛋白轻链（MLC）磷酸化是引起血管平滑肌收缩的关键。肌球蛋白轻链激酶（MLCK）使 MLC 磷酸化，肌球蛋白轻链磷酸化酶（MLCph）使 MLC 去磷酸化，二者共同调控 MLC 磷酸化水平，决定血管平滑肌的收缩。血管收缩刺激因子引起 MLC 磷酸化的经典途径是通过增加细胞内钙离子浓度，钙离子与钙调蛋白形成复合体激活肌球蛋白轻链激酶（MLCK），导致肌球蛋白轻链（MLC）磷酸化。同时研究发现钙离子通路也可通过抑制肌球蛋白轻链磷酸化酶（MLCph），调控肌球蛋白轻链（MLC）磷酸化水平。RhoA/ROCK 途径和 PKC 途径均参与了 MLCK 的激活和（或）MLCph 活性的抑制，导致冠脉痉挛的发生。

动物模型显示，血管平滑肌高反应性与 Rho-kinase 活性增加有关。它可通过直接作用或间接抑制肌球蛋白轻链磷酸化酶（MLCph），使 MLC（肌球蛋白轻链）磷酸化水平增加，并提高钙离子对收缩刺激因子的敏感性，促进血管平滑肌收缩。Rho-kinase 在这种动物模型中过度表达。Rho-kinase 抑制剂可以阻止变异性心绞痛患者乙酰胆碱诱发的冠状动脉痉挛，Rhokinase 是一个重要的治疗靶点。Kikuchi Y 等研究者发现，血管痉挛性心绞痛患者中性粒细胞 Rho-kinase 活性显著增加，经过三个月药物治疗后，Rho-kinase 活性显著下降。冠脉痉挛还通过蛋白激酶 C（PKC）产生。PKC 也通过抑制肌球蛋白轻链磷酸化酶（MLCph）增加 MLC 磷酸化及钙的敏感性。PKC 激动剂可以诱发血管痉挛，而 PKC 抑制剂可以抑制血清素和组织胺诱发的冠脉痉挛。

（三）自主神经功能紊乱

自主神经与冠脉痉挛的关系非常复杂，因为交感神经和副交感神经张力增高均可诱发冠脉痉挛。冠状动脉上有 α、β 两种肾上腺素能受体，α 受体被激活时，引起冠状动脉收缩，β 受体被激活时引起冠状动脉舒张。交感神经兴奋时可同时激活 α 和 β 受体。但在一般情况下交感神经对冠状动脉的缩血管作用占优势。迷走神经兴奋时，其节前纤维所释放的乙酰胆碱，也可使交感神经的节后纤维释放去甲肾上腺素。交感神经和副交感神经的失衡导致冠脉痉挛。

1. 交感神经活动度　去甲肾上腺素，交感神经纤维传出神经的神经递质，能够通过刺激α肾上腺素受体引起血管收缩。临床研究显示儿茶酚胺或引起交感神经活动度增加的刺激如运动、寒冷、冷加压试验可诱发冠脉痉挛。而一些药物如可卡因、安他非命诱发血管痉挛与交感神经活性增强，及血管平滑肌对儿茶酚胺敏感度增加有关。β受体阻滞剂可加重变异性心绞痛的发作，原因在于通过阻滞儿茶酚胺与冠脉β2受体的结合，而使α受体缩血管作用失去抗衡，作用增强，引起血管收缩。

2. 副交感神经　变异型心绞痛经常在夜间至清晨发作，夜间副交感神经张力更高。冠脉内注入副交感神经递质乙酰胆碱可诱发冠脉痉挛。Yause等报告静息时副交感神经活性增强，刺激交感神经，激活冠状动脉的α受体，引发冠脉痉挛。另一项研究显示交感神经及迷走神经的失衡，清晨交感神经活性增强，而迷走神经活性无相应增强，引起冠脉痉挛。冠脉痉挛引起的心肌缺血可伴发室颤、室速和完全房室传导阻滞。短暂的交感和迷走神经的失衡，在Holter监测中，ST段移位之前心率变异性明显下降，是缺血时发生猝死的促发因素。然而乙酰胆碱诱发冠脉痉挛与迷走神经激活促发冠脉痉挛的关系尚不十分清楚。冠状动脉痉挛经常在夜间发作并不提示是由迷走神经张力增高引起的，研究显示，自发的ST段抬高的缺血发作经常出现在迷走神经张力降低之前，而非迷走张力增高。而且，夜间，血管痉挛性心绞痛发作经常在快速动眼期，这一时期，迷走神经活性降低，而交感神经活性增强。

（四）氧化应激

活性氧自由基可引起内皮功能受损和炎症反应，降解NO，增强血管平滑肌收缩。有研究显示变异性心绞痛患者氧负荷水平增加，抗氧化物维生素E水平下降。烟草中含有大量的氧自由基，损伤血管内皮，导致血管痉挛。

（五）炎症

尸检结果显示痉挛的冠状动脉存在炎症细胞特别是肥大细胞浸润提示炎症可能在冠脉痉挛中发挥重要作用。而且，在动物模型中炎症因子刺激冠状动脉外膜可以诱发血管平滑肌痉挛。有研究显示冠脉痉挛的患者C反应蛋白水平增高。

（六）镁离子缺乏

镁离子是内源性钙离子拮抗剂，镁剂可以缓解高通气诱发的冠脉痉挛。45%的变异性心绞痛患者镁缺乏，提示镁在冠脉痉挛中可能发挥一定作用。

四、诊断

（一）临床表现

根据2010年日本血管痉挛诊疗指南：血管痉挛性心绞痛的诊断标准为心绞痛发作经含硝酸甘油可以很快缓解，并符合以下五个条件之一，无需冠状动脉造影即可诊断：①休息时发作，特别是在夜间及清晨发作；②一天中运动耐量有周期性变化，特别是清晨运动耐量明显降低；③发作时心电图ST段抬高；④高通气诱发的心绞痛；⑤钙离子拮抗剂可抑制心绞痛发作，β受体阻滞剂不能抑制。

（二）辅助检查

1. 心电图　发作时相应导联ST段抬高，对应导联ST段压低，胸痛缓解后ST段迅速恢复等电位线；通常会伴有 T 波高尖；发作前 ST 段压低或 T 波倒置者，发作时可表现为伪正常化；有时可见 u 波倒置。变异性心绞痛发作期间可伴随出现严重窦性心动过缓、窦房阻滞、窦性停搏、房室传导阻滞、室性期前收缩、室速甚至室颤。发作时间较长者可出现病理性 Q 波。有些冠脉痉挛患者只表现为 ST 段压低，这主要取决于冠脉痉挛的严重程度。

2.24 小时动态心电图 因为冠脉痉挛多见于夜间至凌晨，而且可出现无痛性心肌缺血发作。因此 24 小时动态心电图非常重要，它可捕捉到 ST 段改变，以协助诊断，还可发现心绞痛发作时心律失常发生情况。

3. 运动试验 对病情尚稳定的患者，可进行运动试验。而近期发作频繁的患者不宜行运动试验。血管痉挛的患者在早晨进行运动试验心电图可表现为 ST 段压低或抬高大于等于 0.1mv，或早晨和白天其他时间比较，运动耐量不同。或运动中出现倒置 u 波，休息时消失。

4. 核医学检查 用铊心肌灌注显像可观察到冠状动脉痉挛时相应部位的缺血区有核素灌注不足性缺损，痉挛缓解后，灌注缺损部位可出现再充填。

5. 冠状动脉造影 冠脉造影时符合以下条件即可确诊冠脉痉挛：①正常冠状动脉出现一过性狭窄或完全闭塞，或者冠状动脉粥样硬化性狭窄部位出现一过性进一步狭窄或完全闭塞；②硝酸盐类或钙拮抗剂类及其他扩冠药物使上述狭窄或闭塞迅速消失或自行消失。冠脉痉挛可发生在正常冠脉也可发生在有固定狭窄的冠脉。

6. 化验 心肌酶和肌钙蛋白大多正常，个别患者冠脉痉挛时间过长导致心肌梗死，可出现心肌酶及肌钙蛋白升高。

7. 激发试验 变异型心绞痛可根据自发型心绞痛发作时 ST 段暂时性抬高而诊断，如临床怀疑，而心电图未捕捉到 ST 段变化，亦可作激发试验来协助诊断。激发试验引起典型胸痛发作伴心电图 ST 段变化或冠状动脉造影显示冠脉痉挛即可诊断。激发试验的安全性一直是人们关注的问题。

新近一项多中心注册研究显示：1244 名变异性心绞痛患者行乙酰胆碱（57%）或麦角新碱（40%）激发试验，室速/室颤及缓慢性心律失常发生率分别为 3.2% 和 2.7%。对于冠脉解剖结构不清、严重左主干病变、三支病变、严重狭窄病变、严重心衰或肾功能不全的患者应避免做激发试验。

（1）麦角新碱激发试验：静脉法：一般静脉使用的初始计量为 0.05mg，以后每隔 3～5 分钟增加 0.05～0.15mg，总剂量不超过 0.4mg。选择性冠状动脉内推注：将 0.2mg 麦角新碱溶于 20ml 的生理盐水中，即浓度为 10μg/ml，以 1ml/min（10μg/min）缓慢推注 5 分钟，总剂量为 50μg。本试验敏感性、特异性较高，但有一定的危险性，临床应用应谨慎，并做好药物抢救及心肺复苏准备。

（2）乙酰胆碱激发试验：近年来冠状动脉内注射乙酰胆碱诱发冠状动脉痉挛已引起重视。因该药半衰期短，并发症少，有人建议将该法作为变异型心绞痛的主要激发试验。乙酰胆碱试验国际国内尚无统一标准。

欧洲乙酰胆碱激发试验通常标准为在 50～60μg 的激发剂量下冠脉出现 75%～90% 的可逆性缩窄；而日本标准为在 100μg 的激发剂量下冠脉出现 99% 的可

逆性缩窄。我国学者采用临床症状（胸痛）和冠脉受激发收缩双标准，认为国内乙酰胆碱激发试验标准应为在60μg的激发剂量下冠脉出现90%的可逆性缩窄伴胸痛（有或无心电图改变），这个标准是安全有效的，可以借鉴。

（3）过度换气：嘱患者用力呼吸3分钟，30次/分钟。由于此方法为非创伤性，较麦角新碱激发试验更安全、简单，但敏感性较低。

（4）运动试验：于早晨做运动试验，诱发冠状动脉痉挛的阳性率为40%~50%，也可作为较实用的激发试验方法。

（5）冷加压试验：将双手腕以下置于0~4℃的冰水中持续1~2分钟。由于此试验诱发的敏感性和特异性均较差，现已不主张采用。

五、治疗

（一）预防措施

吸烟是引起冠脉痉挛的主要诱因之一，也是影响预后的因素，因此戒烟对冠脉痉挛患者非常重要。同时应避免大量饮酒、受凉、情绪激动。

（二）药物治疗

对变异性心绞痛初发期，必须强化药物治疗，预防冠脉痉挛反复发作，降低心肌梗死及猝死的发生率。

（1）急性发作时应舌下含化硝酸甘油或硝苯地平粉，首次以1片为宜，如5分钟仍不缓解，应立即追加1片。急性发作时强调处理必须迅速，防止因时间拖延造成心肌梗死。严密监测血压、心律变化。同时吸氧、静脉点滴硝酸酯类药物，胸痛严重者可给予吗啡静脉注射。

（2）预防发作可应用以下药物　钙离子拮抗剂是治疗和预防血管痉挛最有效的药物，包括硝苯地平或地尔硫，上述两种药物的选择可根据血压、心率的情况。如发作时心率偏慢，血压偏高，建议应用硝苯地平，反之则建议选用地尔硫，在发作频繁期，一般六小时给药一次，硝苯地平每次10~20mg，合心爽每次30~60mg，如单用不能有效控制心绞痛发作，可二者联用。

在应用上述药物治疗时主要须监测患者血压、心率耐受情况。硝酸酯类药物与钙离子拮抗剂联合有协同作用。在不稳定期首选硝酸异山梨酯（消心痛），每4~6小时用药一次，每次10~30mg。变异性心绞痛最初发作6个月内最易发生心脏事件，因此应强化上述药物治疗。待病情稳定后再逐步更换为长效钙离子拮抗剂和5-单硝酸异山梨酯缓释剂睡前服用。上述药物均不能骤然停用，否则可诱发血管痉挛。变异型心绞痛不稳定期还应给予肠溶阿司匹林和低分子肝素，预防冠脉内血栓形成。冠状动脉造影正常者应避免使用β受体阻滞剂，如冠状动脉存在严重固定性狭窄可酌情适量给予β受体阻滞剂。他汀类药物可以改善内皮功能、稳定斑块，因此变异性心绞痛患者应长期服用。

镁离子是内源性钙离子拮抗剂，镁离子缺乏可能是导致冠脉痉挛的一个促发因素，有研究显示长期补充镁可能预防冠脉痉挛。一些研究显示维生素C和维生素E有抗氧化作用，可治疗冠脉痉挛。滥用可卡因引起的冠脉痉挛酚妥拉明非常有效。RhoA/ROCK通路在冠脉痉挛中发挥重要作用，Rho-kinase抑制剂有可能成为治疗冠脉痉挛的有效药物。

（三）变异型心绞痛

一般不须紧急介入或外科手术治疗，待病情稳定后，根据冠状动脉造影结果再决定治疗策略。如冠状动脉无严重固定狭窄，一般药物治疗即可，不主张进行介入治疗。有个别文献报道药物难治性的、威胁生命的变异性心绞痛患者，成功进行内乳动脉搭桥手术。

（四）对变异性心绞痛合并室速、室颤的患者

是否需要植入ICD尚有争议。对药物治疗反应差的顽固变异性心绞痛合并室速、室颤的患者可考虑植入。

（五）顽固性变异性心绞痛的治疗经验

部分变异性心绞痛患者应用常规剂量钙离子拮抗剂和硝酸酯类药物，心绞痛仍反复发作，称为顽固性变异性心绞痛。治疗这类患者的经验如下。

（1）首选钙离子拮抗剂，主要包括地尔硫和硝苯地平。如心率偏慢，血压不低，宜选择硝苯地平5~15mg，4~6小时一次；硝苯地平是作用最强的抗痉挛药物，如血压能够耐受应作为首选。如心率偏快也可选用地尔硫，15~45mg，4~6小时一次。如上述两种药物单用不能有效控制心绞痛发作，也可联合使用。

（2）联合应用硝酸酯类药物，首选硝酸异山梨酯，10~30mg，4~6小时一次。

（3）给药时间原则为使血药浓度达峰时间与心绞痛频发时间相吻合。根据变异性心绞痛发作特点一般选择9AM、3PM、9PM、3AM，也可根据个体情况作相应调整。最好能在发作前2小时服药，如以上治疗仍不能控制心绞痛发作，可以4小时给药一次。

（4）在心绞痛频发期，短效药物疗效明显优于长效药物。宜选用异山梨酯（消心痛）、硝苯地平或合心爽，待病情稳定一段时期后再选择5-单硝酸异山梨酯，硝苯地平缓释片或合贝爽。

（5）受体阻滞剂、长效钙离子拮抗剂、利尿剂等降压药物，在顽固性心绞痛发作期间，应停用上述药物，首选硝苯地平，如血压仍控制不满意，再加用其他类降压药。

在应用上述口服药物的同时，静脉点滴硝酸酯类药物，但仍应以调整口服药物为主。

六、预后

变异性心绞痛患者长期预后良好，日本一项研究对245例患者平均随访80.5个月、1年、3年、5年、10年的生存率分别为98%、97%、97%和93%。一项研究对364例患者随访9年，男性和女性死亡率分别为4%，10%，多支血管病变和吸烟是死亡和心肌梗死的独立预测因子。新近研究显示变异性心绞痛患者激发试验多支血管局限或弥漫性痉挛是心脏事件的独立预测因子。钙离子拮抗剂较其他药物可显著提高无心肌梗死生存率。然而研究显示，即使应用钙离子拮抗剂，曾在院外发生心脏骤停的患者仍是高危人群。有心脏骤停史的患者，无心脏事件生存率显著低于无心脏骤停史患者（5年生存率为72% vs 92%，$P<0.001$）。

七、特殊类型

（一）微血管心绞痛

微血管性心绞痛是指有典型劳力性心绞痛症状，运动试验阳性，但冠状动脉造影无明显冠脉狭窄。目前认为微血管性心绞痛是由于小的冠状动脉扩张储备功能下降，微小冠脉痉挛引起。微血管性心绞痛不能从冠状动脉造影直接诊断，必须间接通过激发试验来诊断。如果在冠脉激发试验时，尽管没有大的冠状动脉痉挛，但出现心绞痛，冠脉血流减慢，或心电图缺血性改变，或心肌产生乳酸，冠脉微血管性心绞痛也可诊断。微血管性心绞痛长期预后良好。

新近一项研究连续入选370例稳定性可疑心绞痛患者，冠状动脉造影无显著狭窄（<50%），进行乙酰胆碱激发试验，同时测定心脏乳酸含量及冠脉血流的变化。共诊断50例微血管性心绞痛患者，均采用钙离子拮抗剂治疗，随访47.8个月，无一例发生心脏事件。女性、低体重指据、静息时心电图轻度缺血性变化、ATP诱导的血流储备下降、舒张流速/收缩流速受限与微血管性心绞痛相关。

本病治疗主要以缓解心绞痛症状、改善微循环为主。钙离子拮抗剂可以改善心肌血流灌注，硝酸酯类药物能部分缓解症状，但不能提高运动耐量。在变异性心绞痛患者中β受体阻滞剂可能加重冠脉痉挛，但对微血管性心绞痛仍有效。

（二）冠状动脉旁路移植术

术后血管痉挛冠状动脉旁路移植术，术中和围手术期可发生冠脉痉挛，有可能产生严重后果，甚至危及生命，因此必须予以重视。冠脉痉挛的发生可能与以下因素有关，直接的冠状动脉操作、儿茶酚胺水平升高、高通气状态碱中毒、低温、血小板产生的血管收缩因子如TXA2、低镁、自主神经功能失调。冠脉痉挛往往发作突然，引起较大面积缺血，有时可伴有肺动脉高压。因为术中停跳液不充分或桥血流不充分也可引起心肌缺血，因此必须注意和冠脉痉挛进行鉴别。冠脉本身血管及桥血管均可以发生痉挛。

（三）Takotsubo综合征

Takotsubo综合征是一种暂时的心肌损伤，临床表现类似于急性冠状动脉综合征。胸痛发作突然，心电图表现为ST段抬高，异常Q波，T波倒置，经常以生理或心理创伤为诱因，老年女性多发。心肌酶轻度升高，左室壁运动异常，左室心尖部球样改变，在乳头肌附近左室壁异常扩张，心脏基底部明显收缩，冠状动脉造影正常，这种室壁运动异常是暂时的，据天或据周后可以恢复。一般预后良好，但部分患者可合并充血性心力衰竭、心脏破裂、低血压状态、左室心尖部血栓形成和尖端扭转性室速。目前发病机制尚不完全清楚，可能与多支冠脉痉挛或弥漫性微小血管痉挛，儿茶酚胺毒性及心肌炎改变有关。

第二节 心绞痛

一、稳定型心绞痛

稳定型心绞痛是在冠状动脉严重狭窄的基础上，由于心肌负荷的增加引起心肌急剧的、暂时的缺血与缺氧的临床综合征，但无心肌坏死。本症患者男性多于女性，劳累、饱食、受寒、情绪激动、急性循环衰竭等为常见诱因。

（一）诊断标准

1. 临床表现

（1）症状：本症典型发作为胸骨中上段之后或心前区压迫性疼痛，界限不很清楚，有时可放射到上肢（左上肢多见）、肩、背、颈、咽、下颌、牙齿，甚至下肢或腹部，持续几分钟或十几分钟。症状发作时患者往往被迫停止活动，休息及去除诱因后能迅速缓解，或舌下含服硝酸甘油也能在数分钟内缓解。除了典型心前区压迫感和疼痛外，还可表现为胸闷、憋气、气短、乏力，尤其多见于老年人。严重心绞痛发作时，常可出现面色苍白、表情焦虑、出冷汗，偶伴有濒死感。

（2）体征：心绞痛发作时，轻者可无明显阳性体征，程度严重者可出现心率加快、血压升高，听诊可闻及第四或第三心音，有时可有暂时性心尖部收缩期杂音。部分老年患者或原有心肌梗死患者可出现心功能不全的体征。

2. 辅助检查

（1）静息心电图：非发作时心电图多为正常，心绞痛发作时少部分患者心电图仍可正常，但绝大多数发作时心电图除了 aVR 导联外，各肢体导联或心前区导联可出现特征性缺血型 ST-T 改变。心绞痛发作严重者可出现一过性异常 Q 波、心律失常。心绞痛发作缓解后数分钟内上述 ST-T 改变消失，并恢复至发作前状态。

（2）心电图运动负荷试验：常用的方法有亚极量踏车运动试验和活动平板运动试验，阳性标准为在 R 波为主的导联中，ST 段水平型或下斜型压低 $\geq 0.1mV$（J 点后 $60 \sim 80ms$），并持续 2 分钟，或伴有胸痛发作，或收缩压下降 $> 10mmHg$。运动耐力低，运动时 ST 压低显著，同时伴血压下降者提示冠状动脉病变严重或预示存在多支病变。抗心绞痛治疗，尤其是 β 受体阻滞剂，影响运动试验的敏感性，因此如有可能应停服抗心绞痛药物（尤其是 β 阻滞剂）后再进行运动试验，但具体患者是否停服药物应由医生作出判定。本试验有一定比例的假阳性或假阴性，单纯运动试验阳性或阴性不能作为诊断或排除冠心病的依据。

（3）超声心动图：超声心动图对评价冠心病的患者是有用的，不论是否缺血发作，均可评估左室整体和局部功能。心脏超声心动图激发试验，即在运动后或药物负荷时（双嘧达莫、多巴酚丁胺），立即进行超声显像，可通过探测室壁运动异常来明确心肌缺血部位。

（4）放射性核素检查。

1）201TI- 心肌灌注显像对检出冠心病，估测心肌缺血部位，以及心室壁运动异常部位的心肌活力均优于单独做运动负荷心电图。对于不能运动患者，可采用药物负荷心肌灌注显像。

2）99mTc 放射性核素心腔造影可测定左心室射血分数，并显示心肌缺血区域室壁运动障碍。

3）正电子发射断层心肌显像除可判断心肌血流灌注情况，尚可了解心肌代谢情况，通过对心肌血流灌注和代谢显像匹配分析可准确评估心肌活力。

（5）冠状动脉造影：冠状动脉造影是确诊冠心病最可靠的方法，能显示冠状动脉病变的狭窄程度、范围、病变支数，以及病变特点。冠状动脉造影时发现至少有一支主支或主要分支管腔狭窄＞50%即可诊断冠心病。冠状动脉造影的目的首先是明确诊断，其次是确定治疗方案。

3. 胸痛的鉴别诊断　许多疾病伴有的胸痛和不适需与冠心病心绞痛鉴别，需鉴别的疾病有：急性心肌梗死、胃食管反流、食管动力性疾病、胆绞痛、颈椎病、肋间神经炎、肋软骨炎、心脏神经官能症、严重肺动脉高压、急性心包炎等。上述疾病通过仔细询问病史和辅助检查后均能除外。一般来讲，非冠心病心绞痛的胸痛有如下特点。

1）短暂（几秒钟）的刺痛，或持续（几小时或几天）的隐痛、闷痛。

2）胸痛部位不呈片状，而是固定于某一点，可明确指出位置。

3）胸痛多于劳累后出现，而不是劳累当时。

4）胸痛与呼吸或其他影响胸廓的运动有关，可存在明确的局部压痛。

5）含服硝酸甘油无效或在10分钟以上才能缓解。

（二）治疗原则

1. 去除诱因　许多常见的因素能增加心肌耗氧量，减少供氧量。例如，精神紧张、劳累、工作压力负荷重、贫血、甲亢、发热、心动过速、心功能不全等。这些因素可诱发心绞痛或使原有的心绞痛加重。

2. 冠心病易患因素的干预　包括戒烟，控制体重，适当体育运动，合理膳食，控制高血压、高脂血症和糖尿病。

3. 抗心肌缺血药物治疗　药物治疗应根据每个患者的年龄、性别、心绞痛发作程度和特点、心脏功能及治疗反应选择不同药物剂型和剂量，并随时调整。

（1）心绞痛发作时治疗。

1）休息。

2）舌下含服硝酸甘油或硝酸异山梨酯，也可采用喷雾制剂。

3）心绞痛发作严重时，可用吗啡等药物镇静止痛。

（2）缓解期治疗

1）抗血小板聚集药物：可选用下列药物中任何一种：阿司匹林、噻氯匹定、氯吡格雷，服用期间观察有无出血，并监测白细胞、血小板计数。

2）硝酸酯类：可选用以下制剂：硝酸异山梨酯、硝酸异山梨酯缓释片、5-单硝酸异山梨酯、5-单硝酸异山梨酯缓释片。

3）β受体阻滞剂：常用制剂有阿替洛尔、美托洛尔、比索洛尔。

4）钙拮抗剂：常用药物有硝苯地平、硝苯地平缓释剂、维拉帕米、非洛地平、氨氯地平等。

4. 冠状动脉血运重建 根据冠脉造影结果和特点，可选择经皮冠状动脉介入治疗（PCI）、冠状动脉旁路移植术（CABG）。

（1）PCI：对于药物治疗后仍有心绞痛发作，且狭窄的血管供应中到大面积存活心肌的患者或介入治疗后症状再发、管腔再狭窄的患者，可考虑行 PCI 治疗，包括经皮冠状动脉腔内成形术（PTCA）、冠状动脉内支架植入术、冠状动脉内旋切术、旋磨术等。目前 PTCA 加支架植入术已成为治疗本症的重要方法，其中支架包括裸支架和药物洗脱支架，药物洗脱支架再狭窄率较低，但由于血管内皮化延迟造成支架内血栓发生率较裸支架增高，需根据患者的病变特点选择合适的治疗方法。

（2）CABG：手术适应证。

1）左主干狭窄病变。

2）左前降支和回旋支近端严重狭窄病变。

3）冠状动脉三支病变伴左室功能下降。

4）药物治疗效果不佳，影响生活。

5）有严重室性心律失常伴左主干病变或三支病变。

6）介入治疗失败，仍有心绞痛发作或血流动力学不稳定。

二、变异型心绞痛

变异型心绞痛是一种特殊类型的心绞痛，最早由 Prinzmetal 描述，主要特征为心绞痛发作时心电图表现为一过性 ST 段抬高。变异型心绞痛也称血管痉挛性心绞痛，其本质是冠脉痉挛，它可使心外膜冠状动脉直径发生突然的一过性显著减小，从而引起心肌缺血。严重发作时可引起急性心肌梗死、严重心律失常甚至猝死。冠状动脉痉挛确切的发病机制尚不清楚，它是多种因素相互作用的结果。自主神经张力的异常改变和冠脉内皮细胞功能异常是两个重要原因。

（一）诊断标准

1. 临床表现 静息时出现心绞痛，常见于后半夜至凌晨，多为周期性发作；清晨起床后轻微活动（如穿衣、洗漱和大小便）易诱发，但同等活动量于下午则不易诱发；疼痛程度较重，持续时间长短不一，约 5~30 分钟，舌下含化硝酸甘油或硝苯地平心绞痛可很快缓解；有时可伴发严重心律失常甚至晕厥。

2. 辅助检查

（1）心电图：发作时相应导联 ST 段抬高，对应导联 ST 段压低，胸痛缓解后 ST 段迅速恢复等电位线；通常会伴有 T 波高尖；发作前 ST 段压低或 T 波倒置者，发作时可表现为伪正常化；有时可见 U 波倒置。变异型心绞痛发作期间可伴随出现严重窦性心动过缓、窦房阻滞、窦性停搏、房室传导阻滞、室性期前收缩、室速甚至室颤。发作时间较长者可出现病理性 Q 波。

（2）24 小时动态心电图：因为变异型心绞痛多见于夜间至凌晨，而且可出现无痛性心肌缺血发作。因此 24 小时动态心电图非常重要，它可捕捉到 ST 段改变，以协助诊断。

（3）冠状动脉造影：变异型心绞痛患者冠状动脉造影正常者约占 10%~25%，存在严重固定性狭窄者约占 50%~70%，临界狭窄约占 10%~15%。右冠状动脉痉挛更常见。

（4）化验：心肌酶和肌钙蛋白大多正常，个别患者冠脉痉挛时间过长导致心肌梗死，可出现心肌酶及肌钙蛋白升高。

（5）激发试验：变异型心绞痛可根据自发型心绞痛发作时ST段暂时性抬高而诊断，如临床怀疑，而心电图未捕捉到ST段变化，亦可作激发试验来协助诊断。激发试验引起典型胸痛发作伴心电图ST段抬高或冠状动脉造影显示冠脉痉挛即可诊断。

1）麦角新碱激发试验。

静脉法：一般静脉使用的初始剂量为0.05mg，以后每隔3～5分钟增加0.05～0.15mg，总剂量不超过0.4mg。

选择性冠状动脉内注射：将0.2mg麦角新碱溶于20ml的生理盐水中，即浓度为10μg/ml，以1ml/min（10μg/min）缓慢推注5分钟，总剂量为50μg。

本试验敏感性、特异性较高，但有一定的危险性，临床应用应谨慎，并做好药物抢救及心肺复苏准备。

2）过度换气：嘱患者用力呼吸3分钟，每分钟30次。由于此方法为非创伤性，较麦角新碱激发试验更安全、简单，但敏感性较低。

3）运动试验：于早晨做运动试验，诱发冠状动脉痉挛的阳性率为40%～50%，也可作为较实用的激发试验方法。

4）冷加压试验：将双手腕以下置于0℃～4℃的冰水中持续1～2分钟。由于此试验诱发的敏感性和特异性均较差，现已不主张采用。

5）乙酰胆碱激发试验：近年来冠状动脉内注射乙酰胆碱诱发冠状动脉痉挛已引起重视。有研究报道，右冠状动脉的乙酰胆碱用量依次为20μg和50μg，左冠状动脉为20μg、50μg和100μg时，其诱发冠状动脉痉挛的敏感性为90%，特异性为99%，因该药半衰期短，并发症少，有人建议将该法作为变异型心绞痛的主要激发试验。

（二）鉴别诊断

变异型心绞痛主要应与急性心肌梗死鉴别。二者胸痛发作时均表现为ST段抬高，但变异型心绞痛持续时间较短，ST段很快回落，不伴心肌酶及肌钙蛋白升高，发作有周期性特点。

（三）治疗原则

1. 预防措施　受凉、吸烟、饮酒最易诱发血管痉挛，应注意避免。同时应规律服用下述药物，避免任意停药。干预冠心病易患因素：控制血压、血糖、血脂。

2. 药物治疗原则　对变异型心绞痛初发期，必须强化药物治疗，预防冠脉痉挛反复发作、降低心肌梗死及猝死的发生率。

（1）急性发作时应迅速舌下含化硝酸甘油或硝苯地平片，首次以1片为宜，如5分钟仍不缓解，应立即追加1片。严密监测血压、心律变化。同时吸氧、静脉点滴硝酸酯类药物，胸痛严重者可给予吗啡静脉注射。

（2）预防发作可应用以下药物。

1）硝酸酯类药物：硝酸异山梨酯（消心痛），每6小时用药一次，每次10～30mg。

2）钙离子拮抗剂：可口服硝苯地平，如仍有发作可二者联合应用。

变异型心绞痛最初发作 6 个月内最易发生心脏事件，因此应强化上述药物治疗。待病情稳定后再逐步更换为长效钙离子拮抗剂和 5- 单硝酸异山梨酯缓释剂睡前服用。

3）β 受体阻滞剂：冠状动脉造影正常者应避免使用。如冠状动脉存在严重固定性狭窄可酌情适量给予 β 受体阻滞剂。

4）抗血小板聚集类药物：肠溶阿司匹林应常规服用。频繁发作者可联合应用肠溶阿司匹林和氯吡格雷。

5）低分子肝素：频繁发作者应给予低分子肝素皮下注射每 12 小时 1 次。

6）他汀类药物：他汀类药物可以改善内皮功能、稳定斑块，因此变异型心绞痛患者应长期服用。

变异型心绞痛一般不需紧急介入或外科手术治疗，待病情稳定后，根据冠状动脉造影结果再决定是药物治疗还是介入或外科治疗。如冠状动脉无严重固定狭窄，药物治疗即可。

第三节 冠状动脉微血管功能障碍

心肌缺血通常是由心外膜冠状动脉的异常情况引起的。在过去的几十年里，几项研究表明冠脉微循环的异常同样可以导致心肌缺血。因而 Camici and Crea 最近基于心肌缺血发生的临床情况对冠状动脉微血管功能障碍（CMVD）提出了一种新的分类：①无心外膜冠状动脉疾病（CAD）及心肌疾病的 CMVD；②有心肌疾病的 CMVD；③有阻塞性 CAD 的 CMVD；④医源性的 CMVD。

目前，关于 CMVD 的病因仍然了解甚少。传统的心血管危险因素（例如高血压、高脂血症、糖尿病、吸烟）被认为可能是 CMVD 的病因，但是有研究表明，这些危险因素和 CMVD 的严重程度相关性差。心脏肾上腺素能神经活性的增加被认为在 CMVD 的发展中起到了一个重要的致病角色。另外，在一些研究中被报道，改变的自主神经张力、内皮功能失调、增加的胰岛素抵抗、增加的内皮素 -1 的水平、妇女雌激素缺乏、膜 Na^+-H^+ 交换体活性的提高和亚临床炎症也推动了 CMVD 的发生和发展。

临床对 CMVD 的评估主要采用侵入性和非侵入性的检查。侵入性的检查包括冠脉造影和血管内超声。由于冠脉分支血管太小，单纯通过造影的方法无法观察小的冠脉分支血流对内皮依赖及非依赖的血管扩张剂的反应，进而无法评估冠脉微循环的功能。血管内超声可以通过测量冠脉血流储备（CFR）来评估微血管功能。通过冠脉内或静脉注射腺苷或其他的应激剂来诱导冠脉充血，来测量 CFR。然而 CFR 受心率及收缩性影响较大，其基线水平下测量的血流速度被影响，进而导致 CFR 的波动性较大，大多情况下无法真实反映微血管的功能。

有研究报道，在进入冠脉的导丝中连接一个温度和压力感受器，在冠脉近端注入冰盐水，在远端靠近微血管处利用温度感受器感受温度的变化，通过冠脉热稀释法原理可以测量冠脉充血时的转运时间，与此同时压力感受器测量远端冠脉的压力，两者的乘积即为微循环阻力指据（IMR），其波动性小，在不同的血流动力学情况下不易受影响，较CFR可以更好的反映微循环的功能。由于在应激状态下，冠脉微循环功能失调导致心肌供血不足，因而可以测量冠脉窦中关于代谢标志物的水平如脂质氢过氧化物来反映心肌缺血。

非侵入性的检查包括多普勒超声心动图、心肌对比超声心动图（MCE）、心脏磁共振（CMR）正电子发射断层扫描（PET）等。超声心动图通过测量CFR来评估冠脉微循环的功能。CFR通常由冠脉血管最大舒张时舒张期的峰值速率与静息时舒张期的峰值速率的比值来估测，其中多巴胺和双嘧达莫被用来诱导冠脉充血。此比值<2提示CMVD，但是此方法限于心外膜冠脉血管正常，同时因传统的血管危险因素、吃饭、激素水平等会干扰在基线状态下的冠脉流速，进而影响其结果的可靠性。MCE通过测量心肌血流容积，作为评估微血管功能的指标。MCE通过测量超声信号的强弱来反映微循环中对比的浓度，进而通过测量感兴趣心肌的时间–浓度曲线来反应灌注缺损的程度，此也可以作为微循环功能的指标之一。

CMR可以通过静脉注射钆作为一种慢的追踪剂通过检测心肌血流来评估CMVD。但检测出的心肌灌注缺损既可以是由心外膜冠脉疾病引起的，也可以有微循环功能障碍所导致。CMR结合药物激试发验如腺苷通过测量心外膜血流及心内膜血流的信号强度来评估是否存在CMVD。应用腺苷后，若心内膜血流相对心外膜血流增加较低，且心内膜呈持续的低信号，从而推断存在CMVD。PET由于可以精确测量每克心肌每分钟的血流量，因而在评估心肌血流中被认为是金标准，故应用于鉴定CMVD。在临床实践中，由于成本高，应用受到限制。

在有心绞痛发作而同时却没有明显的心脏和全身疾病的患者中，CMVD被认为是出现这些症状的唯一的病因。这些症状被认为是微血管性心绞痛（MVA），并且还可以被更好地定义为原发性MVA，以用来区别因为其他疾病而引起的继发性MVA。当病人出现典型的胸痛，ECG检查或应激试验提示有心肌缺血的证数，而冠脉造影检查未发现在心外膜血管中无堵塞性病变时，此时原发性MVA应该被怀疑。因原发性MVA包含有具有不同的病理和病理生理特征的CMVD患者，不同的CMVD患者临床预后也不同，需要诊断和治疗措施也不相同。故将原发性MVA分成两种主要的形式：稳定型的（慢性的）和不稳定型的（急性的），这两者之间可以通过不同的临床表现基础加以鉴别。

一、原发性稳定型MVA

1.定义　原发性稳定型MVA是以一系列心绞痛事件为特征，其临床特征与之前认定的心脏X综合征相吻合。在此定义的基础下，在这些病人中，应该没有心脏或系统性的疾病被检测到。

2.病理生理机制　几项研究已经表明在有稳定型MVA的患者中，有CMVD的存在。冠脉阻力血管的功能性改变包括血管平滑肌细胞增生肥大在大量的研究中已经被报道。由于一氧化氮（nitric oxide，NO）合成的减少及由于超氧离子的作用降解的加速导致其生物活性的降低从而使内皮依赖的舒张功能受损被认为是稳定型MVA的患者中CMVD形成的最重要的机制之一，另外最近一些证数也表明内皮祖细胞的异常特性推动了

CMVD 的病程进展。

其他的一些研究表明在稳定型 MVA 的患者中，其微循环中也存在收缩活性的提高。麦角新碱注射、压力应激和通气过度导致了冠脉血流的损害。值得一提的是在心房起搏时，发现血清中内皮素 1 的水平增高。在一些典型的心脏 X 综合征的患者中，冠状动脉慢血流（slow coronary flow，SCF）显示了存在微血管收缩的证数。对直接的血管扩张剂（双嘧达莫、腺苷）冠脉血流的降低，同时伴随着缺血性 ST-T 的改变和心绞痛，表明了小的阻力血管收缩性增加。这些区域对血管舒张剂反应差导致了正常血管窃血现象的发生，会加重微血管缺血。

3. 诊断　原发性 MVA 的诊断首先需要通过冠脉造影排除心外膜冠脉的异常。对一些有心绞痛但冠脉正常的患者，需排除由于心外膜冠脉痉挛所导致。这部分患者，经常会出现静息心绞痛，同时运动试验或许会有 ST 段的抬高，但是通过扩血管治疗后，症状能很快得到好转。

重要的是，冠状动脉痉挛有时候和 MVA 并存，表明了微循环功能的弥漫性损害。当病人通过扩血管治疗控制冠脉痉挛后，仍出现持续的心绞痛时，应该怀疑 MVA。尽管 MVA 的症状经常与阻塞性 CAD 难以区分，但是当胸痛持续几分钟，服用硝酸甘油无效或较差时，应该怀疑 MVA。通过双嘧达莫超声心动图或多巴胺应激试验观测到心绞痛的发生及 ST-T 的压低但是不伴有左室收缩功能障碍，强烈提示微血管功能障碍。压力应激试验后对冠状窦中脂质过氧化产物的评估对于检测 MVA 引起的心肌缺血可能是一种敏感的方法。其缺点是有创性检测，容易给患者带来难预测的风险；在应激试验中可以利用 CMR 频谱检测磷代谢中缺血的异常特性，此方法的缺点是价格昂贵，实用性差，而且仅可用于检测心脏的前壁。

4. 治疗措施　因为原发性稳定型 MVA 的病因不明，故其治疗措施也是凭借临床经验来进行。传统的抗心肌缺血的药物是治疗的第一步，因其主要的症状由于劳累引起的心绞痛，因而 β 受体阻断剂是一个理想的选择，特别适用于肾上腺素能活性增高的患者（例如静息或工作时心跳频率快）；当症状控制不佳时，可以加用非二氢吡啶类钙离子拮抗剂；当心绞痛发作时可以应用硝酸酯类药物，但是其疗效不确切。血管紧张素转换酶抑制剂（ACEI）及血管紧张素 II 受体拮抗剂（Ang II）可能通过拮抗 Ang II 的引起收缩血管及促氧化效应从而提高微血管的功能。他汀类药物及雌激素被报道可以提高内皮细胞的功能，可以应用于有高胆固醇血症或围绝经期或绝经后的患者。

另外对于难治性心绞痛，也可以与抗缺血的药物联合应用。黄嘌呤的衍生物（氨茶碱、巴米茶碱）不但可以阻断腺苷受体具有减轻疼痛的作用，也可以使冠脉血流的血流重新分配到缺血区域发挥抗缺血的作用。单纯的内脏疼痛阻断剂丙咪嗪尽管有明显的不良反应，也可以用来治疗难治性 MVA。

5. 临床预后　对有典型的心脏 X 综合征患者的流行病学研究显示，大部分稳定型 MVA 的临床预后良好。然而仍有 20% 到 30% 的病人因为 CMVD 的逐渐进展出现逐渐进展的恶化心绞痛，导致生活质量下降。

二、原发性不稳定型 MVA

1. 定义 原发性不稳定型 MVA 被定义为一种新发的或逐渐恶化的心绞痛,其特征是由于冠脉微循环异常特性的改变导致心绞痛发作的时间延长或静息及轻微活动时反复发作的心绞痛。当患者出现典型的胸痛,心电图提示为非 ST 段抬高型急性冠脉综合征(non ST segment elevation acute coronary syndrome,NSTE-ACS),然而造影显示冠脉血管正常时,不稳定型的 MVA 应该被考虑。

2. 病理生理机制 目前不稳定型 MVA 的机制仍没有完全搞清楚,但是其病因可能为多方面的,例如短暂的血栓的形成,心外膜血管痉挛,CMVD。目前认为小阻力血管的收缩性增强是 CMVD 的主要原因,这在一些患者中,通过冠脉造影检测到 SCF 得到了证实。因而,在微循环中,基础的微血管收缩性和对血管收缩剂易感性的增加导致的 SCF 可能是其病因。

3. 诊断 不稳定型 MVA 的患者其心肌缺血的证数可以通过心电图的异常特性(例如 ST 段的压低,T 波的倒置)来反映。值得注意的是,一些患者中可能会出现心肌损伤标志物的增加,特别是肌钙蛋白。另外诊断 MVA 需结合 CMVD 存在的证数,同时排除冠脉痉挛及短暂的冠脉血栓所致。冠脉痉挛的患者其表现一般比较典型,如有静息时的胸痛伴随 ST 段的抬高或者痉挛激发试验阳性。冠脉血栓所致的胸痛可以通过胸痛后即刻血管造影进行排除。可以利用药物(如乙酰胆碱、麦角新碱)刺激血管收缩的同时行冠脉造影检查对 CMVD 进行评估,若出现典型的心绞痛以及 ST 段和 T 波的改变,同时造影排除了明显的心外膜血管痉挛所致则提示 MVA。

4. 治疗措施 在一组因不稳定型心绞痛被入院的 SCF 患者中,钙离子通道阻断剂咪拉地尔可以通过提高微血管功能改善心绞痛症状,提示钙离子通道阻断剂或其他舒张血管药物可能有效,应作为第一选择。然而一项研究表明冠脉内注射硝酸酯类药物没有影响 SCF,提示改善微循环功能有局限性。

5. 临床预后 目前关于不稳定型 MVA 病人的预后并不是十分清楚。在一项前瞻性的研究中,41 例不稳定型 MVA 的患者及 41 例稳定型 MVA 的患者,经过 36 个月的随访,两组中均没有主要的心血管事件发生。关于症状的再发生率,报道也不一致。Beltrame 等报道在有 SCF 的患者中因为经常发作的胸痛急诊入院率明显高于正常冠脉血流的患者(74% 比 21%);相反在 Chauhan 等的报道中,在稳定型 MVA 有 71% 的患者,但是在不稳定型 MVA 中只存在 32% 的患者有经常发作的或持续的心绞痛(P=0.008),两组之间因为胸痛再入院率是相近的。

三、CMVD 的其他临床表现形式

1. ST 段抬高的原发性 CMVD 尽管 CMVD 经常局限于小范围的心肌,导致轻度的心肌缺血,无法检测到局部的心肌运动异常,但是在一些病例中,也存在弥漫性小的冠脉血管收缩,出现重度的心肌缺血,这种情况下则可检测到心功能异常。

2. 微血管性变异性心绞痛 Mohri 等报道静息心绞痛发作的患者中有的会出现自发性或在激发试验中有 ST 段的抬高,提示为透壁性心肌缺血,冠脉造影示血管正常。冠脉内注射乙酰胆碱时会诱发心绞痛发作及 ST 段的抬高,心外膜冠脉却不存在痉挛。进而揭示了弥漫性微血管痉挛。其机制可能是 Rho 激酶的活性增高，进而导致钙离子内流增加所致。Rho 激酶抑制剂法舒地尔会抑制乙酰胆碱诱导的冠脉痉挛，与钙离子拮抗剂联用有效。

3. 应激相关的心肌病　应激相关的心肌病（stress related cardiomyopathy，SRCM）又称心尖球形综合征或 takotsubo 疾病。其通常被突然紧张的情感或躯体应激所诱发，好发于绝经后的女性，其临床症状和体征与急性冠脉综合征相似，包括典型的胸痛，心电图上有 ST 段抬高，T 波变化，及 Q 波。SRCM 患者冠脉造影通常正常，左室造影显示左室功能降低，其心尖和心室中段通常失去运动，而基底段收缩功能尚正常。目前关于 SRCM 的病理机制尚不清楚，考虑到 SRCM 在应激中发病，由肾上腺素能介导的机制被提及，在患者血中，也发现了儿茶酚胺水平的增多，且心肌活检证实了在一部分患者中存在儿茶酚胺介导的心脏毒性作用。过度的交感神经激活不仅损伤心肌，而且诱导冠脉血管收缩。持续紧张的冠脉收缩导致心肌缺血和心肌顿抑，促进了 SRCM 的发生和发展。

另外一些报道中也显示受累的心肌段心肌灌注异常，在 SRCM 的急性期血管舒张试验显示冠脉血流的降低揭示了 CMVD 的存在。在随后的几周时间伴随着临床状况的改善，CMVD 也明显好转。尽管需要深入的研究来阐明 CMVD 在 SRCM 中起的角色，但是前期的据数已经证实了急性严重的冠脉微血管收缩可以导致这种临床综合征。

总之，在过去的研究中已经证明了 CMVD 在心肌缺血综合征占有重要地位，在评估是否存在 CMVD 时，经胸心脏超声多普勒检查因为其简单、无创，仍是一线检查方法，同时在特定的病人中可以应用更多复杂的检查方法来鉴定 CMVD 的存在。因为 CMVD 包含有不同的病理和病理生理机制，因而与 CMVD 有关的临床疾病包括原发性 MVA，需根据不同的临床表现采取不同的治疗措施。

第四节　X 综合征

1967 年，Kemp 和 Likoff 等首次报道一组患者，临床表现为心绞痛样发作，但冠脉造影完全正常。因该组患者在其论文分组中为 X 组，另一组为 N 组，自此以后凡有上述特点的患者称为心脏 X 综合征（以后简称 X 综合征）。

一、X 综合征的概念和变迁

早期 X 综合征有着严格的定义，即必须具备以下四条，方可诊断。

（1）典型的劳力性心绞痛。

（2）冠状动脉造影完全正常。

（3）运动负荷试验显示明确的心肌缺血证据。

（4）麦角固醇激发试验除外冠状动脉痉挛。

如果严格按照上述标准进行临床诊断，在大量的冠脉造影正常的患者中，真正能够诊断为 X 综合征的患者并不多。从目前的角度来看，当初 X 综合征的提出仅仅反映了一种临床上的特别现象，而且也存在明显的不足，首先典型的胸痛并不代表心肌缺血，其次活动平板中有着大量的假阳性患者，尤其是年轻女性。随着近数十年的研究，X综合征无论从内容还是外延均发生了很大变化，在研究方向上也与以前大相径庭，有着鲜明的时代特点。

美国学者Richard在大量研究的基础上，于20世纪80年代首次提出微血管性心绞痛的概念，他认为，X综合征的症状是冠状动脉微小血管的功能障碍，造成心肌缺血，这似乎为X综合征的研究画上了句号，即X综合征的病因和发病机制已经弄清楚，但他对微血管性心绞痛的定义却与X综合征有着显著的不同，微血管病性心绞痛的定义有如下几点。

（1）胸痛症状可以典型，也可以不典型；可以是劳力性，也可以在静息时发作；持续时间可短至数秒，也可长达数小时。

（2）冠状动脉造影完全正常。

（3）必须具有心肌缺血的客观证据，尤其是放射性核素心肌显像的证据。

（4）除外冠状动脉痉挛和心脏外因素。

微血管性心绞痛的提出是X综合征研究史上一个重要的里程碑，它从简单现象的描述进入到实质性的研究，并且大大拓宽了患病个体的人群，使该类患者成为心绞痛的一个特殊类型。尽管以后有人对微血管性心绞痛的定义提出异议，认为X综合征依然X，但是目前微血管性心绞痛这一概念已被临床医生广泛接受。

"小冠状动脉病"曾被部分医生使用过，其本质和微血管性心绞痛相似，现在统一使用微血管性心绞痛。

"新X综合征"由于微血管性心绞痛的诊断是以客观的心肌缺血为证据的，而临床上仍有大量的冠状动脉正常的患者，在除外心脏外因素后，没有明确的心肌缺血的证据，这类患者依然是临床医生面临的困惑，故近年来，学术界依然喜欢使用X综合征这一概念。但是这一概念与早期提出的概念有很大不同，它所研究的方向已不仅仅是心绞痛的发生机制，而是根据内皮功能的状态和危险因素的存在与否来判断其预后，心肌缺血的客观证据已不必要。因此无创的负荷试验可能正常，胸痛发作时心电图也可能没有改变。

二、X综合征的病理生理学机制

由于X综合征是一种患者临床表现各异的疾病，目前还缺乏统一的诊断的标准，因此讨论其病理生理机制相当困难，而这也正是过去数十年临床研究人员的重点研究内容。运动试验中的ST段压低并不能作为客观缺血的证据，目前被广泛认可作为心肌缺血客观指标的有如下几点。

（1）负荷放射性核素心肌灌注的阳性结果。

（2）心房或者心室调搏诱发胸痛时，冠状静脉窦中的乳酸含量及pH。

但是遗憾的是临床研究所入选的患者均不是以客观心肌缺血证据为依据的，而是以临床表现为诊断条件入选。因此研究中真正具有心肌缺血证据的仅有一小部分，依此人群研究X综合征，难免得出不同的结论。但是从另一个方面讲，如果所有的对X综合征的研究均以心肌缺血为依据，不仅增加了研究的难度，而且也大大减少了临床研究的范围，使大量的冠脉正常的胸痛患者被置身于研究之外，这部分患者是否需要一个新的命名呢？因此目前国际上多数学者仍主张以临床表现作为诊断 X 综合征的条件，将 X 综合征定义为多病因、多机制的一种疾病。

冠状动脉微血管障碍造成心肌缺血是 X 综合征最重要的发病机制之一，早在 20 世纪 70 年代，Cannon 及其同事通过血稀释法测定静息和心脏起搏时心大静脉的血流量，发现心脏起搏诱发典型的心绞痛而冠状动脉造影正常者，心大静脉血流量增加和冠脉阻力降低均明显少于为诱发胸痛者，静脉注射麦角固醇后，上述变化更为明显，而冠脉造影未显示任何心外膜大的冠状动脉痉挛或者收缩的征象，提示该类患者主要是由于微小冠状动脉的储备功能下降或者异常收缩造成心肌缺血。

进一步研究发现，即使在心房调搏诱发胸痛而无心肌缺血证据的患者，也可以观察到冠状动脉对心房调搏或双嘧达莫的血管扩张反应降低。近年来使用冠状动脉内多普勒技术和 PET 技术，进一步明确了 X 综合征患者普遍存在冠状动脉微小血管功能障碍。另外超声心动图阶压技术显示，X 综合征患者，心房调搏时心内膜 / 心外膜的阶压值明显降低，而对照组无明显变化，提示心肌血流分配的异常对这类患者运动诱发的胸痛起重要作用。意大利著名学者 Museri 认为，X 综合征患者的冠脉前微血管可能存在着片状分布的异常收缩，或者对舒血管物质的反应性降低，当心肌耗氧量增加时，不能相应地扩张，从而造成心肌缺血。对 X 综合征患者进行仔细的放射性核素心肌灌注显像的确发现，心肌缺血的部位显示小的片状分布。

现在普遍认为内皮功能异常是主要原因，早在 10 年前，日本学者就发现 X 综合征患者给予乙酰胆碱，其冠状动脉血流增加少于正常对照组，提示冠状循环中的内皮功能不良，进一步研究发现，给予 NO 的底物（左旋精氨酸），血流明显改善，说明冠状动脉微循环的内皮依赖性舒张功能明显障碍。

另外发现，血管平滑肌最强的收缩因子内皮素 –1 在 X 综合征患者升高，当胸痛发作时进一步升高，强烈提示微小血管的异常收缩也是其重要的发病机制之一。到目前为止几乎所有的研究无一例外的证实了血管内皮功能的异常在 X 综合征发病中的作用。最近有很多研究发现，即使在没有缺血证据的患者，同样存在着内皮功能的障碍，而且此种障碍与 X 综合征的远期预后密切相关。

这里应该提出，内皮功能障碍在很多具有危险因素的患者普遍存在，但在那些患者中没有 X 综合征，因此内皮功能障碍与 X 综合征并不是因果关系，但是却是后者的必要条件。

X 综合征的患者内皮功能障碍的原因有很多，包括常见的冠心病危险因素，但比较令学术界关注的是雌激素的丢失和炎症反应。

这两者尤其是炎症反应是近几年研究的热点。雌激素丢失对内皮功能的影响不难理解，正常情况下，雌激素对血管内皮具有强大的保护作用，雌激素水平下降，其保护作用减少，而 X 综合征的患者多为更年期后的妇女。炎症反应贯穿于动脉粥样硬化的整个过程，近年来发现，炎症反应同样广泛存在于 X 综合征的患者，而且与内皮功能异常的程度呈明显相关，现在已经明确，炎症标志物 C 反应蛋白可以明确损伤内皮功能，或者使内皮细胞激活产生黏附因子和缩血管物质内皮素等。

有研究人员指出，炎症反应可以作为X综合征治疗的靶目标之一，通过减少炎症达到减少X综合征胸痛发作的目标。以上均是冠状动脉微血管的功能性改变在X综合征发病中的作用，但是研究发现，部分患者并不排除微血管的器质性病变的可能。

Mosser等人很早对X综合征患者的心内膜活检发现，小冠状动脉肌性，中膜肥厚，内膜增生以及内皮细胞变性。Suzuki等发现，部分患者小动脉不规则狭窄，中层平滑肌增生变性。但Mosser认为，上述改变不能就此断定心绞痛的发作就与微血管病变有关，因为临床上多数患者表现为静息状态下的发作。

在X综合征心绞痛机制中，值得一提的是患者对疼痛的敏感性，在20年代90年代初期，至少有五家独立的研究机构采用了不同的评价方法，得出了同样的结论，即X综合征患者疼痛阈值降低，即使对轻微的心肌缺血都能敏感地感受到，事实上，在微小前动脉发生功能障碍造成远端低灌注状态时，局部便产生一定量的腺苷，后者也能感受到疼痛。

三、诊断及排除诊断

尽管X综合征自提出已经历了30余年的历程，但尚未有一个严格而统一的诊断标准，而且随着研究的深入，诊断标准似乎更加模糊，这也给临床医生和医保部门带来了困惑。目前仅限于临床研究，而且各家在入选患者时所掌握的标准也不尽相同，但是排除诊断确实非常重要，因为引起胸痛发作的原因很多，上自中枢神经系统至下传神经系统及其所经过的路线和部位，直至胸腔和腹腔中的各脏器均可引起胸痛，应该说，在因胸痛而进行冠脉造影并显示冠脉正常或相对正常的患者，有相当一部分是心外因素。X综合征诊断的第一步就是排除这些因素，常见的心外因素有以下几个。

（一）心脏神经官能症

这是冠脉造影正常者中最常见的情况，几乎占了该类患者的40%~50%以上，有研究显示，这些就诊者被告知其冠脉正常，并作适当的心理疏导，60%的患者在1年内症状消失或明显好转，提示神经精神因素在其中的作用。但是应该注意，相当一部分患者可能在X综合征和神经官能症之间有交叉。有人做过一个有趣的研究，给小鼠以精神刺激，数周后检查其心脏微血管的功能，发现那些受神经精神刺激的小鼠，其心脏微血管的功能障碍，临床上也发现X综合征的患者精神异常者较常见。

（二）胃食管反流

在冠脉正常的胸痛患者中较常见，是X综合征诊断中主要排除的疾病之一。有些胃食管反流患者，胸痛呈典型的劳力性心绞痛的表现，但该类患者与饭后和体位改变关系较明显，24小时食管pH监测有助于该疾病的排除，但是也有研究发现，胃食管反流容易并发微血管功能的异常。给食管滴入酸性液体，通过神经反射，发现冠脉微小血管呈收缩性反应。

（三）颈椎病

随着生活方式的改变，颈椎病在人群中日益流行，很多颈椎病患者首诊心脏科，因下传神经受压迫，患者常感颈背部和心前区疼痛，仔细地检查可以排除该疾病。

除以上常见的心外因素排除外，显而易见的心内因素也要排除，这些应包括，主动脉瓣疾病、二尖瓣疾病和心肌病及心肌肥厚。

关于寻找心肌缺血的客观证据在 X 综合征的诊断是否必需，目前尚缺乏统一的意见。一般来说，活动平板或负荷放射性核素心肌灌注作为常规检查，如果阴性并不能排除诊断，而单纯的活动平板阳性，也并不能由此诊断，ST 的压低即为心肌缺血所致，但是这两项无创检查常用来评价治疗的效果。

四、治疗

X 综合征的治疗是临床医生头痛和困惑的问题，因为常见的治疗心绞痛的药物往往难以奏效，在心绞痛发作时，硝酸甘油的作用都不明显，常规用于心绞痛预防的药物，如 β 受体阻断药和钙通道阻滞药作用也微乎其微，α1 受体阻断药也尝试用过，作用同样不明显，最近临床试验评价影响心肌代谢的药物曲美他嗪（万爽力），部分患者呈现出明显的疗效，但另一些患者却对其无。近几年，根据对 X 综合征发病机制的最新认识，认为改善内皮功能可能会给 X 综合征带来疗效，目前正在观察研究中。

待选的药物有 ACEI 和他汀类药物，因为这两类改善内皮的作用比较明显，同时他汀类药物还有很好的抗炎作用，炎症在 X 综合征中的作用已比较明确，期望这两类药物能够有助于 X 综合征的治疗。

另外，X 综合征多发于更年期妇女，主要原因可能与雌激素的减少有关，补充雌激素有助于血管内皮功能的改善，但这些药物的作用均比较缓慢，不要期望它们短时间而发挥作用，可能服用一段时间后，心绞痛的发作亦会减少。另据报道，给予氨茶碱或对抗腺苷的药物，对改善症状和缺血性 ST-T 改变有效。中药在 X 综合征治疗中的作用，因研究较少，而未能肯定。

但可尝试通心络，麝香保心一些具有改善内皮功能的药物。最近有人尝试经皮神经电刺激（transcutaneous electrical nerve stimulation，STENS）的方法，用于 X 综合征，其理论出发点是刺激神经可以改变冠脉微血管的自主神经调节。Jessurun 等对 8 例患者进行四周的治疗后发现，心绞痛的发作次数由治疗前的每周 8 次减至每周 3 次。硝酸甘油的消耗量由治疗前的 10 片减为 2 片。冠脉血管的阻力有下降趋势。在药物治疗的同时，要强调体育活动和生活方式的改变，这两者都能有效地改善内皮功能，并可以不同程度地改善患者对疼痛的感受阈值。

五、预后

X 综合征的预后良好是指相对于恶性心脏事件，如心源性猝死、急性心肌梗死而言，但是相对于患者反复不断的胸痛发作，多次住院检查或行冠脉造影而言，讨论预后的意义就会因此而减少，但现在心脏科医生还是习惯上以心脏事件的发生率作为评价预后的指标。

Remp 在很早时候就对 200 例冠脉造影正常的患者进行了长期随访（6 年），多数患者正传逐渐改善，死亡 6 例，其中 4 例原因不明。如果和同样年龄和性别的正常人群相比，无统计学差异。Scholz 等最近对 185 例诊为 X 综合征的患者进行了长达 12 年的随访，发现 1 例死于急性心肌梗死（每年 0.05%），9 例可能死于心脏原因（0.51%），

7例死于心脏外原因，6例患者发展为冠脉造影证实的冠心病，该6例危险因素明显多于其他患者，34%的患者仍有心绞痛的主诉。当初运动试验阴性的患者症状缓解明显少于当初运动试验阳性的患者（78%对54%）。

第二章 消化内科疾病

第一节 弥散性食管痉挛

弥散性食管痉挛（diffuse esophageal spasm，DES）是食管的一种不协调收缩运动，是食管源性胸痛的病因之一。临床主要表现为吞咽困难、反食和非心源性胸痛。女性多见，小儿罕见，随年龄增加而增加，一般症状较轻，常与胃食管反流性疾病（GERD）混淆。在进行食管测压的患者，DES 占 5% 左右。

一、病因及发病机制

食管由内环、外纵两层肌肉组成。上食管括约肌（DES）、食管体部和下食管括约肌（LES）的协调运动是食管完成食物运输的关键。在 DES 时食管因内环、外纵两层肌肉和食管体部，LES 等不协调运动，可使食管中下段发生强烈的非推进性持续性或者重复性收缩运动。但 DES 的病因尚不明了，目前认为 DES 可能与食管神经肌肉变性，精神心理因素、感觉异常、食管黏膜刺激、炎症及衰老等因素有关。

二、临床表现

（一）食管源性胸痛

胸痛可向后背放射，也可以向颈部和左手臂放射。疼痛可从闷痛、隐痛到酷似心绞痛。有时常与冠心病相混淆，但食管源性胸痛与进食生冷、坚硬的食物、吞咽等有关，而与体力活动等无关。

（二）吞咽困难

吞咽困难常与胸痛同时存在，但也可单独发生。DES 的吞咽困难常呈间歇发作，而发作时不论是进食液体或固体食物都会产生吞咽困难，这一点可以与食管癌等器质性病变相鉴别。

（三）反食

当吞咽困难发生时食物反流到口腔和鼻腔称反食。这时反流食物多是刚刚咽下不久的食物，这种食物常无胃内的酸味，可与呕吐相鉴别。

（四）体格检查

常无异常发现。

三、辅助检查

食管钡剂造影和食管压力测定常有一定帮助。

（一）食管钡剂造影

对 DES 确诊有很大的帮助，吞钡后可见食管呈多发痉挛性收缩，将冰、酸等加入钡剂中，可刺激食管产生痉挛性收缩。食管下段蠕动性收缩减弱。严重时食管中下段可见食管呈螺旋状、串珠状或卷曲状改变。

（二）CT 检查

食管呈多发痉挛性收缩，食管肌层可增厚。

（三）食管压力测定

典型的 DES 在 10 次吞咽中看见两次以上的不协调收缩波，但收缩幅度可以正常或升高。可有食管中下段的同步收缩波的出现。LES 松弛不完全，LES 压力可升高。而贲门失弛缓症时，虽然有 LES 松弛不完全，LES 压力可升高的存在，但这时食管体部的收缩波是同步低幅或正常收缩。

（四）胃镜

胃镜对 DES 的确诊帮助不大，但可除外器质性疾病。

四、诊断与鉴别诊断

由于临床症状没有特异性，所以诊断困难。许多患者虽然在食管测压和食管造影表现异常，但可以没有临床症状。与吞咽有关的胸痛、呈间歇性的吞咽困难和反食是弥散性食管痉挛的主要症状。通过食管钡剂造影和食管压力检测可确诊。目前认为食管测压是诊断弥散性食管痉挛最好的方法。

需与胃食管反流病、贲门失弛缓症、冠心病、心包炎、胸膜炎等相鉴别。

五、治疗

（1）钙离子拮抗药可降低食管的收缩幅度和收缩频度。常用的有：硝苯地平 10mg，3 次/天，硫氮䓬酮 30～90mg，3 次/天。也可选用高选择性胃肠钙离子拮抗药，斯巴敏 40mg，3 次/天，得舒特 50mg，3 次/天，舒丽启能 100mg，3 次/天。

（2）硝酸酯类药物可使血管和食管平滑肌舒张，特别是在急性胸痛发作时可明显缓解症状。可口含硝酸甘油 0.6mg，或硝酸异山梨酯 10mg，3 次/天。

（3）三环类抗抑郁药，如丙咪嗪 100mg，3 次/天，阿米替林 150mg，2 次/天。

（4）用肉毒杆菌毒素封闭受体，可减少神经末梢乙酰胆碱的释放。可通过胃镜在下食管括约肌上方注射，出现症状后可重复注射。

（5）虽然气囊扩张主要用于贲门失弛缓的治疗，但在 DES 时也考虑使用。

（6）在内科治疗效果不佳时，可选择食管肌肉切开术或者食管切除术。

弥散性食管痉挛多为良性疾病，一般不影响寿命。然而严重的弥散性食管痉挛可影响患者的生活质量。由于对该病的认识不同，误诊为冠心病或者食管肿瘤等疾病，可对患者的身心造成不必要的压力。所以，要正确的认识弥散性食管痉挛。在治疗上应首选精神心理治疗和口服药物相结合，必要时再选择介入治疗或者外科手术治疗。

第二节 食管贲门黏膜撕裂综合征

食管贲门黏膜撕裂综合征由 Mallory 和 Weiss 于 1929 年首先报道，又称为 Mallory-Weiss 综合征，是指剧烈呕吐和腹内压骤然升高等因素（如剧烈咳嗽、举重、用力排便等）所导致的食管下段和胃贲门部黏膜纵向撕裂出血。出血可轻微，但若撕裂累及小动脉则引起严重出血。1956 年，Hardy 首先应用内镜做出诊断。该病是上消化道出血的重要病因之一，约占上消化道出血的 3%～15%，男性多于女性，发病高峰多在 30～50 岁。

一、病因和发病机制

食管贲门黏膜撕裂症发病的最根本原因是腹内压力或胃内压力的骤然升高，在呕吐时，胃内压力急剧升高，可达 16.0～21.3kPa（120～160mmHg），甚至高达 26.7kPa（200mmHg），而胸内食管内压一般仅有 6.7kPa（50mmHg），这种骤然升高的压力差极易使食管黏膜撕裂，食管黏膜下层与胃贲门部有丰富的血管丛。其撕裂的血管多为黏膜下横行动脉，容易造成大出血。

胃内压力升高的主要原因为呕吐和剧烈干呕。60% 以上的患者发病前有大量饮酒及暴食史，其他病因如妊娠呕吐、食管炎、急性胃肠炎、消化性溃疡、急性胆囊炎、急性胰腺炎、尿毒症、糖尿病酮症、放置胃管、内镜检查等。

凡能引起胃内压力增高的任何情况均可发生食管贲门黏膜撕裂，如剧烈咳嗽、举重、用力排便、酗酒、分娩、胸外按摩、癫痫发作、哮喘持续状态、食管裂孔疝、麻醉期间的严重呃逆等，其中尤以食管裂孔疝常诱发撕裂，并同时影响撕裂的部位。静息时有食管裂孔疝的患者，撕裂多位于胃的贲门部；而不伴有食管裂孔疝者，撕裂多位于食管的远端。由于呕吐而产生的一过性裂孔疝，撕裂多骑跨于食管和胃交界处。

二、诊断步骤

（一）病史采集要点

典型表现为先有干呕或剧烈呕吐，随后出现呕血或黑便，大多数患者表现为无痛性出血。出血量与黏膜撕裂范围、程度和位置有关，严重者可引起休克和死亡，但多数患者出血量较少。有的甚至仅有黑便或呕吐物带有血丝。

（二）体格检查要点

轻者多无明显的体征。出血量大者可出现贫血、循环障碍甚至休克等。

（三）辅助检查

1. 胃镜检查　胃镜检查是诊断该病的最有效手段，应列为首选检查方法。胃镜应在出血 24h 内或在出血即时进行。胃镜下可见食管与胃交界处或食管远端、贲门黏膜的纵行撕裂，撕裂多为单发，少数为多发，裂伤一般长 3～20mm，宽 2～3mm。

2. X 线气钡双重造影　可见不规则充盈缺损，有时钡剂位于溃疡龛影内，有时可看到出血灶附近的钡剂位于溃疡龛影内，有时可看到出血灶附近的钡剂充盈缺损区。

3. 选择性腹腔动脉造影　可检出速度为每分钟 0.5mL 的出血，可见造影剂自食管和胃的交界处溢出，沿食管上或下流动，可显示食管黏膜的轮廓，适用于钡餐、内镜检查阴性的患者。

三、诊断

（一）诊断要点

诊断依据有：①有导致腹内压增高的诱因和明显病史。②出现频繁呕吐，继之呕血的临床表现。③X线气钡双重造影、选择性腹腔动脉造影和内镜检查有确诊价值。

（二）鉴别诊断要点

本病需与自发性食管破裂、消化性溃疡，糜烂性出血性胃炎，食管胃底静脉曲张破裂等引起的上消化道出血相鉴别。

1. 自发性食管破裂　多发生在暴饮，暴食及其他原因所致剧烈呕吐后，常有液气胸的发生，吞咽、饮水、进食后胸痛加剧。

2. 消化性溃疡　消化性溃疡有慢性、节律性、周期性中上腹部疼痛；可有反酸、嗳气、恶心、呕吐及其他消化不良的症状，胃镜检查可明确诊断。

3. 糜烂性出血性胃炎　一般为少量，间歇性出血，可自止，也可大出血引起呕血和（或）黑便；确诊有赖于胃镜，但宜在出血后24~48h内进行。

4. 食管胃底静脉曲张破裂　病情急、出血量大，常有肝炎或肝硬化等病史，肝功能化验异常，胃镜可明确诊断。

（三）临床亚型

胃镜下可将食管贲门黏膜撕裂综合征的裂伤出血分为5类：①活动性动脉性喷血。②活动性血管渗血。③可见血管显露。④裂伤处黏附有新鲜血痂。⑤单纯性裂伤。

四、治疗

（一）治疗原则

治疗包括镇静止吐、减少或避免腹压增加、补充血容量、药物止血和介入治疗等保守疗法，无效时应手术结扎出血血管、缝合撕裂黏膜。

（二）治疗计划

1. 一般治疗　出血时给予禁食，出血停止后24h可以进食流质。必要时可以放置胃管抽出胃内容物，避免饱餐的胃加剧撕裂。

（1）积极补充血容量：保证充足的静脉通道，必要时输血，需保持血细胞比容在30%以上，血红蛋白浓度在70g/L以上。但应避免输血及输液量过多引起急性肺水肿或再出血。

（2）药物止血：只有当胃内pH>6.0以上时，才能有效地形成血小板聚集及血液凝固。所以须快速提升胃内pH。通常静脉给予制酸剂、H2受体阻滞剂（如西咪替丁、法莫替丁等）或质子泵抑制剂（如奥美拉唑等）抑制胃酸分泌，目前临床上多采用后者。

（3）止呕：可肌内注射甲氧氯普胺，必要时静脉推注中枢止呕药。

2. 内镜治疗　随着内镜技术的发展，治疗内镜技术在消化道出血紧急止血中起着非常重要的作用，对出血量大、活动性出血或内镜发现有近期出血的患者都应进行内镜止血治疗。

（1）注射止血术：其机制是通过向撕裂边缘或出血点注射药物，以压迫、收缩血管或通过局部凝血作用达到止血目的。注射止血术操作简便，疗效确切，费用低廉。但要注意并发症的发生，如食管穿孔、食管狭窄、贲门狭窄、高血压、心律失常等，故不宜反复注射，应严格控制注射药物的浓度，同时应注意监测血压心率等。

（2）金属钛夹止血术：该方法是近年来国内外广泛开展的一种有效的内镜止血术。

其基本方法是在内镜直视下，利用金属止血夹，直接将出血血管或撕裂的黏膜夹持住，起到机械压迫止血及缝合作用，能达到立即止血及预防再出血的目的。主要适用于有活动性及再出血迹象的撕裂患者。该方法止血率高，安全，操作简便，组织损伤小，并发症少，仅个别报道有穿孔发生。钛夹通常在1~3周自行脱落，随粪便排出体外。

（3）微波止血术：微波治疗可使组织中的极性离子在瞬间发生局部高速振荡，从而产生高温，使蛋白凝固，达到止血的目的。该方法操作简便，疗效确切，不影响撕裂黏膜愈合。但由于食管没有浆膜层，撕裂的部位较薄，不宜反复操作，以防壁性损伤和穿孔。

（4）其他：电凝止血术利用高频电流通过人体产生热效应，使组织凝固，从而止血。方法与微波止血术相似。电凝止血术疗效可达80%~90%，其并发症主要有穿孔和出血。其他还有热探头止血术、激光光凝治疗等，其基本原理均为使局部产生高温，达到组织凝固止血的目的。

3.动脉栓塞治疗 对于经保守治疗和内镜治疗失败的患者，可考虑行动脉栓塞治疗，食管贲门部主要由胃左动脉供血，可栓塞胃左动脉或其食管支。该方法止血迅速可靠，但需要有经验的介入医师进行操作。

4.手术治疗 对于经保守治疗或内镜治疗失败的患者。应行紧急手术治疗，结扎出血的血管。

（三）治疗方案的选择

对有活动性出血或胃镜发现有近期出血血痂的患者建议采用胃镜治疗。撕裂较表浅且有活动性出血者，选择局部注射止血术、微波和电凝治疗；活动性动脉出血或有血管显露者，选择金属夹止血。胃镜治疗安全、简单、组织损伤小，但不宜反复进行，同时应控制药物浓度和剂量。

五、病情观察及处理

（一）病情观察要点

（1）卧床休息，严密监测生命体征及每小时尿量，保持呼吸道通畅，避免呕吐时引起窒息。

（2）定期复查血常规，必要时监测中心静脉压，尤其是老年患者。

（3）注射止血术后要注意并发症的发生，如食管穿孔、食管狭窄、贲门狭窄、高血压、心律失常等，故不宜反复注射，应严格控制注射药物的浓度，同时应注意监测血压、心率等。

（4）复查大便常规及隐血试验。

（5）必要时可复查内镜。

（二）疗效判断及处理

1.疗效判断（可参考上消化道出血的判断方法） 血红蛋白、红细胞计数及血细胞比容测定上述指标可以用于失血程度的估计，但由于这些指标在急性失血后并不能立即反映出来，故不能以此作为早期判断出血量的依据。此外，上述指标亦受出血前有无贫血、脱水和缺氧等因素的影响。因此，动态地观察血红蛋白、红细胞计数及血细胞比容等的变化则更有意义。

2. 处理 对于常规处理后仍有出血或再次出血的患者可采用胃镜治疗；对保守治疗和胃镜治疗失败的患者可考虑动脉栓塞或手术治疗。

六、预后评估

大多数患者经积极补液、禁食、制酸、保护黏膜及止血等治疗后，出血大多可自行停止，撕裂处大多数在1周内愈合。

第三节 食管憩室

食管憩室一般病史较长，发展缓慢，属良性病变。不同部位的食管憩室，临床表现各异。通过X线钡餐和内镜检查可以发现食管憩室和假性憩室。多不需要手术切除憩室。可以行狭窄扩张术，抗反流治疗及应用钙通道拮抗剂。

一、咽—食管憩室（Zenker憩室）

在食管憩室中最常见，是由于咽–食管连接区的黏膜在环状软骨近侧的咽后壁肌肉缺陷处膨出而成。当吞咽时下咽部压力增加，局部黏膜自环咽肌薄弱处膨出从而形成Zenker憩室。

上消化道钡餐检查时的发现率为0.1%，其中70%发生于70岁以上者。男性约占2/3，多位于左颈部咽–食管连接区。患者中食管裂孔疝的发病率明显高于正常人群。

初期憩室很小，可无任何症状，随着憩室逐步增大，临床表现为轻度吞咽困难，潴留在憩室里的食物可反流入口腔。饭后及睡眠时易发生呛咳。晚期表现有喉返神经受压引起的声嘶，饮水时有气过水声及反复发作的吸入性肺炎。体检时可在锁骨上方颈根部发现面团样肿块，按压时发出水过气声。

X线钡餐侧位检查有助诊断。憩室内发生癌肿者，需手术治疗。

二、食管中段憩室

较少见，为牵拉性的真性憩室。憩室一般不大，直径多在1～2cm，呈锥形，无颈。多数无症状，部分病例出现胸骨后疼痛，烧心感，少数有吞咽困难，极少数发生纵隔脓肿或食管气管瘘。无症状者不需要手术治疗。

三、膈上食管憩室

在食管憩室中最少见，男性多见，常发生在贲门食管连接之处上方，食物易潴留，不易排出。常伴食管痉挛、贲门痉挛、反流性食管炎或食管裂孔疝。诊断依赖X线检查，CT扫描可鉴别纵隔肿瘤、脓肿。无症状者不需治疗，有明显症状如吞咽障碍、胸骨后疼痛及癌变者需作手术切除。

四、食管壁内假性憩室

多因黏膜下腺体炎症，炎症细胞浸润压迫腺体造成腺体阻塞，扩张形成吸袋，多继发于食管痉挛、胃食管反流和念珠菌病等。憩室常有规则地分布于整个食管，憩室很小，常为1~3mm。由于炎症及病情逐渐进展，70%~90%存在食管狭窄。大部分患者表现为间歇性吞咽困难，并伴有胸骨后疼。

第四节 食管平滑肌瘤

食管平滑肌瘤在食管良性肿瘤中最为常见，约占食管良性肿瘤的70%，但与食管癌相比，其发生率低，为50.1。其临床症状轻微或无症状，易被患者和医生所忽视。近年来，由于X线及其他各项检查技术的进步，常规体检的开展，临床报道的病例才日渐增多。

食管平滑肌瘤好发于20~50岁之间人群，没有明显的性别优势。可发生在食管任何部位，但80%以上发生在食管中段和下1/3段。颈段食管极少发现平滑肌瘤，因为颈段食管为随意肌。少数平滑肌瘤发生在食管贲门处。

一、病理

大体所见，肿瘤可呈圆形、椭圆形、梭形或哑铃形。肿瘤切面灰白、漩涡状，有不完整的包膜，少数可见钙化，一般无囊性变。食管平滑肌瘤起源于食管固有肌层，以纵形肌为主，也可起源于食管壁内血管的肌层和迷走的胚胎肌组织。食管平滑肌瘤分为壁内型（97%）；息肉型（1%），肿瘤突入在食管腔内呈息肉状，瘤蒂与食管壁相连；纵隔型（2%），肿瘤由食管壁向纵隔生长。息肉型虽甚为少见，但可脱落引起呕吐并阻塞呼吸道，造成突然窒息之危险。

食管平滑肌瘤绝大多数为单发，占97%，少数为多发，多发的数目不定，由两个到十几个。此外，极少数患者为弥散性食管肌瘤病变。这是一种全食管肌层弥散性平滑肌瘤样增生，瘤组织实性，呈圆形或椭圆形，呈肿瘤样生长。食管平滑肌瘤的大小差别很大，小者直径小于1cm，大者可在10cm以上，但大多数在2~5cm。

食管平滑肌瘤的形状不一，大多数呈圆形或椭圆形，结节状或分叶状。有时呈现结节生姜状，也有呈梭条状和腊肠形，环绕食管生长呈马蹄状或环行阻塞食管腔。肿瘤一般多位于食管壁内，表面光滑有完整的纤维性包膜，硬度如中度硬度橡皮块。肿瘤切面可见纵横交错的肌束，血管稀少，呈灰白色，有时在肿瘤内有灶性出血、液化、坏死、囊性变和钙化等。

在光学显微镜下，食管平滑肌瘤组织学形态与其他部位平滑肌瘤相似，由平滑肌细胞所组成，其间有数量不等的纤维组织。因此，有人称之为纤维平滑肌瘤。瘤组织中可有神经组织，有时它与神经鞘瘤难以区别，两者均可见到栅栏状排列，依靠免疫组化染色平滑肌瘤desmin呈阳性，而神经鞘瘤s-100蛋白和NSE呈阳性，可鉴别两者。肿瘤内见分化良好的平滑肌细胞，呈长梭形，胞浆丰富，嗜酸性，边界清楚，胞核也呈梭形，无间变，无核分裂象，有时瘤细胞有水肿或空泡形成。也可呈多边形上皮样，胞质含淡染颗粒。瘤细胞呈束状相互交织或漩涡状排列，常有特殊的栅栏状，细胞束间有不等量的纤维组织和毛细血管网，部分肌纤维呈玻璃样变性，有时有钙质沉积。平滑肌瘤有时需用特殊染色法才能与纤维组织进行鉴别。平滑肌瘤可恶变为肉瘤，但甚少见。

在平滑肌瘤内可囊性变，可发生钙化。在与钙化纵隔肿瘤的鉴别诊断中，必须考虑到这种可能性。

二、临床表现

食管平滑肌瘤所引起的症状一般都比较轻微，病程较长，有时患者没有任何症状，常常因其他疾病作胸部或胃肠道 X 线检查时意外发现。常见的症状有吞咽困难、胸骨后疼痛及消化功能紊乱，少数患者有体重减轻及呼吸困难。吞咽困难的程度常轻重不一，多数轻微，或间断发作，很少影响正常饮食。病程由数月到十几年。有些肿瘤已很大，但梗阻症状轻，与梗阻程度不成正比，此点与食管癌明显不同，对诊断有较大的意义。

三、辅助检查

（一）胸部 X 线平片

有时平片上可见到肿瘤造成的软组织块影；少数情况下，食管平滑肌瘤有钙化斑。

（二）食管钡餐造影

食管钡餐造影是确诊食管平滑肌瘤的重要检查方法，显示有充盈缺损，边缘光滑锐利，缺损可在中心或边缘。肿物阴影与食管壁近端及远端呈锐角。在黏膜相或双重造影时，肿瘤的上下轮廓可由钡剂勾画出来，即"环行"征。由于肿瘤凸向腔内，表面黏膜被展平，故肿瘤区看不到黏膜皱襞，其表面附着薄层钡剂，呈现均匀或颗粒状阴影，称为瀑布征或涂抹征，一般无龛影或黏膜破坏。钡剂通过时，在肿瘤上缘可稍事停留，然后沿肿瘤与对侧食管壁之间呈沟状通过，钡流可呈分叉式。

（三）CT 扫描和磁共振成像检查（MRI）

横断面可见食管腔外、黏膜下肌层内实质性肿块，边缘光滑，而磁共振成像检查，对食管平滑肌瘤显示肌层内有软组织块影，轮廓清晰，层次清楚，有其特别的诊断价值。

（四）纤维食管镜检查

纤维食管镜检查是诊断食管平滑肌瘤的重要方法之一。在镜下，可见圆形、椭圆形或腊肠样肿块突入食管腔，表面黏膜完整光滑，皱襞消失，呈淡红色半透明。当患者深呼吸或吞咽动作时，可见肿物上下移动。一般禁忌行黏膜活检，以免引起肿瘤与黏膜粘连，如在日后需行黏膜外肿瘤剥除术时易发生穿孔。此外，食管脱落细胞学检查，对排除食管恶性肿瘤有意义。

四、诊断分析

食管平滑肌瘤常是无症状或轻微的吞咽不适或胸骨后疼痛，或者因其他疾病作胸部或胃肠道 X 线检查时意外地发现。作食管钡餐造影一般都能发现典型的征象，肿物阴影与食管壁近端及远端呈锐角，"环行征"及"瀑布征"等是确诊的主要依据。

食管平滑肌瘤应与食管癌及食管外肿块压迫食管相鉴别。主要可通过临床症状及 X 线钡餐检查。食管癌患者通常是进行性吞咽困难的症状明显，病程短，钡餐造影显示有不规则的充盈缺损，呈虫蚀状，食管黏膜皱襞紊乱、破坏，有深浅不等之溃疡和龛影形成，病变处管壁僵硬，不能扩张，狭窄固定，阻塞明显，少数可见肿物阴影。食管外肿块压迫食管，患者极少有吞咽困难，钡餐造影则显示食管两侧壁向同一方向偏移，形成压迹，无真正之充盈缺损及环行征，黏膜皱襞规则但向一侧偏移，管壁柔软，扩张好，无或呈轻度狭窄，一般可见肿块阴影。此外，食管平滑肌瘤可钙化，虽然只是少见，但须与纵隔肿瘤的钙化状态相鉴别。

五、治疗要领

食管平滑肌瘤在确诊后，一般均应手术治疗。肿瘤性质不易确定时，宜及早手术，因为少数病例可发生恶变。肿瘤体积很小（直径2cm以下）无症状、年老体弱、心肺功能不佳不能耐受手术者，可予以随诊观察。

术前可根据X线检查及内镜所见确定病变的部位，可通过安置胃管作为术中确定管腔与肿瘤关系的标志。

手术方法宜根据肿瘤大小、形状、部位，是否与黏膜连带固定、胃的累及程度，少数病例中与周围组织粘连的情况，及有无恶性变等而定。

位于食管颈段者可经颈部切口，位于上段者可经右胸前侧切口，位于食管中段病变常由右侧开胸，而位于下段者常经左侧开胸。食管游离后，用手摸到食管内腔的胃管，探明管腔与肿瘤的关系，有助于避免切开时损伤食管黏膜，减少术后食管瘘发生的机会。选择远离食管腔的瘤体表面，切开纵形肌纤维，找到分界线后，大都可不损伤黏膜而摘除肿瘤。若疑有黏膜破损，可将预置入的胃管拔至该段，阻断食管两端，胃管内注入空气，术野注入生理盐水，观察有无破损漏气。如有破损，即予修补。切开的肌肉松松缝合。

若肌肉缺损面在3~4cm以下者，可用附近纵隔胸膜缝合加固，超过此范围者可根据情况用大网膜、带蒂膈肌瓣移植或胃壁等方法加固。

食管平滑肌瘤极大或呈环状生长，使食管肌层已破坏或肿瘤与黏膜粘连极紧，剥离瘤体时损伤食管壁范围较大、无法修复，或者有恶性变者，则需作食管部分切除及食管重建术。此外，息肉型带蒂平滑肌瘤可在食管镜下摘除。

六、并发症

食管平滑肌瘤摘除后一般并发症很少。若有术中黏膜破损未发觉或修复不妥者，术后可发生食管胸膜瘘，瘘口不大者可保守处理，包括采取胸腔闭式引流，胃肠减压，加强胃肠外营养，甚至空肠造瘘，抗生素预防感染，必要时用抗生素液作胸腔冲洗等。瘘口大者或保守无效则需再次开胸手术修补。摘除术后，由于食管壁受到损伤及食管周围瘢痕挛缩，后期可发生食管瘢痕狭窄或食管憩室。影响进食的食管狭窄可给予扩张治疗。

第五节 食管癌

我国是食管癌的高发国家，又是食管癌病死率最高的国家。新中国成立以后，进行了肿瘤流行病学调查，基本查清了全国食管癌的发病、死亡情况及地区分布，并对食管癌高发区进行了多学科的综合考察和研究。1970年以后已建立了6个现场防治点，开展了食管癌的病因流行病学研究和防治工作，尤其是对食管癌的癌前期疾病进行中西医结合治疗，对降低发病率起了有益的作用。

我国食管外科自吴英恺于1940年首例食管癌采用胸内食管胃吻合术切除成功以来已有50多年历史，至今我国食管癌手术切除率已达80%～95%，手术病死率仅为2%～3%，术后5年生存率为25%～30%。在食管癌的高发区，由于早期病例增加，5年生存率已达44%，Ⅰ期食管癌的生存率高达90%以上。

近年来，对食管癌的分段有了新的认识，多数胸外科医生对气管分叉丛下食管癌采用左侧开胸进行肿瘤切除，气管分叉以上以右侧开胸切除率较高，食管胃吻合口应在颈部进行。吻合技术的先进、吻合器的应用已使吻合口瘘的发生率有明显降低。

高能射线的应用、食管癌定位技术和照射技术的改进及放射敏化剂的研究和应用，使食管癌的放疗效果有所提高。术前放射治疗的随机分组前瞻性研究肯定了术前放疗的意义，并在许多医院推广。但食管癌的疗效仍不够理想，提高疗效的关键在于早期发现、早期诊断和早期治疗。相信食管癌的流行病学、病因学研究将为食管癌的防治带来进展，对食管癌的综合治疗将进一步提高其远期疗效。

一、病因学

（一）烟和酒

长期吸烟和饮酒与食管癌的发病有关。有人研究，大量饮酒者比基本不饮酒者发病率要增加50余倍，吸烟量多者比基本不吸烟者高7倍；酗酒嗜烟者的发病率是既不饮酒又不吸烟者的156倍。一般认为饮烈性酒者患食管癌的危险性更大。根据日本一项研究，饮用威士忌和当地的Shochu土酒危险性最大，而啤酒最小。非洲特兰斯开地区，用烟斗吸自己种的烟叶的人食管癌发病率比吸纸烟者高。

（二）食管的局部损伤

长期喜进烫的饮食也可能是致癌的因素之一。如新加坡华裔居民讲福建方言的人群有喝烫饮料的习惯，其食管癌发病率比无此习惯讲广东方言人群高得多。哈萨克族人爱嚼刺激性很强含有烟叶的"那司"，可能和食管癌高发有一定关系。在日本，喜吃烫粥烫茶的人群发病率亦较高。

各种原因引起的经久不愈的食管炎，可能是食管癌的前期病变，尤其伴有间变细胞形成者癌变危险性更大。有学者报道，食管炎和食管癌关系十分密切，食管炎往往比食管癌早发10年左右。食管炎也好发于中胸段食管，在尸检中食管炎往往和癌同时存在。

（三）亚硝胺

亚硝胺类化合物是一种很强的致癌物。中国科学院肿瘤研究所在人体内、外环境的亚硝胺致癌作用研究中发现，食管癌高发区林县居民食用的酸菜中和居民的胃液、尿液中，除有二甲基亚硝胺（NDMA）、二乙基亚硝胺（NDEA）外，还存在能诱发动物食管癌的甲基苄基亚硝胺（NMBZA）、亚硝基吡咯烷（NPYR）、亚硝基胍啶（NPIP）等，并证明食用的酸菜量与食管癌发病率成正比。报道用NMBZA诱导入胎儿食管癌获得成功，为亚硝胺病因提供了证据。

（四）霉菌作用

河南医科大学从林县的粮食和食品中分离出互隔交链孢霉 261 株，它能使大肠埃希菌产生多种致突变性代谢产物，其产生的毒素能致染色体畸变，主要作用于细胞的 S 和 G2 期。湖北钟祥县的河南移民中食管癌病死率为本地居民的 5 倍，移民主食中霉菌污染的检出率明显高于本地居民，移民食用的酸菜中以黄曲霉毒素检出率最高。用黄曲霉毒素、交链孢属和镰刀菌等喂养 Wistar 大鼠，能使大鼠食管乳头状瘤变和癌变已得到实验证实。

（五）营养和微量元素

综观世界食管癌高发区，一般都在土地贫瘠、营养较差的贫困地区，膳食中缺乏维生素、蛋白质及必需脂肪酸。这些成分的缺乏，可以使食管黏膜增生、间变，进一步可引起癌变。有些地区如新疆哈萨克族，以肉食为主，很少吃新鲜蔬菜，米面粮食吃得很少，营养供给极不平衡，维生素明显缺乏，尤其是维生素 C 及维生素 B2 缺乏。瑞典在食管癌高发区粮食中补充了维生素 B2 后，明显降低了发病率。微量元素铁、钼、锌等的缺少也和食管癌发生有关。钼的缺少可使土壤中硝酸盐增多。调查发现河南林县水土中缺少钼，可能和食管癌的高发有关。文献报道，高发区人群中血清钼、发钼、尿钼及食管癌组织中的钼都低于正常水平。钼的抑癌作用已被美国等地学者们所证实。

（六）遗传因素

人群的易感性与遗传和环境条件有关。食管癌具有比较显著的家族聚集现象，高发地区连续 3 代或 3 代以上出现食管癌患者的家族屡见不鲜。如伊朗北部高发区某一村庄中有 12 个家庭共 63 人，其中患食管癌者 14 人，而 13 人是一对夫妻的后裔。由高发区移居低发区的移民，即使长达百余年，也仍保持相对高发。

（七）其他因素

进食过快、进食粗硬食物可能引起食管黏膜损伤，反复损伤可以造成黏膜增生间变，最后导致癌变。某些食管先天性疾病，如食管憩室、裂孔疝，或经常接触石棉、铅、硅矽等可能和食管癌的发病有一定联系。癌症经放射治疗数年后，在放射范围内又可诱发另一癌症的报道也不罕见。

二、诊断

（一）临床表现

1. 早期症状　在食管癌的始发期和发展早期，局部病灶处于相对早期阶段，出现症状可能是由于局部病灶刺激食管引起食管蠕动异常或痉挛，或因局部炎症、肿瘤浸润、食管黏膜糜烂、表浅溃疡所致。发生的症状一般比较轻微而且时间较为短暂，其间歇时间长短不一，常反复出现，时轻时重，间歇期间可无症状，可持续 1～2 年甚至更长时间。主要症状为胸骨后不适、烧灼感或疼痛，食物通过时局部有异物感或摩擦感，有时吞咽食物在某一部位有停滞或轻度梗阻感。下段食管癌还可引起剑突下或上腹不适、呃逆、嗳气。上述症状均非特异性，也可发生在食管炎症和其他食管疾病时，唯食管癌的症状常与吞咽食物有关，进食时症状加重，而食管炎患者在吞咽食物时这些症状反而减轻或消失。

2. 中晚期症状

（1）吞咽困难：是食管癌的典型症状。由于食管壁具有良好的弹性及扩张能力，一般出现明显吞咽困难时，肿瘤常已侵犯食管周径 2/3 以上，此时常已伴有食管周围组织的浸润和淋巴结转移。吞咽困难在开始时常是间歇性的，可以由于食物堵塞或局部炎症水肿而加重，也可以因肿瘤坏死脱落或炎症的水肿消退而减轻。但随着病情的发展，总的趋向是进行性加重且呈持续性，其发展一般比较迅速，多数患者如不治疗可在梗阻症状出现后 1 年内死亡。吞咽困难的程度与病理类型有关，缩窄型和髓质型病例较为严重，其他类型较轻。也有约 10% 的患者就诊时并无明显吞咽困难。吞咽困难的严重程度与肿瘤大小、手术切除率和生存率等并无一定的关系。

（2）梗阻：严重者常伴有反流，持续吐黏液，这是由于食管癌的浸润和炎症反射性地引起食管腺和唾液腺分泌增加所致。黏液积存于食管内可以反流，引起呛咳甚至吸入性肺炎。

（3）疼痛：胸骨后或背部肩胛间区持续性钝痛常提示食管癌已有外浸，引起食管周围炎、纵隔炎，但也可以是肿瘤引起食管深层溃疡所致。下胸段或贲门部肿瘤引起的疼痛可以发生在上腹部。疼痛严重不能入睡或伴有发热者，不但手术切除的可能性较小，而且应注意肿瘤穿孔的可能。

（4）出血：食管癌患者有时也会因呕血或黑便而来院诊治。肿瘤可浸润大血管特别是胸主动脉而造成致死性出血。对于有穿透性溃疡的病例特别是 CT 检查显示肿瘤侵犯胸主动脉者，应注意出血的可能。

（5）声音嘶哑：常是肿瘤直接侵犯或转移淋巴结压迫喉返神经所引起，但有时也可以是吸入性炎症引起的喉炎所致，间接喉镜有助于鉴别。

（6）体重减轻和厌食：因梗阻进食减少，营养情况日趋低下，消瘦、脱水常相继出现，但患者一般仍有食欲。患者在短期内体重明显减轻或出现厌食症状常提示肿瘤有广泛转移。

3. 终末期症状和并发症

（1）恶液质、脱水、衰竭：系食管梗阻致滴水难入和全身消耗所致，常同时伴有水、电解质紊乱。

（2）肿瘤浸润：穿透食管侵犯纵隔、气管、支气管、肺门、心包、大血管等，引起纵隔炎、脓肿、肺炎、肺脓肿、气管食管瘘、致死性大出血等。

（3）全身广泛转移引起的相应症状，如黄疸、腹腔积液、气管压迫致呼吸困难、声带麻痹、昏迷等。

（二）病理

1. 早期食管癌的大体病理分型　多年来对早期食管癌的研究，尤其是对早期食管癌切除标本的形态学研究，可将早期食管癌分成 4 个类型。

（1）隐伏型：在新鲜标本上，病变略显粗糙，色泽变深，无隆起和凹陷。标本固定后，病灶变得不明显，镜下为原位癌，是食管癌最早期阶段。

（2）糜烂型：病变黏膜轻度糜烂或略凹陷，边缘不规则呈地图样，与正常组织分界清楚，糜烂区内呈颗粒状，偶见残余正常黏膜小区。在外科切除的早期食管癌中较为常见。

（3）斑块型：病变黏膜局限性隆起呈灰白色斑块状，边界清楚，斑块最大直径<2cm。切面质地致密，厚度在3mm以上，少数斑块表面可见有轻度糜烂，食管黏膜纵行皱襞中断。病理为早期浸润癌，肿瘤侵及黏膜肌层或黏膜下层。

（4）乳头型或隆起型：肿瘤呈外生结节状隆起，乳头状或息肉状突入管腔，基底有一窄蒂或宽蒂，肿瘤直径1～3cm，与周围正常黏膜分界清楚，表面有糜烂并有炎性渗出，切面灰白色均质状。这一类型在早期食管癌中较少见。

有学者对手术切除的100例早期食管癌标本作大体病理分型研究，早期食管癌除上述4个类型外，可增加2个亚型：①表浅糜烂型为糜烂型的一个亚型，特点是糜烂面积小而表浅，一般不超过2.5cm，病变边缘无下陷，周围正常黏膜无隆起，表浅糜烂常多点出现，一个病灶内可见几个小片状糜烂近：于融合，病理为原位癌或原位癌伴浸润或黏膜内癌。②表浅隆起型是从斑块型中分出的一个亚型，特点是病变黏膜轻微增厚或表浅隆起，病变范围较大，周界模糊，隆起的黏膜粗糙，皱襞紊乱、增粗，表面似卵石样或伴小片浅表糜烂。病理为原位癌，少数为微小浸润癌。

2. 中晚期食管癌的大体病理分型

（1）髓质型：肿瘤多累及食管周径的大部或全部，大约有一半病例超过5cm。肿瘤累及的食管段明显增厚，向管腔及肌层深部浸润。肿瘤表面常有深浅不一的溃疡，瘤体切面灰白色，均匀致密。

（2）覃伞型：肿瘤呈蘑菇状或卵圆形突入食管腔内，隆起或外翻，表面有浅溃疡。切面可见肿瘤已浸润食管壁深层。

（3）溃疡型：癌组织已浸润食管深肌层，有深溃疡形成。溃疡边缘稍有隆起，溃疡基部甚至穿透食管壁引起芽孔，溃疡表面有炎性渗出。

（4）缩窄型：病变浸润食管全周，呈环形狭窄或梗阻，肿瘤大小一般不超过5cm。缩窄上段食管明显扩张。肿瘤切面结构致密，富于增生结缔组织。癌组织多浸润食管肌层，有时穿透食管全层。

（5）腔内型：肿瘤呈圆形或卵圆形向腔内突出，常有较宽的基底与食管壁相连，肿瘤表面有糜烂或不规则小溃疡。腔内型食管癌的切除率较高，但远期疗效并不佳。

3. 分期　1987年，国际抗癌联盟（UICC）对食管癌的TNM分期进行了修订。首先对食管的分段进行了修改。以往食管的分段为颈段食管从食管入口（下咽部）到胸骨切迹，上胸段从胸骨切迹到主动脉弓上缘（T_6下缘），中胸段从主动脉弓上缘到肺下静脉下缘（T_8下缘），下胸段从肺下静脉下缘到贲门入口（包括膈下、腹段食管）。这一分段方法的缺点是X线片上不能辨认肺下静脉，主动脉弓随年龄老化曲屈延长而上移，使胸段食管分割不均等。新的分段方法是颈段食管分段如旧，上胸段食管以气管分叉为下缘标志，即从胸骨切迹至气管分叉为上胸段，气管分叉以下至贲门入口再一分为二，分成中胸段和下胸段。如此分段分割均等，易于在X线片上确定标志点。临床上，上胸段食管手术以经右胸为好，而中、下段食管癌大多可经左胸手术，因此更有实际意义。

UICC制订的TNM国际食管癌分期如下。

（1）原发肿瘤（T）分期。

TX：原发肿瘤不能评估。

T0：原发肿瘤大小、部位不详。

Tis：原位癌。

T1：肿瘤浸润食管黏膜层或黏膜下层。

T2：肿瘤浸润食管肌层。

T3：肿瘤浸润食管外膜。

T4：肿瘤侵犯食管邻近结构（器官）。

（2）区域淋巴结（N）分期。

NX：区域淋巴结不能评估。

N0：区域淋巴结无转移。

N1：区域淋巴结有转移。

区域淋巴结的分布因肿瘤位于不同食管分段而异，对颈段食管癌，锁骨上淋巴结为区域淋巴结；对中、下胸段食管癌，锁骨上淋巴结为远隔淋巴结，如有肿瘤转移为远处淋巴结转移。同样对下胸段食管癌，贲门旁、胃左动脉旁淋巴结转移为区域淋巴结转移；对颈段食管癌，腹腔淋巴结均为远处转移。

（3）远处转移（M）分期。

MX：远处转移情况不详。

M0：无远处转移。

M1：有远处转移。

（4）TNM 分期。

0 期：TisN0M0。

Ⅰ期：T1N0M0。

Ⅱa 期：T2N0M0；T3N0M0。

Ⅱb 期：T1N1M0；T2N1M0。

Ⅲ期：T3N1M0；T，任何 N，M0。

Ⅳ期：任何 T，任何 N，M1。

（三）实验室及其他检查

1.食管功能的检查　食管功能检查分为食管运动功能检查和胃食管反流情况的测定两大类。

（1）食管运动功能试验。

1）食管压力测定：本法适用于疑有食管运动失常的患者，即患者有吞咽困难或疼痛症状而 X 线钡餐检查未见器质性病变者，如贲门失弛症、食管痉挛和硬皮病等，还可对抗反流手术的效果作出评价或作为食管裂孔疝的辅助诊断。食管测压器可用腔内微型压力传感器或用连于体外传感器的腔内灌注导管系统。测定时像放置鼻胃管那样将测压器先置于胃内，确定胃的压力曲线后，将导管往回撤，分别测定贲门部（高压带）、食管体部、食管上括约肌和咽部等处的压力曲线，分析这些压力曲线的改变即可了解食管压力的变化，对食管运动功能异常作出诊断。

2）酸清除试验：用于测定食管体部排除酸的蠕动效率，方法是测试者吞服一定浓度酸15mL后，正常情况下经10～12次吞咽动作后即能将酸全部排入胃内，需要更多的吞咽动作才能排除或根本没有将酸排除，则视为食管的蠕动无效，也就是说食管运动存在障碍。

（2）胃食管反流测定：胃食管反流的原因很多，如贲门的机械性缺陷、食管体部的推进动作不良、胃无张力、幽门功能失常、胃排空延滞等及食管癌手术后。胃内容物（特别是胃酸）反流食管使食管黏膜长期与胃内容物接触，引起食管黏膜损伤，患者常有烧心、反呕、胸骨后疼痛等症状。下列试验有助于胃食管反流的测定。①食管的酸灌注试验：测试者取坐位，以每分钟6mL的速度交替将生理盐水和0.1mol/L盐酸灌入食管中段，以测定食管对酸的敏感性。灌酸时患者出现烧心、胸痛、咳嗽、反呕等症状，而灌生理盐水后症状消失为试验阳性。灌酸30mL不发生症状为试验阴性。②24h食管pH监测：将pH电极留置于下段食管高压带上方，连续监测pH24h，以观察受试者日常情况下的反流情况。当pH降至4以下算是一次反流，pH升至7以上为碱性反流。记录患者在各种不同体位、进食时的情况，就能对患者有无反流、反流的频度和食管清除反流物的时间作出诊断。③食管下括约肌测压试验食管下括约肌在消化道生理活动中起着保证食物单方向输送的作用，即抗胃食管反流作用。食管下括约肌的功能如何，不仅取决于它在静止时的基础压力，也取决于胸、腹压力的影响及它对诸如胃扩张、吞咽、体位改变等不同生理因素的反应。另一决定食管下括约肌功能的因素是它在腹内的长度。可由鼻孔插入有换能器的导管至该部位进行测定。

2.X线钡餐检查 该法是诊断食管及贲门部肿瘤的重要手段之一，由于其检查方法简便，患者痛苦小，不但可用于大规模普查和食管癌的临床诊断，而且可追踪观察早期食管癌的发展演变过程，为研究早期食管癌提供可靠资料。食管钡餐检查时应注意观察食管的蠕动状况、管壁的舒张度、食管黏膜改变、食管充盈缺损及梗阻程度。食管蠕动停顿或逆蠕动，食管壁局部僵硬不能充分扩张，食管黏膜紊乱、中断和破坏，食管管腔狭窄，不规则充盈缺损、溃疡或瘘管形成及食管轴向异常均为食管癌重要的X线征象。早期食管癌和食管管腔明显梗阻狭窄者，低张双重造影检查优于常规钡餐造影。X线检查结合细胞学和食管内镜检查，可以提高食管癌诊断的准确性。

（1）早期食管癌X线改变：可分为扁平型、隆起型和凹陷型。①扁平型：肿瘤扁平无蒂，沿食管壁浸润，食管壁局限性僵硬，食管黏膜呈小颗粒状改变或紊乱的网状结构。②隆起型：肿瘤向食管腔内生长隆起，表现为斑块状或乳头状隆起，中央可有溃疡形成。③凹陷型：肿瘤区有糜烂、溃疡发生，呈现凹陷改变。侧位为锯齿状不规则状，正位为不规则的钡池，内有颗粒状结节，呈地图样改变，边缘清楚。

（2）中晚期食管癌的X线表现：①髓质型：在食管片上显示为不规则的充盈缺损，上下缘与食管正常边界呈斜坡状，管腔狭窄。病变部位黏膜破坏，常见大小不等龛影。②覃伞型：在食管片上显示明显充盈缺损，其上下缘呈弧形，边缘锐利，与正常食管分界清楚。病变部位黏膜纹中断，钡剂通过有部分梗阻现象。③溃疡型：在食管片上显示较大龛影，在切线位上见龛影深入食管壁内甚至突出于管腔轮廓之外。如溃疡边缘隆起，可见"半月征"。钡剂通过时梗阻不明显。④缩窄型：食管病变较短，常在3cm以下，边缘较光滑，局部黏膜纹消失。钡剂通过时梗阻较严重，病变上端食管明显扩张，呈现环型或漏斗状狭窄。⑤腔内型：病变部位食管管腔增宽，常呈梭形扩张，内有不规则或息肉样充盈缺损，病变上下界边缘较清楚锐利，有时可见清晰的弧形边缘，钡剂通过尚可。中晚期食管癌分型以髓质型最为常见，草伞型次之，其余各型较少见。

3.食管癌CT检查 CT扫描可以清晰显示食管与邻近纵隔器官的关系。正常食管与邻近器官分界清楚，食管壁厚度不超过5mm，如食管壁厚度增加，与周围器官分界模糊，则表示有食管病变存在。CT扫描可以充分显示食管癌病灶大小、肿瘤外侵范围及程度，明显优于其他诊断方法。CT扫描还可帮助外科医生决定手术方式，指导放疗医生确定放射治疗靶区，设计满意的放射治疗计划。1981年，Moss提出食管癌的CT分期：Ⅰ期肿瘤局限于食管腔内，食管壁厚度≤5mm；Ⅱ期肿瘤伴食管壁厚度>5mm；Ⅲ期食管壁增厚同时肿瘤向邻近器官扩展，如气管、支气管、主动脉或心房；Ⅳ期为任何一期伴有远处转移者。CT扫描时，重点应观察食管壁厚度、肿瘤外侵的程度、范围及淋巴结有无转移。外侵在CT扫描上表现为食管与邻近器官间的脂肪层消失，器官间分界不清。颈胸段食管癌CT扫描显示肿块向前挤压气管，形成气管压迹。轻者可见气管后壁隆起，突向气管腔内；重者肿瘤可将气管推向一侧，气管受压变形，血管移位。中胸段食管癌CT扫描显示食管壁增厚，软组织向前侵犯，使食管与主动脉弓下、气管隆突下的脂肪间隙变窄甚至消失，其分界不清。尤其是在气管分叉水平，由于肿瘤组织的外侵挤压，造成气管成角改变，有时可见气管向前移位，重者可见气管壁受压而变弯形。肿瘤向右侵犯，CT扫描显示食管壁增厚，奇静脉窝变浅甚至消失。向左后侵犯，CT扫描显示食管与降主动脉间的界线模糊不清。下胸段食管癌由于肿瘤的外侵扩展，CT扫描显示左心房后壁出现明显压迹。CT扫描不能诊断正常大小转移淋巴结，难以诊断食管周围转移淋巴结，一方面是CT扫描难以区别原发灶浸润和淋巴结转移，另一方面是良性的炎症改变也可引起淋巴结肿大，特别是当肿瘤坏死时，易引起淋巴结炎症反应，因此CT扫描对食管癌淋巴结转移的诊断价值很有限。一般认为淋巴结直径<1.0cm为正常大小，1.0～1.5cm为可疑淋巴结，淋巴结直径>1.5cm即为不正常。

CT扫描诊断食管癌的依据是食管壁的厚度、肿瘤外侵的范围及程度，但食管黏膜不能在CT扫描中显示，因此CT扫描难以发现早期食管癌。将CT与X线检查相结合，有助于食管癌的诊断和分期水平的提高。

4.食管脱落细胞学检查 食管脱落细胞学检查方法简便，操作方便、安全，患者痛苦小。其准确率在90%以上，为食管癌大规模普查的重要方法。食管脱落细胞学检查结合X线钡餐检查可作为食管癌的诊断依据，使大多数患者免受食管镜检查痛苦。但食管狭窄有梗阻时，脱落细胞采集器不能通过，应行食管镜检查。

食管脱落细胞学检查方法简便、安全，大多数患者均能耐受，但对食管癌有出血及出血倾向者，或伴有食管静脉曲张者应禁忌作食管拉网细胞学检查；对食管癌X片上见食管有深溃疡或合并高血压、心脏病及晚期妊娠者，应慎行食管拉网脱落细胞检查；对全身状况差，过于衰弱的患者应先改善患者一般状况后再作细胞学检查；合并上呼吸道及上消化道急性炎症者，应先控制感染再行细胞学检查。

5.食管镜检查 近年来，纤维食管镜被广泛应用于食管癌的诊断。纤维食管镜镜身柔软，可随意弯曲，光源在体外，插入比较容易，患者痛苦少。食管镜检查时可以在直视下观察肿瘤患者大小、形态和部位，为临床医生提供治疗的依据，同时也可在病变部位作活检或镜刷检查。食管镜检查与脱落细胞学检查相结合，是食管癌理想的诊断方法。

（1）适应证：①患者有症状，X线钡餐检查阳性，而细胞学诊断阴性时，应先重复作细胞学检查，如仍为阴性者应该作食管镜检查及活检以明确诊断，如X线钡餐检查见食管明显狭窄病例，预计脱落细胞学检查有困难者，应首先考虑食管镜检查。②患者有症状，细胞学诊断阳性，而X线钡餐检查阴性或X片上仅见食管有可疑病变者，需作食管镜检查明确食管病变部位及范围。③患者有症状，细胞学诊断阳性，X线钡餐检查怀疑食管有双段病变时，为了帮助临床医生决定治疗方案的选择，需通过食管镜检查明确食管病变部位及范围；④食管癌普查中，细胞学检查阳性，而患者没有自觉症状，X线钡餐检查阴性，为了慎重起见，必须作食管镜检查，以便最后确诊。

（2）禁忌证：①严重心肺疾患、明显胸主动脉瘤、高血压未恢复正常、脑溢血及无法耐受食管镜检查者。②巨大食管憩室，明显食管静脉曲张或高位食管病变伴高度脊柱弯曲畸形者。③口腔、咽喉，食管及呼吸道急性炎症者。④有严重出血倾向或严重贫血者。

（3）食管镜下表现：食管镜下早期食管癌的形态表现如下。①病变处黏膜充血肿胀，微隆起，略高于正常黏膜，颜色较正常黏膜为深，与正常黏膜界线不清楚，镜管触及易出血，管壁舒张度良好。②病变处黏膜糜烂，颜色较正常黏膜为深，失去正常黏膜光泽，有散在小溃疡，表面附有黄白色或灰白色坏死组织，镜管触及易出血，管壁舒张度良好。③病变处黏膜有类似白斑样改变，微隆起，白斑周围黏膜颜色较深，黏膜中断，食管壁较硬，触及不易出血。进展期食管癌病灶直径一般在3cm以上，在食管镜下可分为肿块型、溃疡型、肿块浸润型、溃疡浸润型及四周狭窄型等5种类型。

三、治疗

（一）手术治疗

1.手术方法 手术是治疗食管癌的主要方法。就外科切除而言，可分为根治性切除（切除全部或大部分食管、纵隔软组织及食管周围转移淋巴结）和姑息性切除（切除不彻底，以解决吞咽困难为主要目的）。不管是根治性还是姑息性切除，食管癌的手术有一定的并发症和病死率。在手术前必须认真评估是否需要手术和是否能够耐受手术。

（1）手术禁忌证：①患者病期晚：T4（侵犯胸膜、心包或膈肌除外）或有多处或多脏器转移者。②患者不能耐受手术：判断是否能耐受手术，需对患者的情况进行综合分析，不能只凭一项指标轻率作出判断。归纳起来主要的手术禁忌证包括：伴有烟草、酒精中毒既往史的70岁以上的高龄患者；伴有或不伴有无应变性体重下降15%以上者；各项呼吸功能指标缩减40%以上者；有肯定的肝细胞功能不足者及伴有心血管疾病及糖尿病等。当上述指标存在于同一个患者时应禁止施行一切外科操作。如果2个或3个指标同时存在，不应该视为手术绝对禁忌证，综合分析，慎重作出决定。

（2）手术适应证：①T1～T3，及可切除T，患者（侵犯胸膜、心包或膈肌除外），尤其是肿瘤位于胸下段者。②放疗后复发者应该首选手术。

（3）外科切除的原则：切除的正常食管的长度至少应距肿瘤的上下缘5cm以上。

此外，局部切除的广度也十分重要，在后纵隔存在一些解理层和临时阻癌屏障（前为心包、后为胸主动脉外膜、两侧为纵隔胸膜），应将癌变的食管连同其周围的脂肪结缔组织和淋巴组织等整块切除，食管肌层只有在切断食管时才可见到。临床资料分析表明，这种整块组织的受侵比例很高，并且清扫者的预后远好于未清扫者。

（4）食管癌的外科治疗术式：胸段食管癌手术的主要术式包括进胸手术（Sweet手术、Ivor-Lewis手术、Akiyama手术）、非开胸手术（经膈肌裂孔食管切除术、食管拔脱术）及微创手术等。颈段食管癌的主要术式为咽—喉–全食管切除术。手术术式的选择主要依据原发肿瘤的大小、部位及外科医生的习惯。对吻合口的最佳位置一直存在争议。颈部吻合的优点包括：对食管更大范围的切除，有可能不开胸，较少的严重食管反流症状及较少的吻合口瘘相关的严重并发症。胸内吻合的优点包括：吻合口瘘和吻合口狭窄的发生率低。术式简介如下。

Sweet手术：通过一个手术切口施术（单一胸部切口或胸–腹部联合切口）。该法多用于食管下1/3段食管癌，也可用于中1/3段食管癌。

Ivor-Lewis手术：经右胸和腹部双切口施术，于胸腔顶部行食管–胃吻合。这种方法能彻底了解肿瘤的腹腔内扩散和转移情况。如果需要可进行系统的胃左动脉和腹腔干区的淋巴结清扫，同时能切除足够长的食管及广泛切除食管周围的淋巴和软组织，以行纵隔清扫，也往往适用于食管下1/3和中1/3段食管癌。

Akiyama手术（三野清扫术）：颈、胸、腹3个切口施术，清扫颈部、胸部和腹部的淋巴结。该法理论上的好处是：能切除足够长的正常食管和彻底清扫淋巴结；而且该法采用颈部吻合，降低了吻合口瘘的概率，即使发生也比胸腔内吻合容易处理。但是，该手术范围大，操作困难，也很危险，并发症发生率高。可用于任何一段的食管癌。该方法由日本人发起，并在日本和中国部分地区得到普遍认可。但欧洲和美国认为该术式并没有提高疗效，且并发症高。

经膈肌裂孔食管切除术：选用颈、腹2个切口，在颈部和贲门处将食管切断，采用钝性分离的方法，经颈部和食管膈肌裂孔、上下游离食管并会师，然后将游离的胃/结肠经食管床提至颈部与食管吻合。该手术的特点是没有对纵隔淋巴结进行清扫，创伤小，手术时间短，患者恢复好，手术对患者的心肺功能影响小，经济负担轻。欧美国家多用，他们的随机分组研究认为该法同二野清扫取得相同的疗效。国内多数外科医生对这一术式有不同观点，主要用于早期无明显外侵和远处淋巴结转移者，或高龄、有严重心血管等内科疾病者。

食管拔脱术：目前较少应用，选用颈、腹二切口，在颈部和贲门处将食管切断，用拔脱器将病变食管黏膜向上或向下牵拉，由切口拔出。游离的胃/结肠经扩张后的食管肌层管道提至颈部与食管吻合。该手术是下胸段食管癌或食管贲门癌的一种姑息治疗手段，患者耐受性好，与经膈肌裂孔食管切除术相比较，减少了纵隔出血、气管损伤及乳糜胸等并发症的发生。

咽—喉—全食管切除术：为了避免术后复发和上切缘阳性，对肿瘤的上缘距食管起始部不足5cm的颈段食管癌，尤其是当肿瘤位于食管入口水平时，则采用该术式。

微创手术：微创手术是20世纪90年代后发展起来的一种手术。食管癌微创手术分为胸腔镜下食管切除术、胸腔镜辅助下的食管切除术（大开胸食管切除术，小开胸食管切除术）、纵隔镜下食管切除术。无论是哪一种手术，通过镜像的利用，与开胸手术相比减轻了开胸手术所引起的胸壁损伤，在一定程度上提高了手术的安全性，同时也减轻了患者术后的疼痛，所以，胸腔镜、纵隔镜使用的适应证方面均有逐步扩大的趋势。但是，能否在胸腔镜下进行食管癌的根治性切除术还有很多争议。所以，能否在胸腔镜下安全地施行手术，并取得与开胸食管癌根治术同样效果，目前仍是一个需要研究的问题。迄今胸腔镜食管癌外科尚无统一的指征，还有待于临床上进一步探索实践。

2. 术后的治疗 R1切除（镜下残留）术后，患者应该给予放疗或联合5-FU/顺铂为主的化疗；R2切除（肉眼残留）术后，患者应该给予放化疗，并且根据肿瘤的扩散范围给予补救治疗。对术后R0切除（没有残留）患者，如果淋巴结阳性，后续的治疗取决于病灶的部位和组织类型。食管远端或胃食管交界处的腺癌患者应该接受术后的辅助化疗和放疗，然而近端或中段食管腺癌及任何部位的鳞癌可以密切随访。如果淋巴结阴性，R0切除术后有3个选择：①T1期患者应该随访，如果没有明确的复发证据，不推荐进一步治疗。②T2N0患者应该随访，部分有复发转移倾向的高危患者可以选择性做放化疗。③T3N0患者可选择接受放疗或放化疗，也可随访观察。

（二）放疗

1. 适应证 局部区域性食管癌，一般情况较好，无出血和穿孔倾向。

2. 禁忌证 恶病质、食管穿孔、食管活动性出血或短期内曾有食管大出血者，同时合并有无法控制的严重内科疾病。

3. 放疗前的注意事项 放疗前应注意控制局部炎症，纠正患者营养状况，治疗重要内科夹杂症。放疗中应保持患者的营养供给，防止食物梗阻，进食后应多喝水，防止食物在病灶处贮留，导致或加重局部炎症，影响放疗的敏感性。

4. 照射范围和靶区的确定

（1）常规模拟定位：有条件者应在定位前用治疗计划系统（TPS）优化，根据肿瘤实际侵犯范围设定照射野的角度和大小。胸段食管癌一般情况下多采用一前二后野的三野照射技术。根据CT和食管X线片所见肿瘤具体情况，前野宽7～8cm，二后斜野宽6～7cm，病灶上下端各放3～4cm。缩野时野的宽度不变，上下界缩短到病灶上下各放2cm。如果肿瘤较大，也可以考虑先前后对穿照射，缩野时改为右前左后照射。颈段食管癌一般仅仅设二个正负60°角的前野，每个野需采用30°角的楔形滤片。

（2）三维适形放疗（3D-CRT）：参照诊断CT和食管X线片，在定位CT上勾画肿瘤靶区（GTV）及危及器官（OAR），包括脊髓、两侧肺和心脏。GTV勾画的标准为食管壁厚度大于0.5cm，临床靶区（CTV）为GTV前后左右均匀外扩0.5cm，上下外端外扩2.0cm。PTV为CTV前后左右均匀外扩0.5cm，上下外扩1.0cm，纵隔转移淋巴结的CTV为其GTV均匀外扩0.5cm，PTV为其CTV均匀外扩0.5cm。正常组织的限制剂量：肺（两肺为一个器官）：V20<25%～30%。Dmean<16～20Gy。脊髓：最大剂量<45Gy，心脏平均剂量：1/3<65Gy，2/3<45Gy，3/3<30Gy。（注：V30为受到20Gy或20Gy以上剂量照射的肺体积占双肺总体积的百分比。Dmean为双肺的平均照射剂量）。

5. 剂量和剂量分割

（1）单纯常规分割放疗：为每天照射1次，每次1.8～2.0Gy，每周照射5～6次，总剂量（60～70Gy）/（6～8周）。

（2）后程加速超分割放疗：先大野常规分割放疗，1.8Gy/次，1次/天，总剂量41.4Gy/23次；随后缩野照射，1.5Gy/次，2次/天，间隔时间为6h或6h以上，总剂量27Gy/18次。肿瘤的总剂量为68.4Gy/（41次·44天）。

（3）同期放化疗时的放疗：放疗为1.8Gy/次，1次/天，总剂量50.4Gy/（28次·38天）（在放疗的第1天开始进行同期化疗），此剂量在欧美和西方国家多用。

6.非手术治疗的疗效　局部区域性食管癌行单纯的常规分割放疗的5年总生存率为10%左右，5年局控率为20%左右。后程加速超分割放疗的总生存率为24%～34%之间，局控率为55%左右。同期放化疗的生存率为25%～27%之间，局控率为55%左右。当然，放疗或以放疗为主的综合治疗的生存率高低也与患者的早晚期有密切关系。早期患者的5年生存率可达到80%以上。

（三）化疗

化疗主要用于姑息治疗，或作为以手术和（或）放疗为主的综合治疗的一种辅助方法。近来的研究表明，放疗同期联合化疗能显著提高放疗的疗效，而且随着新的药物（或新的联合方案）的发现，化疗在食管癌治疗中的地位越来越重要。

1.适应证及禁忌证

（1）适应证：对于早期患者，同手术或放疗联合应用；对于晚期患者，用于姑息治疗（最好同其他方法联合应用）；对小细胞癌，应同手术或放疗联合应用。

（2）禁忌证：骨髓再生障碍、恶病质及脑、心、肝、肾有严重病变且没有控制者。

2.常规用药

（1）紫杉醇+DDP：紫杉醇175mg/m2，静脉注射，第1天；DDP40mg/m2，静脉注射，第2，3天。3周重复。

（2）TPE：紫杉醇75mg/m2，静脉注射，第1天；DDP 20mg/m2，静脉注射，第1～5天；5-Fu 1000mg/m2，静脉注射，第1～5天。3周重复。

Son等治疗61例食管癌，有效率48%，中位缓解期5.7个月，中位生存期10.8个月，但毒副反应重，46%患者需减量化疗。

（3）L-OHP+LV+5-FU：L-OHP 85mg/m2，静脉注射，第1天；LV 500mg/m2或400 mg/m2，静脉注射，第1～2天；5-FU 600mg/m2，静脉滴注（22h持续），第1～2天。

Mauer等报道，34例食管癌的有效率为40%，中位有效时间为4.6个月。中位生存时间为7.1个月，1年生存率为31%。主要毒性为白细胞计数下降，4级29%。1例死于白细胞计数下降的脓毒血症。2～3级周围神经损伤为26%。

（4）CPT-11+5-FU+FA：CPT-1 1180mg/m2，静脉注射，第1天；FA 500mg/m2，静脉注射，第1天；

5-FU 2000mg/m2，静脉滴注（22h持续），第1天。每周重复，共6周后休息1周。

Pozzo等报道，该方案治疗了59例食管癌，有效率42.4%，中位生存时间为10.7个月。3/4级中性粒细胞下降为27%，3/4级腹泻27%。

（5）多西紫杉醇+CPT-11：CCPT-11 1160mg/m2，静脉注射，第1天；多西紫杉

醇 60mg/m2，静脉注射，第 1 天。3 周重复。

Govindan 等报道，该方案治疗初治晚期或复发的食管癌，有效率 30%。毒副反应包括 71% 患者出现 4 度骨髓抑制，43% 患者出现中性粒细胞减少性发热。

（6）吉西他滨（GEM）+LV+5-FU：GEM 1000mg/m2，静脉注射，第 1，8，15 天；LV 25mg/m2，静脉注射，第 1，8.15 天；5-FU 600mg/m2，静脉注射，第 1，8，15 天。

每 4 周重复该方案治疗了 35 例转移性或局部晚期食管癌，有效率 31.4%。中位生存时间 9.8 个月。1 年生存率 37.1%。3～4 级的白细胞下降 58%。

3. 单一药物治疗 单一药物治疗食管癌，有效率不高，一般在 20% 以内。较早的药物包括氟尿嘧啶（5-FU）、丝裂霉素（MMC）、顺铂（DDP）、博来霉素（BLM）、甲氨蝶呤（MTX）、米多恩醌、依利替康（CPT-11）、多柔比星（阿霉素）（ADM）和长春地辛（VDS）。新的药物包括紫杉醇、多西他赛、长春瑞滨、吉西他滨、奥沙利铂和卡铂。

5-FU 和 DDP 的联合方案被广泛认可，有效率在 20%～50% 之间，是食管癌化疗的标准方案。紫杉醇联合 5-FU 和（或）DDP 被认为是一个对鳞癌和腺癌都有效的方案。另外，CPT-11 和 DDP 的联合方案也对部分食管鳞癌有效。

4. 食管癌联合化疗方案

（1）DDP+5-FU：DDP 100mg/m2，静脉注射，第 1 天；5-FU 1000mg/m2，静脉滴注（持续），第 1～5 天。3～4 周重复。

（2）ECF：表多柔比星 50mg/m2，静脉注射，第 1 天；DDP 60mg/m2，静脉注射，第 1 天；5-FU 200mg/m2，静脉滴注（持续），第 1～21 天。3 周重复。

（3）吉西他滨+5-FU：吉西他滨 1000mg/m2，静脉注射，第 1，8，15 天；5-FU 500mg/m2，静脉注射，第 1，8，15 天。3 周重复。

（4）DDP+VDS+CTX：CTX 200mg/m2，静脉注射，第 2，3，4 天；VDS 1.4mg/m2，静脉注射，第 1，2 天；DDP 90mg/m2，静脉注射，第 3 天。3 周重复。

（5）DDP+BLM+VDS：DDP 120mg/m2，静脉注射，第 1 天；BLM 10mg/m2，静脉注射，第 3～6 天；VDS3mg/m2，静脉注射，第 1，8，15，2。每 4 周重复。

（6）DDP+ADM+5-FU：DDP 75mg/m2，静脉注射，第 1 天；ADM 30mg/m2，静脉注射，第 1 天；5-FU 600mg/m2，静脉注射，第 1，8 天。3～4 周重复

（7）BLM+依托泊苷（VP-16）+DDP：依托泊苷（VP-16）100mg/m2，静脉注射，第 1，3，5 天；DDP 80mg/m2，静脉注射，第 1 天；BLM 10mg/m2，静脉注射，第 3～5 天。4 周重复。

（8）DDP+BLM：DDP 35mg/m2，静脉注射，第 1～3 天；BLM 15mg/m2，静脉滴注（18h 持续），第 1～3 天。3～4 周重复。

第三章 内分泌疾病

第一节 皮质醇增多症

皮质醇增多症是由于各种原因使肾上腺皮质分泌过多的糖皮质激素而致的一组临床症候群。由 Harvey Cushing 于 1921 年提出，并以其名字命名。

一、病因和发病机制

（一）ACTH 依赖性

（1）下丘脑、垂体源性库欣综合征又称库欣病，是指由于垂体肿瘤或下丘脑－垂体功能紊乱引起继发双侧肾上腺皮质增生。

（2）异位 ACTH 综合征（ectopic ACTH syndrome）是由于垂体以外肿瘤分泌大量 ACTH 继发双侧肾上腺皮质增生。

（二）ACTH 非依赖性

肾上腺皮质腺瘤；肾上腺皮质癌；原发性双侧肾上腺小结节性增生；原发性双侧肾上腺大结节性增生。

（三）医源性又称类库欣综合征

（1）长期大量应用外源性糖皮质激素致下丘脑－垂体－肾上腺皮质轴受抑制，分泌功能低下，肾上腺皮质萎缩。

（2）长期饮用含乙醇饮料，引起肝脏损害而减少了对糖皮质激素的灭活，引起类似库欣综合征的临床表现。

二、临床表现

本病起病多缓慢，病程较长，以增生型发展最慢，平均起病 3 年余诊断，腺瘤约 2 年诊断，腺癌发展快，一般于 1 年内诊断。本病可发生于任何年龄，但以青壮年多见，女性多于男性，库欣病男女比例为 1：3～1：6，异位 ACTH 综合征则男性多于女性，比例为 3：1。

（一）向心性肥胖

向心性肥胖是库欣患者的特征性表现，面部、颈部、胸腹部明显，而四肢相对纤细。患者呈满月脸，面部红润多脂，颈背部脂肪堆积似水牛背，腹部丰满如球。患者多为轻、中度肥胖，当病情迁延至晚期常发展至典型体态。在儿童和腺癌患者常为均匀性肥胖。向心性肥胖的发生是由于糖皮质激素的过量分泌引起高胰岛素血症，促进身体敏感组织的脂肪合成过量所致。

（二）高血压和低血钾

约出现于 76% 以上的患者，一般为轻、中度，血压于 23/13kPa 左右，特点是收缩压、舒张压均升高，长期未治疗者可导致心、肾、视网膜的病理改变。这是由于皮质醇有明显的潴钠排钾作用,加之部分患者还伴有弱盐皮质激素分泌增加导致高血容量性高血压、低血钾、高尿钾及轻度碱中毒。

(三)负氮平衡引起的临床表现

皮肤菲薄、细嫩,可见皮下血管;腹部、大腿两侧、臀部等处见宽大紫纹,约发生于65%的患者;由于毛细血管脆性增加而出现淤斑、青肿,紫癜等改变;肌肉萎缩,肌力下降,骨质疏松,以肋骨和脊柱明显,可致病理性骨折、脊柱畸形、身体变矮;易感染,伤口不愈合,儿童患者生长发育迟缓。

(四)糖尿病和糖耐量低减

库欣综合征发生糖代谢异常较普遍,约80%患者有糖耐量低减,20%发生显性糖尿病。这与过多的糖皮质激素抑制糖酵解、促进肝糖原异生等有关。这种类固醇性糖尿病对胰岛素不敏感,有明显的拮抗作用。去除原发病后糖尿病可恢复。

(五)性腺功能紊乱

过量的皮质醇可抑制下丘脑促性腺激素释放激素分泌,直接影响性腺功能。男性表现为性功能减退、阳痿或少精症;女性表现为月经紊乱、闭经、多毛、面部痤疮,严重者可有男性化表现。

(六)生长发育障碍

儿童生长停滞,青春期延迟。原因是过量皮质醇抑制了生长激素分泌,使生长介素对生长激素的反应下降。

(七)精神心理障碍

轻者失眠、性格改变、情绪失控、抑郁、烦躁,重者出现严重抑郁症、类偏执狂和精神分裂症的表现。

(八)血常规和造血系统表现

10%出现红细胞增多症,而淋巴细胞和嗜酸性细胞减少,中性粒细胞和血小板往往增多。

(九)其他

可以出现皮肤色素沉着、乳溢症、高尿钙和肾结石、突眼、眼结合膜水肿等。

三、辅助检查

主要依靠影像学检查。首先应明确肾上腺是否有增生或肿瘤,既往常应用的腹膜后充气造影和静脉肾盂造影只能发现较大肿瘤,现已较少使用,代之以肾上腺CT和超声波检查。薄层CT扫描较敏感,会发现1cm以上肿瘤,放射性核素131I-19-碘化胆固醇对肾上腺进行扫描可以区分单侧肾上腺肿瘤或双侧肾上腺增生。对于库欣病,蝶鞍CT或磁共振可使微腺瘤发现率达到60%以上,而蝶鞍平片仅能发现引起蝶鞍扩大的垂体瘤,约占15%。对可能发生肿瘤部位的异位ACTH综合征进行检查,胸部X线,必要时胸部CT检查是必要的,因为肺部肿瘤占异位ACTH综合征的60%,其他应注意胰腺、肝脏、性腺等部位的肿瘤。另外,做肋骨、椎骨及骨盆的X线平片有助于了解骨质疏松情况,进行视力和视野检查可了解垂体瘤有无压迫视交叉。

四、诊断和鉴别诊断

对库欣综合征的诊断较复杂，一般不是靠单一的临床或实验室线索即可以确立诊断的，往往需要临床表现与体征、实验室检查、功能试验和影像学检查统一起来，有步骤、分阶段进行病因和定位诊断。所有临床资料应围绕2个目的来诊断：①明确是否为库欣综合征。②明确库欣综合征的病因。

（一）诊断依据

（1）临床表现有向心性肥胖，中度高血压，宽大紫纹，皮肤菲薄，多血质等，有些患者表现不典型，仅有一二种临床表现，此时诊断主要依靠实验室和影像学检查。

（2）皮质醇分泌增多，实验室检查。①血皮质醇测定：由于皮质醇呈脉冲式分泌，在基础状态下其昼夜节律变化较大，且易受情绪，穿刺是否顺利等影响，所以单次增高对诊断意义不大。当妊娠、服用雌激素时，血浆类固醇结合蛋白增高会使结合型皮质醇增多，而游离皮质醇不受影响，也应注意。总之，库欣综合征时不但出现皮质醇分泌增多，且失去正常的昼夜节律。正常皮质醇分泌节律如下：午夜0：00达低谷，55～138nmol/L；早8：00达高峰，165～441nmol/L；下午4：00，55～248nmol/L。② 24h尿游离皮质醇测定：约1%的皮质醇以游离未代谢的形式从尿中排出，测定24h尿皮质醇弥补了血浆测定不稳的不足，也避免了受类固醇结合蛋白的影响，能较客观地反映皮质醇的分泌量，其临床诊断符合率达98%。正常成人尿游离皮质醇为130～304nmol/24h，库欣病多在304nmol/24h以上。③尿17-羟皮质类固醇测定：是皮质醇的代谢产物，因所采用方法不同，其正常值水平不同，也常应用每克肌酐尿来校正。④小剂量地塞米松抑制试验：是确立库欣综合征较可靠的试验方法。分标准两日法和午夜一次法，标准两日法是每次0.5mg，每6h 1次，连服8次。之前1d及开始服药后第2天分别采血、收集尿液做血浆皮质醇ACTH及尿游离皮质醇、尿17-羟类固醇测定，午夜一次法是于午夜顿服地塞米松1.0mg或1.5mg，对照服药前后早8：00血浆皮质醇。库欣综合征患者血浆皮质醇和尿17-DHCS均不受抑制（服药后为服药前的50%以上）。

（二）病因诊断

在确诊库欣综合征后，下一步需明确其病因，以便制订合理的治疗方案。常用的方法有以下几种。

1. 血ACTH测定　原发性肾上腺瘤和腺癌，因其强大的自主分泌，对垂体ACTH均呈抑制作用，故此类患者血ACTH明显降低；库欣病者ACTH可有不同程度的增高；异位ACTH综合征者血ACTH呈明显升高，异位ACTH综合征除在肺部等找到原发瘤外，还有其他临床征象：皮肤色素沉着、无明显的向心性肥胖等。

2. 大剂量地塞米松抑制试验　该试验是区分库欣病引起的肾上腺继发增生和原发肾上腺肿瘤的重要方法。抑制方法是给予地塞米松每次2mg，每6小时1次，连续口服8次，库欣病第2日血、尿游离皮质醇（或17-DHCS）常可被抑制50%以上，肾上腺肿瘤患者常抑制<50%，而异位ACTH患者往往不被抑制。

3. 美替拉酮试验　用于鉴别肾上腺继发增生和原发肿瘤，前者ACTH或阿黑皮素原氨基端肽（NPOMC）反应正常或高于正常，后者往往无反应。美替拉酮用量为750mg，每 4h1 次，连续 6 次。

4.CRH 兴奋试验　对鉴别库欣病与异位 ACTH 综合征较好。据报道 80% 的垂体性库欣者 CRH 兴奋后 ACTH 及皮质醇水平明显增高，而 90.5% 异位 ACTH 综合征患者及所有的肾上腺肿瘤患者对 CRH 刺激无反应。

5.静脉插管分段　取血测 ACTH 或 ACTH 相关肽测定肿瘤附近静脉血中 ACTH 及其相关肽的梯度值，进行异位 ACTH 定位，并鉴别异位 ACTH 综合征与垂体 ACTH 癌。

（三）鉴别诊断

本病除注意与假性库欣状态，如抑郁症、乙醇相关库欣综合征鉴别外，尚需与遗传性全身性皮质激素不敏感综合征、单纯性肥胖、2 型糖尿病、神经性厌食及多囊卵巢综合征等相鉴别。

五、治疗

（一）库欣病

1.垂体瘤切除　手术治疗垂体瘤有 2 种手术途径：经典的经额、颞开颅垂体肿瘤切除术和经鼻经蝶窦垂体腺瘤摘除术，前者仅适合于巨大的垂体腺瘤或肿瘤向鞍旁和鞍上生长者，这样手术可在直视下进行，可充分切除肿瘤使视神经交叉充分获得减压。经蝶窦垂体瘤摘除术是 1971 年 Hardy 开创，借助于显微镜来实现的，此法较之经额手术具有不经颅腔、手术安全性高、手术损伤小、能完全摘除鞍内的微腺瘤而又保留垂体其他组织的功能的优点，是有条件医院进行垂体性库欣治疗的首选方法。其手术治愈率可达 80% 以上，术后复发率于 10% 以下，经验丰富技术纯熟的神经外科医生往往使治愈率大幅度提高，因为不是全部蝶鞍部都在视野中，暴露不好常使腺瘤组织漏切，若术中定位不精确易损伤海绵窦和颈内动脉，其术后并发症按发生率依次为：脑脊液鼻漏、脑膜炎、眼外神经麻痹、暂时性尿崩症、永久性部分尿崩症、鼻出血、良性颅压增高等。其手术病死率低于 1%。

有报道，对于临床病因诊断高度疑似垂体性库欣病，但 CT 扫描未发现垂体微腺瘤者，经鼻、经蝶手术探查 90% 的患者发现微腺瘤。术前测定岩窦下静脉血和周围静脉血 ACTH 比值，若超过 1.6，提示 ACTH 来自垂体，测定双侧岩窦静脉血之间差别，常帮助判断垂体腺瘤来源于垂体前叶的左侧或右侧，可以指导手术。术中如未能找到微腺瘤，应活检做冰冻和免疫组织化学染色，见有 ACTH 细胞增生者，有人主张垂体全切术。

若库欣病患者应用经蝶手术失败，需尝试另一种方法治疗：①首先应将临床资料重新评价，能不能不是来源于垂体。如果需要，可再行岩窦静脉血 ACTH 检测。仍证实增高的 ACTH 来源于垂体，应考虑再次手术，可以选用全垂体切除术。②其次可以选用药物治疗、垂体放疗及双侧肾上腺切除术。

垂体微腺瘤摘除后，ACTH 的分泌在 4～6 个月得以恢复，在这一时期内需糖皮质激素替代治疗。

2.肾上腺手术　肾上腺切除术是既往治疗库欣病的传统手术方式。早期国外多采用全切术，可以解除库欣综合征的各种临床表现，但术后易发生肾上腺皮质低功，需终身服用糖皮质激素治疗，手术时创伤大，出血多，术后易出现急性肾上腺皮质危象，肾上腺切除术治疗库欣病仅是针对垂体ACTH瘤引起的双侧肾上腺增生进行治疗，对原发病因未进行处理，反而使垂体瘤发展更快，15%~20%垂体库欣病患者于术后逐渐发展成Nelson综合征，即垂体瘤增大，血ACTH水平很高及严重的皮质黏膜色素沉着。

国内对于经蝶手术失败或无手术指征的，多采用次全切除法加垂体放射治疗以期能减少肾上腺皮质低功，但术中肾上腺切除多少较难掌握（一般一侧全切，另一侧切除90%~95%），故手术后肾上腺皮质低功发生率和库欣病复发也非常多见。近期国内有的医院尝试双侧肾上腺全切术加肾上腺自体移植，甚至带血管肾上腺自体移植术，获得不同程度的治愈和缓解，减少了糖皮质激素的替代剂量。

3.**放射治疗** 放射治疗是库欣病的一种重要辅助治疗，常应用于那些垂体手术疗效不满意而不愿再手术者或垂体肿瘤合并心肾功能不全、年老体弱等手术禁忌证者。因放射治疗有一定疗效，并发症不多且不出现Nelson综合征，对于儿童库欣病是首选方案。儿童垂体放射治疗一般3个月左右达满意疗效，其治愈率80%左右，而在成人为15%治愈率，另有25%~30%患者病情获得改善，不依赖或依赖少量肾上腺酶抑制药。

传统垂体放射治疗有2种方法：一种是外照射，采用高能直线加速器或应用60Co大剂量垂体照射，一般认为，总放射剂量42~45Gy，每天剂量为1.8~2.0Gy（180~200rad），此法缺点是易出现放射性脑病、脑软化等远期并发症。另一种是内照射，将198Au或90Y置入垂体内行内照射，有效率为65%，一般对垂体功能无不良影响。垂体照射疗法因为照射定位不精确，剂量无法准确控制，容易损伤垂体周围组织，有3%~5%患者可出现数月至数年的GH和TSH不足，治疗疗程较长，往往需数月或更长才能达到疗效。患者在治疗期间或治疗后等待疗效期间，可使用肾上腺酶抑制药来控制皮质醇增多症。

目前，60Co伽玛刀和X线刀作为新兴的立体定向放射技术，为垂体肿瘤的治疗开辟了新途径。这2种方法在放射治疗前均借助高精度的立体定向仪，在CT及MRI和DSA等影像技术参与下，对靶点进行准确的定位，再将60Co作为放射源的γ射线或直线加速器作为放射源的X线整合成狭窄的线束，精确而集中地照射靶点而使肿瘤细胞凝固坏死，达到治疗肿瘤的目的。γ刀和X线刀的应用使照射部位更加精确，局部放射剂量增大，具有快捷、安全的优点。美国Barkley实验室和瑞典Karolinska医学院从20世纪80年代开始均应用γ刀和X线刀治疗垂体肿瘤，他们的大样本资料显示，术后随访1~3年，76%的患者临床症状好转，无复发及并发症。但也有报道统计这2种方法治疗效果并未好于常规放疗。

4.**药物治疗** 药物治疗作为一种辅助治疗手段，也是库欣病治疗的一个重要方面。主要应用于术前准备或手术、放射方法效果不佳时。有两类药物，一类作用于下丘脑-垂体水平抑制CRH-ACTH分泌，另一类是作用于肾上腺皮质，通过对皮质醇合成中某些酶的抑制以减少皮质醇的合成。

（1）赛庚啶：是5-羟色胺拮抗药。Krieger等报道对库欣综合征有效。一般认为赛庚啶可抑制CRH释放，使血浆ACTH水平降低，用量每日24mg，分3~4次口服，疗程3~6个月以上，缓解率可达60%，但停药后复发。该药主要不良反应为嗜睡和食欲增加，多出现于治疗初几周，长期服用较安全。

（2）溴隐亭：是多巴胺促效药和泌乳素抑制药。Lambert等用溴隐亭治疗6例库欣病，发现该药能抑制ACTH分泌。有人认为它能抑制垂体中间叶ACTH细胞，故对来自垂体中叶的ACTH瘤有效，停药后很快复发，用量为10～20mg，顿服。

（3）丙戊酸钠：是γ-氨基丁酸转换酶抑制药。可使血浆ACTH和皮质醇水平下降，临床症状得到一定缓解。一般用量0.3～0.6g/d，6～8周为1个疗程。

（4）SMS201-995：是生长抑素的长效类似物。有报道能改善某些ACTH依赖型皮质醇增多症的临床和生化表现。常用量从300μg/d（分3次皮下注射）开始，逐渐加大剂量，可用至1200μg/d。

（5）氨鲁米特：是格鲁米特的衍生物，具有弱的催眠作用，曾用于治疗癫痫病。作用机制为阻断胆固醇转变为孕烯酮，使皮质激素的合成受阻，还能抑制21-羟及11-羟化。临床上对不能根治的肾上腺癌有一定疗效，用药后皮质醇水平可明显下降，ACTH明显上升。常用量为0.75～1.0g/d，分3～4次口服。有的患者用药后出现乏力、厌食、恶心、呕吐等肾上腺皮质低功的表现，此时应减少药物剂量，同时加用小剂量地塞米松。多数患者用该药有效，但停药后复发。不良反应很少，有头痛、头晕、嗜睡、皮疹及食欲减退等。

（6）米托坦：化学名称为邻对二氯苯二氯乙烷（O，P'-DDD）是一种肾上腺皮质激素分解药物，可以通过干扰一种或多种酶系，阻止皮质类固醇的合成，还可作用于肾上腺皮质正常或肿瘤细胞，使束状带和网状带退变萎缩细胞坏死。在垂体放疗期间及放疗后使用起到药物性肾上腺切除作用。一般开始剂量为睡眠时0.5g，以后进餐时增加0.5g，几日后逐渐增加至4～6g/d。一般睡眠时服用总量的一半，其余分次于进餐时服用。在治疗1个月后，多数患者17-DHCS及17-KGS排出量下降。若效果不明显可增至8～10g/d，维持4～6周，直到临床缓解或达最大耐受量，以后逐渐减量，使效果较好而又无明显不良反应。应用米托坦治疗，尤其与垂体放疗同时应用时可能会发生低皮质醇血症，故治疗开始时即加用地塞米松，开始剂量为0.5mg/d，以后逐渐增加，至替代量的3～7倍，严密观察有无低皮质醇血症的临床表现，同时检测血浆皮质醇水平，以调整用量和时间。此药治疗时会出现高胆固醇血症，一般停药1周后血胆固醇恢复正常。不良反应有食欲缺乏、恶心、呕吐、腹泻、嗜睡、眩晕、肌肉颤动、头痛、无力及皮疹、男性乳房发育、关节疼痛等。本药价格昂贵。

（7）美替拉酮（SU4885 metyrapone）：是一种最早的类固醇激素合成抑制药，其作用机制是抑制肾上腺皮质11β羟化酶，使11-脱氧皮质醇转变成皮质醇受阻。由于11-脱氧皮质醇增加，使尿中17-DHCS和17-KGS排出增高，故疗效判断应以血皮质醇为指标。常用量为2～6g/d，分次口服。不良反应为食欲减退、恶心、呕吐、女性多毛及低钾性碱中毒等。本药无国产，价格较贵。

（8）酮康唑：是咪唑衍生物，广泛用于抗真菌治疗。可以抑制碳链酶和17-羟化酶而使类固醇合成减少。近年来研究发现，在哺乳动物酮康唑能与糖皮质激素受体结合，竞争性抑制糖皮质激素引用。此药还可作用于睾丸，使血浆睾丸酮水平下降。治疗剂量为0.2～1.0g/d，4～6周可见临床症状好转，生长指标改善。对肾上腺皮质腺瘤、腺癌效果明显而迅速，即使已存在肝、肺等转移，也可以使原发灶和转移灶明显缩小，说明这些肿瘤可能是激素依赖性的，当激素合成减少。则肿瘤难以存活。在异位ACTH综合征，即使在高ACTH血症情况下，皮质酮合成仍被抑制，适合于ACTH综合征的姑息治疗。库欣病治疗时，在皮质醇降低同时ACTH浓度也降低，治疗4～6周效果明显，无反跳现象。不良反应有严重的肝功损害，严重者发生肝萎缩，可出现厌食、恶心、呕吐、肾上腺皮质功能低下及男性乳房发育等。

（二）肾上腺皮质腺瘤

多为单侧，手术切除效果好，但由于腺瘤患者肿瘤外的同侧肾上腺和对侧肾上腺萎缩，故术后应常规替代治疗6个月至1年。同时，为尽快促进萎缩的肾上腺皮质功能恢复正常，有人主张肌内注射长效ACTH，60～80U/d，2周后逐渐减员，每隔数日减10U。也有人认为补充外源性ACTH会使自身ACTH分泌功能受到抑制，增加恢复时间。替代时常应用氢化可的松，维持量25～37.5mg/d。一般术后1周就可以减至维持量，但有少数病例已习惯高糖皮质激素状态，减量后常出现严重的不能耐受的肾上腺皮质低功症状，故可考虑延至手术后1～3个月减至维持量。以后再随着肾上腺功能逐渐恢复而递减。

（三）肾上腺皮质癌

无论有无转移，均以手术治疗为主。对于肿瘤局限于肾上腺区域者，行单侧肾上腺根治性切除术，若肿瘤已发生远处转移，也应尽可能广泛地切除原发肿瘤和转移灶，这样可以提高药物治疗的效果。肾上腺癌发展快，淋巴转移早，发现时约2/3患者已有周围组织的浸润，患者术后5年存活率仅25%，即使根治术，5年存活率仅50%，预后较差。

药物治疗一般首选米托坦，据报道75%的患者内分泌紊乱得到控制，约30%患者肿瘤可缩小，有人认为对转移的肾上腺癌术后应用米托坦可以延续或防止肿瘤复发。但目前尚无证据说明米托坦能延长生存时间。其他可以选择的药物有氨鲁米特、美替拉酮、酮康唑等。

目前公认放疗对肾上腺皮质癌无大益处。

（四）异位ACTH综合征

手术是首选方案，辅以化疗和放疗。凡体积小、恶性度低的异位分泌ACTH肿瘤，手术切除可获痊愈。即使局部有淋巴结转移，将这些淋巴结切除，再加局部放疗，同样可获良好效果。对于肿瘤体积大，和周围脏器粘连紧密的，可行减细胞手术，尽量将肿瘤细胞切除，术后加局部放射治疗，也可使病情暂时缓解，延长寿命。绝大多数患者在就诊时，肿瘤已不可能去除，仅能化疗和（或）放疗，这种患者在姑息疗法治疗肿瘤的同时也应用药物或手术解除高皮质醇血症，避免对患者生命的威胁。

在以下情况选用双侧肾上腺全切或一侧全切另一例大部切除来缓解症状。

（1）异位ACTH综合征诊断明确，但未找到原发肿瘤。

（2）异位ACTH肿瘤广泛转移，无法切除，而高皮质醇血症症状严重，患者情况尚能接受肾上腺手术。药物治疗几乎是异位ACTH综合征姑息治疗所必须，首选抑制皮质醇合成药物，如酮康唑1.0g/d，甚至1.2g/d，可以成功治疗小细胞肺癌引起的库欣综合征。氨鲁米特、美替拉酮都可以单独或与其他药物联合应用，几天内就可完全控制皮质醇增多症，米托坦发挥作用慢，需几周才能控制皮质醇分泌，故应用不多。在应用药物同时注意补充替代剂量的肾上腺皮质激素，防止发生急性肾上腺皮质低功。

对于那些库欣综合征表现明显，又难以确定原发肿瘤部位的患者，在服用抑制皮质醇合成药物控制症状的同时，也应定期进行 B 超、CT 和 MRI 及 PET 等影像学检查反复查找，若始终未发现肿瘤，考虑行肾上腺切除手术。

（五）库欣综合征围手术期治疗

1. 术前治疗　库欣综合征患者多因长期高皮质醇血症而导致机体出现了一系列病理性变化，此时若不加纠正和改善即行手术治疗，则危险性极大，术中、术后可能发生严重并发症甚至危及生命。因此，肾上腺手术之前应对糖皮质激素过量对机体的损害进行有目的处理和纠正，使患者手术前调整到最佳状态。

库欣综合征常出现高血压、水钠潴留等病理生理改变，从而加重患者的心脏负担，随着病程进展，心脏损害逐渐加重，而出现心律失常和心力衰竭。在手术治疗前予应用适当的降压药物尽量使血压控制在正常或接近正常水平，可应用少量保钾利尿药以减轻心脏负荷，对症应用抗心律失常药物。

皮质醇增多症患者中，肾上腺皮质腺癌及异位 ACTH 综合征患者常伴有严重低血钾、碱中毒，有的还伴有钙磷代谢异常，应采用静脉补液并每日补充氯化钾 3～6g，同时纠正低钾血症和碱中毒，必要时须补充一定量的钙、磷制剂。

糖尿病和糖代谢紊乱常需患者合理控制饮食，同时予以口服降糖药物或胰岛素治疗，解除患者的高血糖状态，以减少术后并发症的发生。

对严重负氮平衡，机体抵抗力差，影响组织愈合能力的，可给予丙酸睾酮或苯丙酸诺龙治疗，存在感染的患者应完全得到控制后再手术，对无感染的，也有人主张术前 1～2d 常规给予抗生素防止感染。库欣综合征临床症状非常严重者，还可应用皮质醇合成抑制药或 ACTH 释放抑制药来减轻临床症状，保证手术顺利进行。具体药物见前述。

由于肾上腺肿瘤时肿瘤长期大量自主性分泌皮质醇，致使垂体 ACTH 分泌处于被抑制状态，同时对侧肾上腺及肿瘤周围正常肾上腺皮质也呈萎缩状态。为防止肿瘤切除术后体内皮质醇骤然不足，应从手术前 1d 开始给予糖皮质激素以备应激。手术前 1d 予甲泼尼龙或醋酸可的松两侧臀部各肌内注射 50mg，手术日晨再肌内注射 50～100mg 或手术前 6～12h 开始给氢化可的松静脉滴注。

2. 术中治疗　手术时予氢化可的松 200mg 加入 5%～10% 葡萄糖氯化钠注射液 500～1000ml 中缓慢静脉滴注，至肿瘤切除后加快滴速；若患者血糖较高，术中应予静脉滴注胰岛素以降血糖，根据监测血糖结果，增加胰岛素用量；术中也应监测酸碱平衡变化，定时检查血气并给予相应处理；在术者触摸肾上腺病变和切除时，应密切注意血压、心率等生命体征变化，若发生血压下降、休克等皮质醇危象表现时应及时给予对症急救治疗，并立即加大氢化可的松用量，术中应及时补充血容量，必要时补充部分胶体溶液，如"代血浆""血浆"等，术中出血较多时应及时输血。

3. 术后治疗　术后当日再予氢化可的松 100mg 静脉滴注；术后第 1 日予氢化可的松 200mg 静脉滴注，有休克者常需 300～500mg，可同时肌内注射醋酸可的松 50mg 或地塞米松 1.5mg，6h1 次；术后第 2 日、第 3 日予氢化可的松 100～200mg/d 静脉滴注，或地塞米松肌内注射每 8 小时 1.5mg 或醋酸可的松 50mg 每 12 小时 1 次，术后第 4 日、第 5 日氢化可的松 50～100mg/d 静脉滴注，或地塞米松 1.5mg 每 12h 肌内注射 1 次或醋酸可的松 50mg 每 12h 肌内注射 1 次；术后第 6 日、第 7 日糖皮质激素改为口服泼尼龙，每次 5mg，3 次/天。以后逐渐减至维持量。

第二节 嗜铬细胞瘤

一、概述

本病是一种较罕见的继发性高血压。高血压中嗜铬细胞瘤的发生率约为 0.05%～0.1%。临床上常呈阵发性或持续性高血压、多个器官功能障碍及代谢紊乱症群，其特征为头痛、心悸、出汗三项主症与高血压、高代谢、高血糖三高症，以及血压、心率大幅度波动。

嗜铬细胞瘤是一种产生儿茶酚胺的肿瘤，大多数为良性约占 90%，恶性仅占 10%，肿瘤的数目，在成人中约 80% 为单个单侧。单个肿瘤多发生于右侧，原因尚不明确。嗜铬细胞瘤约 80%～90% 位于肾上腺髓质。许多资料证明肾上腺髓质嗜铬细胞瘤内含有肾上腺素和去甲肾上腺素两种颗粒，而肾上腺髓质以外的嗜铬细胞瘤细胞只含有去甲肾上腺素颗粒。嗜铬细胞瘤若能及早正确地诊疗，是完全可以治愈的，但如不能及时诊断或错误治疗则可导致严重后果，乃至死亡。

二、诊断要点

（一）临床表现

1. 高血压症群　由于肾上腺素作用于心肌，心搏出量增加、收缩压上升，但对周围血管除皮肤外有扩张作用，故舒张压未必增高；去甲肾上腺素作用于周围血管引起其收缩，促使收缩压和舒张压均升高，此为本病主要症群。临床上据血压发作方式，可分阵发性和持续性两型。阵发性高血压具有特征性，每因精神刺激、弯腰、排尿、排便、按摩、触摸、肿瘤手术检查、组胺试验、灌肠、麻醉诱导等而激发，血压骤然上升，收缩压高者可达 40.0kPa（300mmHg），舒张压也相应明显升高，可达 24.0kPa（180mmHg），一般在 26.7～33.3/13.3～20.0kPa（200～250/100～150mmHg）之间。患者感心悸、心动过速（少数有心动过缓），剧烈头痛、头晕，表情焦虑，四肢及头部有震颤，皮肤苍白，尤以脸部为甚，全身多汗，手足厥冷、发麻或有刺感，软弱无力，有时出现气促、胸闷、呼吸困难，有时伴以恶心、呕吐，中上腹痛，瞳孔散大，视力模糊，神经紧张，濒死感。严重发作时可并发肺水肿、心力衰竭、脑出血或休克而死亡。阵发性高血压发作历时一般为数分钟，大多少于 15min，但长者可达 16～24h。早期血管并无器质性改变，晚期动脉发生器质性变化，此时血压呈持续性升高，但仍可有阵发性加剧。儿童及青年患者常病情发展较快，可似急进性高血压，短期内可出现眼底病变，多为Ⅲ、Ⅳ度，并可有出血、乳头水肿、视神经萎缩，以至失明。另外尚可发生氮质血症或尿毒症、心力衰竭、高血压脑病。嗜铬细胞瘤若得不到及时诊断和治疗，经一定时间（可长达十数年），则可出现诸多高血压心血管系统严重并发症，包括左心室肥大、心脏扩大、心力衰竭、冠状动脉粥样硬化、肾小动脉硬化、脑血管病变等。

2. 代谢紊乱　儿茶酚胺可使体内耗氧量增加，基础代谢率上升。发作时可见发热，体温上升1℃～2℃，多汗者由于散热体温升高可不明显。体重减轻多见，此系糖原分解，胰岛素分泌受抑制，血糖升高，脂肪过度分解所致。由于游离脂肪酸升高、糖耐量降低等代谢紊乱，易诱发动脉粥样硬化。

3. 其他特殊临床表现

（1）低血压及休克：少数患者血压增高不明显，甚至可有低血压，严重者乃至出现休克，另外可有高血压与低血压相交替出现现象。发生低血压的原因为：肿瘤坏死、瘤体内出血，导致儿茶酚胺释放锐减乃至骤停；大量儿茶酚胺引起严重心律失常、心力衰竭或心肌梗死以致心排出量锐减，诱发心源性休克；肿瘤分泌大量肾上腺素，兴奋肾上腺素能β受体，引起周围血管扩张；部分瘤体可分泌较多量多巴胺，抵消了去甲肾上腺素的升压作用；大量的儿茶酚胺引起血管强烈收缩，微血管壁缺血缺氧，通透性增高、血浆渗出，有效血容量减少，血压降低。

（2）腹部肿块：嗜铬细胞瘤瘤体一般较大，少数患者（约10%）能在腹部扪及。触诊时应警惕可能诱发高血压发作。

（3）消化道症状：由于儿茶酚胺可使肠蠕动及张力减弱，故常可引起便秘、腹胀、腹痛，甚至结肠扩张，还可引起胃肠壁血管发生增生性及闭塞性动脉内膜炎，以致发展为肠梗死、出血、穿孔、腹部剧痛、休克、胃肠出血等急腹症表现。儿茶酚胺又可使胆囊收缩减弱，胆道口括约肌张力增高，引起胆汁潴留和胆石症发生。

（4）膀胱内肿瘤：膀胱内的嗜铬细胞瘤罕见。患者每于膀胱尿液充盈时、排尿时或排尿后刺激瘤体释放儿茶酚胺引起高血压发作，有时可致排尿时昏厥。

（5）红细胞增多症：由于嗜铬细胞瘤体可分泌红细胞生成素样物质，进而刺激骨髓引起红细胞增多。

（二）实验室及其他检查

1. 血、尿儿茶酚胺及其代谢产物测定　尿中儿茶酚胺及其终末代谢产物香草基杏仁酸（VMA）和中间代谢产物甲氧基肾上腺素（MN）、甲氧基去甲肾上腺素（NMN）的排泄量测定对本病的诊断具有一定的价值。但这些检查干扰因素多，波动性大，需多次测定才可靠。

2. 药理试验

（1）胰高糖素试验：胰高糖素一次注射负荷量为0.5～1.0mg。适用于血浆儿茶酚胺相对较低（400～1000pg/mL，）及血压低于22.7/13.3kPa（170/100mmHg）者。该剂有刺激瘤体分泌儿茶酚胺作用，分别采集胰高糖素注射前和注射后3min的血标本，注射后血浆儿茶酚胺浓度若为注射前的3倍或以上、或注射后浓度高于2000pg/mL诊断则可确立。试验时备有酚妥拉明，以期在发生显著升压反应时使用，以终止试验。胰高糖素试验的不良反应和假阴性极少，是目前值得推荐的激发试验。

（2）酚妥拉明：系肾上腺素能受体阻滞剂，可使本病患者血压迅速下降。负荷量1～5mg/次。如注射后2min内血压迅速下降，其幅度>4.7/3.3kPa（35/25mmHg），且持续时间为3～5min，可判为阳性。如一度下降后又迅速回升则为假阳性。正常人及其他高血压患者收缩压下降不明显。

3.定位诊断　B超波、电子计算机断层扫描摄片法（CT）及磁共振（MRI）均可作出较准确的诊断，其中MRI尤佳，敏感性极高，几乎达100%，且不需注射造影剂。

三、诊断标准

（1）波动性高血压：①发作型，血压波动于正常与高血压之间。②持续型，在高血压基础上的激烈变化。③因俯卧、倒卧、饱食、排便等诱因而使血压波动，血压上升时出现搏动性头痛、频脉、出汗、面色苍白、四肢冷、视力障碍。④一般抗高血压药无效，但α及β-阻滞剂有效。

（2）尿蛋白、糖阳性，白细胞增多、高脂血症，血糖增高，CTT异常，与肾功能成比例的眼底异常，BMR上升。

具备以上症状，检查所见一部或大部条件，同时还必须具备下列第（3）~（5）条者即可做出诊断。

（3）血或尿中儿茶酚胺浓度增高。

（4）尿中儿茶酚胺代谢产物如甲氧基肾上腺素、甲氧基去甲肾上腺素及香草基杏仁酸（VMA）等排出增加。

（5）经IVP（静脉肾盂造影）、超声检查、腹部CT等证实存在的肿瘤。

四、鉴别诊断

（一）嗜铬细胞瘤的鉴别诊断主要应与其他继发性高血压及高血压病相鉴别

但上述疾病绝大多数不伴有血浆总儿茶酚胺、游离儿茶酚胺以及尿中其代谢产物值的上升。

五、诊断提示

（1）临床上遇见以下情况时，应当考虑嗜铬细胞瘤的诊断：①阵发性高血压。②持续性高血压伴有某些特异性的本病症状者。③急进性、恶性高血压，大多是年轻患者。④高血压患者有一些难以解释的临床征象，如原因不明的休克、阵发性心律失常、剧烈腹痛者。

（2）典型嗜铬细胞瘤的诊断不难，困难在于一个不典型的患者，常具有不典型的和非特异性的临床表现。嗜铬细胞瘤模仿其他疾病的情况较为多见，以致造成早期、初次诊断的错误。因此，临床上必须根据其症状、体征配合相应的生化及影像学检查，以便早期确诊及时治疗。

六、治疗方法

应用药物长期控制嗜铬细胞瘤高血压是困难的，且其中恶性约占10%，故手术治疗是首选。要获得满意的手术效果，需内、外科的密切配合。

（一）内科处理

控制嗜铬细胞瘤高血压的药物有α1-肾上腺素能阻滞剂、钙拮抗剂、血管扩张剂和儿茶酚胺合成抑制剂等。β-肾上腺素能阻滞剂有时可用于治疗心律不齐和心动过速，

但应在 α-肾上腺素能阻滞剂已起作用的基础上方可使用。

当骤发阵发性高血压症群时，应立即予以抢救，主要措施有：①给氧。②静脉注射酚妥拉明 1~5mg（与 5% 葡萄糖溶液混合），同时严密观察血压、心率、心律，并以心电图监护，继以酚妥拉明 10~50mg 溶于 5% 葡萄糖生理盐水缓慢静脉滴注，同时观察以上各指标，一般病例约需 40~60mg 可控制。③如有心律不齐、心力衰竭、高血压脑病、脑血管意外和肺部感染等并发症时，应及时对症处理。

对有癌肿转移及不能手术者，可采用甲基对位酪氨酸，此为一种酪氨酸羟化酶抑制剂，可减少多巴胺合成，初始计量 500~1500mg/d，以后 3~4g/d，分 3~4 次，口服，约可抑制 50%~80% 儿茶酚胺的合成，使患者血压、VMA 排出量降至正常，症状有所改善、寿命也可延长。应争取早期使用，晚期疗效较差。不良反应有嗜睡、焦虑、腹泻、口干、溢乳、精神失常、震颤等。恶性嗜铬细胞瘤发生肝转移时可给链脲霉素 2g/次，加入 0.9% 生理盐水 500mL 中，每月 1 次静脉滴注，2 月后瘤体可缩小 50% 左右。也可用栓塞疗法或间位 131I-MIBG 治疗，可缩小瘤体，减少儿茶酚胺产量。

（二）手术治疗

大多数嗜铬细胞瘤为良性，可手术切除而得到根治；如为增生则应作次全切除。

（1）为了避免在麻醉诱导期、手术剥离、结扎血管和切除肿瘤时的血压波动以致诱发高血压危象和休克，应在术前 2 周及术中做好准备工作。

常用药物有：①苯氧苄胺为非竞争性 α 受体阻滞剂，对 α1 受体作用较 α2 受体强 100 倍，半衰期长。初始常用剂量每 12h 10mg，以后每隔数日递增 10~20mg，渐增至每日 40~100mg 或以上，直至血压降至正常或接近正常。不良反应有鼻黏膜充血、体位性低血压、心动过速等。②哌唑嗪为 α1-受体选择性阻滞剂，作用时间相对较短。首次剂量 1mg，以后渐增至 6~8mg/d 维持，不良反应有体位性低血压，低钠倾向等。③盐酸普萘洛尔为非选择性 β 受体阻滞剂，可在 α-受体阻滞剂应用后心律失常或心动过速（P>100 次/分）时使用，应用剂量不宜过大，每次 10mg，每日 3~4 次，当心率过快确需进一步控制时再谨慎增加。④其他在上述药物降压效果不佳时，也可试用尼卡地平、卡托普利等。

（2）在手术过程中需要尽可能地探查两侧肾上腺和整个交感神经链，以期发现和摘除多发性肿瘤。手术期间和术后期间要适当应用儿茶酚胺阻滞剂和输血、输液，以恢复手术中丢失的血容量，这样可以防止切除肿瘤后引起的严重低血压或休克状态，以及可能发生的肾衰竭或心肌栓塞等。术后应用去甲肾上腺素和可的松等维持疗法是有益的；心得安等对控制心动过速和心律失常有价值，因而这种手术是安全的。

七、治疗提示

（1）嗜铬细胞瘤的预后完全取决于早期诊断和治疗。如果患者在心肾等系统并发症未发生不可恢复功能之前，成功地切除肿瘤，患者常可获得完全治愈。即或患者是存在多年的嗜铬细胞瘤，肿瘤切除后亦多可获得改善或治愈。只有少数肿瘤是恶性的。

（2）如术后血压仍未能满意地下降，应当考虑是否另有肿瘤存在，即多发性嗜铬细胞瘤，因此手术后必须反复检验尿儿茶酚胺水平，以了解是否还有肿瘤存在

第三节 原发性醛固醇增多症

一、概述

原发性醛固酮增多症（简称原醛症）是指肾上腺皮质发生病变（大多为腺瘤，少数为增生）使醛固酮分泌增多，导致水钠潴留，血容量扩张，从而抑制了肾素-血管紧张素系统，以高血压、低血钾、肌无力、夜尿多为主要临床表现的一种综合征。

原醛症的主要病理生理变化为醛固酮分泌增多，肾素活性被抑制，引起高血压、低血钾、肌无力、周期性麻痹，血钠浓度升高，细胞外液增多，尿钾排出相对地过多，二氧化碳结合力升高，尿 pH 为中性或碱性。原醛症患者之所以醛固酮分泌增多，肾上腺皮质腺瘤是一个主要原因，而且占原醛症病因的大多数，其次是增生，再其次是癌。Conn 氏为 95 例原醛症患者做手术探查，发现 82 例（86%）为腺瘤和 13 例（14%）为双侧肾上腺皮质增生。

二、诊断要点

（一）临床表现

1. 高血压　高血压为最早出现的症状，一般不呈恶性演变，但随病情进展血压渐高，大多数在 22.7/13.3kPa（170/100mmHg）左右，高时可达 28.0/17.3kPa（210/130mmHg）。

2. 神经肌肉功能障碍

（1）肌无力及周期性麻痹较为常见，一般说来，血钾愈低，肌肉受累愈重，常见诱因为劳累，或服用氯噻嗪、呋塞米等促进排钾的利尿药。麻痹多累及下肢，严重时累及四肢，也可发生呼吸、吞咽困难。麻痹时间短者数小时，长者数日或更久；补钾后麻痹即暂时缓解，但常复发。

（2）肢端麻木、手足抽搐。在低钾严重时，由于神经肌肉应激性降低，手足抽搐可较轻或不出现，而在补钾后，手足抽搐往往明显。

3. 肾脏表现

（1）因大量失钾，肾小管上皮细胞空泡变性，浓缩功能减退，伴多尿，尤其夜尿多，继发口渴、多饮。

（2）常易并发尿路感染。

4. 心脏表现

（1）心电图呈低血钾图形：R-T 间期延长，T 波增宽、降低或倒置，U 波明显，T、U 波相连或成驼峰状。

（2）心律失常：较常见者为期前收缩或阵发性室上性心动过速，严重时可发生心颤。

（二）实验室检查

1. 血、尿生化检查

（1）低血钾：大多数患者血钾低于正常，一般在 2～3mmol/L，严重者更低。低血钾往往呈持续性，也可为波动性，少数患者血钾正常。

（2）高血钠：血钠一般在正常高限或略高于正常。

（3）碱血症：血 pH 和 CO_2 结合力为正常高限或略高于正常。

（4）尿钾高：在低血钾条件下（低于 3.5mmol/L），每日尿钾仍在 25mmol 以上。

（5）尿钠排出量较摄入量为少或接近平衡。

2. 尿液检查

（1）尿 pH 为中性或偏碱性。

（2）尿常规检查可有少量蛋白质。

（3）尿比重较为固定而降低，往往在 1.010～1.018 之间，少数患者呈低渗尿。

3. 醛固酮测定

（1）尿醛固酮排出量：正常人在普食条件下，均值为 21.4mmol/24h，范围 9.4～35.2nmol/L（放免法），本症中高于正常。

（2）血浆醛固酮：正常人在普食条件下（含 Na 160mmol/d，K 60mmol/d）平衡 7d 后，上午 8 时卧位血浆醛固酮为 413.3±180.3pmol/L，患者明显升高。

醛固酮分泌的多少与低血钾程度有关，血钾甚低时，醛固酮增高常不明显，因此低血钾对醛固酮的分泌有抑制作用。另一特征是血浆肾素－血管紧张素活性降低，而且在用利尿剂和直立体位兴奋后也不能显著升高。若为继发性醛固酮增多症，则以肾素－血管紧张素活性高于正常为特征。

4. 肾素、血管紧张素Ⅱ测定　患者血肾素、血管紧张素Ⅱ基础值降低，有时在可测范围内。正常参考值前者为 0.55±0.09pg/（mL·h），后者为 26.0±1.9pg/mL。经肌内注射呋塞米（0.7mg/kg 体重）并在取立位 2h 后，正常人血肾素、血管紧张素 1 较基础值增加数倍，兴奋参考值分别为 3.48±0.52pg/（mL·h）及 45.0±6.2pg/mL。原醛症患者兴奋值较基础值只有轻微增加或无反应。醛固酮瘤中肾素、血管紧张素受抑制程度较特发性原醛症更显著。

5.24h 尿 17-酮类固醇及 17-羟皮质类固醇　一般正常。

6. 螺内酯试验　螺内酯可拮抗醛固酮对肾小管的作用，每日 320～400mg（微粒型），分 3～4 次口服，历时 1～2 周，可使本症患者的电解质紊乱得到纠正，血压往往有不同程度的下降。如低血钾和高血压是由肾脏疾患所引起者，则螺内酯往往不起作用。此试验有助于证实高血压、低血钾是由于醛固酮过多所致，但不能据之鉴别为原发性或继发性。

7. 低钠、高钠试验

（1）对疑有肾脏病的患者，可作低钠试验（每日钠摄入限制在 20mmol），本症患者在数日内尿钠下降到接近摄入量，同时低血钾、高血压减轻，而肾脏患者因不能有效地潴钠，可出现失钠、脱水。低血钾、高血压则不易纠正。

（2）对病情轻、血钾降低不明显的疑似本症患者，可作高钠试验，每日摄入钠 240mmol/L，如为轻型原发性醛固酮增多症，则低血钾变得更明显。对血钾已明显降低的本症患者，不宜行此试验。

三、诊断标准

（一）临床症状

（1）高血压。
（2）低钾血症。
（3）四肢麻痹、手足抽搐、多饮多尿。
（二）检查所见
（1）血浆肾素活性（PRA）受抑制及下述 A、B 任何一项刺激试验无反应。A：呋塞米 40～60mg 静脉注射，立位 30～120min。B：减盐食（10mEq/d）4d，再保持立位4h。
（2）血浆醛固酮浓度（PAC）或尿醛固酮排泄量增多。
（3）尿 17-羟皮质类固醇及 17-酮类固醇排泄量正常。
（4）肾上腺肿瘤定位诊断：A.腹膜后充气造影。B.肾上腺静脉造影。C.肾上腺扫描（131I-胆固醇、CT）。D.肾上腺或肾静脉血中醛固酮含量测定。

四、鉴别诊断

对于有高血压、低血钾的患者除本症外，还要考虑以下一些疾病。

（1）原发性高血压患者因其他原因如服用氯噻嗪、呋塞米或慢性腹泻等而导致低血钾者。

（2）肾缺血而引起的高血压，如急进性原发性高血压、肾动脉狭窄性高血压，这些疾病的一部分患者可因继发性醛固酮增多而合并低血钾，但患者的血压一般较本症患者更高，进展更快，可伴有明显的视网膜损害。此外，此组高血压患者往往有急进性肾衰竭的临床表现，伴氮质血症、酸中毒等。肾动脉狭窄患者中部分可听到肾区血管杂音，放射性肾图、静脉肾盂造影、分测肾功能显示一侧肾功能减退。这类患者血浆肾素活性高，对鉴别诊断甚重要。

（3）失盐性肾病(失钾性肾病)，通常由于慢性肾盂肾炎所致，往往有高血压、低血钾，患者肾功能损害较明显，尿钠排出量较高，常伴有脱水。血钠不高反而偏低，无碱中毒，往往呈酸中毒。低钠试验显示肾不能保留钠。

（4）分泌肾素的肾小球旁细胞的肿瘤（肾素瘤）：分泌大量肾素，可引起高血压、低血钾。但患者的年龄较轻，而高血压严重、血浆肾素活性甚高，血管造影可显示肿瘤。

（5）肾上腺其他疾病：皮质醇增多症，尤以腺癌和异位 ACTH 综合征所致者，可伴明显低血钾，临床症群可助鉴别诊断。

（6）先天性 11β-羟类固醇脱氢酶（11β-HSD）缺陷为近年确认的一种新病种。临床表现近似原发性醛固酮增多症，包括严重高血压、明显的低血钾性碱中毒，多见于儿童和青年人。可发生抗维生素 D 的佝偻病，此由于盐皮质激素所致高尿钙。此病用螺内酯治疗有效，用地塞米松治疗也可奏效。发病机制为先天性 11β 羟类固醇脱氢酶缺陷。患者 17-羟及游离皮质醇排量远较正常为低，但血浆皮质醇正常。此外，尿中皮质素（可的松）代谢物/皮质醇（氢可的松）代谢物比值降低。

五、诊断提示

（1）因早期症状常表现为单一血压升高而易误诊，此病所致高血压约占所有高血压症的 0.4%~2%，多为轻中度高血压。它可早于低血钾症群 2~4 年出现。作出原发性高血压诊断应慎重，凡是小于 40 岁的高血压患者或用一般降压药物治疗效果不佳，或伴有肌无力时应警惕本病的可能性。应常规检查血钾、24h 尿钾排泄量、肾上腺 B 超。

（2）低钾所致发作性肌无力、肌麻痹易与周期性麻痹混淆，对于低血钾者，应仔细寻找低钾原因，在确立周期性麻痹诊断时应慎重。尤其在补钾过程中出现抗拒现象者应警惕此病。

（3）原醛症的定位诊断 CT 准确性更高；B 超强调采用多个切面探查，CT 扫描时则强调薄层增强扫描（3~5mm），范围应包括整个肾上腺。

六、治疗

原发性醛固醇增多症的治疗分手术治疗及药物治疗两方面。

（一）手术治疗

如系醛固酮瘤，单侧腺瘤者术后可使 65% 患者完全治愈，其余患者也可获好转。如系双侧肾上腺皮质增生患者，安体舒通治疗效果不佳，则肾上腺全切除或次全切除也不能使血压下降。临床上诊断为特醛症的，经肾上腺手术后其醛固酮分泌过多可能得到纠正，低肾素活性仍存在，血压可能有所下降，但达不到正常水平。有时高血压仍持续不降。因此不少人主张，这一类型的醛固酮增多症不适合肾上腺外科手术。

（二）药物治疗

对肾上腺皮质增生所致的原醛症，近年来趋向于用药物治疗。

（1）安体舒通可能是治疗醛固酮分泌增多症患者最有效的药，它作为竞争抑制剂，竞争与醛固酮有关的细胞溶质受体，因此，在靶组织上有对抗盐皮质激素的作用。安体舒通也是一种抗雄激素和孕激素的药物，这可以解释它的许多不良反应，性欲减退、乳房痛和男子女性型乳房可发生在 50% 或更多的男性。而月经过多和乳房痛可发生于服药妇女。这样，不良反应将有碍于安体舒通的长期使用，特别是年轻的男女，安体舒通的剂量范围从每天 50mg 一次到每天 100mg 两次。

（2）药物如 amiloride（阿米洛利，咪吡嗪）或 triamterene（USP，氨苯喋啶，三氨喋呤）也可以对抗醛固酮对肾小管的作用，这些制剂是通过抑制钠的重吸收和钾的排泄，通过对肾小管细胞的直接作用，而不是竞争醛固酮的受体。这可以解释为什么氨苯喋啶和咪吡嗪比安体舒通的抗高血压作用要小。

（3）钙通道阻滞剂，如 nifedipine（硝基吡啶，心痛定，利心平）也是醛固酮增多症患者有效的药物，它除了抗高血压作用外，还可减少醛固酮的生成。

（4）氨基导眠能也可抑制醛固酮的合成，治疗原醛症有一定疗效。

第四节 继发性醛固醇增多症

继发性醛固酮增多症（继醛症）是由于肾上腺外的原因引起肾素-血管紧张素系统兴奋，肾素分泌增加，导致醛固酮继发性的分泌增多，并引起相应的临床症状，如高血压、低血钾和水肿等。

一、病因

（一）有效循环血量下降所致肾素活性增多的继醛症

（1）各种失盐性肾病：如多种肾小球肾炎、肾小管性酸中毒等。

（2）肾病综合征。

（3）肾动脉狭窄性高血压和恶性高血压。

（4）肝硬化合并腹腔积液以及其他肝脏疾病。

（5）充血性心力衰竭。

（6）特发性水肿。

（二）肾素原发性分泌增多所致继醛症

（1）肾小球旁细胞增生（Bartter综合征）Gitelman综合征。

（2）肾素瘤（球旁细胞瘤）。

（3）血管周围细胞瘤。

（4）肾母细胞瘤。

二、病理生理特点

（一）肾病综合征、失盐性肾脏疾病

由于缺钠和低蛋白血症，有效循环血量减少，球旁细胞压力下降，使肾素—血管紧张素系统激活，导致肾上腺皮质球状带分泌醛固酮增加。

（二）肾动脉狭窄

肾动脉狭窄时，入球小动脉压力下降，刺激球旁细胞分泌肾素。

（三）醛固酮

85%在肝脏代谢分解，当患有肝硬化时，对醛固酮的清除能力下降，血浆醛固酮半衰期延长，有30min延长至60~90min。同时由于腹腔积液的存在，刺激球旁细胞肾素分泌增多，两者均可导致患者醛固酮水平明显增高。

（四）特发性水肿

特发性水肿是由于不明原因的水盐代谢紊乱所致，水肿所产生的有效循环血量下降刺激肾素分泌增多，导致醛固酮水平增高。

（五）心力衰竭

心力衰竭可以使醛固酮的清除能力下降，且有效循环血量不足，均可兴奋肾素—血管紧张素系统，使醛固酮的分泌增加。

（六）Batter综合征（BS）

BS系常染色体显性遗传疾病，是Batter于1969年首次报道的一组综合征，主要表现为高血浆肾素活性，高血浆醛固酮水平，低血钾，低血压或正常血压，水肿，碱中毒等。病理显示患者的肾小球旁细胞明显增多，主要是肾近曲小管或髓襻升支对氯离子的吸收发生障碍，并伴有镁、钙的吸收障碍，使钠、钾离子重吸收被抑制，引起体液和钾离子丢失，导致肾素分泌增加和继发性醛固酮增多；前列腺素产生过盛；血管壁对血管紧张素Ⅱ反应缺陷；肾源性失钠、失钾；血管活性激素失调。

目前临床上将BS分为3型。

1.经典型 幼年或儿童期发病，有多尿、烦渴、乏力、遗尿（夜尿增多），有呕吐、脱水、肌无力、肌肉痉挛、手足搐搦，生长发育障碍。不治疗者可出现身材矮小。尿钙正常或增高，肾脏无钙质沉着。

2.新生儿型 多发病于新生儿，也可在出生前被诊断。胎儿羊水过多，胎儿生长受限，大多婴儿为早产。出生后几周可有发热、脱水，严重时可危及生命。部分患儿伴有面部畸形，生长发育障碍，肌无力，癫痫，低血压、多饮、多尿。儿童早期被诊断前通常有严重的电解质紊乱和相应的症状。常因高尿钙，早期即有肾脏钙质沉着。

3.变异型 变异型即Gitelman综合征（GS）。发病年龄较晚，多在青春期后或成年起病，症状轻。有肌无力，肌肉麻木，心悸，手足搐搦。生长发育不受影响。部分患者无症状，可有多饮、多尿症状，但不明显。部分患者有软骨钙质沉积，表现为受累关节肿胀疼痛。是BS的一个亚型，但目前也有人认为GS是一个独立的疾病。

（七）Gitelman综合征（GS）

1966年Gitelman等报道了3例不同于BS的生化特点的一种疾病，除了有低血钾性代谢性碱中毒等外，还伴有低血镁、低尿钙、高尿镁。血总钙和游离钙正常。尿钙肌酐比（尿钙/尿肌酐）≤0.12，而BS患者尿钙肌酐比大于0.12。GS患者100%有低血镁，尿镁增多，绝大多数PGE2为正常。

（八）肾素瘤

肿瘤起源于肾小球旁细胞，也称血管周细胞瘤。肿瘤分泌大量肾素，可引起高血压和低血钾。本病的特点：①患者年龄轻，但高血压严重。②有醛固酮增多症的表现，有低血钾。③肾素活性明显增加，尤其是肿瘤一侧肾静脉血中。④血管造影可显示肿瘤。

（九）药源性醛固酮增多症

甘草内含有甘草次酸，具有潴钠排钾作用。服用大量甘草者，可并发高血压，低血钾，血浆肾素低，醛固酮的分泌受抑制。

三、临床表现

继发性醛固酮症由多种疾病引起，各有其本身疾病的临床表现，下述为本症相关的表现：

（一）水肿

原有疾病无水肿，出现继醛症时一般不引起水肿，因为有钠代谢"脱逸"现象。原有疾病有水肿（如肝硬化），发生继醛症可使水肿和钠潴留加重，因为这些患者钠代谢不出现"脱逸"现象。

（二）高血压

因各种原因引起肾缺血，导致肾素—血管紧张素—醛固酮增加，高血压发生。分泌肾素的肿瘤患者，血压高为主要的临床表现。而肾小球旁细胞增生的患者，血压不高为其特征。其他继醛症患者血压变化不恒定。

（三）低血钾

继醛症的患者往往都有低血钾。

四、实验室检查与特殊检查

（1）血清钾为1.0～3.0mmol/L，血浆肾素活性多数明显增高，在27.4～45.0ng/（dL·h）[正常值1.02～1.75ng/（dL·h）]；血浆醛固酮明显增高。

（2）24h尿醛固酮增高。

（3）肾上腺动脉造影，目的是了解有否肿瘤压迫情况。

（4）B超波探查对肾上腺增生或肿瘤有价值。

（5）肾上腺CT扫描，磁共振检查是目前较先进的方法，以了解肿瘤的部位及大小。

（6）肾穿刺，了解细胞形态，能确定诊断。

五、治疗

（一）手术治疗

手术切除肾素分泌瘤后，可使血浆高肾素活性、高醛固酮症、高血压和低血钾性碱中毒所致的临床症状恢复正常。

（二）药物治疗

1. 维持电解质的稳定　低钾的患者补充钾盐是简单易行的方法，口服或静脉输注或肛内注入。手足搐搦或肌肉痉挛者可给予补钙、补镁。

2. 抗醛固酮药物　螺内酯剂量根据病情调整，一般每天用量60～200mg。螺内酯可以拮抗醛固酮作用，在远曲小管和集合管竞争抑制醛固酮受体，增加水和Na^+、Cl^-的排泌，从而减少K^+、H^+的排出。

3. 血管紧张素转换酶抑制药　ACEI应用较广，它可有效抑制肾素—血管紧张素—醛固酮系统，阻断ATⅠ向ATⅡ转化，有效抑制血管收缩，减少醛固酮分泌，帮助预防K^+丢失。同时还可降低蛋白尿，降高血压等作用。

4. 非甾体类抗感染药　吲哚美辛应用较广，它可抑制PG的排泌，并有效抑制PG刺激的肾素增高，保持血压对血管紧张素的反应性。另外，还有改善患儿生长发育的作用。GS患者因PGE_2为正常，故吲哚美辛GS无效。

六、预后

BS和GS两者均不可治愈，多数患者预后较好，可正常生活，但需长期服药。

第五节　慢性肾上腺皮质功能减退症

慢性肾上腺皮质功能减退症分为原发性和继发性。继发性是指下丘脑－垂体病变引起，原发性又称addison病，是指由于双侧肾上腺本身病变引起皮质功能绝大部分破坏而致的一组临床症候群。

一、病因

（一）特发性慢性肾上腺皮质功能减退

特发性慢性肾上腺皮质功能减退是由于自身免疫破坏引起，病理常显示特异性自身免疫性肾上腺炎，约75%的患者血中检测出抗肾上腺自身抗体，50%患者伴有其他器官的自身免疫病，称为自身免疫性多内分泌综合征，最常见的是addison病、桥本甲状腺炎和糖尿病三者的组合，称为Schmidt综合征。

（二）双侧肾上腺结核

双侧肾上腺结核也为本病常见病因，因血行播散所致。肾上腺皮质和髓质均遭到严重侵袭，肾上腺有干酪样坏死和钙化、纤维化等改变。

（三）其他病因

扩散性真菌感染也可以引起肾上腺炎症性破坏；在HIV感染者，巨细胞病毒或HIV本身引起的肾上腺炎可导致肾上腺功能衰退；肾上腺脊髓神经病，一种X连锁隐性遗传病，也是年轻男性肾上腺皮质功能减退的病因；肺、乳腺、小肠癌肾上腺转移、淋巴瘤、白血病浸润、淀粉样变性、双侧肾上腺切除或放射治疗、类固醇激素合成酶抑制药酮康唑、氨鲁米特等均可导致慢性肾上腺皮质功能减退。

二、病理生理与临床表现

主要由于皮质醇及醛固酮缺乏所致，突出的临床表现为显著乏力，特征性色素沉着和直立性低血压。

（一）乏力

乏力见于所有患者，乏力程度与病情严重程度有关，严重者甚至卧床不起，无力翻身。乏力主要是由于皮质醇和醛固酮减少造成蛋白质合成不足，糖代谢紊乱及水电解质代谢异常引起。

（二）色素沉着

色素沉着见于全身的皮肤黏膜，为棕褐色，有光泽。于暴露部位和易摩擦部位更明显，如面、颈部、手背、掌纹、肘、腕、甲床、足背、瘢痕和束腰带部位；于齿龈、舌下、唇、颊部、阴道、肛周黏膜等处也有色素沉着；在正常情况下有色素沉着的部位如乳晕、腋部、脐部、会阴等色素沉着更加明显；在色素沉着的皮肤常间有白斑点。色素沉着是垂体ACTH及黑素细胞刺激素（MSH）、促脂素（LPH）（三者皆来源于一共同前体POMC）分泌增多所致。

（三）低血压

由于皮质醇缺乏，对儿茶酚胺升压反应减弱，查体可出现心脏缩小、心音低钝等。

（四）胃肠道症状和消瘦

食欲缺乏、恶心、呕吐、腹胀、腹泻、腹痛、胃酸分泌减少、消化不良。患者均有不同程度的体重减轻，消瘦常见。

（五）低血糖

皮质醇缺乏致糖异生减弱、肝糖原耗损，患者易发生低血糖，尤其在饥饿、创伤、急性感染等情况下更易出现。

（六）其他表现

重者出现不同程度的精神、神经症状，如淡漠、抑制、神志模糊、精神失常等。也伴有男性性功能减退，女性月经失调，腋毛和阴毛脱落。肾上腺皮质低功时常伴有醛固酮缺乏，机体保钠能力降低，引起血容量降低、低钠血症和轻度代谢性酸中毒。由于皮质醇作用使 ADH 释放增多，肾脏对自由水清除减弱，易发生水中毒。

（七）肾上腺皮质危象的病理生理和临床表现

当原有慢性肾上腺皮质功能减退症加重或由于肾上腺皮质破坏（急性出血、坏死和血栓形成、感染严重的应激状态），会导致肾上腺皮质功能急性衰竭。

正常人在应激时肾上腺皮质可以几倍至几十倍地增加糖皮质激素分泌，以提高机体的应激能力。慢性肾上腺皮质功能减退时，其肾上腺皮质激素贮备不足，当遇到感染、过劳、大量出汗、呕吐、腹泻、分娩、手术、创伤等应激情况时，不能过多分泌肾上腺皮质激素，导致病情恶化，发生危象。而肾上腺皮质破坏、出血患者很快出现肾上腺皮质功能衰竭。临床上表现为严重的糖皮质激素伴（或不伴）盐皮质激素缺乏的症候群。

患者病情危重，出现低血压或休克及高热，体温可达 40℃伴脱水表现。同时可伴有精神萎靡，嗜睡甚至昏迷，可有惊厥。恶心呕吐、腹泻、腹痛、低血糖、低钠血症也经常发生。若不及时抢救，会很快死亡。

三、实验室检查

（1）血生化改变，常有低血钠和高血钾，由于血容量不足常有肾前性氮质血症，可有轻，中度高血钙和空腹低血糖。

（2）血皮质醇水平及 24h 尿游离皮质醇、17-DH-CS 及 17-KGS 普遍低于正常，且皮质醇昼夜节律消失。轻者由于反馈性 ACTH 增高，上述指标可维持于正常范围内。

（3）血尿醛固酮可以正常或偏低。

（4）ACTH 水平和 ACTH 兴奋试验。原发性肾上腺皮质功能减退者基础 ACTH 明显升高，甚至可达正常人的数十倍，常于 88～440pmol/L。继发下丘脑或垂体者 ACTH 水平降低。ACTH 兴奋试验：静脉滴注 25U 的 ACTH，持续 8h，检查尿 17-羟 DHCS 和（或）皮质醇变化，正常人在刺激后第 1 日较对照增加 1～2 倍，第 2 日增加 1.5～2.5 倍，或由 3～7mg/g 肌酐增至 12～25mg/g 肌酐。快速 ACTH 兴奋实验也常用：静脉注射人工合成 ACTH24 肽（1～24 片断），注射前及注射后 30min 测血浆皮质醇，或肌内注射，之前及注射后 60min 测血浆皮质醇，正常人兴奋后血浆皮质醇增加 10～20μg/dL，而原发性肾上腺皮质功能减退者因肾上腺皮质贮备减少，刺激后血皮质醇上升很少或不上升。继发性肾上腺皮质功能减退者可以，上升很少或不上升，病变轻者也可以有正常的反应，这时可以做美替拉酮试验或胰岛素低血糖试验来判断垂体 ACTH 的贮备功能，不正常者常见于轻度和初期的继发性肾上腺皮质低功。应用 3～5d 连续 ACTH 刺激试验，也可鉴别原发性与继发性及完全性与部分性肾上腺皮质功能不全，部分性肾上腺皮质低功或 Addison 病前期者基础值可在正常范围，刺激后第 1 天、第 2 天尿 17-DHCS 上升但不及正常，第 3 天反而下降。继发者基础值很低，以后逐渐上升，第 3～5 天甚至可以达到正常反应水平。

四、诊断与鉴别诊断

多数患者就诊时已有典型慢性肾上腺皮质功能低下的临床表现：皮质黏膜色素沉着、乏力、恶心呕吐、消瘦和低血压等，为临床诊断提供了重要线索，此时要依赖实验室检查和影像学检查排除有关鉴别诊断后方可明确诊断。

血尿皮质醇、尿17-DHCS及血ACTH浓度、ACTH兴奋试验为鉴别诊断和病因诊断所必需。肾上腺抗体测定、结核菌素试验及肾上腺和蝶鞍CT及MRI检查对病因诊断也有重要价值。

五、治疗

（一）疾病教育

疾病教育是必要的，也是治疗成功的关键。主要内容如下：

1. 疾病的性质及终生治疗的必要性

需长期坚持激素生理替代治疗。当在手术前、严重感染及发生并发症等应激情况，应及时将糖皮质激素增量至3~5倍甚至10倍以上，学会注射地塞米松或氢化可的松以应付紧急情况。

2. 随身携带疾病卡片

标明姓名、地址、亲人姓名、电话和疾病诊断。尽量让周围人知晓自己的病情和注意事项，告之遇病情危急或意识不清立即送往医院，应随身携带强效皮质激素，如地塞米松等。

（二）饮食

膳食中食盐的摄入量应多于正常人，10~15g/d。当大量出汗、呕吐、腹泻等情况应及时补充盐分。另外保证膳食中有丰富的糖类，蛋白质和维生素。

（三）皮质激素替代治疗

1. 皮质激素 皮质激素是本病的治疗基础。根据身高、体重、性别、年龄、劳动强度等，予以合适的基础量即为生理替代量，并模拟皮质醇的昼夜分泌规律，予以清晨醒后服全日量的2/3，下午4:00服1/3。应激状态时酌情增至3~5倍乃至10倍进行应激替代。给药时间以饭后为宜，可避免胃肠刺激。氢化可的松即皮质醇，是最常用替代治疗药物，一般清晨20mg，下午10mg为基础量，以后在此剂量上调整。醋酸可的松口服后容易吸收，吸收后经肝脏转化为皮质醇，肝脏功能障碍者不适合应用，基础剂量为早晨25mg，下午12.5mg。泼尼松和泼尼松龙分别为人工合成的皮质醇和皮质素的衍生物，与氢化可的松及氟氢可的松等联合治疗，也可有效控制病情，一般泼尼松与泼尼松龙不单独应用治疗Addison病，因为它们的保钠作用很弱。

糖皮质类固醇药物的主要不良反应之一是引起失眠，所以下午用药时间一般不晚于5pm。儿童皮质醇用量一般20mg/m2或<5岁10~20mg/d，6~13岁20~25mg/d，≥14岁30~40mg/d。

疗效判断：目前还缺乏标准实验指标来衡量替代治疗剂量是否得当。血浆皮质醇本身呈脉冲式分泌，易受应激等各种因素影响，加之服药种类、时间及采血情况的不同，其水平测定对判定疗效几乎没有帮助，血ACTH除有昼夜节律变化之外，其替代应用的糖皮质激素种类不同时对ACTH的抑制时间、程度的不同，故也无法作为疗效判断标准。

目前，判断糖皮质激素替代治疗是否适当，主要是观察患者的病情变化。皮质醇用量不足时，疲乏等临床症状不见好转，皮肤色素沉着不见减轻，可出现直立性低血压、低血钠、高血钾及血浆肾素活性升高等。而皮质醇用量过大时，体重过度增加，引起肥胖等库欣综合征表现，可出现高血压和低血钾等。皮质醇用量适中时，患者自觉虚弱、疲乏、淡漠等症状消失，食欲好转，其他胃肠道反应消失，体重恢复正常，皮肤色素沉着明显减轻。

2.盐皮质激素 若患者在经糖皮质激素替代治疗并且予足够食盐摄入后，仍有头晕、乏力、血压偏低等血容量不足表现的，可予加用盐皮质激素。

氟氢可的松是人工合成制剂，可以肌内注射、皮下埋藏或舌下含化。常每日上午8：00，0.05～0.20mg1次顿服，是替代醛固酮作用的首选制剂。心肾功能不全、高血压、肝硬化患者慎用。醋酸去氧皮质酮（醋酸DOCA）油剂，每日1～2mg或隔日2.5～5.0mg肌内注射，适用于不能口服的患者。开始宜小剂量，可根据症状逐渐加量。去氧皮质酮缓释锭剂，每锭125mg，埋藏于腹壁皮下，每日可释放约0.5mg，潴钠作用可持续8个月至1年。

中药甘草流浸膏主要成分为甘草次酸，有保钠排钾作用。每日10～40mL稀释后口服，用于无上述药物时。

用药期间应监测血压及电解质。用药剂量适当，则血压遂上升至正常，无直立性低血压，血清钠和钾在正常水平。若盐皮质激素过量，则出现水肿、高血压、低血钾，甚至发生心力衰竭。而用量不足时头晕、疲乏症状无好转，血压偏低，化验血钠偏低而血钾偏高。

3.性激素 以雄激素为主，还具有蛋白质同化作用，可改善倦怠、乏力、食欲缺乏和体重减轻等症状，对孕妇、充血性心力衰竭者慎用。甲睾酮2.5～5mg/d，分2～3次服用或苯丙酸诺龙10～25mg，每周2～3次肌内注射。

上述各激素替代治疗剂量为一般完全性Addison病患者的需要量。对于肾上腺全部或大部手术切除者，糖皮质激素的替代剂量可适当大些，但不易过大。60岁以上老年患者激素替代量应适当减少些。对伴有早期糖尿病、肥胖症和溃疡病的患者，激素量应减少20%～30%。而在发生急性感染、创伤、手术等应激情况时，激素量需增至3～5倍以上，必要时改用静脉用药。

对部分性Addison病患者，一般无应激时，无须补充糖皮质激素和加大食盐摄入量，在发生感冒、腹泻等轻度应激时，应短期加用小剂量皮质激素治疗。

（四）病因治疗

病因是肾上腺结核者应抗结核治疗。活动性结核应在全量（生理需要量）应用糖皮质激素的同时充分系统地抗结核治疗，这样不会造成结核的扩散，也会改善病情。陈旧性结核在应用糖皮质激素替代时有可能引起结核活动，应于初诊后常规用半年的抗结核药物。

若病因是自身免疫病者，应检查是否存在多腺体受累，并酌情给予相应治疗。若合并甲状腺低功，需先给足糖皮质激素后再补充甲状腺素，若合并胰岛素依赖型糖尿病，可予以胰岛素治疗，注意从小剂量开始逐渐加量，以防低血糖发生。

对真菌感染、肿瘤转移等引起的肾上腺功能低下者也应予相应的病因治疗。

（五）特殊情况下 Addison 病治疗

1. 外科手术时　应增加皮质激素的用量，以避免发生肾上腺危象，手术后逐渐减至原来的替代治疗剂量。小手术只需在术前肌内注射醋酸可的松 75~100mg 即可。在全麻下施行大手术，应静脉给予水溶性皮质激素，直至患者苏醒后继续 2d。应用剂量根据手术大小和时间长短进行调整。一般手术当日麻醉前静脉注射氢化可的松 100mg，8h 后再给予同样剂量，手术当日总量需 200~300mg，次日剂量减半，第 3 日再减半，以后迅速恢复到基础替代剂量。如果手术出现并发症，皮质激素剂量应在并发症控制后减量。重症感染和重症外伤时糖皮质激素用量与大手术相同。

2. 妊娠及分娩时　妊娠早孕反应和分娩均处于应激状态，应予加大激素药物剂量。妊娠早期出现妊娠剧吐而不能口服者，应改为肌内注射或静脉滴注。如氢化可的松 50mg/d，注意维持水、电解质平衡，可适当静脉补充氯化钠和葡萄糖，待妊娠反应过后，恢复原来的替代治疗剂量，自妊娠 3 个月起至分前，对皮质激素的需要量与妊娠前基本相同或略作调整。与外科手术一样，分娩时为较大的应激反应，皮质激素的需要量明显增加。分娩开始时肌内注射氢化可的松 100mg，分娩过程中每 8h 肌内注射 1 次，每次 100mg，分娩时另肌内注射 100mg。分娩时注意补充血容量，若无并发症，于第 2~3 日减量至分娩日的一半，第 4~5 日再继续减半，直至恢复原来的替代剂量。

3. 肾上腺危象时　采用 5s 治疗方法。5s 分别指类固醇激素、盐、糖、支持治疗和寻找诱因。

（1）皮质类固醇激素：首选药物为氢化可的松 100mg 静脉注射，使血皮质醇迅速达到正常人在发生应激时的水平，以后每 6h 静脉滴注 100mg，使最初 24h 总量约 400mg。一般 12h 以内可见病情改善。第 2~3 天后总量可减至 300mg，分次静脉滴注。若病情好转，继续减总量至 200mg，以后 100mg。呕吐停止，可进食者改为口服。使用皮质类固醇激素应注意：一是病情严重者，尤其有较重并发症，如败血症等，大剂量皮质醇治疗持续时间应相对长些，直至病情稳定。二是原发性肾上腺皮质功能减退患者，当每天皮质醇口服剂量减至 50~60mg 时，常需盐皮质激素治疗，应加用氟氢可的松 0.05~0.2mg/d。三是继发性肾上腺皮质功能减退患者，当皮质醇每日口服剂量减至 50~60mg 时，不必加服氟氢可的松，若有水钠潴留，可应用泼尼松或地塞米松代替皮质醇。四是在危象危急期不适合应用醋酸可的松肌内注射，因为该药代谢缓慢，需在肝中转化为皮质醇才发挥生物效应，故不易达到有效的血浆浓度，不能有效抑制 ACTH 水平。

（2）补充盐水：危象患者液体损失量可达细胞外液的 20%~40%，故予迅速补充生理盐水，第 1 日、第 2 日一般予 2~3L，并根据失水、失钠程度、低血压情况结合患者心肺功能因素进行调整。若低血压明显，可酌情给予低分子右旋糖酐注射液 0.5~1L，或输入全血或血浆，也可考虑辅用升压药，如多巴胺、间羟胺等。如有酸中毒时可适当给予碱性药物。随着低血容量及酸中毒的纠正及皮质激素的使用，钾离子排出增加及转入细胞内液增多，危象初期的高血钾逐渐解除，此时应注意防止低血钾的发生。遇此情况可予 1L 中加入氯化钾 2g 静脉滴注。

（3）补充葡萄糖：危象患者常伴随着低血糖，故应予静脉滴注 5% 葡萄糖注射液，并持续到患者低血糖纠正、呕吐停止、能进食。对于那些以糖皮质激素缺乏为主，脱水不甚严重者，应增加葡萄糖输液量至 1.5～2.5L，同时补充盐水量适当减少。

（4）消除诱因和支持疗法：发生急性肾上腺危象的最常见诱因是急性感染，感染得不到控制，危象难以消除，故应针对病因选择有效的抗生素，对于存在多脏器功能衰竭也应积极抢救。同时给予全身性的支持疗法，治疗 2d 后仍处于昏迷状态的，可予下鼻饲，以补充流食和有关药物。

六、预后

早期诊断、合理的替代治疗及疾病教育是预后良好的关键。在 20 世纪 50 年代分离出肾上腺皮质激素之前，本病患者存活时间多少于 2 年。在有了快速诊断技术和替代治疗以后，自身免疫性 Addison 病患者可获得与正常人一样的寿命，与正常人一样地生活。而其他原因引起的肾上腺皮质功能减退，其预后取决于原发病。结核病引起者只要经过系统的抗结核治疗，预后也良好，极少数患者甚至可停用或应用很少量糖皮质激素。如病因是恶性肿瘤转移或白血病引起，预后不佳。儿童患者若能得到良好的指导，补充合适剂量激素，可以正常生长发育。

第六节 先天性肾上腺皮质增生症

肾上腺皮质是人体内一个重要的内分泌腺体，分泌的激素主要有皮质醇、醛固酮和雄激素。肾上腺皮质分泌皮质醇和雄激素受下丘脑-垂体-肾上腺皮质轴调节，促肾上腺皮质激素（ACTH）促使肾上腺皮质分泌皮质醇和雄激素，ACTH 还有一个非常重要的功能即促进肾上腺皮质生长。醛固酮的分泌受肾素-血管紧张素系统调节，血管紧张素能刺激醛固酮的分泌。

合成肾上腺皮质激素的原料是胆固醇，它主要来自于血液中的低密度脂蛋白（LDL），ACTH 能增加肾上腺皮质细胞膜上的 LDL 受体，从而促进对胆固醇的摄取。

参与皮质醇合成的酶有先天性缺陷时，皮质醇分泌不足，垂体前叶 ACTH 分泌增加，从而导致肾上腺皮质增生，这些由皮质醇合成酶缺陷引起的疾病就被称为先天性肾上腺皮质增生症（CAH）。由于皮质醇合成途径与雄激素合成途径有重叠，因此皮质醇合成酶有缺陷时可伴有雄激素分泌异常。临床上，许多 CAH 患者因此有性分化异常或性发育异常，男性和女性均可发生 CAH。

一、21-羟化酶缺陷

21-羟化酶缺陷（21-hydroxylase deficiency）是最常见的先天性肾上腺皮质增生症，占 CAH 总数的 90%～95%。21-羟化酶缺陷既影响皮质醇的合成，也影响醛固酮的合成。由于 21-羟化酶缺陷者的肾上腺皮质可分泌大量的雄激素，因此女性患者表现为性分化或性发育异常。21-羟化酶缺陷是最常见的女性假两性畸形，根据临床表现可分为 3 种类型：①失盐性肾上腺皮质增生症。②单纯男性化型肾上腺皮质增生症。③非典型肾上腺皮质增生症，又被称为迟发性肾上腺皮质增生症。

（一）发病机制

21-羟化酶（cytochrome P450 21-hydroxylase，CYP21）基因位于人类6号染色体的短臂上，由无活性的CYP21P（假基因）和有活性的CYP21（真基因）组成，它们均由10个外显子组成，真假基因的外显子和内含子的同源性分别达到98%和95%。当CYP21基因发生突变时，就会引起21羟化酶缺陷。

CYP21的作用是把17-羟孕酮（17-hydroxyprogesterone）和孕酮分别转化成脱氧皮质醇和脱氧皮质酮，CYP21有缺陷时，皮质醇和皮质酮生成受阻。因此，患者会出现糖皮质激素功能低下和盐皮，质激素功能低下的表现。由于皮质醇对下丘脑-垂体—肾上腺皮质轴的负反馈抑制作用减弱，垂体前叶会分泌大量的ACTH。在过多的ACTH作用下，肾上腺皮质增生并分泌大量的17-羟孕酮和雄激素。由于女性外阴的分化发生在孕20周前，因此如果在孕20周前发病，患者会出现严重的外阴男性化；如果在孕20周后发病，患者仅出现轻度外阴男性化。

（二）临床表现

21-羟化酶缺陷的临床表现差别很大，一般来说，21-羟化酶缺陷的表现与其基因异常有关，基因突变越严重，酶活性受损越大，临床表现也越重。根据疾病的严重程度，21-羟化酶缺陷分为以下3种。

1. 失盐型　患者的酶缺陷非常严重，体内严重缺少糖皮质激素和盐皮质激素。女婴出生时已有外阴男性化，表现为尿道下裂。患儿在出生后不久就会出现脱水、体重下降、血钠降低和血钾升高，需要及时抢救。目前能在患儿出生后1～2d内明确诊断，进一步的治疗在儿科和内分泌科进行。

2. 单纯男性化型　21-羟化酶缺陷较轻的女性患者，如果在胎儿期发病，表现为性发育异常，临床上称为单纯男性化型。

（1）外阴男性化：临床上一般采用Prader方法对外生殖器男性化进行分型：Ⅰ型，阴蒂稍大，阴道与尿道口正常；Ⅱ型，阴蒂增大，阴道口变小，但阴道与尿道口仍分开；Ⅲ型，阴蒂显著增大、阴道与尿道开口于一个共同的尿生殖窦；Ⅳ型表现为尿道下裂；Ⅴ型，阴蒂似正常男性。

（2）其他男性化体征：患者身材矮壮、皮肤粗糙且有较多油脂分泌、四肢有较多毛发、声音低沉、有喉结、乳房小。

（3）体格发育：儿童期过高的雄激素水平可以促进骨骼迅速生长，骨骺提前闭合，因此患者的最终身高较矮。许多患者往往是因为原发性闭经来妇产科就诊，此时她们的骨骺已经闭合，因此任何治疗对改善身高都没有意义。

（4）妇科检查：由于雄激素的干扰，患者有排卵障碍，表现为原发性闭经。另外，由于雄激素对抗雌激素的作用，乳房往往不发育或乳房发育不良。Prader Ⅰ型和Ⅱ型很容易看到阴道，Prader Ⅲ型可通过尿生殖窦发现阴道。Prader Ⅳ型和Ⅴ型在检查时会发现阴囊空虚，阴囊和腹股沟均扪及不到性腺。肛门检查可在盆腔内扪及偏小的子宫。

3. 迟发型　迟发型21-羟化酶缺陷在青春期启动后发病，青春期启动后患者出现多毛、痤疮、肥胖、月经稀发、继发性闭经和多囊卵巢等表现，易与多囊卵巢综合征相混淆。

（三）内分泌激素测定

1. 单纯男性化型 患者的促性腺激素在正常卵泡早期范围。孕酮、睾酮、硫酸脱氢表雄酮（DHEAS）和17-羟孕酮（17-OHP）均升高。其中最有意义的是17-羟孕酮的升高。正常女性血17-羟孕酮水平不超过2ng/mL，单纯男性化型21-羟化酶缺陷者体内的血17-羟孕酮水平往往升高数百倍，甚至数千倍。

2. 迟发型 FSH水平正常、LH和DHEAS水平升高、睾酮水平轻度升高。部分患者的17-羟孕酮水平明显升高，这对诊断有帮助。但是也有一些患者的17-羟孕酮水平升高不明显（<10ng/mL），这就需要做ACTH试验。静脉注射ACTH 60min后，迟发型21-羟化酶缺陷患者体内的血17-羟孕酮水平将超过10ng/mL。

通过前面的介绍，可以看出迟发型21羟化酶缺陷与多囊卵巢综合征的临床表现几乎完全一致。因此临床上经常把迟发型21-羟化酶缺陷误诊为多囊卵巢综合征。

（四）诊断和鉴别诊断

根据临床表现、体格、妇科和超声检查，内分泌激素测定和染色体分析，女性单纯男性化型21-羟化酶缺陷不难诊断。女性单纯男性化型21-羟化酶缺陷最容易与11β-羟化酶缺陷相混淆，后者也有17-羟孕酮水平的升高。11β-羟化酶缺陷者体内的脱氧皮质酮水平升高，因此临床上表现为高血压，而单纯男性化型21-羟化酶缺陷者没有高血压。

迟发型21-羟化酶缺陷需要与多囊卵巢综合征相鉴别。患者初次就诊时，医生一般不诊断为迟发型21-羟化酶缺陷，而是诊断为多囊卵巢综合征。对难治性的多囊卵巢综合征要考虑误诊的可能，此时需要测定17-羟孕酮。如果17-羟孕酮>10ng/mL，就可诊断为迟发型21-羟化酶缺陷；如果17-羟孕酮<10ng/mL，还需进一步做ACTH试验。如果静脉注射ACTH 60min后，17-羟孕酮>10ng/mL就可诊断为迟发型21-羟化酶缺陷。

（五）单纯男性化型21-羟化酶缺陷的治疗

1. 治疗时机的选择 应尽可能早地治疗单纯男性化型21-羟化酶缺陷。肾上腺皮质分泌过多的雄激素可加速骨骺愈合，因此治疗越晚，患者的最终身高就越矮。另外，早期治疗还可避免男性化体征加重。

2. 药物治疗 糖皮质激素是治疗21-羟化酶缺陷的特效药。补充糖皮质激素可以负反馈地抑制ACTH的分泌，从而降低血17-羟孕酮、DHEAS和睾酮水平。

（1）糖皮质激素：常用的糖皮质激素有氢化可的松、泼尼松和地塞米松。儿童一般使用氢化可的松，剂量为每天10～20mg/m2，分2～3次服用，最大剂量一般不超过每天25mg/m2。由于泼尼松和地塞米松抑制生长作用较强，因此一般不建议儿童使用。成人使用氢化可的松37.5mg/d，分2～3次服用；泼尼松7.5mg/d，分2次服用；或者地塞米松0.4～0.75mg/d，每晚睡觉前服用1次。

在应激情况下，需要把皮质醇的剂量增加1～2倍。在手术或外伤时，如果患者不能口服，就改为肌肉或静脉给药。

患者受孕后应继续使用糖皮质激素，此时一般建议患者使用氢化可的松或泼尼松，根据患者的血雄激素水平进行剂量调整，一般将雄激素水平控制在正常范围的上限。如患者曾行外阴整形术，分娩时应选择剖宫产，这样可以避免外阴损伤。分娩前后应该按应激状态补充糖皮质激素。

本症需要终身服药。开始治疗时可采用大剂量的药物，在17-羟孕酮水平下降后逐步减量到最小维持量。不同的患者，最小维持量不同。

（2）盐皮质激素：单纯男性化型21-羟化酶缺陷患者一般不需要补充盐皮质激素。对需要补充盐皮质激素的失盐型患者，使用氟氢可的松，儿童期剂量为0.05～0.2mg/d。在使用氟氢可的松的同时，还需补充NaCl。

（3）定期随访：治疗期间随访体重、血压、骨密度和血17-羟孕酮、雄烯二酮及睾酮水平。儿童期一般每3个月复查一次，成人可6～12个月复查一次。对21-羟化酶缺陷来说，最主要的随访指标是17-羟孕酮和睾酮水平，目前的观点是并不需要把17-羟孕酮水平抑制到正常人群的水平。事实上，也很难把17-羟孕酮水平抑制到正常范围。

（4）糖皮质激素的不良反应及解决策略：长期使用超生理剂量的糖皮质激素可以造成Cushing综合征、骨质疏松和抵抗力低下等并发症，而剂量不足则无法消除高雄激素血症。为解决上述矛盾，可在使用生理剂量糖皮质激素的同时，加用抗雄激素的药物，如螺内酯、环丙孕酮/炔雌醇和非那雄胺等。螺内酯有抗雄激素的活性，所以可用于治疗21-羟化酶缺陷。螺内酯20mg。每天3次，口服。在使用螺内酯时应注意电解质代谢情况。

由于环丙孕酮/炔雌醇中所含有的环丙孕酮具有很强的抗雄激素活性，因此环丙孕酮/炔雌醇可用于治疗21-羟化酶缺陷。治疗方案：从月经周期的第3～5天开始每天服用1片环丙孕酮/炔雌醇，连服21d后等待月经的来潮。

非那雄胺是美国默克公司于20世纪90年代研制开发的新一类Ⅱ型5α-还原酶抑制剂，其结构与睾酮相似，临床上主要用于治疗前列腺疾病，近年来也开始用于治疗女性高雄激素血症。非那雄胺每片5mg，治疗前列腺增生时的剂量为5mg/d，女性用药的剂量较低。目前尚无成熟的治疗经验，需要进一步摸索。

（5）其他治疗：尽可能早地发现21-羟化酶缺陷并给予糖皮质激素治疗是改善患者最终身高的最佳方法。近年有学者发现在使用糖皮质激素的同时，加用GnRH-a和生长激素都能更有效地改善患者的身高。

3. 手术治疗　女性21-羟化酶缺陷患者不存在性别选择的问题，均应视为女性。外生殖器异常者可通过手术纠正。手术的目的是使阴蒂缩小，阴道口扩大、通畅。阴蒂头有丰富的神经末梢，对保持性愉悦感非常重要，因此应做阴蒂体切除术，以保留阴蒂头及其血管和神经。

4. 生育问题　多数患者经糖皮质激素治疗后，可恢复正常排卵，因此可以正常受孕。对女性患者来说，需终身服药，怀孕期间也不可停药。如果孕期不治疗，即使怀孕的女性胎儿没有21-羟化酶缺陷，依然会发生女性外阴男性化。经糖皮质激素治疗后，如果患者没有恢复排卵，可以使用氯米芬、HMG和HCG诱发排卵。

（六）迟发型21-羟化酶缺陷的治疗

迟发型21-羟化酶缺陷的治疗为对症治疗，一般根据患者的年龄、临床表现和有无生育要求选择治疗方案。

1. 年轻、无生育要求者　如果患者没有多毛、痤疮、睾酮水平升高等高雄激素血症表现，可以给予孕激素治疗，目的是保护子宫内膜，定期有月经来潮。方法：甲羟孕酮 6~10mg，每天1次，连用5~10d；或者甲地孕酮6~10mg，每天1次，连用5~10d。停药3~7d后有月经来潮，一般让患者每30~45d来一次月经。

如果停药10天以上还没有月经来潮，应排除怀孕可能。如果患者没有怀孕，那么应考虑患者体内的雌激素水平偏低，此时改用雌、孕激素序贯治疗或联合治疗，一般多选用复方口服避孕药做雌、孕激素联合治疗。

2. 有高雄激素血症但无生育要求者　选择抗雄激素治疗。单用复方口服避孕药（包括环丙孕酮/炔雌醇）或螺内酯可能效果不好，因为过多的雄激素主要来自于肾上腺皮质，因此可加用泼尼松或地塞米松。如环丙孕酮/炔雌醇1#/d+泼尼松2.5~5mg/d，或者环丙孕酮/炔雌醇1#/d+地塞米松0.4~0.75mg/d。

3. 有生育要求者　往往先给予抗雄激素治疗，使血睾酮水平恢复正常。然后应用氯米芬促排卵治疗。

4. 年龄大、无生育要求者　给予孕激素治疗，目的是保护子宫内膜，定期有月经来潮。方法：甲羟孕酮6~10mg，每天1次，连用5~10d；或者甲地孕酮6~10mg，每天1次，连用5~10d。

二、11β-羟化酶缺陷

11β-羟化酶（CYP11B1）缺陷也会引起先天性肾上腺皮质增生症，但是其发病率很低，约为21-羟化酶缺陷发病率的5%。

（一）发病机制

CYP11B1基因位于8号染色体的长臂上，与编码醛固酮合成酶的基因（CYP11B2）相邻。CYP11B1的生理作用是把11-脱氧皮质醇转化成皮质醇，把11-脱氧皮质酮转化成皮质酮。当CYP11B1存在缺陷时，皮质醇合成受阻，ACTH分泌增加，结果肾上腺皮质增生，雄激素分泌增加。

目前已发现30多种CYP11B1基因突变类型，发生率为1/250000~1/100000。在该综合征中，CYP11B2基因不受影响，而醛固酮的合成将受到影响，但由于11-脱氧皮质酮在体内积聚，11-脱氧皮质酮有盐皮质激素活性，因此患者不仅没有脱水症状，反而会出现高血压。

（二）临床表现

11β-羟化酶缺陷的临床表现与21-羟化酶缺陷的临床表现既有相似之处，也有不同之处。

（1）外阴男性化：根据酶缺陷程度的不同，患者外阴可表现为PraderⅠ~Ⅴ型中的任何一种。

（2）其他男性化体征：如身材矮壮、皮肤粗糙且有较多油脂分泌、四肢有较多毛发、声音低沉、有喉结等。

（3）体格发育：儿童期过高的雄激素水平可以促进骨骼提前生长、骨骺提前闭合，因此患者的最终身高往往较矮。

（4）妇科检查：与 21- 羟化酶缺陷一样，在阴囊和腹股沟内扪及不到性腺，肛门检查在盆腔内扪及偏小的子宫。

（5）高血压：由于 11- 脱氧皮质酮在体内积聚，患者出现水钠潴留和高血压。这是 11β 羟化酶缺陷与 21- 羟化酶缺陷在临床表现上的区别。

（三）内分泌激素测定

与 21- 羟化酶缺陷相同的是，11β- 羟化酶缺陷患者的血促性腺激素水平在正常范围，孕酮、睾酮、硫酸脱氢表雄酮（DHEAS）和 17- 羟孕酮水平均升高。

与 21- 羟化酶缺陷不同的是，11β- 羟化酶缺陷患者的血 11- 脱氧皮质醇和脱氧皮质酮水平显著升高。

（四）诊断及鉴别诊断

根据临床表现，体格、妇科和超声检查，内分泌激素测定和染色体分析，11β 羟化酶缺陷不难诊断。11β- 羟化酶缺陷最容易与 21 羟化酶缺陷相混淆，两者的血 17- 羟孕酮水平均升高。11β- 羟化酶缺陷患者体内的 11- 脱氧皮质醇和脱氧皮质酮水平升高，有高血压；而 21- 羟化酶缺陷患者没有这些表现。

（五）治疗

11β- 羟化酶缺陷的治疗与单纯男性化型 21- 羟化酶缺陷的治疗相似，以糖皮质激素治疗为主。如果使用糖皮质激素后，血压仍不正常，需要加用抗高血压药。

1. 糖皮质激素　儿童一般使用氢化可的松，剂量为每天 10～20mg/m2，分 2～3 次服用。成人每天使用氢化可的松 37.5mg、分 2～3 次服用；泼尼松 7.5mg/d，分 2 次服用；或地塞米松 0.4～0.75mg，每晚睡前服用 1 次。需要终身服药。

在应激情况下，需要将剂量增加 1～2 倍。在手术或外伤时，如果患者不能口服，就改为肌肉或静脉给药。

2. 抗高血压药物　糖皮质激素治疗后，如果患者的血压仍偏高，需要加用抗高血压药。

3. 手术治疗　有外阴畸形者需要手术治疗。

4. 生育问题　与 21 羟化酶缺陷者一样，11β 羟化酶缺陷者可以正常生育。糖皮质激素治疗后，如果患者恢复自发排卵，就能自然受孕。如果患者没有自发排卵，需要促排卵治疗。促排卵治疗首选氯米芬，如治疗失败，再选 HMG。怀孕期间应继续使用糖皮质激素。

三、17α- 羟化酶缺陷

17α 羟化酶（CYP17）缺陷是先天性肾上腺皮质增生症中非常少见的类型，约占总数的 1%。

（一）发病机制

CYP17 的作用是将孕烯醇酮和孕酮转化成 17- 羟孕烯醇酮和 17- 羟孕酮，皮质醇、雌激素和雄激素的合成均需要 CYP17，因此，当 CYP17 有缺陷时皮质醇、雌激素和雄激素的合成均受影响。肾上腺皮质醇和雄激素合成受阻时，脱氧皮质酮和皮质酮的合成可增加。

对女性来说，17α一羟化酶缺陷也会使卵巢的雌激素合成受阻，因此她们的第二性征发育将受到影响。

（二）临床表现

对女性患儿来说，她们的染色体为46，XX，性腺是卵巢，性分化不受任何影响，不存在两性畸形。青春期启动后，由于卵巢不能合成雌激素，因此患者的乳房不发育，外阴为幼稚型，没有排卵和月经。另外，由于脱氧皮质酮合成增加，患者有水钠潴留、高血压和低钾血症。

（三）内分泌激素测定

患者的血促性腺激素水平升高，血睾酮和雌激素水平低，血黄体酮、脱氧皮质酮和皮质酮水平升高。

（四）诊断及鉴别诊断

17α-羟化酶缺陷与性腺发育不全和原发性中枢性闭经的区别在于，后两者没有高血压，没有血黄体酮、脱氧皮质酮和皮质酮水平升高。与21-羟化酶的区别在于后者没有性幼稚和高血压；与11β羟化酶缺陷的区别在于后者有男性化表现，没有性幼稚。

（五）处理

治疗原则是补充糖皮质激素、抗高血压和补充雌、孕激素。17α-羟化酶缺陷患者没有外阴畸形。不需要手术治疗。

1. 糖皮质激素　儿童一般使用氢化可的松，剂量为每天10~20mg/m2，分2~3次服用。成人每天使用氢化可的松37.5mg，分2~3次服用；泼尼松7.5mg/d，分2次服用；或地塞米松0.4~0.75mg，每晚睡前服用1次。在应激情况下，需要增加剂量1~2倍。在手术或外伤时，如果患者不能口服，就改为肌肉或静脉给药。女性患者需要终身服药。

2. 抗高血压药物　糖皮质激素治疗后，如果患者的血压仍偏高，需要加用抗高血压药。

3. 雌、孕激素治疗　进入青春期后，为促进第二性征的发育，避免骨质疏松，患者需补充雌、孕激素。在骨骺愈合前，如果患者还想继续长高，可先给予小剂量的雌激素，如妊马雌酮（倍美力）0.15~0.3mg/d或戊酸雌二醇0.5~1mg/d。如果不需要继续长高，可给予妊马雌酮0.3~0.625mg/d戊酸雌二醇1~2mg/d。每个周期加用甲羟孕酮5~10d，6~10mg/d。

4. 生育问题　由于患者性激素分泌异常，卵泡不能发育，所以无法受孕。

四、3β-羟类固醇脱氢酶缺陷

约2%的先天性肾上腺皮质增生症是由3β-羟类固醇脱氢酶缺陷引起的。

（一）发病机制

3β-羟类固醇脱氢酶（3β-HSD）作用是把类固醇激素合成的△5途径转换成△4途径，人体内有两种3β-羟类固醇脱氢酶，即3β羟类固醇脱氢酶Ⅰ型和Ⅱ型。Ⅰ型分布在周围组织，Ⅱ型分布在性腺和肾上腺皮质。引起内分泌紊乱的是Ⅱ型酶缺陷。

当基因缺陷造成Ⅱ型酶缺陷时，睾酮、雌二醇、皮质醇和醛固酮的合成都受阻，体内可以积聚大量的DHEA和△5-雄烯二醇。女性胎儿可有外阴男性化表现。

（二）临床表现

患者的临床表现差异很大。3β-羟类固醇脱氢酶缺陷严重时，患者会出现肾上腺皮质功能减退、脱水和低血压等，此类患者一般不来妇产科就诊，而是去内分泌科就诊。症状轻者可能无明显异常或有单纯男性化表现。

还有一些不典型的患者，其临床表现类似肾上腺皮质功能早现和高雄激素血症。

妇科检查：外阴有不同程度的男性化，有阴道、子宫和卵巢，阴唇和腹股沟处无性腺。

（三）内分泌激素测定

血 ACTH、17-羟孕烯醇酮和 DHEAS 升高。

（四）诊断及鉴别诊断

测定 17-羟孕烯醇酮/17-羟孕酮比值对诊断和鉴别诊断很有意义。

（五）治疗

治疗同 21-羟化酶缺陷，需终身补充肾上腺皮质激素，失盐型需补充盐皮质激素。青春期开始加用雌、孕激素治疗。

五、先天性类脂质性肾上腺皮质增生症

先天性类脂质性肾上腺皮质增生症极为罕见，目前全球报道不超过 100 例。

（一）发病机制

由于患者的肾上腺增大并含有大量的胆固醇和其他脂质，因此被称为先天性类脂肾上腺皮质增生症。过去认为该疾病病因是胆固醇 P450 侧链裂解酶基因（CYP11A1）突变，目前认为病因是 StAR 基因突变，当 StAR 发生基因突变时，胆固醇不能进入到线粒体内，所有的类固醇激素都不能被合成。

（二）临床表现

患者会出现肾上腺皮质功能减退、脱水和低血压等。女性患儿的性分化不受任何影响，不存在两性畸形。

青春期启动后，由于卵巢不能合成雌激素，因此患者的乳房没有发育，外阴为幼稚型，没有排卵和月经。

（三）内分泌激素测定

患者的类固醇激素水平均非常低。

（四）处理

多数患儿夭折。对幸存者首先要进行抢救，补充肾上腺皮质激素，并需终身服用。青春期加用雌激素。

第七节 肾上腺髓质增生

肾上腺髓质增生（AMH）作为一种单独的病理变化，20 世纪 70 年代以前并未引起入的注意。30 余年前我国专家提出肾上腺髓质增生是一个独立疾病。Carney 等在 1975 年报道在 Ⅱ 型多发性内分泌瘤中出现了肾上腺髓质增生，并认为是嗜铬细胞瘤的前期病

变。以后国内外的报道陆续增多，统计资料表明，单纯性肾上腺髓质增生和作为Ⅱ型多发性内分泌瘤组成部分的肾上腺髓质增生都是存在的，中国发现的病例均为前者，国内外总例数约200例。

一、病理特征

肾上腺体积大、增厚，有时可见到肾上腺有结节样改变，肾上腺某个部位髓质增厚或均匀增厚。光镜和电镜下增生的髓质细胞与嗜铬细胞瘤的细胞相似。现肾上腺髓质增生病理诊断标准如下：肾上腺尾部和两翼都出现了髓质；髓质细胞增大；髓质/皮质比值增大；计算所得的肾上腺髓质重量增加2倍以上。

肾上腺髓质增生也可作为Ⅱ型多发性内分泌瘤（MEA-Ⅱ）的组成部分。MEA-Ⅱ是可能与APUD系统有关的常染色体显性遗传疾病，常包括甲状腺髓样癌、甲状旁腺肿瘤及嗜铬细胞瘤（或肾上腺髓质增生），有的还合并有神经节瘤等。MEA-Ⅱ型中肾上腺增生有40%为双侧，其余为单侧，而单纯肾上腺髓质增生70%～80%为双侧增生。

二、诊断与鉴别诊断

其临床表现与嗜铬细胞瘤非常相似，同属儿茶酚胺症。主要症状为持续高血压的基础上出现阵发性加剧，发作时酷似嗜铬细胞瘤。精神刺激、劳累常为诱因，而按压腹部不引起发作。病程较长，病情无逐渐加重趋势。α受体阻滞药治疗有效而一般降压药物无效。

加之血、尿儿茶酚胺及其代谢产物升高（尤其是在高血压发作后）基本可确诊。若儿茶酚胺测定不予支持时，可行药物抑制和激发试验。

B超、CT及MRI等检查未能发现腹膜后肿瘤，CT检查有时可显示肾上腺体积增大但无占位影像，进一步支持了肾上腺髓质增生的诊断。

放射性核素131I-MIBG（131碘-间碘苄胍）肾上腺髓质扫描，是利用131I-MIBG易被嗜铬组织摄取的特点，可以在形态学上区分肾上腺髓质增生和嗜铬细胞瘤，在国外是首选的定位、定性方法。

三、治疗

由于本病例数较少，治疗也尚在探讨阶段，一般认为手术是首选方案，内科治疗只为辅助手段。

确诊是双侧肾上腺髓质增生或未确诊须手术探查的，取腹正中切口，以兼顾双侧肾上腺区域，同时还可探查全腹腔、腹主动脉两侧。探查时比较双侧增生的程度，Montallbano提出，若一侧增大，可将增大的一侧肾上腺切除，另一侧外观正常的肾上腺做快速冰冻切片活检。两侧肾上腺均不增大时，应做两侧活检，以决定处理方案。取活组织探查时，应谨慎操作，因肾上腺髓质增生严重时，腺体可完全失去正常的扁平形态，腺体饱满如注，做活检或分离腺体时极易破裂致髓质流失，不易得到全面的病理结果。较多见的双侧肾上腺髓质增生，既往国内外文献主张行双侧肾上腺手术。国内主张对增生显著的一侧做肾上腺全切除，另一侧切除2/3，并刮除剩余的髓质，再用甲醛溶液（福尔马林）涂抹。或对术前已明确肾上腺增大侧的肾上腺行全切除，术后密切注意血压变化及对侧肾上腺的发展情况，必要时再行该侧的次全切除，据报道，在5例单侧切除的病例中，有1例因术后血压无下降再做对侧次全切除，其余所有病例3个月后临床及儿茶酚胺均恢复正常。

对于有经验的麻醉医师，在经腹或腰部切口可采用硬膜外麻醉，一般情况下选用全麻。吗啡能使儿茶酚胺释放增加，阿托品类药物或肌肉松弛药能抑制迷走神经，引起心率加快而诱发心律失常，在麻醉时应该避免。肾上腺髓质增生患者术中血压波动较嗜铬细胞瘤小，术前使用α-肾上腺能阻滞药，目的是控制血压及心律，而不是为预防术中大量儿茶酚胺释放，术前扩容是必要的。术后无须用去甲肾上腺素来维持血压。

行双侧肾上腺手术，术前需糖皮质激素替代治疗。手术中切除肾上腺肿瘤或一侧肾上腺时，应立即静脉滴注氢化可的松以防肾上腺危象发生（激素应用见库欣病治疗）。

药物治疗主要为α-肾上腺能受体阻滞药。如酚苄明（phenoxybenzamine，氧苯苄胺）10mg，1～2次/天服用；选择性α-受体阻断药哌唑嗪（prazosin，脉宁平），依据个体敏感性不同，3～9mg/d，分3次服用；也可选择α及β受体阻滞药拉贝洛尔等；在出现突然高血压发作时立即缓慢静推酚要拉明（phentolamine，regitine，苄胺唑啉）1～5mg，待血压降至21/13kPa左右继以10～20mg静脉滴注（0.1～0.2mg/min）。

有资料显示，131I-MIBG在有效剂量下可产生放射治疗作用。

四、预后

本病为良性病变，疾病本身并不引起死亡，由于儿茶酚胺过多可引起高血压，出现心、脑、肾等并发症。外科治疗效果肯定而持久，文献报道近期疗效达100%，远期疗效亦不低于60%

第八节 醛固酮减少症及盐皮质激素抵抗

不同原因引起选择性醛固酮分泌缺乏时，引起单一的醛固酮减少症，分为原发性和继发性。临床表现为水、盐代谢紊乱和血流动力学异常为特征的一组症候群。

一、原发性单一醛固酮减少症

（一）先天性酶缺乏

在肾上腺皮质球状带醛固酮生物合成的最后一步，需2个重要的酶的参与：Ⅰ型皮质酮甲基氧化酶（CMO-，也称18-羟化酶）和Ⅱ型皮质酮甲基氧化酶（CMO-Ⅱ，也称醛固酮合成酶）。前者使皮质酮在18位上羟化成18羟皮质酮，再由后者使18-羟皮质酮在18位上氧化，最后合成醛固酮。分子水平的研究发现，在一些CMO-Ⅰ和CMO-Ⅱ缺乏病例中出现了编码细胞色素P450酶（为醛固酮生物合成最后步骤的催化酶）的基因突变，而使酶的活性被破坏，导致醛固酮减少。

CMO-Ⅰ型缺乏症少见，主要表现为球状带产生皮质酮过多，而18-羟皮质酮不相应增加，基本上没有醛固酮生成；CMO-Ⅱ型缺乏症是一种常染色体隐性遗传病，也很少见，几乎都为伊朗犹太人，它与CMO-Ⅰ的区别在于18羟皮质酮较高。

CMO-Ⅰ及CMO-Ⅱ缺乏的临床表现轻重与诊断时年龄有关，患儿随年龄增加病情转轻，CMO-Ⅱ缺乏多在出生1周及3个月时表现明显。临床上出现严重脱水、呕吐及不能生长，并有低钠、高钾血症及代谢性酸中毒，血浆肾素活性明显增高。

治疗上，婴儿和幼儿期要用盐皮质激素（氟氢可的松）治疗，年长的儿童、少年及大多数成人虽有类固醇激素的改变，却无临床症状，可不用药物治疗。有的未治患者在生长发育中也可自动正常化。

（二）肾上腺球状带功能衰竭

自身免疫性疾病破坏肾上腺球状带时可出现选择性醛固酮缺失。危重患者如败血症、心源性休克等患者由于持续应激使ATCH持续升高，而抑制了11β-和18β-羟化酶的活性，加之缺氧及多种细胞因子的作用，抑制了ACTH和肾素—血管紧张素Ⅱ对醛固酮分泌的刺激作用，也使肾上腺球状带分泌醛固酮减少。

对于自身免疫性疾病引起的原发性醛固酮减少症，除病因治疗外主要采用潴钠激素，使尿钠排出减少，尿钾排出增多。①氟氢可的松，0.05～0.15mg/d，口服。②去氧皮质酮（DOCA）5～7.5mg，肌内注射或静脉滴注。③甘草流浸膏口服。④对脱水、失钠者，需经口或静脉补充钠盐。

对于危重的躯体疾病所致的醛固酮减少，因临床一般无严重并发症，仅进行对症治疗，不必应用盐皮质激素。但要注意慎用干扰肾素-血管紧张素-醛固酮系统的药物如β-肾上腺素能受体阻滞药、前列腺素合成酶抑制药、钙离子阻滞药、抗多巴胺能药及肝素等。

二、继发性单一醛固酮减少症

（一）低肾素性醛固酮减少综合征（SHH）

SHH又称远端肾小管酸中毒（RTA）Ⅳ型，并不少见。常于中老年发病，男性多于女性。约50%的患者合并糖尿病，80%的患者合并慢性肾衰竭。本症的突出表现是高钾血症，70%患者有高氯性代谢性酸中毒，50%轻到中度低钠血症，大多数患者肾素活性及醛固酮水平降低。

轻症患者一般不需治疗，仅采用一些预防性措施及进行疾病教育，避免抑制肾素、醛固酮的因素；高钾血症主要为对症治疗，限制富含钾的食物如干果、肉、咖啡及代盐酱油等，避免输注库存血及钾盐，糖尿患者控制好血糖，必要时应用胰岛素治疗，预防和治疗糖尿病自主神经病变。

对SHH同时合并有钠潴留的患者，利尿药是主要疗法，有高血压、轻度肾损害及充血性心力衰竭的老年人，利尿药比盐皮质激素替代疗法要好。此时应酌情选用排钾强的利尿药如氢氯噻嗪和氯噻酮。给予氟氢可的松0.2mg/d，2周，可使SHH患者血钾正常，但有钠潴留和高血压的危险。严重的SHH可能需要醋酸氟氢可的松0.1～1.0mg/d（相当于200～2000μg/d醛固酮）。

（二）肾上腺切除后固酮减少症

醛固酮腺瘤手术切除后可因慢性血容量扩张而致醛固酮减少症。术后可发生几天或几周的严重高钾血症、低血压及轻度代谢性酸中毒。待对侧肾上腺球状带从长期受刺激状态恢复正常分泌功能需4~6个月，有的长达18~24个月，肾素-血管紧张素系统从抑制状态恢复过来也需要一段时间。在醛固酮分泌恢复正常之前，除有肾脏病变外，一般无须特殊治疗，患者可以多摄入盐并补充适量的水。少部分伴有肾脏疾病的患者（约1%）被抑制的肾素-血管紧张素系统不再恢复，需终生使用盐皮质激素治疗。

（三）药物引起的醛固酮减少症

环孢素、肝素钠及钙通道阻滞药可特异性地抑制球状带产生醛固酮；糖胺聚糖多硫酸盐如肝素钠可影响醛固酮的生物合成，长期应用时产生醛固酮减少症及严重高血钾；β受体阻滞药和前列腺素合成酶抑制药通过抑制肾素释放和活性而引起醛固酮减少；血管紧张素转换酶抑制药通过阻止血管紧张素Ⅱ的合成而引起醛固酮减少，螺内酯、氨苯蝶啶及阿米洛尔通过拮抗醛固酮的作用而引起高钾血症；氨鲁米特、美替拉酮等大量应用时损伤肾上腺皮质而致醛固酮减少症；多巴胺能促效药如溴隐亭也可引起醛固酮分泌减少。临床出现高血钾、低血钠及代谢性酸中毒等醛固酮减少症。要注意有无上述药物的使用，若因为药物引起者，要予停用相关药物。

三、盐皮质激素抵抗

由于盐皮质激素受体或受体后缺陷，而对盐皮质素缺乏反应或对盐皮质激素的作用产生抵抗所致疾病叫盐皮质激素抵抗性疾病，也叫假性醛固酮减少症（PHA），有两种类型：

（一）Ⅰ型假性醛固酮减少症

Ⅰ型假性醛固酮减少症又称经典型PHA。是由于高亲和位点与醛固酮结合减少或消失所致的一种受体缺陷病。罕见，是一种常染色体隐性遗传病。主要表现为婴儿期严重失盐，伴高血钾、生长发育迟缓，初诊时80%有酸中毒。因有多种靶器官对醛固酮无反应，也可出现汗液、唾液、结肠失盐。血及尿醛固酮升高，肾素活性升高，但二者之比正常，血浆脱氧皮质酮和皮质酮正常。患儿的死因多为严重的失盐和难治性高血钾。若婴儿能存活1年以上则预后良好。

治疗：在婴儿患者初期要警惕失盐危象和高血钾。当出现呕吐、脱水、低血钠、高血钾时，应立即大量补充钠盐[10~40mmol/（kg·d）]和血容量。如血钾升高危及心脏，则立即采取紧急措施降血钾。该症对大剂量的盐皮质激素无效。患病的头几年需用碳酸氢钠及聚磺苯乙烯，同时加用吲哚美辛50mg/d以减少所需钠盐。

饮食中补充氯化钠可缓解症状，使生长正常或改善。患者后来赶上生长，但很少达到平均身高及体重。多数患者随着生长，患儿的失钠保钾程度会减轻，可以不补盐而不发生低钠血症、高钾血症或酸中毒。在服用12~33个月后可停止补钠，但注意饮食中应有一定的钠摄入量，此时的醛固酮仍高。

（二）Ⅱ型假性醛固酮减少症

Ⅱ型假性醛固酮减少症又称Gordon综合征。其原发性缺陷是肾小管重吸收氯异常增加。常见于青少年，常有家族史。临床上出现高血钾、高氯性代谢性酸中毒、高血压、低肾素血症、低醛固酮。对外源性盐皮质激素的抗利钠、抗利氯反应减弱。

治疗：应限制饮食中钠的摄入。用氢氯噻嗪或呋塞米利尿治疗可以纠正高钾血症，改善酸中毒病降低血压。可能因这些利尿药增加氯排泄、减少氯再吸收及降低血容量，纠正高血钾，并使酸中毒因产胺量恢复正常而改善。有人认为可以用乙酰唑胺来纠正患者的肾脏排钾缺陷。也有人认为应用抗利尿激素来治疗，可以通过减少肾小管重吸收氯而增加尿钾排泄。

第四章 慢性病管理

第一节 高血压健康管理

高血压是最常见的慢性病，是我国人群脑卒中和冠心病发病及死亡的主要危险因素。国内外的实践证明，高血压是可以预防和控制的疾病，降低高血压患者的血压水平，可明显减少脑卒中及心脏病事件，明显改善患者的生存质量，有效降低疾病负担。

一、我国人群高血压的重要危险因素

1. 人口学因素 原发性高血压是一种由多基因、多环境危险因子交互作用而形成的慢性疾病。世界卫生组织调查显示，男性收缩压每年约增加 0.29～0.91mmHg，女性约 0.6～1.31mmHg，这些资料显示，随着年龄的增长，男性比女性（更年期前）血压增加快速，在更年期后女性增加较快。高血压具有家族聚集倾向，一般认为遗传因素大约占 40%，环境因素大约占 60%。

2. 高钠、低钾膳食 人群中，钠盐（氯化钠）摄入量与血压水平和高血压患病率呈正相关，而钾盐摄入量与血压水平呈负相关。膳食钠与钾的比值与血压的相关性更强。高钠、低钾膳食是导致我国大多数高血压患者发病的主要危险因素之一。

3. 超重和肥胖 身体脂肪含量与血压水平呈正相关。人群中体质指数（BMI）与血压水平呈正相关。我国 24 万成人随访资料的汇总分析显示，BMI≥24 者发生高血压的风险是体重正常者的 3～4 倍，腰围≥90（男性）或≥85cm（女性），发生高血压的风险是腰围正常者的 4 倍以上。

4. 饮酒 过量饮酒也是高血压发病的危险因素，人群高血压患病率随饮酒量增加而升高。虽然少量饮酒后短时间内血压会有所下降，但长期少量饮酒可使血压轻度升高；过量饮酒则使血压明显升高。如果每天平均饮酒 >3 个标准杯（1 个标准杯相当于 12g 酒精），收缩压与舒张压分别平均升高 3.5 与 2.1mmHg，且血压上升幅度随着饮酒量增加而增大。

5. 精神紧张 长期精神过度紧张也是高血压发病的危险因素，长期从事高度精神紧张工作的人群高血压患病率增加。

6. 缺乏体力活动。

二、高血压健康管理的内容

1. 减少钠盐摄入 首先在膳食评估中要了解服务对象的膳食钠盐摄入量和来源。指导其尽可能减少钠盐的摄入量，并增加食物中钾盐的摄入量。主要措施包括以下几项。

（1）尽可能减少烹调用盐，建议使用可定量的盐勺。

（2）减少味精、酱油等含钠盐的调味品用量。

（3）少食或不食含钠盐量较高的各类加工食品，如咸菜、火腿、香肠以及各类炒货。

（4）增加蔬菜和水果的摄入量。

（5）注意补充钾和钙,膳食中应增加含钾多,含钙高的食物,如绿叶菜、鲜奶、豆制品、土豆等。

（6）肾功能良好者,使用含钾的烹调用盐。

2. 控制体重　减重的速度因人而异,通常以每周减重 0.5 ~ 1.0kg 为宜。对于非药物措施减重效果不理想的重度肥胖患者,应在医生指导下,使用减肥药物控制体重。

3. 戒烟　健康管理师应强烈建议并督促高血压患者戒烟,并指导患者寻求药物辅助戒烟,同时也应对戒烟成功者进行随访和监督,避免复吸。

4. 限制饮酒　长期大量饮酒可导致血压升高,限制饮酒量则可明显降低高血压的发病风险。所有患者均应控制饮酒量,每日酒精摄入量不应超过 25g（男性）、15g（女性）。不提倡高血压患者饮酒,如饮酒,则应少量：白酒或葡萄酒（或米酒）或啤酒的量分别少于 50、100 和 300ml/d。

5. 运动指导　定期的体育锻炼则可产生重要的治疗作用,可降低血压、改善糖代谢等。因此,每天应进行适当的体力活动（每天 30 分钟左右）；而每周则应有 3 次以上的有氧体育锻炼。指导服务对象坚持适量运动并进行运动情况监测。

6. 心理干预　长期的精神压力和心情抑郁是引起高血压和其他慢性病的重要原因之一。因此,鼓励高血压患者参加体育锻炼、绘画等文化活动,参与社交活动,可向同伴们倾诉心中的困惑,得到同龄人的劝导和理解,保持乐观心态。

在进行健康管理时,应了解管理对象的心理状况,并进行相应的心理辅导。健康管理师应采取各种措施,帮助患者预防和缓解精神压力以及纠正和治疗病态心理,必要时建议患者寻求专业心理辅导或治疗。

7. 坚持定期测量血压　正常成年人,每年至少测量 1 次血压；35 岁以上的所有就诊患者,均应测量血压；易患高血压的高危人群,每 6 个月至少测量 1 次血压；高血压患者血压达标者,每周测量血压 1 ~ 2 天；血压未达标者,每天测量血压 1 次；提倡高血压患者进行家庭血压测量；学会正确测量血压：测量前至少休息 5 分钟,坐在靠背椅上测血压,要裸露右上臂,袖带大小合适并紧贴上臂,袖带要与心脏保持在同一水平,测压是保持安静不讲话、不活动肢体,每回测压 3 次,每次间隔 1 ~ 2 分钟,以 3 次平均值为结果。

8. 高血压的药物治疗指导

（1）不要乱用药物。降压药有许多种,作用也不完全一样。要根据个体情况,遵循医嘱用药,不要听别人推荐用药,不听信广告宣传用药。根据医嘱用药,联合用药可产生协同作用,减少每种药物剂量,减少副作用。

（2）降压不能操之过急。有些人一旦发现高血压,恨不得立即把血压降下来,随意加大药物剂量,很容易发生意外。短期内降压幅度最好不超过原血压的 20%,血压降得太快或过低都会发生头晕、乏力,重的还可导致缺血性脑中风和心肌梗死。

（3）服药期间定时测量血压,及时调整服药剂量。有些患者平时不测血压,仅凭自我感觉服药。感觉无不适时少服一些,头晕不适就加大剂量。其实,自觉症状与病情轻重并不一致,血压过低也会出现头晕不适,继续服药很危险。正确的做法是,定时测量血压，及时调整剂量，维持巩固。

（4）切勿间断服药。有的患者用降压药时随时停药，血压一高吃几片，血压一降马上停药。这种间断服药，不仅不能使血压稳定，还可使病情发展。

（5）最好不要在临睡前服用降压药。临床发现，睡前服降压药易诱发脑血栓、心绞痛、心肌梗死。正确的方法是睡前2小时服药。

三、高血压的膳食指导

高血压起病缓慢，早期多无症状，部分患者可出现头痛、头晕、耳鸣、失眠、注意力不集中、脾气急躁等症状。随着病程进展，血压持久升高，全身中小血管长期处于高压状态，引起血管痉挛、动脉管壁增厚、管腔变窄，导致动脉硬化，器官组织缺血。高血压的膳食指导原则如下。

1. 减少钠盐　WHO建议每人每日食盐用量以不超过6g为宜。我国居民食盐摄入量过高，平均值是WHO建议量的两倍以上。因此限盐首先要减少烹调用调料，并少食各种腌制品。

2. 减少膳食脂肪，补充适量优质蛋白质　低脂的动物性蛋白质能有效改善一些危险因素。大豆蛋白具有降低血浆胆固醇水平的作用。此外动物性和大豆蛋白含有许多生物活性成分，可提供除降低胆固醇以外的保护作用。因此，动物性和（或）大豆蛋白质摄入量应占总能量的15%或以上。

3. 注意补充钾和钙　蔬菜和水果是钾的最好来源。每100g食物钾含量高于800mg以上的食物有麸皮、赤豆、杏干、蚕豆、扁豆、冬菇、竹笋、紫菜等。此外，每100ml的牛奶约含100mg左右的钙，对降低血压和血小板有好处。

4. 多吃蔬菜和水果　素食者比肉食者有较低的血压，其降压作用可能使由于水果、蔬菜富含膳食纤维、低脂肪的综合作用。

5. 补充维生素C　大剂量维生素C可使胆固醇氧化为胆酸排出体外。橘子、大枣、番茄、芹菜叶、油菜、小白菜、莴笋叶等食物中含有丰富的维生素C。多食用此类新鲜蔬菜和水果，可预防高血压。

6. 限制饮酒　过量饮酒会增加高血压脑卒中等病的危险，而且可以增加对降压药物的抗性。建议饮酒每天限制在2杯（约含酒精28g）或以下，女性应更少，青少年不应饮酒。对于轻度饮酒（每天1~2杯）的人可以不改变饮酒习惯。

四、高血压病高危人群的病前调理

（一）高血压病高危人群的范围

1. 禀赋异常　有家族史尤其是一级亲属为高血压病患者。
2. 超重或肥胖者　体质指数BMI≥24，腰围男性≥90cm，女性≥85cm。
3. 不良饮食方式　饮食过咸、嗜食膏粱厚味、长期吸烟、嗜酒等。
4. 精神紧张者　如长期从事注意力高度集中工作、长期受噪声等不良刺激者。
5. 血脂异常（HDL-C≤35mg/dl（0.91mmol/L）及TG≥200mg/dl（2.22mmol/L），或正在接受调脂治疗者。

6. 正常高值血压者　收缩压介于 130 ~ 139mmHg 之间和（或）舒张压介于 85 ~ 89mmHg 之间。

7. 其他　长期服用避孕药等药物、患糖尿病、慢性肾病、血管病变、甲状腺功能亢进等疾病者。

（二）高血压病高危人群的中医分类

根据中医基本理论和中医体质辨识，高血压病高危人群一般分为以下六类。

1. 平和类　无明显不适。

2. 阳亢类　急躁易怒，头胀，眩晕，面部烘热，口苦咽干，小便黄，大便秘结；舌红苔黄，脉弦数。

3. 痰湿类　肥胖，身重，腹胀，腹泻，易疲劳；舌苔厚腻，脉滑。

4. 气郁类　情感脆弱，忧郁烦闷，焦躁不安，自怨自叹，易失眠，易惊恐；舌淡红，苔薄白，脉弦。

5. 血瘀类　肤色晦暗，色素沉着，容易出现瘀斑，口唇黯淡，牙龈容易出血；舌黯或有瘀点，舌下络脉紫黯或增粗，脉涩。

6. 气虚类　时常乏力，倦怠，动则心慌气喘，食欲不振，大便秘结或溏泻；舌质淡、舌苔薄白，脉细无力。

（三）高血压病高危人群病前调理方法

1. 基本方法

（1）注意劳逸结合，避风寒，慎起居，保证充足睡眠，避免过劳。

（2）畅情志，消除紧张等不良情绪，保持心态平和、精神愉快。

（3）适当运动锻炼。

（4）清淡饮食，坚持低盐、低脂、低胆固醇、低热量、高蛋白质和高维生素饮食，少吃动物脂肪、内脏，多吃豆类及豆制品、粗粮、蔬果，禁烟限酒。

（5）控制体重。

2. 中医预防保健调理方法

（1）保健按摩。

1）按摩头部：坐式，双手示指弯曲，用示指的侧面，从两眉间印堂穴沿眉外抹到太阳穴外，每次 2 分钟左右。再用两手示指或中指擦抹前额，再用手掌按擦头部两侧太阳穴部位，然后将手指分开，由前额向枕后反复梳理头发，每次 2 分钟左右。

2）擦腰背：两手握拳，上下按摩腰背部位，每次 2 分钟左右。

3）按摩腹部：双手相叠，以肚脐为圆心，紧压腹部，慢慢摩动腹部以每分钟 30 次左右的频率进行，以腹内有热感为宜，共 3 分钟左右。

4）按摩涌泉穴：端坐，用两手拇指分别按摩两足底中心的涌泉穴，或者用左足跟搓右足的涌泉穴，用右足跟搓左足的涌泉穴，各按摩 100 次。

（2）功法锻炼。

1）八段锦：由八种立式导引动作组合而成的气功套路，每一套功法分别适用于相应脏腑的保健，有调整脏腑功能、疏通经络气血的作用。其中运动量相对较小的功法可适用。

2）易筋经：属于强身健体的功法，其中运动量相对较小的外功功法可适用。体质虚弱者宜减少每式锻炼次数，量力而行。

3）太极拳：属于中国传统武术的一种，具有中正舒缓、轻灵圆活、刚柔相济等特点，适合于各类高危人群。

（3）辨类施调。

1）平和类

①食疗：可适量食用核桃、杏仁、芹菜、木耳、荠菜、玉米、胡萝卜、菊花、葫芦、海带、冬瓜、番茄、橘子等食物；适宜饮葛根、菊花茶。

②药膳。

A.胡萝卜粥：用鲜胡萝卜切碎，同粳米等量煮粥。

B.荷叶粥：用鲜荷叶一张煎汤代水，同粳米100g煮粥。

C.炖木耳：白木耳或黑木耳10g，水发后洗净，加水适量，文火炖烂后每晚服用。

③足浴：用菊花、桑叶、葛根、丹参等适量煎水浴足或者温水浴足，水温保持在40℃左右，每次30~40分钟，每日1~2次。

④经络保健。

A.穴位按压：每天坚持按压足三里、涌泉、风池、三阴交、行间（可选取3个穴位）1~3分钟。

B.捏脊：俯卧位，让他人从腰部向大椎捏脊。重复5~6次。

2）阳亢类。

①食疗：可适量食用香蕉、柚子、葡萄、西瓜、草莓、柿子、苦瓜、苦菜、芹菜、蓬蒿、番茄、萝卜、芥蓝等平肝潜阳的食物；适宜饮苦丁茶。

②药膳：芹菜汁：芹菜250g，沸水烫2分钟，切碎绞汁，每日2次，每次1小杯。

③足浴：用菊花、磁石、夏枯草、桑叶、钩藤、龙胆草、决明子等适量煎水浴足，水温保持在40℃左右，每次30~40分钟，每日1~2次。

④经络保健。

A.针灸：可针刺百会、曲池、合谷、太冲、三阴交、风池、行间（可选取3至5个穴位），只针不灸，泻法。

B.耳穴按压：取神门、肝、肾、心、降压沟的耳穴位置，找出阳性反应点，将王不留行子对准穴位紧贴压其上，并轻轻揉按1~2分钟。每日按压3~5次，隔1~3天换1次，两侧耳穴交替贴压。

C.穴位按摩：每天坚持按压曲池穴、三阴交穴1~3分钟。

3）痰湿类

①食疗：可适量食用白萝卜、冬瓜、薏米仁、白扁豆、山药等蔬果；适宜饮陈皮茶等，少食肥肉及甜腻的食物。

②药膳：竹沥姜汁粥：鲜竹沥50ml，鲜姜汁10滴，大米50g。大米洗净，用砂锅煮粥，熟后，加入竹沥和生姜汁，调匀，少量多次温热食用。

③足浴：用制半夏、竹茹、石菖蒲、白术、苍术、红花等煎水足浴，水温保持在40℃左右，每次30~40分钟，每日1~2次。

④经络保健。

A.针灸：温灸丰隆、水道、足三里、阴陵泉等穴位，每天 10 分钟左右。

B.拔火罐：一般采用留罐的方法。用镊子夹一小团棉球，蘸上适量酒精，罐口斜下，点燃棉球，伸入罐的底部绕 1～3 圈后抽出，并迅速拔上肺俞、阳池、三焦、胃俞等穴。

C.穴位按摩：每天坚持按摩丰隆穴 1～3 分钟，揉肚腹，用两手叠加，以肚脐为中心用力按顺时针方向按揉肚腹 3～5 分钟。

⑤中药熏蒸：运用藿香、佩兰、厚朴、苍术等芳香化湿的中药熏蒸。

4）气郁类。

①食疗：可适量食用小麦、蒿子秆、白萝卜、洋葱、青梅、金针菜、柚子、山楂等食物；饮用玫瑰花、菊花茶。

②药膳：百合莲子汤：干百合 100g，干莲子 75g，冰糖 75g。将百合浸泡一夜、莲子浸泡 4 小时后，分别冲洗干净。将百合、莲子置入清水锅内，武火煮沸后，加入冰糖，改用文火继续煮 40 分钟即可，少量多次温热食用。

③足浴：用柴胡、香附、合欢皮、八月札、玫瑰花等适量煎水足浴，水温保持在 40℃左右，每次 30～40 分钟，每日 1～2 次。

④经络保健。

A.针刺：实证可选用阳陵泉配合太冲、三阴交，施泻法；虚证以肝俞、肾俞配期门、三阴交，施补法。

B.可用耳针法，取肝，胆，神门，找出阳性反应点，将王不留行籽对准穴位紧贴压其上，并轻轻揉按 1～2 分钟。每日按压 3～5 次，隔 1～3 天换 1 次，两侧耳穴交替贴压。

C.穴位按摩，取膻中、章门、太冲穴各按压 1 分钟，每晚睡觉前或春天来的时候，把两手搓热，擦胁肋部。

5）血瘀类。

①食疗：可适量食用佛手瓜、茄子、藕、油菜、紫菜、海带、山楂、月季花、玫瑰花、醋、绿茶、葡萄酒等；适宜饮丹参、葛根茶等，少食羊肉、辣椒、蒜、葱等性温燥热之品。

②药膳：山楂红糖汤：山楂 10 枚，冲洗干净，去核打碎，放入锅中，加清水煮约 20 分钟，调以红糖进食。

③足浴：用桃仁、红花、鸡血藤、桂枝、川芎等适量煎水足浴，水温保持在 40℃左右，每次 30～40 分钟，每日 1～2 次。

④经络保健：温灸百会、太阳、血海、三阴交等穴位，每天 10 分钟左右。

⑤中药熏蒸：选取桃仁、红花、川芎、鸡血藤、当归、生三七等中药熏蒸。

6）阳虚类。

①食疗：可适量食用牛肉、羊肉、海参、鸡肉、鳝鱼、韭菜、大蒜、大葱、花椒、洋葱等食物。饮红茶、杜仲茶等。

②药膳：韭菜白米虾：韭菜 200g，白米虾（或虾仁）100g，共炒，加调味，常服食，可补阳虚。

③足浴：用附片、桑枝、桂枝、川芎、伸筋草等适量煎水足浴，水温保持在 40℃左右，

每次 30 ~ 40 分钟，每日 1 ~ 2 次。

④经络保健。

A. 温灸脾俞、肾俞、关元、足三里等穴位，每天 10 分钟左右。

B. 经络按摩：可来回按摩脊柱两侧膀胱经，每侧 1 分钟左右，以有热感为宜。

⑤中药熏蒸：选取桂枝、防风、干姜、仙灵牌、熟附片等中药熏蒸。

第二节 冠心病健康管理

冠状动脉粥样硬化性心脏病简称冠心病。是指由于冠状动脉粥样硬化使管腔狭窄或阻塞导致心肌缺血、缺氧而引起的心脏病，为动脉粥样硬化导致器官病变的最常见类型，也是危害中老年人健康的常见病。本病的发生与冠状动脉粥样硬化狭窄的程度和支数有密切关系，但少数年轻患者冠状动脉粥样硬化虽不严重，甚至没有发生粥样硬化，也可以发病。

一、冠心病的危险因素

1. 冠心病危险因素的分类

（1）根据是否可干预分为可干预危险因素和不可干预危险因素，可干预危险因素包括行为因素、社会心理因素、生物因素等；不可干预危险因素包括遗传因素、年龄、家族史等。

（2）根据临床实用性分为主要因素和次要因素，主要因素包括年龄、性别、血脂异常、高血压、吸烟、糖尿病及糖耐量异常；次要因素有肥胖、缺乏体力活动、遗传、社会心理因素等。新近发现的危险因素还有：①血中同型半胱氨酸增高；②胰岛素抵抗和空腹血糖增高；③C-反应蛋白升高；④血中纤维蛋白原及一些凝血因子增高；⑤病毒、衣原体感染等。

（3）从人群防治的紧迫性出发，将冠心病的危险因素分为 5 类。

1）致病性危险因素：包括总胆固醇和低密度脂蛋白升高、高密度脂蛋白胆固醇低下、高血压、高血糖、吸烟，这些危险因素常见且作用强，也称为主要的危险因素。现已有大量证据证明这些危险因素可直接导致动脉粥样硬化，同时这些因素的作用是相互独立的。

2）条件性危险因素：这些因素致动脉粥样硬化作用相对小些，包括甘油三酯、脂蛋白（a）、同型半胱氨酸血症、低密度脂蛋白、PAI-1、纤维蛋白原和 C-反应蛋白升高。同型半胱氨酸是体内蛋氨酸脱甲基形成的中间代谢产物，20 世纪 90 年代以来，临床和流行病学研究发现高同型半胱氨酸血症与动脉粥样硬化血栓形成、早发心血管病、周围血管病危险性升高有关，其致动脉粥样硬化的危险性比高脂血症、吸烟、高血压更独立。

3）促发性危险因素：即通过增强致病性危险因素的作用或影响条件性危险因素而发挥其加速动脉粥样硬化发展的作用，其包括肥胖、长期静坐、男性、种族、行为、有早发冠心病家族史、社会经济状态、胰岛素抵抗。

4）易感性危险因素：这种因素的存在与冠心病的发生和发展在生物学的机制并无关联，但是，当其存在时，则提示个体有易发生冠心病的可能，如左心室肥厚等。

5）斑块负荷：斑块负荷作为冠心病的危险因素，因当斑块发展到一定的阶段，其本身就变成了主要冠脉条件的危险因素，如不稳定的粥样斑块伴发继发性病理改变如斑块内出血、斑块纤维帽破裂等，而导致急性冠脉事件。现用年龄和心电图心肌缺血改变作为间接指标。

2.冠心病危险因素的分析与控制 冠心病预防重要的是从源头上控制其发病率，一级预防即病因预防主要在于危险因素的控制。现在除了遗传因素、年龄、性别、家族史等不可改变外，其他行为因素和生物因素是可以干预，可以防治的。

（1）年龄与性别：年龄40岁以上者男性发病率高于女性，但女性在更年期后冠心病发病率增高。此两阶段的人群应注意定期体检和防治，注意改变不良生活方式，避免诱发因素等。

（2）血脂异常：除年龄外，脂质代谢紊乱是冠心病最重要预测因素。大量临床和流行病研究证明，脂质代谢紊乱，血脂异常尤其总胆固醇、甘油三酯、低密度脂蛋白升高和高密度脂蛋白降低是冠心病和其他动脉粥样硬化性疾病的重要危险因素。甘油三脂是冠心病的独立预测因子；总胆固醇（或低密度脂蛋白）水平与缺血性心脏病呈正相关，高密度脂蛋白水平与缺血性心血管病呈负相关。低密度脂蛋白的升高是动脉粥样硬化发生的必备条件，低密度脂蛋白水平每升高1%，则患冠心病的危险性增加2%～3%。当血浆低密度脂蛋白达到一定的"允许值"，其他致病性危险因素则起作用或独立加速动脉粥样硬化的进展。

还有研究证实，高脂蛋白血症可致动脉粥样硬化，也是心血管发病的主要危险因素，其中脂蛋白（a）被认为是一种具有很强致动脉粥样硬化的脂蛋白，目前已公认为脂蛋白（a）是冠心病的一个独立危险因素。

许多临床试验的结果表明，血浆胆固醇降低1%，冠心病发生的危险性即可降低2%；积极降低低密度脂蛋白，可阻断或逆转动脉粥样硬化斑块的进展，是防治冠心病的重要措施。其具体方法如下。

1）适当降脂药物（在医生指导下），如他汀类、贝特类、烟酸、依折麦布等。现多用他汀类药物降脂，又可明显降低冠心病的发病率。

2）坚持运动锻炼：坚持每天运动30分钟，如散步、游泳、瑜伽、太极或快走。有研究指出，每天步行半小时，可减少心脏病50%发作概率。

3）饮食治疗：限制热量和脂肪摄入，每天脂肪摄入量<总热量30%，饱和脂肪酸占8%～10%，胆固醇摄入量<300mg/d；高胆固醇血症者饱和脂肪酸摄入量应小于总能量的7%，反式脂肪酸摄入量应小于总能量的1%；高TG血症者更应尽可能减少每日摄入脂肪总量，脂肪摄入应优先选择富含n-3多不饱和脂肪酸的食物（如深海鱼、鱼油、植物油）；尽量少食动物内脏和动物油、棕榈油等；控制碳水化合物的摄入量。

（3）高血压：血压增高与冠心病密切相关，60%～70%的冠心病病人有血压增高，而高血压病人患冠心病较血压正常者高3～4倍。收缩期血压比舒张期血压更能预测冠心病事件，140～149mmHg的收缩期血压比90～94mmHg的舒张期血压更能增加冠心病死亡的危险。原发性高血压是一独立疾病也是许多心脑血管病的重要危险因素，血压升高是脑卒中、心肌梗死、心力衰竭、肾功能不全等严重致死致残性疾病的主要危险因素之一。高血压的防治主要在于早期预防早期发现和坚持治疗。

（4）吸烟：吸烟是冠心病的重要危险因素，是最可避免的死亡原因。吸烟的危害是低剂量、长期持续的慢性化学物质累积中毒的过程，吸烟可造成动脉壁含氧量不足，促进动脉粥样硬化的形成。冠心病与吸烟之间存在着明显的用量-反应关系。吸烟者与不吸烟者相比较，冠心病的发病率和病死率增高2~6倍，且与每天吸烟的支数呈正比。被动吸烟也是冠心病的危险因素，原因是烟草燃烧时产生的烟雾中有致心血管病的两种主要化学物质，即尼古丁和一氧化碳。研究还发现，吸烟者戒烟后，烟对身体的毒性作用也会慢慢地消失，因此，早日戒烟对减少心血管病的风险是有益的。

（5）糖尿病和糖耐量异常：糖尿病是冠心病的独立危险因素，心血管病并发症是糖尿病患者的主要死亡原因。糖尿病患者中冠心病的发病率较非糖尿病者高2倍，糖耐量降低者心血管病的发病和死亡率是糖耐量正常者的2~4倍。近年来研究发现，糖尿病患者发生心血管事件的概率与非糖尿病的冠心病患者相同，故将糖尿病由冠心病的危险因素提升为冠心病的"等危症"。这与糖尿病的糖代谢异常和脂质代谢紊乱，使低密度脂蛋白升高、高密度脂蛋白水平下降、甘油三酯/高密度脂蛋白比值异常升高导致动脉粥样硬化有关，并认为甘油三酯/高密度脂蛋白比值异常升高是筛选2型糖尿病伴冠心病的敏感指标。2型糖尿病患者合并血脂、脂蛋白代谢异常是引起糖尿病心血管病变的一个重要危险因素，尤其是脂蛋白（a）升高。当糖尿病病人年龄>45岁、糖化血红蛋白>7.0%、低密度脂蛋白-C>3.12mmol/L是糖尿病冠心病的独立危险因素。

糖尿病危险因素的控制，关键是控制血糖，防止和减少并发症的发生，具体措施包括：糖尿病健康教育、饮食治疗、运动锻炼、药物治疗、自我监测和改变不良生活习惯。

（6）肥胖和超重：肥胖症已明确为冠心病的首要危险因素，并可增加冠心病死亡率。其原因为：①肥胖者血容量、心排量增加而加重心脏负担，引起左室心肌肥厚、左心室扩大；②心肌脂质沉积导致心肌劳损，易发生心力衰竭；③超重者内分泌与代谢的紊乱，常导致胰岛素抵抗,发生高胰岛素血症和糖尿病。胰岛素抵抗和高胰岛素（或高胰岛素原）血症可引起脂类代谢紊乱,使高密度脂蛋白水平降低、总胆固醇、低密度脂蛋白水平升高，已有研究表明三者均加速动脉粥样硬化进程，成为动脉粥样硬化性心脏病的基础。高胰岛素血症和胰岛素抵抗可促进血管平滑肌细胞增殖、DNA合成，导致动脉粥样硬化发生。

肥胖和超重者高血压患病率比非超重者高3倍，明显肥胖者高血压发生率比正常体重者高10倍，而高血压者60%~70%可致冠心病。

衡量超重和肥胖最常用的生理测量指标是体质指数和腰围，前者通常反映全身肥胖程度，后者主要反映腹部脂肪蓄积，两个指标均可较好地预测心血管病的危险。体质指数与总胆固醇、甘油三酯增高和高密度脂蛋白下降呈正相关。

减重能明显降低超重和肥胖患者心血管疾病危险因素水平，使罹患心血管病的危险降低。

（7）不平衡膳食：引发心血管病的不平衡膳食因素主要有：①饱和脂肪酸摄入比例过度；②总热量摄入过多；③胆固醇摄入过多；④钠摄入过多和钾摄入过少；⑤蔬菜

豆类食品和水果摄入过少。

饱和脂肪多来源于肉类食物，与动脉粥样硬化形成呈正相关；而单不饱和脂肪与多不饱和脂肪（多来源于植物性食物）没有致动脉粥样硬化的危险，相反它们有降低心血管病并发症危险的作用。

营养学研究表明，调整和控制膳食是预防和治疗心血管病的危险因素，降低冠心病发病的重要措施之一。一般人群健康膳食的基本特点是：①总热量的不超标，以维持正常体重为度，体质指数以 20~24 为正常范围。②膳食中总脂肪量应＜总热量的 30%，饱和脂肪酸应＜总热量的 10%；③盐摄入量＜6g/d；④足量的蔬菜和水果；⑤其他保护性的膳食因素：年龄过 40 岁者即使血脂无异常，也应避免食用过多的动物脂肪和高胆固醇的食物，如肥肉、脑、肝、肾等内脏、蛋黄、鱼子、奶油等；食用低胆固醇、低动物性脂肪食物如鱼、瘦肉、蛋白、豆制品；不吸烟，不饮烈性酒，不暴饮暴食。

（8）缺乏体力活动：缺乏体力活动是心血管病的确定危险因素，约三分之一缺血性心脏病死亡与缺乏体力活动有关。参加一定的体力劳动和体育活动，有保护心血管的效应，对锻炼循环系统功能和调整血脂代谢有裨益，并可预防肥胖，是预防冠心病的一项积极措施。

体力活动量应以原来的身体状况、运动习惯和心脏功能状态而定，以不增加心脏负担和不引起不适为原则。体育活动要循序渐进，不勉强做剧烈运动，提倡有氧运动，如散步、保健操、打太极拳等。

（9）社会心理因素：负性的心理反应是心血管病的危险因素，可增加心血管病的发病率。研究发现，性情急躁、好胜、竞争性强、不善于劳逸结合的 A 型性格者、抑郁症、焦虑症、社会孤立者易患冠心病。因心理压力大，易引起心理应激反应如血压升高、心率加快、激素分泌增加等。心理压力增加心血管病的危险的主要机制如下。①引起神经内分泌失调，压力导致肾上腺素大量分泌，使得血液更容易凝聚，增加冠心病发作机会；②诱发血压升高和心律失常；③引起血小板反应性升高等；这些都是促进动脉粥样硬化的因素。另外，长期的负性情绪或过度的情绪波动会诱发冠状动脉收缩，粥样斑块破裂而引发急性冠脉事件，还易导致心脑血管病的复发。因此，学会如何减轻心理压力，降低心理应激反应很重要：①合理安排好工作和生活，减少工作生活压力，生活要有规律，保证充足的睡眠；②保持开朗乐观、愉快的情绪，和谐人际关系，保持平和的心态；③劳逸结合，避免过度劳累和情绪激动，学会放松自己。

现在随着动脉粥样硬化性疾病发病呈年轻化趋势，不少学者认为，本病危险因素的控制应从儿童时期就开始进行早期干预，即儿童也不宜进食高胆固醇、高动物性脂肪的饮食，勿摄食过量，积极参加体育运动，防止发胖；还应注意减轻孩子的心理压力，减轻学习任务，培养开朗乐观的性格等。

预防冠心病就是在没有冠心病证据的人群中减少发生冠心病的危险。主要是针对易患人群，控制易患因素，防止动脉粥样硬化的形成。我国著名心血管病专家胡大一教授曾经说过，冠心病有 5 道防线：第一是防发病，健康人要"防患于未然"；第二要防事件，冠心病患者要预防发生心肌梗死、脑卒中（俗称中风）等严重事件；第三要防后果，发生心肌梗死或脑卒中要及时送医院抢救，防止往更坏的方向发展；第四是防复发，防止心肌梗死、脑卒中等复发；第五是防止心力衰竭，因为反复发作心肌梗死，心脏扩大最终容易发生心力衰竭。守好这5道防线，会有更多的人拥有一颗充满活力的心。胡大一教授这段话实际上是说了冠心病三级预防。

二、冠心病的危害

自20世纪80年代以来，在多数西方发达国家人群冠心病及脑卒中发病率呈下降趋势时，我国人群冠心病及脑卒中发病率却呈增加趋势。我国近期流行病学资料显示，无论城市、农村，男性或女性，急性心肌梗死死亡率均随年龄的增加而增加，40岁开始显著上升，其递增趋势近似于指数关系。2008年我国卫生事业发展统计公报显示，我国城市人口因心脏病死亡（主要是冠心病）121万人，占19.7%，仅次于恶性肿瘤。心血管病也是造成劳动力损失、生活质量下降、疾病负担增加的主要原因。心血管疾病以其高发病率、高致残率、高病死率及高治疗费用，严重制约了我国经济发展和人民生活水平及生存质量进一步提高。

三、冠心病健康管理的目标

一级预防：指导健康人群养成良好的健康生活方式，预防冠心病危险因素的产生；指导冠心病高危人群，早期改善不健康生活方式，及早控制危险因素，使高危人群能够形成一种健康的生活方式并维持下去，积极预防冠状动脉粥样硬化的发生。

二级预防：即对已发生冠心病的应积极治疗，防止病变发展，争取其逆转，可减少心肌梗死的发生率。配合治疗，针对筛查出的危险因素进行健康管理，以达到更佳的治疗、保健效果。

三级预防：即对已发生并发症者及时治疗，防止其恶化，延长寿命。配合治疗，针对筛查出的危险因素进行健康管理，以达到更佳的治疗效果。

四、冠心病健康管理的内容

1. 冠心病的一级预防

（1）健康教育与咨询。

1）建立健康合理的生活方式：规律的生活有助于心血管功能的稳定，良好而充足的休息睡眠，可改善心肌状况，减少心肌耗氧量。不良嗜好，如过度吸烟、酗酒、长期睡眠不足或对药物的依赖，则是心血管系统的大敌，会严重损害冠状动脉及心脏健康，进而损害心肌，对心血管健康极为不利。

2）精神愉快：尽量不生气，尤其是不生闷气，不焦急，不烦恼，不悲伤，不忧郁，努力保持心境清静，情绪稳定，并常处于乐观之中，这样可以保持较强的机体免疫能力，心血管功能亦多协调和稳定。有利于病人的康复。

3）合理饮食，避免肥胖和超重：每天进食的总热量不能过高，以蔬菜类、粗粮、水果为主，少量吃干果。宜常食富含钙、钾、碘、铬的食物，因它们具有降血压、保护心脏、减少冠心病发病率的作用。所食油类应选用花生油、棉籽油、豆油、菜籽油、玉米油等植物性油类。饮食宜清淡，避免过咸食物的摄入，也应少吃甜食，还应选择低脂肪、低胆固醇的食物。适量吃鱼肉，不吃或少吃含胆固醇高的食物，如肥肉、动物油、动物内脏、软体动物及贝壳类动物、奶油等。还要注意晚餐不能吃得太饱。

4）劳逸结合：应保证足够的休息时间，避免工作过度紧张，必要时工作量可作适当调整。包括家务活儿在内的一切体力劳动和脑力劳动，都必须适当节制，一切日常活动以不感到疲劳为好。

5）适度锻炼：适度的体育锻炼可以增强心脏功能，增强心肌的储备力，帮助冠状动脉建立侧支循环，从而达到预防冠心病的目的。可选择步行、游泳、健身操或太极拳等安全、有效的体育锻炼活动，但不宜参加竞技性、大运动量活动。切忌久坐不动或卧床不起。

（2）对有慢性病危险因素者进行有针对性干预。

1）保持血压正常，若出现高血压，应积极采取措施，包括药物及非药物措施，使血压降至正常范围。

2）降低血清胆固醇。实验表明，只有维持较长时间的理想胆固醇水平，才能达到预防冠心病的发病或不加重冠心病的目的。宜主要通过非药物途径预防血脂升高。

3）糖尿病患者应积极控制血糖，努力争取在正常标准值内。

2. 冠心病的二级预防　在积极配合治疗的基础上，进行健康教育与指导。

（1）心理指导：护理人员要关心体贴患者，多与患者交谈、对症施护，要有计划地使患者了解疾病的易患因素，耐心细致地讲明情绪的波动可诱发或加重冠心病的发生，良好的情绪能促进早期恢复，以增强患者战胜疾病的信心。保持乐观愉快的情绪，要避免情绪波动，情绪波动会增加交感神经兴奋，儿茶酚胺增加，会引起血压升高，冠状动脉痉挛，导致心肌缺血，诱发心绞痛或心肌梗死。通过做好健康教育工作，使患者和家属对冠心病有所认识，在防治该病时给予积极的配合。

（2）膳食指导。

1）食物多样、谷类为主　多选用复合碳水化合物，多吃粗粮，粗细搭配，少食单糖、蔗糖和甜食。限制含单糖、双糖高的食品，如甜点心、各种糖果、巧克力、蜂蜜等。

2）多吃蔬菜、水果　每日摄入400～500g新鲜蔬菜、水果有助于降低冠心病、高血压、脑卒中的危险。绿叶蔬菜、水果、豆类等食品含有丰富的B族维生素。钾的主要来源是新鲜蔬菜、水果，故冠心病病人应多吃新鲜蔬菜、水果，以提高膳食中钾及维生素的摄入量。膳食中钾的摄入量应与钠相等，即钠/钾比例为1∶1。

3）常吃奶类、豆类及其制品　冠心病人要常吃奶类，但以脱脂奶为宜。大豆蛋白含有丰富的异黄酮、精氨酸等，增加大豆制品摄入量可对血脂产生有利的影响，具有降低血清胆固醇和抗动脉粥样硬化的作用。每天摄入25g以上大豆蛋白可降低心血管疾病的危险性。

4）适量瘦肉，少吃肥肉、荤油和煎炸食品　控制膳食中总脂肪含量及饱和脂肪酸的比例，摄入充足的单不饱和脂肪酸。饱和脂肪酸少于总能量10%。少用氢化油脂以减少反式脂肪酸摄入量，反式脂肪酸少于总能量的1%。膳食中总脂肪的摄入量一般不超过总能量的30%。每周食用1～2次鱼和贝类食品。烹调菜肴时，应尽量不用猪油、黄油等含有饱和脂肪酸的动物油，最好用花生油、豆油、菜籽油等含有不饱和脂肪酸的植物油。应尽量减少肥肉、动物内脏及蛋类的摄入,可适当吃一些瘦肉、鸡肉,少用煎炸食品。

5)保持能量摄入与消耗的平衡 控制总能量,增加运动,防治超重和肥胖。吃清淡少盐的饮食,盐的摄入量每天以不超过4g为宜。限制饮酒,虽然研究证明少量饮酒(每日摄入酒精20～30g,或白酒不超过50g),尤其是葡萄酒对冠心病有保护作用,但不提倡将饮酒作为冠心病的预防措施。

(3)运动指导:适度合理、循序渐进地运动,可以增进身心健康,提高心肌和运动肌肉的效率,减少心肌耗氧量,促进冠状动脉侧支循环形成,护理人员应根据病情不同进行个体化指导,不强求一致,运动量以不引起心脏不适或气短为指标。如果运动后较休息时脉搏大于20次/分,运动应减量,如果脉搏增加不大,运动量可适当增加。

(4)生活起居要有规律。

1)合理安排工作和生活,避免过度劳累和情绪激动,注意劳逸结合,保证充分睡眠。

2)一定要戒烟限酒。吸烟可能诱发冠状动脉痉挛、血小板聚集,降低冠状动脉及侧支循环的储备能力,这些可使冠状动脉病变加重,易诱发再梗死。

3)要避免晚餐后滴水不沾,人熟睡后体内水分会丢失,血液中水分会减少,血液浓缩会引起黏稠度增加,容易形成血栓。

4)醒后起床时要慢起。右侧卧,两膝之间放个枕头,适当垫高下肢,与心脏保持水平位,手臂不要放在心脏位置,枕头不过高都对心血管疾病病人有益;早上起床后,不要急于起床,可适当活动一下四肢,再起床,避免体位改变对血压的影响。

5)不要急忙走路、赶公共汽车、急上楼梯、顶风骑车、搬重物等,因这些动作易使心率加快、血压增高,导致心肌缺氧而发生心绞痛。

(5)用药指导:冠心病患者除特殊治疗外,均需药物治疗,正确服用药物是有效治疗的重要保证。向患者介绍常用药物的主要作用、服用方式及可能出现的不良反应,如服用抗凝药物要定期复查出凝血时间并观察皮肤黏膜有无出血点,有无呕血黑便等。常备急救药物,放到随手能拿到的地方,如硝酸甘油、速效救心丸等。坚持药物治疗,定期复查。

3.冠心病的三级预防 就是预防或延缓冠心病慢性合并症的发生和发展,抢救严重并发症。冠心病患者如果不注意保健和做好三级预防,很容易并发心肌梗死和心力衰竭而危及生命。

因此,早期诊断、及时治疗和按时服药常可预防冠心病并发症的发生,使病人能长期过上接近正常人的生活。

第三节 血脂异常健康管理

血脂是血浆中的胆固醇(TC)、甘油三酯(TG)和类脂,如磷脂等的总称。血脂异常是指TC、TG、低密度脂蛋白胆固醇(LDL-C)增高,高密度脂蛋白胆固醇(HDLC)降低。血脂异常在发病早期可能没有不舒服的症状。多数患者在发生了冠心病、脑中风后才发现血脂异常,可表现为头晕、头痛、胸闷、心痛、乏力等。

一、血脂异常的危险因素

1. 人口学因素　研究认为血脂异常是一种由遗传和环境危险因素共同作用的结果。胆固醇水平常随年龄而上升，但年龄>70岁后不再上升甚或有所下降。中青年期女性低于男性，女性绝经后TC水平较同年龄男性高。家族中有早发血脂异常或冠心病患者。
2. 饮食习惯　长期高胆固醇、高饱和脂肪酸摄入可造成血脂升高。
3. 体力活动或体育锻炼过少。
4. 超重或肥胖。
5. 吸烟、过量饮酒。
6. 精神长期处于紧张状态。

二、高脂血症的危害

大量的流行病学调查结果表明，血脂异常是高血压、脑卒中、动脉粥样硬化和冠心病等多种慢性病的重要危险因素。高血脂是导致动脉粥样硬化的重要因素，过多的脂肪沉积于动脉内膜，形成粥样斑块，使管腔缩小，造成供血部位缺血性损害，最终发生各器官功能障碍：

1. 冠心病（包括心绞痛、心肌梗死、心律失常、心脏骤停等）。
2. 缺血性脑卒中（偏瘫、失语、意识障碍、吞咽困难甚至生命危险）。
3. 肾性高血压、肾衰竭。
4. 眼底血管病变、视力下降、失明等。

三、血脂异常健康管理的目标

1. 减少饱和脂肪酸和胆固醇的摄入。
2. 增加能够降低LDL-C食物的摄入（如植物甾醇、可溶性纤维）。
3. 降低体重5%~10%，最好达到BMI<24。
4. 增加有规律的体力活动。
5. 如有其他慢病危险因素要进行干预，使其得到一定的改善。
6. 维持血脂在适宜的水平。

四、血脂异常健康管理的内容

1. 平衡膳食、合理营养指导　高脂血症与饮食的关系最为密切，控制饮食对高脂血症的防治是十分重要的。

（1）减少饱和脂肪酸和胆固醇的摄入对降低LDL-C作用最直接，效果最明显，也最容易做到。饮食应限制动物油脂、动物脑髓内脏、蛋黄、黄油等；烹调不用动物油；

（2）选用富含能够降LDL-C膳食成分的食物（如富含植物甾醇、可溶性纤维）。不吃甜食和零食，多吃蔬菜、水果和豆类食品。以大米为主食的饮食习惯，三餐中至少一餐改为面食，每天要吃50~100g粗粮。

（3）宜低盐饮食，食油宜用豆油、花生油、菜油、麻油、玉米胚芽油，适量选用橄榄油或核桃油等。

（4）饥饱适度，每餐进食量以下一餐就餐前半小时有饥饿感为度，不宜采用饥饿疗法，过度的饥饿反而使体内脂肪加速分解，使血液中脂肪酸增加。

（5）吃有降脂作用的食物。

1）大豆：大豆及其制品中含有丰富的不饱和脂肪酸、维生素E和卵磷脂，三者均可降低血中的胆固醇。

2）黄瓜：黄瓜中含有的丙醇二酸，可抑制糖类物质转化为脂肪，尤其适用于心血管病患者。

3）大蒜：新鲜的大蒜或大蒜提取物可降低胆固醇。大蒜的降脂效能与大蒜内所含的物质——蒜素有关，它具有抗菌、抗肿瘤特性，能预防动脉粥样硬化，降低血糖和血脂等。

4）洋葱：其降血脂效能与其所含的烯丙基二硫化物及少量含硫氨基酸有关，这些物质属于配糖体，除降血脂外还可预防动脉粥样硬化，是防止心血管疾病的理想食物。

5）蘑菇：含有一种嘌呤衍生物，有降血脂作用。

6）牛奶：含有羟基甲基戊二酸，能抑制人体内胆固醇合成酶的活性，从而抑制胆固醇的合成，降低血中胆固醇的含量。

7）茶叶：有降低胆固醇的效果。

8）生姜：生姜内含有一种类似水杨酸的有机化合物，该物质的稀溶液的稀释剂和防凝剂对降血脂、降血压、防止血栓形成有一定作用。

9）香菇、黑木耳：能降低血清胆固醇、甘油三酯及低密度脂蛋白水平，经常食用可使身体内高密度脂蛋白增加。

2. 运动指导　应用减轻体重干预和增加体力活动的措施可以加强降低LDL-C效果，还可以获得降低LDL-C之外进一步降低缺血性心血管病危险的效益。因此，适量运动和控制体重是预防血脂过高的重要措施之一。指导服务对象坚持适量运动并进行运动情况监测。

3. 戒烟限酒　指导服务对象积极开展戒烟限酒，以便进一步控制患者的心血管病综合危险因素。

4. 心理干预　在进行健康管理时，应了解管理对象的心理状况，并进行相应的心理辅导。健康管理师应采取各种措施，帮助患者预防和缓解精神压力以及纠正和治疗病态心理，必要时建议患者寻求专业心理辅导或治疗。

5. 提倡适量饮茶　茶叶中含有的儿茶碱有增强血管柔韧性、弹性和渗透性的作用，可预防血管硬化。茶叶中的茶碱和咖啡因能兴奋神经，促进血液循环，减轻疲劳和具有利尿作用。适量饮茶能消除油腻饮食而减肥。但过多喝浓茶，会刺激心脏，使心搏加快，对身体有害。

五、血脂异常健康管理的流程

1. 健康管理的前3个月优先考虑降低LDL-C。因此，在首诊时健康管理师应通过询问和检查了解健康管理对象在以下几方面是否存在问题：①是否进食过多的升高LDL-C的食物；②是否肥胖；③是否缺少体力活动；④如肥胖或缺少体力活动，是否有代谢综合征。

为了解和评价摄入升高 LDL-C 食物的状况，推荐使用高脂血症患者膳食评价表。该表虽然不能取代营养师所作的系统性膳食评价，但可以帮助健康管理师发现管理对象所进能升高 LDL-C 的食物，以便有效指导下一步的干预。

2. 首诊发现血脂异常时，应立即开始必要的健康管理。主要是减少摄入饱和脂肪和胆固醇，也鼓励开始轻、中度的体力活动。

3. 在管理进行约 6~8 周后，应监测血脂水平，如果已达标或有明显改善，应继续进行管理。否则，可通过如下手段来强化降脂。首先，进一步强化膳食干预。其次，选用能降低 LDL-C 的植物甾醇，也可以通过选择食物来增加膳食纤维的摄入。含膳食纤维高的食物主要包括：全谷类食物、水果、蔬菜、各种豆类。

4. 再进行管理约 6~8 周后，应再次监测患者的血脂水平，如已达标，继续保持强化管理。如血脂继续向目标方向改善，仍应继续管理，不应启动药物治疗。如检测结果表明不可能仅靠管理达标，应考虑加用药物治疗。

5. 经过上述两个管理过程后，如果管理对象有代谢综合征，应开始针对代谢综合征的健康管理。代谢综合征健康管理主要是减肥和增加体力活动。在达到满意疗效后，定期监测管理对象的依从性。

6. 在健康管理的第 1 年，4~6 个月大约监测 1 次，以后 6~12 个月随诊 1 次。对于加用药物的患者，更应经常随访。

健康管理师对于启动和维持血脂管理均起着至关重要的作用。健康管理师的知识、态度和说服技巧决定了干预能否成功。应向管理对象说明健康管理的多重效益，并强调说明即使使用药物仍需要必要的健康生活方式干预。

第五章 耳鼻喉头颈外科疾病

第一节 鼻外伤

一、鼻骨骨折

鼻骨位于中线两侧，突出于面部中央，易遭受外伤发生鼻骨骨折。鼻骨由于上部窄厚，下部宽薄，下方为鼻中隔和鼻腔，支撑薄弱，因而鼻骨骨折多累及鼻骨下部，并向下方塌陷。由于左右鼻骨在中线融合紧密，骨折时多同时受累。鼻骨骨折多单独发生，亦可是颌面骨折的一部分。

儿童鼻骨骨折由于其外鼻或鼻骨细小，且常伴有血肿淤斑和肿胀，诊断较成人困难。由于儿童鼻骨支架大部由软骨构成，仅部分骨化，外伤多造成不完全骨折或青枝骨折，可不伴有移位。X线检查易误诊。

（一）病因

鼻骨骨折是人体中最为常见的骨折，导致骨折发生的常见原因有鼻部遭受拳击、运动外伤，个人意外撞击和道路交通事故等。

（二）临床表现

1. 症状　依损伤程度和部位，可出现相应症状，局部疼痛。鼻腔黏膜撕裂可出现鼻出血，该症状最为常见。鼻中隔撕裂或脱位可出现鼻中隔血肿。皮下出血可发生淤斑或血肿。鼻梁歪斜、鼻背塌陷、畸形。鼻中隔明显偏曲、移位血肿形成，可造成一侧或双侧鼻塞。擤鼻时气体经撕裂的鼻腔黏膜进入眼及颊部皮下组织，可出现皮下气肿等。

2. 体征　鼻局部触痛，触之可感鼻骨塌陷和骨擦音，皮下气肿可触之有捻发音。鼻畸形常被肿胀所掩盖。可嘱患者1周后复诊，待肿胀消退后观察鼻背变形情况。若有中隔血肿，中隔黏膜向一侧或两侧膨隆。

3. 辅助检查

（1）X线：鼻骨侧位片可显示鼻骨横行骨折线，上下有无移位，鼻颏位显示鼻背有无塌陷。

（2）CT：可明确显示骨折部位，三维重建CT可显示鼻骨骨折移位，疑合并眶、筛窦骨折者亦可行CT检查，以明确骨折程度和范围、有无颅底骨折等。

（三）诊断

依据外伤史、鼻部畸形、鼻腔通气度和鼻中隔的检查、鼻骨侧位X线片和触诊等可明确诊断，交通事故等高速撞击所致鼻骨骨折，应除外合并的其他颌面或颅底骨折。

（四）治疗

治疗原则为矫正鼻部畸形和恢复鼻腔通气功能。

1. 鼻骨骨折复位术　刚发生的闭合性鼻骨骨折，伴有明显鼻畸形，在充分检查和评估后，即刻行鼻骨复位术。若伤后就诊时鼻部已明显肿胀，为不影响复位效果，可嘱患者于外伤后1周左右，肿胀消退后复诊手术，不宜大于2周，大于2周由于骨痂的形成，增加了整复难度。

复位方法：小儿全麻、成人局部麻醉或全麻下手术。单侧鼻骨骨折伴塌陷时，先在鼻外沿鼻侧用鼻骨整复钳或骨剥离子量出鼻翼至双内眦连线的长度，并以拇指标示。然后将剥离子伸入塌陷的鼻骨下方，将其抬起复位，对侧拇指仔细向对侧上抬的鼻骨施加向下的压力，鼻骨复位时常能感到或听到骨擦音。双侧骨折时，用鼻骨复位钳伸入两侧鼻腔至骨折部位的下后方，向前上轻轻用力抬起鼻骨，用另一只手在鼻外协助复位。复位后仔细观察和触摸，确保鼻骨完全复位。

2. 鼻中隔血肿和脓肿手术　鼻中隔血肿宜尽早手术清除，以避免发生软骨坏死和继发感染。血肿切开可放置负压引流、脓肿切开引流后无需填塞，应用足量敏感抗生素控制感染，避免发生软骨坏死、鞍鼻畸形等并发症。

3. 开放鼻骨复位术和鼻中隔手术　外伤后数周或更长，鼻骨骨折端骨痂形成，鼻内复位困难，此时施行开放鼻骨复位及整形术。对于伴有明显鼻中隔偏曲，影响鼻腔通气者，可施行鼻中隔成形术或鼻中隔黏膜下部分切除术。

二、鼻窦外伤

额窦骨折多为直接暴力所致，根据其骨折部位可分为额窦前壁骨折、后壁骨折和底部骨折（鼻额管骨折），前壁骨折较为多见。根据骨折类型可分为线型骨折、凹陷型骨折和粉碎性骨折。而根据皮肤有无裂开，可分为单纯性骨折（无裂开）和复杂性骨折。额窦骨折常与眶、筛、鼻骨骨折同时发生。后壁骨折常伴有脑膜撕裂，可发生脑脊液鼻漏或颅内血肿。

（一）临床表现

前壁线型骨折，症状较轻，可仅表现为鼻出血、软组织肿胀和压痛。凹陷型骨折急性期额部肿胀，肿胀消退后则显现前额凹陷。粉碎性骨折可有眶上区肿胀、皮下积气、眶上缘后移、眼球向下移位。后壁骨折伴脑膜撕裂可出现脑脊液鼻漏、颅内出血，颅前窝气肿可继发严重颅内感染。

（二）诊断

根据颅面部外伤史和临床表现，辅以鼻额位和侧位X线片，可显示骨折部位。前壁的凹陷型骨折有时显示不明显，易忽略。CT扫描可明确骨折部位和范围，亦可显示前颅底或眶内积气、眶内血肿等。

（三）治疗

额窦骨折的治疗原则为整复骨折、恢复外形和功能，避免并发症。

（1）前壁线型骨折由于皮肤无裂开，无变形，一般无需特殊处理，以预防感染，应用鼻减充血剂，收缩鼻腔黏膜，保持鼻腔、鼻窦引流通畅，可自愈。

（2）前壁凹陷型或粉碎性骨折一经确诊，应及时手术。局部软组织有开放性伤口，应常规清创处理，清除异物和碎骨片、血块，充分止血。无开放性伤口者，自眉弓切口，直达骨壁，用剥离子或弯止血钳伸入额窦，挑起凹陷的骨折片使其复位。此方法适用于整块骨折片的复位。若复位困难，可自额窦底部钻孔或凿开，伸入器械进行复位。

（3）后壁骨折应明确有无脑膜撕裂、脑脊液鼻漏、颅内血肿或脑组织挫伤。密切观察病情变化，若出现颅内并发症，及时请神经外科协助处理。脑脊液鼻漏可经额前壁用筋膜或肌肉修复，合并颅内并发症，可经额开颅修复，同时处理颅内病变。

（4）额窦、额隐窝、鼻额管的处理：额窦黏膜大部分完好，鼻额管引流通畅，额窦可不予处理。轻度鼻额管狭窄，可放置T形扩张管，若额窦底部骨折、额隐窝、鼻额管严重受损，则需刮除额窦全部黏膜，常用自体脂肪行额窦填塞术。

三、筛窦骨折

筛窦位于筛骨内，上方的筛板和筛顶构成颅前窝的底，筛骨隔板菲薄，有若干细孔，其内有嗅神经和血管穿过，结构脆弱易骨折。筛窦外侧以纸样板为界，与眼眶毗邻。筛窦骨折可累及前颅底，出现脑脊液鼻漏，或累及紧贴筛顶行走的筛前动脉，可出现难以控制的鼻出血和眶内血肿。累及眼眶和眶尖，可出现眼球移位、视力障碍等。单纯筛窦骨折少见，多同时伴有鼻骨和眼眶损伤，即鼻眶筛骨折。

（一）临床表现

单纯筛骨骨折可仅表现为鼻出血，合并有眶、鼻骨、额窦骨折出现相应的症状，如鼻根部塌陷、内眦增宽、视力下降或失明、患侧瞳孔散大、直接对光反射消失，但间接对光反射存在（Marcus-Gunn瞳孔）。

（二）诊断

常规鼻额部X线摄片，对出现视力障碍者行视神经管位摄片，可显示筛窦气房模糊，筛窦骨折和视神经管骨折，鼻窦CT可明确诊断。

（三）治疗

单纯筛窦骨折一般无需处理。严重鼻出血，填塞法无效，可行鼻外筛前动脉结扎术。合并有其他部位的骨折，进行相应治疗。对于伤后迅速出现的视力严重减退，应尽早施行视神经管减压术，以提高视力恢复几率。迟发或进行性视力减退，也是手术适应证。此手术可经鼻腔在鼻内镜下完成，或行鼻外筛窦切除术进路手术。

第二节 酒渣鼻

酒渣鼻为中老年人外鼻常见的慢性皮肤损害，以鼻尖及鼻翼处皮肤红斑和毛细血管扩张为表现，并有丘疹、脓疱。女性居多。

一、病因

发病原因不明，可能由于一些因素致面部血管运动神经失调，血管长期扩张所致。其诱因有嗜酒、浓茶及喜食辛辣刺激性食物；胃肠功能紊乱、便秘；内分泌紊乱，月经不调；精神紧张，情绪不稳定；毛囊蠕形螨寄生；鼻腔疾病等。

二、临床表现

好发于中老年，病情重者多为男性，病变以鼻尖及鼻翼为主，亦侵及面颊部，对称分布，常合并脂溢性皮炎。病程缓慢，无自觉症状，按病程进展可分为3期，各期间无明显界限。

（1）第1期（红斑期）：鼻及面颊部皮肤潮红，有红色斑片，因饮酒、吃刺激性食物、温度刺激或情绪波动而加重，时轻时重，反复发作，日久皮脂腺开口扩大，分泌物增加，红斑加深持久不退。

（2）第2期（丘疹脓疱期）：皮肤潮红持久不退，在红斑的基础上，出现成批、大小不等的红色丘疹，部分形成脓疱。皮肤毛细血管逐渐扩张，呈细丝状或树枝状，反复出现。

（3）第3期（鼻赘期）：病变加重，毛细血管扩张显著，皮肤粗糙、增厚，毛囊及皮脂腺增大，结缔组织增生，使外鼻皮肤形成大小不等的结节或瘤样隆起，部分呈分叶状肿大，外观类似肿瘤，称鼻赘。

三、诊断与鉴别诊断

根据3期的典型临床表现，诊断并不难。应与痤疮相鉴别，痤疮一般发生于青春期，病变多在面部的外侧，挤压有皮脂溢出，无弥漫性充血及毛细血管扩张，青春期后多能自愈。

四、治疗

（1）去除病因：积极寻找及去除可能的致病诱因及病因，避免易使面部血管扩张的因素，如热水浴、长时间受冷或日晒等；调理胃肠功能，禁酒及刺激性食物，调整内分泌功能；避免各种含碘的药物与食物。

（2）局部治疗：主要是控制充血、消炎、去脂、杀灭螨虫。查出有毛囊蠕形螨虫者，可服用甲硝唑0.2g，每日3次，2周后改为每日2次，共4周。病变初期可用白色洗剂（升华硫磺10g，硫酸锌4g，硫酸钾10g，玫瑰水加到100ml）或酒渣鼻洗剂（氧化锌15g，硫酸锌4g，甘油2g，3%醋酸铝液15ml，樟脑水加到120ml）。

丘疹、脓疱可用酒渣鼻软膏（雷锁辛5g，樟脑5g，鱼石脂5g，升华硫磺10g，软皂20g，氧化锌软膏加到100g），亦可用5%硫黄洗剂。每次用药前先用温水洗净患处，涂药后用手按摩，使其渗入皮肤，早晚各1次。

（3）全身治疗：丘疹、脓疱、结节及红斑性病变可口服四环素，每日0.5~1.0g，分次口服。1个月后，减至每日0.25~0.5g，疗程3~6个月。其他如红霉素、土霉素、氨苄西林等也可应用。B族维生素可用于辅助治疗。

（4）丘疹毛细血管显著扩张者，可用电刀、激光或外用腐蚀剂（如三氯醋酸），切断毛细血管。如已形成皮赘，可用酒渣鼻划破手术治疗，亦可用CO_2激光行鼻赘切除术，对较大者，术后行游离皮片移植。

第三节 鼻中隔偏曲

凡鼻中隔偏离中线或呈不规则的偏曲，并引起鼻功能障碍，如鼻塞、鼻出血、头痛等，称为鼻中隔偏曲。如无鼻功能障碍的鼻中隔偏曲称为"生理性鼻中隔偏曲"。按鼻中隔偏曲的形态分类有"C"形或"S"形；局部呈尖锥样突起者称骨棘（矩状突）；由前向后呈条状山嵴样突起者称嵴。按鼻中隔偏曲方向有纵偏和横偏。按偏曲部位：则有高位、低位、前段、后段之别。一般前段偏曲、高位偏曲引起鼻功能障碍较显著。

一、病因

（1）鼻外伤：多发生在儿童期，外伤史多遗忘，因组成鼻中隔的各个部分尚在发育阶段，故儿童期鼻部症状多不明显。随着年龄增长，鼻中隔各部分的增长和骨化而出现鼻中隔偏曲。成人鼻外伤也可发生鼻中隔偏曲或鼻中隔软骨脱位。如鼻中隔软骨段均发生偏斜并偏向一侧则形成歪鼻。

（2）发育异常：鼻中隔在胚胎期由几块软骨组成。在发育生长和骨化过程中，若骨与软骨发育不均衡或骨与骨之间生长不均衡，则形成畸形或偏曲；在相互接缝处形成骨棘或嵴。常见的原因有腺样体肥大导致长期张口呼吸，日久发生硬腭高拱，缩短鼻腔顶部与鼻腔底部的距离，使鼻中隔发育受限而发生鼻中隔偏曲；营养不良影响鼻中隔发育和骨化，也可发生鼻中隔偏曲。

（3）鼻腔、鼻窦肿瘤、巨大鼻息肉等也可推压，形成鼻中隔偏曲。

二、临床表现

（1）鼻塞：为鼻中隔偏曲最常见的症状，多呈持续性鼻塞。"C"形偏曲或嵴突引起同侧鼻塞。久之对侧下鼻甲代偿性肥大，也可出现双侧鼻塞。"S"形偏曲多为双侧鼻塞。鼻中隔偏曲患者如患急性鼻炎，则鼻塞更重，且不容易康复。鼻塞严重者还可出现嗅觉减退。

（2）头痛：如偏曲部位压迫下鼻甲或中鼻甲，可引起同侧反射性头痛。鼻塞重，头痛加重。鼻腔滴用血管收缩剂或应用表面麻醉剂后，则头痛减轻或消失。

（3）鼻出血：部位多见于偏曲的凸面或棘、嵴处，因该处黏膜张力较大并且菲薄，加之鼻中隔前方软组织处血供丰富（易出血区），故较容易出血。如鼻出血发生在50岁以上年龄组，血管弹性差，软骨骨性化，则难以用凡士林纱条或其他填塞物填塞治愈，多需要手术切除、矫正偏曲部位。有时鼻出血也可见于鼻中隔凹面。

（4）邻近器官受累症状：如高位鼻中隔偏曲妨碍鼻窦引流，可诱发化脓性鼻窦炎或真菌感染。如影响咽鼓管功能，则可引起耳鸣、耳闷。长期鼻塞、张口呼吸，易发生感冒和上呼吸道感染，并可在睡眠时发生严重鼾声。

（5）患常年性或季节性变应性鼻炎、血管运动性鼻炎或支气管哮喘者，如同时伴有鼻中隔偏曲，在施行鼻中隔偏曲矫正术后，上述变应性疾病可能获得满意疗效。机制尚需进一步探讨。

三、诊断

（1）软骨段偏曲，诊断较为容易。鼻中隔后段或高位偏曲易被忽略，需用1%麻黄碱收缩鼻黏膜后，方可窥见、确诊。在诊断中应注意鉴别是否为肥厚的鼻中隔黏膜用探针触之可出现明显凹陷者则为黏膜肥厚。

（2）鼻中隔偏曲的诊断较易确立，但应防止掩盖鼻腔、鼻窦、鼻咽等其他更为重要疾病的诊断。如鼻咽癌、鼻窦真菌病等也有类似鼻中隔偏曲常见的鼻塞、头痛和鼻出血等症状。故在确诊鼻中隔偏曲的同时，尤其在施行鼻中隔矫正术以前，尚应排除鼻腔、鼻窦、鼻咽等处更为严重的疾病。

四、治疗

确诊为鼻中隔偏曲并出现明显症状者，均可施行鼻中隔黏膜下切除术或鼻中隔黏膜下矫正术，后者更适用于青少年患者。鼻中隔软骨段偏曲伴有歪鼻者，可采用"转门法"术式。

（一）鼻中隔黏膜下矫正术

鼻中隔黏膜下矫正术是耳鼻咽喉科常见的手术，也是符合鼻生理功能的较为实用的手术。亦有主张在鼻内镜下实施鼻中隔矫正术者，优点为视野清晰、解剖层次分明、出血少、矫正效果好等等。

1. 适应证

（1）鼻中隔偏曲影响呼吸，鼻塞严重者。

（2）高位鼻中隔偏曲影响鼻窦引流或引起反射性头痛者。

（3）鼻中隔骨棘或骨嵴常致鼻出血者。

（4）鼻中隔呈"C"形偏曲，一侧下鼻甲代偿性肥大，影响咽鼓管功能者。

（5）鼻中隔偏向一侧，而另一侧下鼻甲有萎缩趋向者或代偿性肥大者。

（6）矫正鼻中隔偏曲，作为某些鼻腔、鼻窦手术的前置手术。如施行内镜鼻窦手术前，有时需先行鼻中隔矫正术。

（7）鼻中隔被鼻腔、鼻窦肿瘤或鼻息肉压迫而偏曲，在完成肿瘤或息肉切除后，同时亦应矫正鼻中隔。

（8）变应性鼻炎和血管运动性鼻炎伴有鼻中隔偏曲者。

2. 禁忌证

（1）有凝血机制障碍者。

（2）头静脉压和动脉压升高尚未控制者。

（3）患严重糖尿病或结核病。

（4）急性肝炎期。

（5）妇女月经期。

（6）上呼吸道急性感染期。

（7）面部或鼻前庭有炎症尚未控制者。

3. 术前准备

（1）术前1d剃须、剪鼻毛。

（2）术前0.5h肌注安定10～20mg。

（3）局麻者术前可进食。

4. 麻醉　多采用局部麻醉。

（1）鼻腔黏膜表面麻醉：用1%丁卡因加入适量的1‰肾上腺素或1%麻黄碱生理盐水纱条置入鼻腔，反复2~3次。置入鼻腔顶部麻醉筛前神经；置入中鼻甲后端麻醉蝶腭神经；置入鼻腔底部麻醉腭前、腭后神经。

（2）切口处注入1%利多卡因2~3ml（内含3滴注射用1‰肾上腺素）。

5.手术步骤

（1）患者取半卧位，常规消毒铺巾。

（2）切口：手术者左手持窥鼻器，右手握刀（选用15号专用鼻中隔小圆刀片），一般多采用左侧鼻腔径路。切口上起鼻中隔前端顶部切开黏膜及软骨膜，然后向前、向下切在鼻中隔软骨前方游离缘后方并切开鼻前庭皮肤及软骨膜；再继续稍向内下延向鼻腔底（鼻阈处），切开鼻腔底的黏膜及黏—软骨和骨膜（骨性梨状孔边缘）。在切开黏—软骨膜、皮肤—软骨膜、黏—骨膜过程中，刀刃不离开切口，不能形成不整齐的多处切缘。

（3）分离鼻中隔左侧面及鼻腔底面的黏—软骨膜及黏—骨膜：用黏膜刀或鼻中隔剥离器进行分离时应始终在黏—软骨膜和黏—骨膜下进行，剥离器应紧贴软骨面及骨面，均匀地向上、向下、向后进行。在鼻中隔面的软组织与鼻腔底面软组织交会处，于上颌骨鼻（中隔）嵴处有较坚实的纤维结缔组织，应先用黏膜刀予以离断后方可继续分离，否则容易造成黏膜损伤。最后使鼻中隔黏—软骨膜面与鼻腔底的黏骨膜面汇合成一个大的游离术腔面。在分离中如遇出血，可用纱条或凡士林纱条压迫止血或用吸引器吸引。在骨棘或骨嵴未矫正前，因张力较大，术腔较易出血。

（4）分离鼻中隔对侧黏—软骨膜及黏—骨膜。

1）在鼻中隔软骨后缘与筛骨垂直板连接处进行离断。离断后在该缝隙处放置1%丁卡因纱条（一定要记得取出）于对侧黏骨膜下，再次进行筛前神经麻醉，并完成或对侧筛骨垂直板黏骨膜的分离。

2）在鼻中隔软骨下缘与上颌骨鼻（中隔）嵴连接处，由后向前条状切除嵌在上颌骨鼻（中隔）嵴内的鼻中隔软骨，并暴露上颌骨鼻（中隔）嵴槽，用黏膜刀刮断槽内的纤维结缔组织，然后再分离鼻（中隔）嵴对侧的黏骨膜，完全暴露上颌骨鼻（中隔）嵴。并向后分离犁骨、腭骨鼻嵴及犁骨对侧面的黏—骨膜。

（5）矫正偏曲的骨性部分：先用下鼻甲剪在筛骨垂直板最高处与鼻梁平行由前向后剪断，再用鼻中隔咬骨钳分次咬除偏曲的筛骨垂直板及犁骨。最后用鱼尾凿凿去偏曲的上颌骨（鼻中隔）嵴。如遇腭大动脉分支出血，可先用纱条压迫止血，亦可继续凿除鼻（中隔）嵴，直至与鼻腔底基本平齐，再将两侧鼻中隔黏骨膜及黏软骨膜复位、贴拢，两侧鼻腔用凡士林纱条压迫止血。如遇较剧烈的腭大动脉分支出血，可在吸引器帮助下用电凝刀或射频止血。

（6）鼻中隔软骨的处理：对侧的鼻中隔软骨的黏软骨膜不予分离，软骨应尽量保留。对偏曲的软骨可做条形切除，矫正后保留的软骨呈现田字形。对构成鼻小柱的鼻中隔软骨和与筛骨垂盲板最高处连接并与鼻梁平行的鼻中隔软骨均应保留，以防术后鼻尖下塌和鼻梁中部凹陷。对高龄患者已骨化的鼻中隔软骨可以较多的切除，但高龄患者纤维软骨膜弹性甚差，常易穿破，故鼻中隔手术穿孔率颇高，尤需注意。

（7）骨嵴和骨棘的处理：因嵴和棘处黏骨膜张力较大，分离时容易造成黏膜穿破，故应小心谨慎。在未完全分离起附在棘或嵴最尖锐处的黏骨膜时，可先分离对侧的黏骨膜。使棘或嵴大部分暴露后先用小凿轻轻凿断其基底部，在棘、嵴已松解的情况下，再分离最尖锐、最薄处的黏骨膜，可防黏骨膜损伤。只要完整保留一侧的黏骨膜，术后就不会遗留穿孔。

（8）术中两侧相对应的黏膜穿破的处理（一侧黏膜穿破可不予处理，不在同一部位、同一高度错位的黏膜穿破亦可不予处理）。

1）术侧黏膜错位法：沿切口向上、向后剪开鼻中隔软组织，使术侧鼻中隔黏膜瓣向下、向前或向后移位，使移位的黏膜瓣能完全遮盖对侧穿孔的全部边缘，再在切口处错位缝合并固定。

2）取大片颞肌筋膜（＞穿孔2倍），待置干后涂上生物胶，放入术腔，遮盖穿孔部位，并予以固定。

3）用取下之大片鼻中隔软骨放入鼻中隔术腔遮盖穿孔部位。

（9）切口缝合：在完成鼻中隔矫正术后，观察鼻中隔是否处在正中位，然后进行术腔清理，无明显出血及遗留纱条、碎骨的情况下，缝合切口。一般选用三角针，用0号丝线缝合鼻前庭皮肤切口2～3针。鼻腔底切口一般不予缝合，但遇唇裂修补术后患者行鼻中隔矫正术时，鼻腔底切口则应予以缝合。因该处有上唇动脉分支，唇裂术后该处常有瘢痕组织，不易收缩，易引起出血。

（10）鼻中隔矫正后，若还存在有下鼻甲肥大或中鼻甲肥大，应同时处理。对一侧代偿性肥大的下鼻甲应行部分切除或下鼻甲黏骨膜下切除术，否则术后下鼻甲肥大侧鼻塞更为严重。

（11）两侧鼻腔以凡士林纱条匀称填塞，或用膨胀材料对称填塞，手术完毕。

6. 术后处理

（1）术后患者采取半卧位，鼓励进软质饮食。

（2）24～48h分次抽除鼻腔凡士林纱条。

（3）术后一般应用抗生素5～7d。

（4）5d左右拆除鼻中隔切口缝线。

（5）疼痛较剧者，可用止痛剂和镇静剂，常用双氯酚酸钠塞肛，效果较好。

（6）术腔干燥结痂者，滴用复方薄荷滴鼻剂和1%～3%链霉素溶液；术腔反应以纤维蛋白膜为主者可用超声雾化吸入，适量服用地塞米松及抗组胺药。

（7）对有出血倾向者，应使用止血药。

7. 并发症

（1）鼻中隔血肿：发生原因有①鼻中隔矫正不彻底，仍有偏曲的骨或软骨存在，鼻中隔两侧的黏软骨膜或黏骨膜不能紧密贴合；②两侧鼻腔凡士林纱条填塞不均匀；③术前鼻腔急性炎症未控制；④术后用力擤鼻或打喷嚏；⑤凝血机制障碍。

处理方法：①重新打开切口，分离暴露鼻中隔术腔，用吸引器或刮匙清理术腔内陈旧性凝血块，矫正未完全矫正的骨或软骨；②充分止血后，在鼻中隔术腔内部放置一橡片引流条，外端露出鼻底，便于抽取，切口不予缝合或仅缝合切口上方；③双侧鼻腔以凡士林纱条加压均匀填塞；④术后加用止血药及足量抗生素；⑤防止擤鼻涕、打喷嚏或咳嗽。

（2）鼻中隔脓肿：多继发于鼻中隔血肿感染，较为少见。处理基本同鼻中隔血肿。但应彻底清除已坏死的鼻中隔软骨和切除可疑坏死的软骨，并用注射用水或抗生素溶液反复冲洗术腔，在冲洗前应取材将脓液送细菌培养＋药物敏感试验。术后用足量广谱抗生素或根据细菌药物敏感试验结果用药。

防治方法：及时处理鼻中隔血肿；在鼻中隔矫正术中，严格注意无菌操作；严禁在手术过程中将鼻腔填塞过的纱条用于鼻中隔术腔。

（3）鼻中隔穿孔：术后小穿孔半月内及时处理效果较好。

方法：按原切13进行分离，暴露鼻中隔术腔，取＞穿孔2～3倍的颞肌筋膜，待干燥后涂上生物胶，置于穿孔处，并使之固定。术后应用抗生素及微血管扩管药，并严密观察、防止感染。陈旧性鼻中隔大穿孔，修补的成功率较低。

（二）鼻中隔黏膜下切除术

鼻中隔黏膜下切除术的手术适应证、禁忌证、术前准备、麻醉方法、体位等均与鼻中隔黏膜下矫正术相同。

（1）切口：通常在鼻中隔左侧面，鼻阈处，即鼻前庭皮肤与黏膜交界处，做一略呈弧形的切口，上起自鼻中隔前端顶部，下至鼻中隔底部，并适当向鼻腔底延长，切开同侧黏软骨膜及黏骨膜和鼻腔底部的黏膜及黏骨膜。

（2）分离同侧黏骨膜及黏软骨膜：包括鼻中隔面及鼻腔底面。分离中注意事项同鼻中隔黏膜下矫正术。

（3）分离对侧黏骨膜及黏软骨膜：在切口后软骨上2mm处自上而下切开鼻中隔软骨，并将鼻中隔剥离器经软骨切口伸向对侧黏软骨膜下进行分离，分离范围与对侧一致，在做软骨切口时，必须防止将对侧的软骨膜切破。

（4）切除鼻中隔软骨：鼻中隔两侧黏软骨膜及黏骨膜分离后，将鼻中隔镜（鼻中隔黏膜撑开器）从软骨切口处放入并撑开两侧软组织，使鼻中隔软骨和骨部位于鼻中隔镜的两叶之间，用鼻中隔旋转刀沿软骨切口上端与鼻梁平行，由前向后推向后达筛骨垂直板前缘并向后下达犁骨，再向前沿犁骨前上缘及上颌骨鼻嵴上缘拉回。将鼻中隔软骨大部分切除。切除的软骨暂时保留，以备两侧软组织破损时将此软骨片削平后夹于其间，以防鼻中隔穿孔。

（5）切除鼻中隔骨部偏曲部分同鼻中隔黏膜下矫正术。

（6）其余步骤及术后处理均同鼻中隔黏膜下矫正术。

（三）再次鼻中隔矫正术

1. 导致鼻中隔未能矫正的原因　鼻中隔黏膜下矫正术后或鼻中隔黏膜下切除术后，鼻塞、鼻出血或头痛等症状仍未改善。检查发现仍有鼻中隔偏曲或骨棘（矩状突）、骨嵴存在，有的已有鼻中隔穿孔。在排除了鼻腔、鼻窦的其他疾患后，仍需施行再次鼻中隔矫正术。导致鼻中隔未能矫正的可能原因有以下几种。

（1）首次手术者为初学者或经验不足。

（2）术前鼻中隔手术器械准备不足或不完备。

（3）鼻中隔手术过程中已发现鼻中隔黏膜穿破，唯恐继续手术会使穿孔更大．因而终止手术。或手术中出血不止,无法继续实施手术。

（4）术中患者配合欠佳,或血压突然升高、或发生一过性晕厥等原因而终止手术。

（5）鼻中隔术后并发鼻外伤再次引起鼻中隔偏曲。

2.手术步骤　同鼻中隔黏膜下矫正术。但要求术者具有较丰富的临床实践经验和熟练的手术技巧。手术中应注意以下几点。

（1）用鼻中隔剥离器在表面麻醉后仔细探试偏曲部位的软骨和骨保留情况,并了解有无穿孔。

（2）无正规的切口径路,只需在有软骨或骨的前方切开均可,切口的长短依软骨和骨存在大小、方位而定。

（3）分离：一定要在软骨膜下或骨膜下剥离,剥离的难度依前一次手术软骨膜和骨膜的完整与否而定。再次鼻中隔矫正分离时极易出血（少量）,一定要在小吸头吸引器的帮助下,不断地吸引,在视野清晰下,在可见软骨和骨面的情况下进行分离。在极困难时不易分离的可予以搁置。在一侧软骨和骨膜分开后即可在其前方切开软骨和骨进入对侧软骨膜和骨膜下。尽量彻底分离对侧黏软骨膜和黏骨膜,原则上尽量多地切除偏曲的软骨和骨质。有时软骨膜和骨膜不易用剥离器分离。而需用15号小圆刀片仔细地切开,或用眼科小组织剪剪开。有穿孔处的软组织不能分离时应予以搁置。保证穿孔不再扩大。保证一侧黏膜的完整性,这是极其重要的。鼻中隔中央穿孔和后方穿孔多无功能障碍。

（4）其余步骤同鼻中隔黏膜下矫正术。

第四节　鼻中隔血肿与脓肿

一、鼻中隔血肿

鼻中隔血肿为鼻中隔一侧或两侧软骨膜下或骨膜下积血。由于鼻中隔软骨膜和骨膜为一坚韧致密的结缔组织,外伤或手术损伤血管引起其下出血时。不易被穿破,血液淤积形成血肿,而黏膜与骨膜结合较紧,且质脆易破,故甚少形成黏骨膜下血肿。

（一）病因

1.鼻部外伤　如头面部打击伤,或跌倒时鼻部触地,发生鼻骨、犁骨、筛骨骨折或鼻中隔软骨脱位的患者,常伴有鼻中隔血肿。一般以青少年为多见。

2.鼻中隔手术后　术中止血不彻底,或术后因打喷嚏、擤鼻等活动,可以引起鼻中隔术腔出血。

3.各种出血性疾病　如血液病、血友病、紫癜病等。有时可发生鼻中隔血肿,临床上较少见。

（二）临床表现

一侧黏骨膜下血肿,呈单侧鼻塞。鼻骨或鼻中隔骨折、脱位或鼻中隔手术后的血肿,常为双侧性鼻塞。积血压迫神经末梢,引起反射性额部疼痛及鼻梁部压迫感。如鼻黏膜有损伤时，则可发生鼻出血。鼻腔检查，可见鼻中隔一侧或两侧呈半圆形隆起，表面光滑，黏膜颜色如常，或稍呈红色，触之柔软有弹性，大多位于软骨部。用鼻黏膜收敛剂时，可见其膨隆处的黏膜多无明显变化。穿刺时多可抽出血液。因筛前神经外支受压，可以出现鼻尖部皮肤感觉迟钝。

（三）诊断与鉴别诊断

根据手术或外伤等病史、典型症状和体征，一般不难做出诊断。局部穿刺抽吸有血时，则更可确诊。对小儿鼻部外伤，必须详细检查，以免漏诊。

1. 鼻中隔偏曲　凸面隆起，可形似血肿，但其对侧凹陷，触诊坚硬，易于鉴别。

2. 鼻中隔脓肿　因炎症反应，鼻中隔隆起处黏膜呈暗红色，常有发热等全身症状。做穿刺抽吸检查，可以确诊。

3. 鼻中隔黏膜部分肥厚　黏膜呈灰白色，常位于鼻中隔后上部近中鼻甲处，触之柔软。无手术及外伤史。穿刺抽吸阴性。

（四）治疗

首先应清除淤血，对新近发生且较小的血肿，用粗针穿刺吸出。两侧鼻腔凡士林纱条填塞斥迫。如果血肿较大或已凝成血块，则须在局部麻醉下于血肿下部平行于鼻底部切开黏骨膜，或者在血肿的最低处做一"L"形的切口，以吸引管吸出血液或凝血块。鼻中隔黏骨膜下切除术后并发血肿者，可以从原切口分开黏骨膜，或者在原切口的后上1cm处做一新切口，清除术腔内积血及血块，并检查有无残留碎骨片并予取出，再用凡士林纱条填塞两侧鼻腔，24h后取出，同时适当应用止血药物，并全身应用抗生素预防感染。

（五）预后

小血肿可被吸收消失，或血肿纤维化使鼻中隔增厚。血肿初期，软骨尚可依赖血肿的血清维持营养。但为时过长，软骨可以因供血不足发生无菌性坏死，致成塌鼻畸形。如果血肿感染，可转变为脓肿，其后果将更为严重。

二、鼻中隔脓肿

鼻中隔脓肿为鼻中隔软骨膜或骨膜下积脓，多发生于鼻中隔软骨部。单侧者少见。

（一）病因

（1）大多由鼻中隔血肿而来，故多见于外伤或鼻中隔手术后。鼻中隔的血液供应来自筛前动脉、筛后动脉、腭大动脉和鼻腭动脉，其中鼻腭动脉由蝶腭动脉分出，经犁骨的动脉沟直达犁骨尖端，并与穿过切牙孔的腭大动脉分支相吻合。由于鼻中隔软骨膜或骨膜为一较为坚韧的结缔组织，其下方的出血不易穿破，血液淤积其下方而形成血肿。鼻外伤多见于儿童，因跌伤、击伤引起鼻中隔血肿，未及时引流，继而感染而成脓肿；鼻中隔手术形成血肿，继发感染而成脓肿。另外也有报道内镜术后并发鼻中隔脓肿，考虑可能原因有：手术对鼻黏膜的损伤，尤其是鼻中隔李特尔区及下鼻甲前端；术前准备不足，未行抗感染治疗；手术器械的污染；术后鼻腔清理不及时等。

（2）鼻中隔黏膜损伤，化脓菌侵入黏骨膜下发炎化脓。曾有因鼻腔插十二指肠引流管受伤后，引起鼻中隔脓肿的病例报道。

(3)邻近组织的炎症如鼻、唇、鼻中隔小柱及上切牙根感染,炎症蔓延至鼻中隔形成脓肿。

(4)急性传染病,如麻疹、伤寒、流行性感冒、猩红热、丹毒等,亦可并发鼻中隔脓肿。

(二)临床表现

以全身及局部急性发炎症状为主,如寒战、发热、周身不适、鼻梁和鼻尖红肿疼痛,并伴有触痛,可向额部放射等。脓肿可先发于鼻中隔一侧,但因毒素侵蚀和营养障碍,致软骨坏死,使脓肿向两侧扩散,引起两侧重度鼻塞。

(三)诊断与鉴别诊断

一般诊断较易。遇患鼻中隔血肿者,如疼痛加重、体温上升,应考虑感染化脓的可能。前鼻镜检查,可见鼻中隔黏膜向两侧膨隆充血,触之柔软有波动感及压痛。鼻道阻塞,有黏性分泌物。严重者鼻梁部亦红肿,鼻尖部有明显压痛。颌下淋巴结常肿胀、压痛。

1.鼻中隔血肿　局部症状较轻,无急性炎症症状,穿刺抽吸,仅吸出血液。

2.梅毒瘤　多发生于鼻中隔骨部,向两侧隆起,黏膜亦充血,探针触之质地较硬。无发热及炎性症状,亦无外伤及手术史,梅毒血清试验阳性。

(四)并发症

(1)鼻中隔脓肿若不及时治疗,其液体压力可致鼻中隔软骨与软骨膜分离,导致鼻中隔软骨缺血性坏死,骨性鼻中隔也可受累,将形成鞍鼻畸形。

(2)鼻中隔脓肿自行溃破,成为鼻中隔穿孔。

(3)炎症扩散至鼻梁部软组织。经静脉逆行,可引起海绵窦栓塞。鼻中隔脓肿导致颅内感染,可能有以下几个途径。

1)静脉通道:经鼻中隔前部的静脉与上唇危险三角区内静脉网连通眼静脉、筛静脉、面后静脉、翼丛等与海绵窦沟通,海绵窦又与脑膜紧贴,筛静脉亦可直接与上矢状窦相连接。

2)淋巴通道:已证实上鼻道淋巴可经筛板、垂直板与蛛网膜下隙相通。

3)嗅神经通道:嗅神经丝周围鞘膜间隙可能提供了从嗅区穿过筛板的颅内通道,导致鼻源性脑脓肿等颅内感染。

4)鼻外伤、骨折、局部病变腐蚀或经先天性缺损而直接侵犯。细菌经血行感染,可引起败血症。

(4)其他:有报道鼻中隔脓肿可致眶蜂窝织炎、急性上颌骨骨髓炎等。

(五)治疗

鼻中隔血肿的及时处理是预防鼻中隔脓肿及其并发症发生的关键。鼻中隔脓肿一经确诊后,应及早切开排脓,可防止鼻中隔软骨的破坏。术前应向患者说明,术后可遗留塌鼻畸形等不良后果。王忠新等认为也可不行切开,仅行穿刺抽脓加凡士林纱条填塞双侧鼻腔,多一次即可治愈,必要时可再穿刺一次。切开位置,一般于鼻中隔一侧沿鼻底部做水平切口,以利充分引流。若脓肿发生于鼻中隔手术后者,可将原切口分开,并向后扩大切口,用吸引器将脓吸净,取除残留病变骨片,术中可用抗生素溶液冲洗脓腔。同时应用广谱抗生素治疗,俟脓液细菌培养及药敏测定后,再改用敏感性抗生素。

鼻中隔脓肿切开引流时,如发现鼻中隔软骨部已广泛破坏,估计有塌鼻畸形者,应考虑整形问题。曾有倡用早期软骨植入法：待脓液排净，炎症控制后，即取储藏软骨片置入创口，可免以后鼻部畸形。大多却认为炎症消退2~3个月后，方可进行鼻部矫形手术。

第五节 鼻中隔穿孔

鼻中隔穿孔系鼻中隔软骨部或骨部因外伤、感染、化学药物刺激或其他原因使之穿破，形成大小不等的穿孔，使两侧鼻腔相通，造成自觉有头疼、鼻塞、鼻出血、鼻腔干燥、呼吸时哨音等症状。也可为某些疾病的症状或后遗症；鼻中隔肿瘤治愈后的后遗症；鼻腔后部的穿孔症状并不一定明显。不同原因造成的鼻中隔穿孔的部位和大小都有所不同，例如梅毒性穿孔多破坏较大，侵犯软骨部和骨部，多为大穿孔，甚至鼻中隔全部损毁，重者可有鞍鼻畸形；结核性穿孔多发于软骨部，穿孔边缘黏膜增厚或有肉芽组织或呈潜行性溃疡；麻风性穿孔黏膜常呈萎缩样，鼻腔宽大，黏膜干燥，但无臭味，以上特种感染者均应注意全身症状。化学性穿孔例如铬酸刺激造成穿孔常发生于软骨部，伴有鼻黏膜肿胀、干燥、溃疡等变化；外伤性穿孔边缘多光滑，可有黏膜干燥，穿孔多位于软骨部，患者多有长期挖鼻习惯或有鼻中隔手术史，部分患者由于其他外伤，穿孔常不规则，并伴有其他外伤痕迹。

一、病因

各种原因形成的穿孔的部位、大小、形状等不同，一般有些病因往往先致鼻中隔一侧的黏膜溃疡，逐渐侵蚀软骨膜及其支架，继而累及对侧软组织，最后导致鼻中隔穿孔。

（一）外伤

鼻面部是外伤常易累及的部位，严重的外伤或鼻中隔贯通伤后可以遗留鼻中隔穿孔，此类鼻中隔穿孔多和鼻腔的粘连、鼻中隔的移位、鼻窦的外伤、骨或软骨的缺损、软组织的缺损合并存在，形成复杂的形状不规则的鼻中隔穿孔和其他鼻腔鼻窦的后遗症，常合并鼻中隔的异位或与鼻腔外侧壁的粘连。

（二）手术

在鼻中隔偏曲的手术矫正中，若不慎撕裂鼻中隔两侧相对应部位的黏骨膜或黏软骨膜，手术后就形成了鼻中隔穿孔，单侧的黏膜的撕裂不会形成鼻中隔的穿孔。鼻中隔手术中一定要注意保护好黏骨膜或黏软骨膜，在一侧黏膜撕裂或必须切开时，此时一定要保护好对侧的黏软骨膜或黏骨膜，必要时保留软骨，才能防止鼻中隔穿孔。此种穿孔多在鼻中隔的软骨部。

（三）挖鼻

挖鼻是许多人的一个很不卫生的习惯，因挖鼻形成习惯，反复地刺激鼻中隔黏膜，致使鼻中隔黏膜遭到损伤，形成炎症反应，久而久之鼻中隔黏膜形成溃疡；刺激如不能及时消除，反复的刺激使溃疡日益加深，双侧黏膜对应的较重溃疡，使之鼻中隔软骨失去了营养和血液供应，就可以形成鼻中隔软骨部的穿孔，此种穿孔比较小。

（四）理化因素

某些厂矿企业如电镀厂、水泥厂、玻璃厂、炼油厂、炼铝厂、磷酸石选矿厂、蓄电池厂等在生产、制造或加工过程中所产生的有害性气体或粉尘如硫酸、氟氢酸、铬酸、硝酸铜钒、砷、汞等被吸入鼻腔，腐蚀黏膜，久之即出现鼻中隔黏膜的溃疡，而最终导致鼻中隔穿孔。临床上治疗鼻中隔李特尔区病变时，常反复应用硝酸银、三氯醋酸、电灼或 CO_2 激光治疗，亦可导致鼻中隔穿孔，还有报道行鼻腔镭锭治疗后致使鼻中隔穿孔者。此类鼻中隔穿孔的部位一般都在鼻中隔软骨部。

（五）感染

普通感染或特殊感染均可导致鼻中隔穿孔。普通感染主要有鼻中隔脓肿，特殊感染如梅毒、结核、狼疮、麻风等特殊传染病。急性传染病如白喉、猩红热、伤寒等均可能导致鼻中隔穿孔。普通的感染一般鼻中隔穿孔多在软骨部，而且均为中、小穿孔。特殊感染所致的鼻中隔穿孔可以软骨部和骨部同时存在，而且穿孔比较大。

（六）肿瘤及恶性肉芽肿

原发于鼻中隔的某些肿瘤累及鼻中隔深层时，可直接造成鼻中隔穿孔。或经手术切除后未当即修复而遗留永久性鼻中隔穿孔。鼻腔巨大肿瘤压迫鼻中隔日久亦可致鼻中隔穿孔。恶性肉芽肿多可直接形成鼻中隔穿孔。这一类鼻中隔穿孔多比较大，而且软骨部和骨部同时存在。

（七）其他

鼻腔异物或鼻石长期压迫可以导致鼻中隔穿孔。

二、鼻中隔穿孔对鼻腔鼻窦功能的影响

1. 呼吸功能　如前所述，鼻呼吸气流兼有层流和紊流的特征，以紊流为主。吸入的气流以从鼻瓣区沿鼻中隔侧的吸入量和速度为最大。因前部鼻瓣区的整个结构是由顺应性大翼部和稳定的鼻中隔软骨所支撑，所以呼吸气流主要通过鼻瓣区的基底部，沿鼻中隔侧以最大流量和最快速度通过鼻腔。一旦发生鼻中隔穿孔，吸入的气流沿各自鼻腔流动的方向发生改变，吸入量较大的一侧将较多的空气吸入自己鼻腔内，吸入的气流在鼻中隔穿孔的周围形成较多紊流，气流中所含成分沉滞，从而引起一系列的症状。

2. 湿度调节　由于鼻中隔穿孔的影响，吸入气流紊流成分过多的增加，气流中所含颗粒沉滞于鼻中隔穿孔周围，和鼻腔分泌物水分的减少并与之混合，形成痂皮，使鼻中隔局部腺体减少，黏膜干燥，引起鼻腔的临床症状。

3. 纤毛运动　鼻腔局部痂皮、黏膜干燥、腺体减小，共同对鼻腔的纤毛造成了破坏，使纤毛减少并影响了纤毛的运动，使鼻腔分泌物的排泄受到影响，引起鼻部的临床症状。

4. 嗅觉　一般鼻中隔穿孔对嗅觉功能无太大的影响，但是，发生于中鼻甲水平以上的鼻中隔高位的大穿孔，因为痂皮的刺激，可能影响到嗅觉功能。

三、临床表现

鼻中隔穿孔的患者，一般的感觉是鼻腔干燥，易结干痂，鼻塞，头痛，往往有类似如神经衰弱的症状，例如头昏、头疼、注意力不集中、记忆力减退等。待排出鼻腔痂皮

后鼻塞可以好转，但是可以有鼻腔小量出血。鼻中隔穿孔位于鼻中隔软骨部偏前者，可以在呼吸时产生吹哨声音；若位于鼻中隔后部，则可以没有明显症状。鼻中隔穿孔过大者，可以干燥感觉比较重，如合并鼻中隔的偏曲，呼吸气流可以经常偏向一侧，造成一侧的通气过度、干燥感或其他症状明显。

鼻中隔穿孔一般常规鼻镜检查就可以发现，但是位于后部或偏上、偏下的小穿孔则有时可以漏诊，这时应该详细检查，必要时应用麻黄碱收敛鼻腔黏膜后再行检查，也可以应用鼻内镜检查，纤维鼻咽、喉镜也可以进行检查。一般检查都可以见到鼻中隔的不同部位的大小不等的穿孔，穿孔周围有干痂存在，除去后可以见到穿孔边缘的出血、黏膜的干燥或萎缩。如果鼻中隔存在痂皮，未见穿孔，则应该除去痂皮，仔细检查。在合并外伤的患者，应该仔细收敛检查。

四、诊断与鉴别诊断

鼻中隔穿孔根据鼻中隔穿孔的症状和检查，一般诊断不难，但是应该注意鉴别其发病原因。对合并外伤，或其他特殊感染的患者，诊断时一定要注意。另外，还要注意神经衰弱的症状是否与鼻中隔穿孔有关，必要时请有关科室会诊。

五、治疗

鼻中隔穿孔如果患者症状不明显，患者没有特殊要求，则可以不用治疗，但是平时要注意保护性地采取一些护理措施，以防止症状进一步加重。治疗一般分为保守治疗和手术治疗2种。

（一）保守治疗

鼻中隔穿孔的治疗主要应查明原因，进行对症治疗，例如抗结核治疗、驱梅疗法。化学性刺激强应改善工作环境，避免再受刺激；局部有肉芽组织可用药物烧灼或电灼；鼻内经常结痂或鼻出血，可涂以1%黄降汞软膏或抗生素软膏；因铬酸引起的溃疡穿孔。须涂以5%硫代硫酸钠软膏；对无炎症反应的又有明显鼻功能障碍或临床症状的鼻中隔穿孔，应行手术修补，但全身病因尚未控制，鼻内尚有炎症时，不宜施行手术。一般认为，鼻中隔穿孔在1cm以下者为大穿孔，手术修补较为困难。

（二）应用赝复物封闭鼻中隔穿孔

应用赝复物封闭鼻中隔穿孔，多用蜡模制作的尼龙纽扣。热石膏模翻制的软塑料塞，盘形硅胶置入周边开槽的中隔赝复物，热处理的丙烯酸树脂纽扣，硅胶封闭器等。Pallauch报道应用硅胶中隔纽扣封闭了136例大小为0.09～1.1cm^{2}的鼻中隔穿孔，其中100例（73.5%）效果良好。Reiter和Facer亦有类似报道。Dishoech用蜡模封闭鼻中隔穿孔30例，取得了一定的效果。Gray先用硅胶纽扣封闭鼻中隔穿孔。发现易脱落，改用较硬硅胶后效果较好。一般认为，赝复物封闭鼻中隔穿孔，多用于有手术危险者，或肉芽肿和血管性疾病所致鼻中隔穿孔的患者，或穿孔边缘供血不足的患者。

（三）手术治疗

1.适应证

（1）如果在手术中例如鼻中隔矫正手术，不慎撕裂双侧同一部位的黏软骨膜，造成鼻中隔的穿孔，可以在手术当中立即予以修补。

（2）鼻中隔穿孔位于鼻中隔前部，引起鼻内干燥、出血、结痂，或呼吸时有哨音者。

（3）因各种原因所致的鼻中隔穿孔，只要诱发因素已经治愈。可以行鼻中隔穿孔修补手术。

2. 禁忌证

（1）鼻中隔穿孔的原因如果为结核、梅毒或其他慢性传染病，若原发因素病因不清或原发病尚未控制时，必须弄清原发因素或待原发病治愈后，再行修补手术。

（2）如果鼻腔或鼻窦内尚有炎症未完全治愈时，应先控制炎症，炎症控制后方可施行手术。

（3）鼻腔有萎缩性黏膜改变，行手术时应予以注意，不应强调为手术绝对禁忌证。

（4）鼻中隔后部的大穿孔，如果筛骨垂直板已经切除，没有明显症状者，可以不行手术治疗。

3. 体位与麻醉　鼻中隔穿孔修补手术一般采用半坐位，患者不能耐受手术者，可以采用平卧位，但是头部略抬高。麻醉一般应用鼻腔黏膜麻醉加局部浸润麻醉，不能耐受者可以采用全身麻醉。

4. 手术进路的选择　较早的鼻中隔穿孔手术基本都采用经前鼻孔进路，因视野狭小，操作不便，固定困难，所以经前鼻孔修补1cm以内的小穿孔尚可以成功，而1cm以上的大穿孔则成功率不高。

5. 应用游离组织瓣封闭鼻中隔穿孔　应用游离组织瓣封闭鼻中隔穿孔是国内外常用的修补方法。

6. 应用带蒂组织瓣封闭鼻中隔穿孔　早年有学者报道应用带蒂的下鼻甲黏膜瓣转移修补鼻中隔穿孔取得了较好的效果，但需要二期断蒂且手术操作较为复杂。Karkan报道应用带单蒂或双蒂的鼻中隔黏软骨膜瓣修补鼻中隔穿孔，血运供应好，成功率高，但有内上端固定困难、边缘易出现裂隙等缺点。Rettinger报道应用旋转鼻中隔黏软骨膜瓣修补鼻中隔穿孔，对1cm以内的较小穿孔较为适宜，而用以修补1cm以上穿孔则较为困难。

7. 应用复合瓣封闭鼻中隔穿孔

（1）郭志祥报道采用耳后中厚皮片2片，在刮除鼻中隔穿孔边缘5～10mm的两侧黏膜上皮，使形成新鲜创面，继将皮片分贴于鼻中隔穿孔的两侧，填塞固定1～2d。

（2）先在一侧鼻中隔穿孔之前做弧形切口，沿穿孔周围分离黏骨膜。在另一侧鼻中隔穿孔的上下做两横切口，上切口做于鼻中隔近顶部，下切口沿鼻底外侧，形成上下2个双蒂黏膜瓣。用细肠线缝合两黏骨膜瓣，封闭一侧穿孔。将备用的颞骨骨膜塞入黏骨膜和鼻中隔软骨之间，覆盖鼻中隔穿孔，并超过穿孔边缘5～10mm，摊平铺贴。然后在原侧鼻底做黏膜瓣，旋转至鼻中隔穿孔处，缝合固定，填塞鼻腔，7d取出。

（3）Woolford报道先切除耳后岛状皮肤比鼻中隔穿孔稍大，切口紧贴耳甲腔切除耳甲腔软骨备用。再将鼻中隔穿孔前方正常黏膜弧形切开，向下至鼻底，向后上及后下方分离黏膜瓣，通常分离至鼻底或至下鼻甲下表面纵形切断黏膜瓣，蒂留于鼻中隔穿孔的后方，利于上面的黏膜瓣向下推进与下面的黏膜瓣对合封闭鼻中隔穿孔。用3个0的可吸收肠线缝合封闭穿孔。同法切除对侧鼻中隔黏膜瓣，将复合软骨移植片镶嵌在穿孔的软骨与将近封闭穿孔的黏膜瓣之间，皮肤面放在对侧掀起的黏膜瓣下，3个0的可吸收肠线缝合固定软骨移植片，软硅胶鼻夹板无张力的缝合在下面黏膜表面，略松填塞鼻腔。术后第2d抽出填塞物，术后10d取出鼻夹板。

8. 游离组织瓣的选择　行鼻中隔穿孔的修补，以往多用颞肌筋膜、软骨膜、阔筋膜、骨膜、皮片等。使用筋膜、软骨膜等游离组织瓣，成活后先呈灰白色，然后逐渐转变为淡红色。黏膜上皮的恢复则需要2个月以上，所以要定期门诊复查换药。鼻息肉、下鼻甲黏膜因为有黏膜上皮，则成活即为淡红色，但操作时已不同程度损伤了黏膜上皮，恢复也需要1个月以上的时间。皮片的恢复时间更长，而且很难变化至与鼻腔黏膜一样，现在已很少用。

9. 手术前后的处理　手术前后的处理也很重要，应该注意以下几个问题。

（1）鼻中隔穿孔外科手术修补前，应常规鼻腔滴药，例如呋麻液、复方薄荷油等。每天1~2次的鼻腔局部冲洗，清除鼻腔痂皮，但要注意，不能损伤鼻腔黏膜。

（2）手术后应常规应用3~7d抗生素，应用654-2、低分子右旋糖酐等药物。抽出鼻腔填塞物后，应用呋麻液、复方薄荷油等滴鼻剂。

（3）3~7d抽出填塞物后，应每日鼻腔换药，移植组织瓣处最好应用湿的明胶海绵贴敷，保持湿润。应避免组织瓣干燥，以免影响组织瓣成活。

第六节　鼻出血

鼻出血又称鼻衄，是临床常见症状之一，多因鼻腔病变引起，也可由全身疾病所引起，偶有因鼻腔邻近病变出血经鼻腔流出者。鼻出血多为单侧，亦可为双侧；可间歇反复出血，亦可持续出血；出血量多少不一，轻者仅鼻涕中带血，重者可引起失血性休克；反复出血则可导致贫血。多数出血可自止。

青少年鼻出血部位大多数在鼻中隔前下部的易出血区（Little区），40岁以上中老年人的鼻出血，出血部位见于鼻腔后部下鼻甲后端附近的鼻咽静脉丛。

一、病因和发病机制

（一）局部因素

（1）外伤：鼻及鼻窦外伤或手术、颅前窝及颅中窝底骨折。

（2）气压性损伤：鼻腔和鼻窦内气压突然变化，可致窦内黏膜血管扩张或破裂出血。

（3）鼻中隔偏曲：多发生在嵴或矩状突附近或偏曲的凸面，因该处黏膜较薄，易受气流影响，故黏膜干燥、糜烂、破裂出血。鼻中隔穿孔也常有鼻出血症状。

（4）炎症：干燥性鼻炎、萎缩性鼻炎、急性鼻炎、急性上颌窦炎等，常为鼻出血的原因。

（5）肿瘤：鼻咽纤维血管瘤，鼻腔、鼻窦血管瘤及恶性肿瘤等，可致长期间断性鼻出血。

（6）其他：鼻腔异物、鼻腔水蛭，可引起反复出血。在高原地区，因相对湿度过低、而多患干燥性鼻炎，为地区性鼻出血的重要原因。

（二）全身因素

（1）血液疾病：血小板减少性紫癜、白血病、再生障碍性贫血等均可有鼻出血表现。

（2）急性传染病：如流感、鼻白喉、麻疹、疟疾、猩红热、伤寒及传染性肝炎等。

（3）心血管疾病：如高血压、动脉硬化症、肾炎、伴有高血压的子痫等。

（4）维生素缺乏：维生素C、维生素K、维生素P及微量元素钙等缺乏时，均易发生鼻出血。

（5）化学药品及药物中毒：磷、汞、砷、苯等中毒，可破坏造血系统的功能引起鼻出血。

（6）内分泌失调：代偿性月经、先兆性鼻出血常发生于青春发育期，多因血中雌激素含量减少，鼻黏膜血管扩张所致。

（7）其他：遗传性出血性毛细血管扩张症，肝、肾慢性疾病以及风湿热等，也可伴发鼻出血。

二、临床表现

出血可发生在鼻腔的任何部位，但以鼻中隔前下区最为多见，有时可见喷射性或搏动性小动脉出血。鼻腔后部出血常迅速流入咽部，从口吐出。

鼻出血多发生于单侧，如发现两鼻孔皆有血液，常为一侧鼻腔的血液向后流，由后鼻孔反流到对侧。若出血较剧，应立即采取止血措施，并迅速判断是否有出血性休克，同时要注意以下事项。

（1）休克时，鼻出血可因血压下降而自行停止，不可误认为已经止血。

（2）高血压鼻出血患者，可能因出血过多，血压下降，不可误认为血压正常。应注意患者有无休克前期症状如脉搏快而细弱、烦躁不安、面色苍白、口渴、出冷汗及胸闷等。

（3）要重视患者所诉出血量，不能片面依赖实验室检查。因在急性大出血后，其血红蛋白测定在短时间内仍可保持正常。有时大量血液被咽下，不可误认为出血量不多，以后可呕出多量咖啡色胃内容物。

三、治疗

（一）一般原则

（1）医师遇出血患者时应沉着冷静，对患者应多方安慰。

（2）严重鼻出血可使大脑皮质供血不足，患者常出现烦躁不安，可注射镇静药。

（3）已出现休克症状者，应注意呼吸道情况，对合并有呼吸道阻塞者，应首先予以解除，同时进行有效的抗休克治疗。

（二）局部止血方法

1. **指压法** 此法作为临时急救措施，用手指压紧出血侧鼻翼10~15min，然后再进一步处理。

2. **收敛法** 用浸以1%~2%麻黄碱液或0.1%肾上腺素液的棉片填入鼻腔内止血，然后寻找出血点。

3. **烧灼法** 适用于反复少量出血并有明确出血点者。在出血处进行表面麻醉后，用

30%～50%硝酸银或三氯醋酸烧灼出血点至出现腐蚀性白膜为止。

4. 冷冻止血法　对鼻腔前部出血较为适宜。

5. 翼腭管注射法（腭大孔注射法）　对鼻腔后部出血有效。方法为将注射器针头在第三磨牙内侧刺入腭大孔内，注入含少量肾上腺素的1%利多卡因3ml。

6. 激光治疗　主要用Nd-YAG激光，可使治疗部位血管收缩、卷曲、微血栓形成和血液凝固达到止血目的。

7. 填塞法　此法是利用填塞物填塞鼻腔，压迫出血部位，使破裂的血管形成血栓而达到止血目的。

（1）鼻腔填塞法：常用凡士林纱条经前鼻孔填塞鼻腔。填塞时，纱条远端固定，逐渐由后向前，由上向下，折叠填塞可避免纱条坠入鼻咽部或堵在鼻前庭。也可用膨胀海绵、明胶海绵、止血纱布等填塞或医用生物胶黏合。

（2）后鼻孔填塞法：先将凡士林纱条或消毒纱布卷做成块形或圆锥形，长约3.5cm，直径约2.5cm，用粗线缝紧，两端各有约25cm长的双线，消毒备用。填塞时先收缩和表麻鼻腔黏膜，咽部亦喷有表面麻醉药。用圆头硅胶（橡胶）管由前鼻孔沿鼻腔底部插入直达咽部，用镊子将导管从口腔拉出，圆头硅胶（橡胶管）尾端则留于前鼻孔外，再将填塞物上的双线系于圆头硅胶（橡胶管），此时将填塞物由口腔送入鼻咽部，填塞于后鼻孔。在前鼻孔处用一纱布球，将双线系于其上，以作固定，口腔端的线头可剪短留在口咽部，便于以后取出填塞物时做牵拉之用。后鼻孔填塞后，一般都需加行鼻腔填塞。鼻腔填塞物应于48h左右取出或更换，以防引起鼻窦及中耳感染等并发症。

（三）全身治疗

（1）半坐位休息。注意营养，给予高热量易消化饮食。对老年或出血较多者，注意有无失血性贫血、休克、心脏损害等情况，并及时处理。失血严重者，须予输血、输液。

（2）寻找出血病因，进行病因治疗。

（3）给予适量的镇静药。

（4）适当应用止血药，如巴曲酶（立止血）、氨甲环酸（抗血纤溶芳酸）、氨基己酸（6-氨基己酸）、酚磺乙胺（止血敏）或云南白药等。

（5）反复鼻腔填塞时间较长者，应加用抗生素预防感染。

（四）手术疗法

手术治疗可酌情采用。可施行颈外动脉结扎术、筛前动脉结扎术、筛后动脉结扎术或选择性动脉栓塞等。对反复发生鼻出血、鼻腔填塞及保守疗法效果欠佳者，进行鼻内镜下鼻腔探查术，找寻出血点并进行相应处理，已成为有条件医院鼻科医师的常用方法。

第七节　鼻腔异物

鼻腔异物是鼻腔内外来的物质。多发生于儿童。主要有3种类型：①非生物类，如包糖纸、塑料玩具、纽扣、项链珠、玻璃珠、小石头等；②植物类，如豆类、花生、瓜子、果核等；③动物类，如昆虫、蛔虫、蛆虫、水蛭等。

一、病因

异物可由前鼻孔、后鼻孔或外伤穿破鼻腔各壁进入鼻腔。

（1）儿童好奇，误将玩具零件或食物塞入鼻孔而进入鼻腔，不敢告诉家长，日久忘记，至发生感染和出血，始被注意。

（2）呕吐、喷嚏时，可使食物、蛔虫经后鼻孔进入鼻腔。

（3）外伤战伤或工伤时异物进入鼻腔，常合并鼻窦和眼眶异物。

（4）鼻腔内手术时，手术者不慎将纱条或油纱条填入鼻腔而忘记取出，称医源性异物。

二、临床表现

视异物大小、形状、类型、性质而异，主要症状为患侧鼻塞，脓性鼻涕，带有臭气和血性，有时因慢性鼻出血，可引起贫血症状，如面色苍白，周身乏力，易疲劳，多汗等。少数病例以异物为核心形成鼻石。

三、诊断

详细询问病史。吸出鼻前庭和鼻腔内分泌物，用血管收缩剂收敛红肿的鼻腔黏膜，仔细用前鼻镜或纤维鼻咽镜观察，必要时可用钝头探针触摸异物的大小、性质和所在部位。X线检查仅对金属性和矿物性异物有诊断价值。

四、治疗

根据异物的性质、大小而治疗方法各异。

（1）对鼻腔前部的圆形光滑异物不可用鼻镊夹取，以免将物推至鼻腔深部，甚至坠入喉内或气管中，而发生窒息危险。需用弯钩或曲别针，自前鼻孔伸入，经异物上方达异物后面，然后向前钩出。对小儿患者需将全身固定，以防挣扎乱动，必要时可用全身麻醉。

（2）对不能钩出的较大异物，可用粗型鼻钳夹碎，然后分次取出。

（3）对过大的金属性或矿物性异物，可行唇龈沟切开经梨状孔取出，对一些在上颌窦或额窦的异物，需行上颌窦或额筛窦凿开术取出。

（4）对有生命的动物性鼻腔异物，需先用乙醚或氯仿棉球塞入鼻腔内，使之失去活动能力，然后用鼻钳取出。

第八节 鼻及鼻窦囊肿

鼻和鼻窦囊肿属良性肿瘤，其种类较多。一般按其发生的解剖部位和起源，分为5个大类：①发生于鼻部周围，多属先天性的面裂囊肿；②发生于颌骨，由牙齿来源的牙源性囊肿；③发生于鼻窦内的鼻窦黏液囊肿；④上颌窦黏膜囊肿；⑤皮样囊肿。

一、面裂囊肿

凡发生于鼻腔各壁或鼻周软组织内的各种先天性囊肿，均称为面裂囊肿。因其发生于胚胎学上面部各突起彼此接合或融合处而得名。根据其发生部位，较常见的可有以下多种：正中囊肿、鼻前庭囊肿、球颌囊肿、鼻腭囊肿等。此种囊肿虽发于面部原胚胎性裂隙处，但增大膨胀之后，常侵及鼻腔、上颌窦、腭部和上颌牙槽突，致发生局部变形和功能障碍。其中以鼻前庭囊肿较常见，据文献报告，上颌部牙源性囊肿的发生率与面部裂隙囊肿（鼻前庭囊肿除外）相比，约为15∶1。

其形成原因与牙齿发育无关。在胚胎时期，面部各胚性突起联合处的裂隙内，如有胚性上皮残余或迷走，则可形成囊肿。因其发展缓慢，早期多无症状，故患者多在囊肿增大，出现畸形，或有继发感染时，始来就医。

（一）正中囊肿

囊肿位于上颌正中缝处。发生于硬腭中缝者，名"腭正中囊肿"。发生于牙槽突正中者名"正中牙槽囊肿"，或发自牙板的上皮细胞，囊肿介于二正中切牙牙槽之间，上颌二正中切牙多数被分离。

1. 病因 Stones 等认为该囊肿可能系上颌腭突愈合部的额外牙胚所发生的始基囊肿。

2. 病理 囊肿内衬上皮主要为复层鳞状上皮或假复层纤毛柱状上皮。内含黄褐色透明液体，可查出胆固醇结晶。

3. 症状 初无症状，随着囊肿的增大可出现鼻塞。

4. 体征 口腔检查可见在硬腭中缝处呈现半球形隆起，表面黏膜正常。亦可向上发展，在鼻底部中线形成明显膨隆，用麻黄碱不能收缩，取探针触诊时，常有破蛋壳感或波动感，穿刺隆起处，可抽出黄褐色透明液体，易查出胆固醇结晶。

5. 诊断 X线摄片于腭正中部或上颌牙槽突中线，显一圆形或卵圆形骨质透亮区，其边缘光滑。穿刺可抽出黄褐色透明液体，易查出胆固醇结晶，故诊断不难。

6. 治疗 一般采用手术治疗，应经口腔剥除囊肿，注意保留鼻底部黏膜，以免发生鼻口瘘。

7. 预后 手术切除完整预后良好。

（二）球颌囊肿

发生于胚胎期上颌窦和球形突联合处，囊肿位于上颌侧切牙和尖牙根之间，患者以女性较多。

1. 病因 在额鼻突的球状突与上颌突愈合部的牙槽骨内，由于胎生期上皮组织残余迷走而发生此囊肿。有人认为此类囊肿并非独立性囊肿，可能为球状上颌部位的牙源性囊肿。

2. 病理 同正中囊肿相似，内衬上皮主要也为复层鳞状上皮或假复层纤毛柱状上皮。内含黄褐色透明液体，可查出胆固醇结晶。

3. 症状 早期可无症状，随囊肿增大后可出现鼻塞、自觉有压迫感。

4. 体征 早期可见上述二牙向两侧分离、移位，囊肿增大常可突入鼻前庭底部、上颌窦底和口前庭内，以致外显膨隆。

5. 诊断 根据病史及一般检查、穿刺以及影像学检查（X线、CT及MRI）可以确诊。

6. 鉴别诊断 应注意与根尖囊肿相鉴别，发于牙根尖者，牙列正常，但有龋病。

7. 治疗 首选手术切除，应经口前庭切除。

8. 预后 预后良好。

（三）鼻腭囊肿

发生于切牙管处的先天性囊肿，可分为以下2型：发生于切牙管内者，名"切牙管囊肿"；发生于切牙管口的腭乳头部者，名"腭乳头囊肿"。

鼻腭囊肿较为常见，约占全部颌骨囊肿的10%。大多发生在30岁以后，60岁以前。男性多见。

1. 病因 由切牙管内胚性上皮残余发展形成，亦有认为外伤或感染，使鼻腭管内腺体管口堵塞，分泌物积聚所成。

2. 病理 鼻腭囊肿内衬上皮变异较大，可为复层鳞状上皮、假复层纤毛柱状上皮、立方上皮或柱状上皮，可单独存在，也可同时存在。鼻腭囊肿的结缔组织囊壁内含有特征性的血管及神经。

3. 症状 一般无临床症状，有时可出现肿胀、疼痛，甚至可出现瘘管。

4. 体征 囊肿多向口内突出，肿胀部位位于腭中线的前部。

5. 诊断 囊肿较小时，不易发现，囊肿逐渐增大后，X线检查可见上颌骨中线有呈圆形、卵圆形或心形透亮区。

6. 鉴别诊断 应与腭正中囊肿相鉴别。

7. 治疗 应从口腔内开放囊肿。

（四）鼻前庭囊肿

鼻前庭囊肿是发生在鼻前庭皮肤下的一种良性肿瘤。其命名不一，尚有鼻牙槽突囊肿、鼻底囊肿、外胚包涵囊肿、鼻黏液样囊肿等名，现多称为鼻前庭囊肿。患者多为女性，年龄在30~50岁。

1. 病因 关于其发生原因，尚多争论，有以下2种主要学说。

（1）胚胎发育异常：认为胚胎发育期，上颌突、球状突和鼻外侧突相互联合处，胚性上皮残余或迷走发展而成，仍属于胚性裂隙囊肿，目前多推尚此说。

（2）分泌物潴留：为鼻底黏膜的黏液腺管口堵塞，分泌物潴留所形成。

2. 病理 囊肿呈圆形或卵圆形，囊壁坚韧而有弹性，由结缔组织构成，如并发感染，则有炎性细胞浸润。囊肿内膜表皮视压力大小，具有不同类型的上皮，由具有纤毛的柱状上皮或立方上皮细胞，也可转化为扁平上皮、立方上皮、柱状上皮，囊内膜上皮有丰富的杯状细胞。囊中含黏液或血清样液体，色黄、棕黄或呈琥珀色，呈透明或混浊如蜂蜜状，大多不含胆固醇结晶，有继发感染者，则为脓性。

3. 症状 因囊肿生长缓慢，初期多无症状，渐感一侧鼻翼根部隆起、发胀、鼻塞，并发感染时，局部发红、疼痛。少数有多次穿刺后肿块消失，随后复发的病史。

4. 体征 检查时见肿块位于鼻翼根部，并在鼻前庭底、上唇及口前庭显圆形隆起，直径1~4cm，软而有波动。多发于单侧，亦有两侧同时发生者。囊肿亦可由一侧鼻底，经鼻中隔底部，扩大至对侧鼻前庭底，使两侧鼻前庭底均隆起。穿刺囊肿可抽出黄色液体，大多不含胆固醇结晶。

5. 诊断 经一般检查，穿刺及X线摄片，可以确诊。

6. 鉴别诊断 应与球颌囊肿、上颌窦含牙囊肿鉴别。

7. 治疗 以手术切除为主，可经口前庭切口，完全剥除囊肿，缝合口内切口黏膜，并将鼻前庭黏膜或皮肤，切成带蒂瓣膜，填入其下空隙，以利引流、愈合。若囊肿甚小，且无症状，可不予处理。

二、皮样囊肿

皮样囊肿多认为系先天发育异常所致。其命名不一，亦名为畸胎瘤、类器官性畸胎瘤、有毛息肉等。皮样囊肿可发于耳周、口底、前额、外鼻、枕部、鼻窦、鼻咽和口咽等处。发生于外鼻者，多位于眉间、鼻尖和鼻梁部，皮样囊肿可向下发展，进入鼻骨之下，在鼻中隔上造成压迹，或在鼻腔前上部形成囊肿，但发生于鼻腔的皮样囊肿极为少见。

1. 病因 因胚上皮埋入发展形成；也有因外伤所致的获得性植入囊肿。

2. 病理 皮样囊肿位置较深，与表面皮肤无粘连。囊壁较厚，由结缔组织构成，内有毛囊、皮脂腺及汗腺，内衬复层扁平上皮或鳞状上皮，囊内常含皮脂、毛发、干酪样物质、角化表皮等各皮肤成分，甚至含有肌肉和软骨组织。

3. 症状 多于出生时发现，初较小，随年龄而长大，但至一定大小后，即停止生长。患者多为乳幼儿，成人较少，常致外鼻部畸形和鼻阻。

4. 体征 发生于鼻梁部的皮样囊肿，常与鼻骨骨膜粘连，可形成瘘管，向外或向后经二鼻骨间伸入鼻腔。发生于鼻腔者，常有蒂，多起源于鼻中隔。其色粉红、光滑、较软，稍可移动。

5. 诊断 根据病史及仔细的检查，诊断不难。

6. 鉴别诊断 临床上常将其误诊为纤维瘤，应与之鉴别。

7. 治疗 采用手术彻底切除，应将囊肿和瘘管完整切除。如囊肿与骨膜黏着紧密，应与骨膜一并切除，以免复发。如瘘管通向鼻中隔，可行黏膜下切除术处理。鼻梁囊肿切除后所遗畸形，可由骨屑填充整形。

三、鼻窦黏液囊肿

黏液囊肿为鼻窦最常见的囊肿，两性发病率相近，男女之比为2.5：1，以青、中年为多，发病部位国内统计以筛窦最多，额窦次之，上颌窦又次之，蝶窦最少。至病之后期，囊肿常扩展到附近各鼻窦，甚至可侵及对侧鼻窦（如一侧蝶窦黏液囊肿常可破坏窦腔中隔侵入对侧窦内），筛窦黏液囊肿尤易扩展至额窦、上颌窦、蝶窦，以致较难判断其原发部位。多数仅发于一侧鼻窦内，偶尔也有同时发生于两侧鼻窦者。

1. 病因 黏液囊肿形成的原因，迄未明确，有以下多种学说。

（1）鼻窦自然开口堵塞：目前多认为鼻窦开口长期堵塞、引流停滞、窦内黏液潴留，日久将形成囊肿。故囊肿壁即窦壁黏膜，手术后病理检查，不少囊壁内膜仍保留纤毛柱状上皮。窦口堵塞的原因如下。

1）鼻腔和鼻窦病变：如鼻中隔偏曲、鼻息肉、肿瘤、肥厚性鼻炎均可致鼻窦开口堵塞。

额窦骨瘤亦可堵塞额窦开口。在各鼻窦中，以筛窦的引流最差。因其窦口小，易发生慢性炎症，窦内黏膜的腺体亦较丰富，所以筛窦黏液囊肿的发病率最高。

2）解剖异常：如筛窦过度发育，伸入额窦底部，形成额筛泡，易使鼻额管狭窄、阻塞。

3）手术后并发：额窦、筛窦手术后，中鼻道为结缔组织所封闭，阻塞窦腔引流。如窦内病变未清除，可能并发黏液囊肿。

4）外伤：额筛窦黏膜、骨质外伤后，骨痂增生，可使窦口堵塞。

5）变态反应：鼻窦黏膜可发生变态反应性囊肿，系因黏膜血管壁渗透性改变，血浆外渗入黏膜下疏松结缔组织而成。

（2）黏液腺膨大学说：因鼻窦黏膜腺体管口堵塞，黏液蓄积，黏液腺腔逐渐膨大而成囊肿。亦有认为息肉囊性变，亦可形成囊肿。

（3）真性肿瘤学说。

2. 病理　鼻窦自然开口堵塞后引流受阻，分泌物蓄积，压迫窦腔周围骨壁，使骨质吸收、变薄，甚至缺损，于是囊肿可超出鼻窦范围侵入鼻腔，眼眶及颅腔发生各种功能障碍。黏液囊肿极度膨大时，可自行破裂，向鼻腔或口腔引流，如发生继发感染，则成为脓囊肿。囊壁较薄，如有感染，多增厚呈灰红色。囊内膜即鼻窦壁的黏膜仍为纤毛柱状上皮，但因囊腔内压力大小不同，上皮亦呈各种变异，由柱状上皮变成立方上皮变成扁平上皮。囊肿液体呈淡黄、黄绿或棕褐色，多有胆固醇结晶。如发生感染则成为脓液。

3. 症状　此病发展较慢，早期多无症状，自发病至就诊，一般为1～3年。如鼻窦骨壁一经破坏，其发展转速。因其扩展方向、程度不同，其临床表现亦各不相同。主要表现有：

（1）眼部症状：常先就诊眼科，眼部症状以筛窦、蝶窦囊肿为多见。筛窦囊肿侵入眼眶后，使眼球向外移位，发生复视、头痛、眼痛、流泪等。蝶窦侧壁接近视神经孔和眶上裂，如受囊肿压迫，使第Ⅱ、Ⅲ、Ⅳ、Ⅴ、Ⅵ脑神经功能障碍，出现视力减退，甚至全盲、眼肌瘫痪、突眼、头痛、发生眶尖综合征。额窦囊肿可致眼球向外、前、下方移位，复视，囊肿较大者可压迫提上睑肌，发生上睑下垂。上颌窦黏液囊肿多不发生眼部症状，少数亦可造成眶底破坏、眼球突出、移位、复视。

（2）面部变形：因囊肿的发展，可使窦腔扩大，在面部将出现膨隆变形，如额窦囊肿先在眼眶内上角部隆起，以后逐渐使眼球移位和额部隆起。筛窦囊肿所致畸形，先出现于内眦部，继而侵入眼眶，将眼球推向前、外方。上颌窦囊肿易使面颊部隆起，隆起处皮肤颜色正常，与肿块不粘连。早期骨质尚完整，触诊发硬；如囊肿表面骨质已破坏，触之有破蛋壳感。如额窦囊肿已破坏窦腔后壁，暴露硬脑膜，亦可扪到血管性搏动。

（3）鼻腔症状：常有鼻塞、流涕、嗅觉减退等。囊肿如自行破裂，可致有间隙性鼻流液。

（4）头痛、头昏：囊肿压迫附近神经后，可出现偏头痛及眼后、眶周、顶部、枕部、额部、面颊部疼痛和麻木感。常出现于局部变形之前，可视之为早期症状。

（5）其他：蝶窦囊肿患者可出现恶心、呕吐，如合并有上眼肌瘫痪、视力减退和偏头痛，则易误诊为颅内肿瘤。蝶窦囊肿可压迫脑垂体，致有内分泌紊乱。黏液囊肿如经感染，可有发冷、发热等症。囊内感染亦可经破坏的窦壁传入颅内，引起颅内感染性并发症。

4. 体征　筛窦囊肿侵入眼眶后，使眼球向外移位，额窦囊肿可在眼眶内上角部隆起，致眼球向外、前、下方移位和额部隆起，筛窦囊肿可在中鼻道现一隆起，额窦囊肿多使鼻腔顶部膨隆，蝶窦囊肿有时在嗅沟处看到肿物，经此穿刺，可吸出囊内液。上颌窦囊肿多使鼻腔外侧壁向内移位、硬腭向下突起，并可并发鼻息肉、中鼻道肉芽。

5. 诊断　分析病史、症状，并进行详细的专科检查。穿刺吸引术可帮助诊断此病。X线摄片对其诊断、定位极其重要，尤其是蝶窦囊肿。X线片可显示病窦明显扩大，骨壁吸收变薄、隆起，呈圆形阴影，其边缘光滑，围以骨质反应白线。窦壁骨质可有疏松改变，或为压迫性吸收、缺损，但无浸润性破性。额、筛窦囊肿多见眶缘、额窦后壁缺损。疑有蝶窦囊肿时，宜摄取侧位X线片，或断层摄片。CT及MRI可清晰显示囊肿的大小、范围及骨质破坏的程度。

6. 鉴别诊断　筛窦及额窦囊肿须与内眦部皮样囊肿、泪囊、眼眶及鼻根部肿瘤、脑疝、脑膜—脑膨出、额窦结核相鉴别。上颌窦黏液囊肿应与恶性肿瘤、牙源性囊肿相鉴别。蝶窦囊肿症状与脑垂体肿瘤、颅底浆细胞瘤、脑膜瘤、神经胶质瘤和颈内动脉瘤相似，应做鉴别。

7. 并发症　黏液囊肿继发感染后，则成为脓囊肿。在蝶窦和额窦囊肿中，如窦壁骨质吸收破坏，可向颅内扩展，易并发各种颅内感染（如硬脑膜外脓肿、硬脑膜下脓肿、脑脓肿）。额窦囊肿如自行破裂引流，可形成额窦含气囊肿和脑积气。亦有报告巨型鼻窦黏液囊肿，手术后并发脑脊液鼻漏和脑疝者。

8. 治疗　经诊断明确后，应及时进行手术治疗。手术原则为摘除囊肿，恢复并扩大病窦与鼻腔间的引流通道。手术后应尽量保留窦骨壁，以免遗留畸形。窦内如尚有残存正常黏膜，可予保留，如囊膜与硬脑膜或眶内容物粘连，应予保留，以免并发颅内、眼内感染或脑脊液鼻漏等症。为使与鼻腔的通道不致缩窄，可用塑料管固定，或进行黏骨膜瓣成形、皮片移植、钽片成形等方法处理。

单纯筛窦囊肿和额窦小囊肿可由鼻内切除中鼻甲，开放中鼻道用咬骨钳和刮匙切开囊肿底部，建立宽敞通道。额、筛窦囊肿较大者，应做鼻外切口，如Moure切口、Presinger切口或额部骨瓣整复术切口，剥除囊肿，开放额窦底部和前筛窦气房，切除中鼻甲前端，重建与鼻腔的通道。蝶窦囊肿可由鼻内或鼻外切口经过筛窦开放囊肿壁，上颌窦囊肿则应行上颌窦根治术，摘除囊肿后，在下鼻道凿引流对孔。如额窦囊肿术后遗留畸形，可在1年后行整形术。

此外，鼻内如有其他阻塞病变，如鼻中隔偏曲、鼻息肉、中鼻甲肥大等，亦应进行矫正、切除。

第六章 神经外科疾病

第一节 胶质瘤

分类及其诊断治疗：神经胶质瘤是神经外胚叶衍化而来的神经胶质发生的肿瘤，是颅内肿瘤中最常见的一种。从神经外胚叶中衍化而来的神经胶质有星形胶质、少突胶质和室管膜细胞等，它们都可以发生肿瘤。

一、诊断标准

（一）临床表现

1. 病史　依病变部位及性质表现各异。一般起病缓慢，但位于脑脊液通道附近的肿瘤，因继发脑积水病史较短。

2. 颅压高　症状的发展通常呈缓慢、进行性加重的过程，少数有中间缓解期。典型表现为头痛、呕吐和眼底视盘水肿。

3. 局灶症状与体征

（1）大脑半球肿瘤：位于大脑半球，如位于功能区或其附近，可早期表现有神经系统定位体征。精神症状：主要表现有人格改变和记忆力减退。如反应迟钝、生活懒散、近记忆力减退、判断能力差。亦可有脾气暴躁、易激动或欣快等。癫痫发作：包括全身性及局限性发作。发作多由一侧肢体开始，有些表现为发作性感觉异常。锥体束损伤：肿瘤对侧半身或单一肢体力弱或瘫痪。病初为一侧腹壁反射减弱或消失，继而病变对侧腱反射亢进、肌张力增加和病理反射阳性。感觉异常：主要表现为皮质觉障碍，如肿瘤对侧肢体的关节位置觉、两点辨别觉、图形觉、实体感觉等。失语和视野改变：如肿瘤位于优势半球额下回后部和颞枕叶深部，可出现相应表现。

（2）第三脑室后部肿瘤：位于第三脑室后部的松果体区的肿瘤所引起的症状和体征主要表现为颅压增高所引起的症状及体征，肿瘤增大或向一侧发展时尚可有局部体征。四叠体症状：双眼上视障碍和瞳孔对光反应及调节反应障碍。小脑体征：肿瘤向下发展，压迫小脑上蚓部，引起步态、持物不稳，眼球水平震颤。

（3）颅后窝肿瘤：肿瘤位于小脑半球、小脑蚓部、脑干和小脑脑桥角所引起的相应表现。小脑半球症状：患侧肢体共济失调，如指鼻试验和跟-膝-胫试验不准，轮替试验缓慢笨拙等。小脑蚓部症状：躯干性共济失调，如步行时两足分离过远，步态蹒跚等。脑干症状：交叉性麻痹。小脑桥脑角症状：病变同侧中后组脑神经症状，如耳鸣、耳聋、眩晕、面部麻木、面肌抽搐、面肌麻痹、声音嘶哑、吞咽呛咳等。

（二）辅助检查

1. 头部X线　可表现为颅内生理钙化移位、局限性骨质改变、肿瘤钙化、鞍区或内听道骨质改变等。

2. 头部CT和MRI　根据肿瘤组织形成的异常密度和信号区，以及肿瘤对脑室和脑池系统的压迫来判断。多数低级别胶质瘤在 CT 及 MRI 片上不增强（尽管有 40% 的出现增强，并且增强者预后更差）。

CT 检查通常表现为低密度，MRI 检查 T1 加权相为低信号，T2 加权相为高信号且范围超过肿瘤的边界。一些恶性胶质瘤不增强。胶质母细胞瘤 CT 表现为环形增强，低密度的胶质母细胞瘤的中央区代表坏死区，环形强化带为肿瘤细胞，不过肿瘤细胞也可延伸至远离"增强环" 15mm 处。为了评价肿瘤的切除程度，有条件者可在术后 2～3 日内行头部普通 CT 检查或 MRI 增强扫描。术后早期 CT 普通扫描非常重要，可用于确定哪些由于术后残留血液而不是增强所致的密度增高。

CT 或 MRI 增强扫描所见的密度增高区可能代表残余的肿瘤。大约 48 小时后，术后炎性血管改变导致的强化开始出现，且与肿瘤无法区别，这种改变到大约 30 日左右减弱，但可持续 6～8 周。

3. 脑血管造影　表现为正常血管移位和曲度改变、病变区域的新生血管形成。

（三）鉴别诊断

须与脑炎，脑脓肿，脑质增生，炎性肉芽肿，脑内血肿及慢性硬脑膜下血肿，脑血栓和脑栓塞，良性脑压高等相鉴别。

二、临床分型

通常将脑胶质瘤分为星形细胞瘤、少突胶质瘤、胶质母细胞瘤等不同病理类型。具体的分型可根据标准。恶性肿瘤可以进一步被分为Ⅰ～Ⅳ级。确诊需依靠病理检查结果。

（1）星形细胞瘤。

1）弥漫性侵润性星形细胞瘤（这些肿瘤有恶变倾向）。

①星形细胞瘤（Ⅳ级分类中的Ⅱ级）：变异类型如下：纤维型、肥胖细胞型、原浆型、混合型。

②间变（恶性）星形细胞瘤（Ⅲ级）。

③多形性胶质母细胞瘤（GBM）（Ⅳ级）：恶性程度最高的星形细胞瘤。变异类型如下：巨细胞型胶质母细胞瘤、胶质肉瘤。

2）更局限的病变：以下这些肿瘤无向间变星形细胞瘤及 GBM 发展的倾向。

①毛细胞型星形细胞瘤。

②多形性黄色星形细胞瘤。

③室管膜下巨细胞型星形细胞瘤。

（2）少枝胶质细胞瘤。

（3）室管膜细胞瘤。

1）室管膜细胞瘤：变异类型有以下 4 种：①细胞型；②乳头型；③明细胞型；④伸长细胞型。

2）间变（恶性）室管膜瘤。

3）黏液乳头状室管膜瘤。

4）室管膜下瘤。

（4）混合型胶质瘤：少枝－星形细胞瘤；包括间变（恶性）少枝－星形细胞瘤；其他。

（5）脉络丛肿瘤：脉络丛乳头状瘤；脉络丛癌。

（6）未确定来源的神经上皮性肿瘤性母细胞瘤：星形母细胞瘤；极性成胶质母细胞瘤；大脑神经胶质瘤病。

（7）神经细胞（及神经细胞-胶质细胞混合性肿瘤）：神经节细胞瘤；小脑发育不良性神经节细胞瘤；婴儿促结缔组织生成性神经节细胞瘤；胚胎发育不良性神经上皮性肿瘤；神经节胶质细胞瘤：包括间变（恶性）神经节胶质细胞瘤；中枢神经细胞瘤；终丝副神经节瘤；嗅母细胞瘤（成感觉神经细胞瘤，嗅神经上皮瘤）。

（8）松果体细胞：松果体细胞瘤（松果体瘤）；松果体母细胞瘤；混合型/过渡型松果体瘤。

（9）胚胎性肿瘤。

1）髓上皮瘤。

2）神经母细胞瘤其他类型包括神经节神经母细胞瘤。

3）视网膜母细胞瘤。

4）室管膜母细胞瘤。

5）原发性神经外胚层肿瘤（PNET）。

①髓母细胞瘤：变异类型如下：促结缔组织生成性髓母细胞瘤、髓肌母细胞瘤、黑色素沉着性髓母细胞瘤。

②大脑（幕上）和脊髓 PNET。

三、治疗原则

据胶质瘤的类型和恶性程度的不同，其对于各种治疗方法的敏感性和效果有较大差异。因此，在治疗方法的选择上具有不同的原则和特点。

（一）低级别星形细胞瘤（世界卫生组织Ⅱ级）

1. 治疗选择

（1）手术切除肿瘤。

（2）放射治疗。

（3）化疗。

（4）放射治疗和化疗联合使用。

2. 外科手术治疗

（1）在下列低级别星形细胞瘤中外科手术应作为首要治疗措施。

1）临床和影像学资料不能获得确切的诊断患者建议行手术活检或部分切除以确立诊断。

2）毛细胞型星形细胞瘤　包括发生于儿童或青少年的小脑半球肿瘤和幕上毛细胞型星形细胞瘤。

3）肿瘤巨大或囊性肿瘤有导致脑疝的可能。

4）阻塞脑脊液循环通路。

5）用于治疗难治性癫痫。

6）用于推迟辅助性治疗及其对儿童的副作用（尤其是年龄小于5岁的患儿）。

7）小型肿瘤的侵袭性不如大型肿瘤，可能更适合早期手术治疗。

（2）对于大多数侵润生长的大脑半球胶质瘤外科手术无法治愈，这些肿瘤许多不能完全切除。在可能的情况下完全切除可改善预后。

（3）对于水肿明显的大脑半球胶质瘤，建议术前3天开始口服激素，如泼尼松，每次5mg，每日3次。术中继续静脉给予甲泼尼龙40～80mg或地塞米松10mg。

（4）由于低级别胶质瘤的边界术中不易辨认，尤其是脑深部和功能区附近的病变，一些辅助性措施如立体定向及影像导航技术，对于确定深部或重要功能区肿瘤的边界有帮助。

（5）全麻术后应注意电解质改变（1次/日）和24小时出入量监测，尤其是患者不能进食或进食差时，可能存在下丘脑损伤等。有异常者至少每日2次监测电解质变化。

（6）老年患者或短期内不能下床活动的患者应注意预防下肢血栓和肺栓塞。相关治疗包括低分子肝素和弹力袜等。

（7）癫痫药物治疗原则。

1）对于幕上大脑半球肿瘤，术前1周开始癫痫的预防性治疗，术前1天查血药浓度。

2）常用的一线抗痫药物包括卡马西平（100mg，口服，每日3次），苯妥英钠（100mg，口服，每日3次）和丙戊酸钠缓释片（500mg，口服，每日2次，数天后血药浓度达到有效范围后可改为每日1次）。

3）手术结束前30分钟即开始抗癫痫治疗（丙戊酸钠缓释片，800mg，静脉注射后以1mg/（kg·h）静脉持续泵入，至改为口服治疗）。

4）术前无癫痫者，术后视情况口服抗癫痫药3～6个月，如术后出现癫痫者服用6～12个月，如手术前后均有发作者则服用1～2年。

5）原则上以1种一线抗癫痫药物为主，联合用药时不同抗癫痫药物间可出现拮抗作用。

6）用药期间注意相关药物副作用。如皮疹、肝功能损害、血细胞下降等。长期用药时每月至少定期复查1次相关指标。

7）停药时应逐渐减量。

3. 放射治疗　回顾性研究显示放射治疗可以延长肿瘤未完全切除患者的缓解期和生存期。对肿瘤未完全切除、复发或进展且不能手术、恶变时可考虑放疗。具体放射治疗计划由放射科医师制定。

4. 化疗　通常情况下到肿瘤发展时才采用，PCV（盐酸丙卡巴肼，洛莫司令和长春新碱）或替莫唑胺常可在一定程度上控制肿瘤的生长。

5. 其他治疗　包括免疫治疗，基因治疗，光动力治疗等。

（二）恶性星形细胞瘤（世界卫生组织分类的Ⅲ级和Ⅳ级）

对于恶性星形细胞瘤患者，治疗方法的选择必须首先考虑到以下3个影响生存期的独立因素。

（1）年龄：所有研究均发现年龄是最有意义的预后因素，年轻患者预后较好。

（2）病理学特征。

（3）入院时功能状态（如Karnofsky评分）。

1. 外科手术治疗

（1）与其他治疗方法相比，手术切除肿瘤使肿瘤细胞减少加外照射治疗一直被作为一个标准方法。

（2）肿瘤切除程度和术后影像检查发现的残余肿瘤体积对肿瘤发展及平均生存期有显著影响。手术并不能治愈这些肿瘤，因此手术应该以延长患者的高质量生存时间为目标；通常情况下神经功能良好、单个脑叶内的胶质瘤切除后可以达到这一效果。

（3）多形性胶质母细胞瘤部分切除术后出血和（或）水肿导致脑疝的机会非常高。同时，次全切除对于延长生存期无多大益处。因此，只有在完全切除肿瘤可行的情况下或患者家属要求下才考虑手术治疗。

（4）外科手术治疗对老年患者收效不大，应慎重考虑。

（5）术前无癫痫者，术后视情况常规口服抗癫痫药3～6个月，如术后出现癫痫者服用6～12个月，如手术前后均有发作者则服用1～2年。

（6）复发肿瘤的再次手术治疗。

1）不到10%的复发肿瘤远离原发部位。

2）复发肿瘤再次手术可在一定程度上延长生存期。

3）除Karnofsky评分外，对再次手术有显著意义的预后因素包括年龄和两次手术间隔的时间，间隔时间越短则预后越差。

4）再次手术的并发症发生率更高。

（7）基于上述原因，建议下列患者不宜或慎重采用手术治疗。

1）广泛的优势脑叶的胶质母细胞瘤。

2）双侧侵犯明显的病变（如巨大蝶形胶质瘤）。

3）老年或合并其他系统疾病，身体状况较差的患者。

4）Karnofsky评分低的患者（通常情况下，在使用皮质激素时神经功能状况是术后预期能够达到的最好功能，手术对神经功能的改善很少能超过这种程度）。

5）复发性胶质母细胞瘤。

2. 放射治疗　患者一般状况允许时可进行放疗。恶性胶质瘤外放射治疗的常用剂量为50～60Gy。可分为局部外放射治疗和全脑外放射治疗。与局部外放射治疗相比，全脑外放射治疗并不能明显延长患者的生存期，而且副作用较大。

3. 化疗

（1）在所有使用的化疗药物中有效率不超过30%～40%，大多数只有10%～20%。普遍认为肿瘤切除越多，化疗效果越好，传统化疗药物在放射治疗前使用更为有效。对于胶质母细胞瘤，新型化疗药物替莫唑胺推荐与放疗同时进行。

（2）烷化剂在大约10%的患者中有显著疗效［所有烷化剂疗效相似：卡莫司丁（BCNU）、洛莫司汀、甲苄肼］。卡莫司丁（BiCNU）和顺铂（AKA cisplatin, Platinol）是目前用于恶性胶质瘤治疗的主要化疗药物。新型烷化剂替莫唑胺用于胶质母细胞瘤目前被广泛推荐。

4. 立体定向活检

（1）立体定向活检可能会使25%的胶质母细胞瘤患者漏诊。

（2）在中央低密度区（坏死）和周边环形强化区采集标本时，活检检出率最高。

（3）怀疑恶性星形细胞瘤时下列情况应考虑活检。

1）肿瘤位于重要功能区或手术难以到达的区域。

2）大型肿瘤合并轻微神经功能障碍。

3）一般情况差，难以承受全身麻醉的患者。

4）当无明确诊断时，为了明确诊断以便确定进一步治疗的最佳方案时，如多形性胶质母细胞瘤和淋巴瘤在影像学检查方面表现可能相似，如果没有免疫染色，病理学上也可误诊。活检应予认真考虑，防止对首选放射治疗和化疗的淋巴瘤进行手术治疗。

5. 其他治疗 包括免疫治疗、基因治疗、光动力治疗等综合治疗。

第二节 特殊类型的胶质瘤

一、毛细胞型星形细胞瘤

毛细胞型星形细胞瘤与侵润性原纤维型或弥漫性星形细胞瘤显著不同。其主要特征包括以下 4 点：发病平均年龄小于典型星形细胞瘤；小脑毛细胞型星形细胞瘤好发年龄为 10~20 岁；预后较侵润性原纤维型或弥漫型星形细胞瘤好，存活期更长；影像学表现：表现不一，病灶强化，常为囊性伴有瘤结节；发生于小脑时常为囊性，半数以上有瘤结节；病理学：紧凑或疏松星形细胞伴有纤维和（或）嗜酸性颗粒小体。

（一）诊断标准

1. 发生部位 毛细胞型星形细胞瘤可发生于脑和脊髓的任何部位，儿童及青年多见。

（1）视神经胶质瘤和下丘脑胶质瘤。

1）发生于视神经的毛细胞型星形细胞瘤称为视神经胶质瘤。

2）当它们发生于视交叉时，无论从临床还是影像学上，通常与下丘脑或第三脑室区的胶质瘤无法区分。

3）下丘脑及第三脑室区毛细胞型星形细胞瘤 影像学上可表现为脑室内肿瘤，多数可侵及视交叉，与视神经胶质瘤无法鉴别。可表现为"间脑综合征"，在儿童中这是一种少见的综合征，常由下丘脑前部的侵袭性胶质瘤引起，典型表现为皮下脂肪缺失伴多动，过度敏感和欣快感。也可表现为低血糖、发育障碍、头部增大。

（2）大脑半球：发病年龄大于视神经或下丘脑胶质瘤（如青年），正是这些毛细胞型星形细胞瘤与纤维型细胞瘤（原纤维，恶性程度更高）容易混淆。毛细胞型星形细胞瘤通常由一囊腔和一瘤结节组成（纤维型星形细胞瘤通常无此改变），这一点可以与纤维型星形细胞瘤区别，并且一些毛细胞型星形细胞瘤有钙化团。

（3）脑干胶质瘤：通常为纤维、浸润型，只有少部分是毛细胞型星形细胞瘤，是那些预后良好、向脑干"背侧、外生型"肿瘤。

（4）小脑：曾被称为"囊性小脑星形细胞瘤"。

（5）脊髓：可发生于此，发病年龄较脊髓纤维型星形细胞瘤年轻。

2. 辅助检查 头部 CT 及 MRI 检查表现如下。

（1）毛细胞型星形细胞瘤常表现为边界清楚，注药后增强（与低级别纤维型星形细胞瘤不同）。

（2）多数情况下有一囊，囊内有一结节，周围无水肿或水肿轻微。

（3）可发生于中枢神经系统任何部位，但最常见于脑室周围。

3. 鉴别诊断 须与弥漫性或侵袭性纤维型星形细胞瘤相鉴别。

（1）病理学特征性的表现存在，但如以上特征性病理学表现不明显，或在标本组织较少如立体定向活检，则单靠病理学检查不足以鉴别。

（2）提示该诊断的其他因素，包括患者的年龄、影像学资料等。

（二）治疗原则

（1）这些肿瘤的自然生长缓慢，首选治疗是在不导致功能缺失的情况下最大限度地切除肿瘤。有些肿瘤侵及脑干、脑神经或血管，可使肿瘤切除受限。

（2）由一个真性囊腔和瘤结节构成的肿瘤，切除瘤结节就足够了；非肿瘤性囊壁可以不切除。有些肿瘤具有一个"假囊"，囊壁厚且强化（在 CT 及 MRI 片上），这种囊壁必须切除。

（3）由于此类肿瘤术后 5 年和 10 年生存率很高，且在这期间内放射治疗的并发症发生率高，同时没有完全切除的肿瘤复发生长缓慢，因此建议这些患者术后不行放射治疗。

不过，应定期复查 CT 或 MRI 并进行随访，如果肿瘤复发，应再次手术。只有当复发肿瘤无法切除（只要有可能应选择再次手术）或病理学提示肿瘤恶性变时才考虑放射治疗。

（4）对于年幼患者化疗优于放射治疗。

（5）预后：肿瘤复发较常见。尽管过去认为它们一般在术后大约 3 年内复发，关于这一点目前仍存在争论，并且远期复发也较常见。

另外，一些肿瘤部分切除后不再继续生长，也代表着一种治愈形式。手术后约有 20% 的患者出现脑积水，需要进行治疗。

二、少枝胶质细胞瘤

少枝胶质细胞瘤是脑胶质瘤常见的类型之一。由于以往许多误诊为纤维型星形细胞瘤（尤其是这些肿瘤的侵袭性部分），所以其发病率统计相差较大。

男女患病比例约为 3：2。成人多见，平均年龄约 40 岁。本病可发生脑脊液转移，但少见。

（一）诊断标准

1. 临床表现

（1）癫痫：最为常见的临床表现，半数以上的患者曾有癫痫病史。

（2）颅内压增高：头痛，呕吐和视乳头水肿。

（3）精神症状：淡漠。与肿瘤好发于脑叶，尤其是额、颞叶有关。

（4）局部神经功能障碍：因肿瘤的压迫和肿瘤卒中可破坏肿瘤脑组织而出现，表现为偏瘫、失语等。

（5）其他：如眩晕等。

3. 辅助检查

（1）头部X线：少枝胶质细胞瘤患者的X线片上可见肿瘤钙化。

（2）脑CT和MRI：CT诊断少枝胶质细胞瘤有一定特异性。表现为幕上脑叶内略高密度的混杂肿块，边界清楚，周围水肿和占位效应均很轻微，这与其他胶质瘤的瘤周水肿明显的特点不同。

50%~90%的检查可见条索状钙化。非钙化性高密度多为肿瘤内出血，给予增强剂后瘤体可无强化反应或反应轻微，恶变后强化明显且不规则。MRI的定性诊断作用不如脑CT。

（二）治疗原则

1. 外科手术治疗　下列情况可考虑手术。

（1）有明显占位效应的肿瘤，不论恶性度高低，均建议手术治疗解除占位效应，减轻症状，延长患者的存活期。

（2）无明显占位效应的肿瘤。

1）低级别：能切除的病变建议外科手术治疗。在保留神经功能的情况下尽量全切除肿瘤。

2）高级别：力争全切，还是部分切除或仅行活检，目前仍有争议。原因主要在于全切除对高级别肿瘤是否有益仍未明确。

2. 化疗　化疗对大多数少枝胶质细胞瘤有效，尤其在用药3个月之内，多数可出现肿瘤体积缩小。但疗效和持续时间不一。经验最多的为PCV：每日盐酸丙卡巴肼60mg/m2静脉注射、洛莫司汀110mg/m2口服、长春新碱1.4mg/m2静脉注射，均为29日1个周期，6周重复1次。

3. 放射治疗　放射治疗对于少枝胶质细胞瘤的疗效仍不明确。有关术后放射治疗的效果存在争议。记忆丧失、精神异常、性格改变等放射治疗的副作用在长期存活的患者当中较为常见。

三、室管膜瘤

室管膜瘤是常见的神经上皮性肿瘤之一，约占颅内肿瘤的2%~9%，占神经上皮性肿瘤的18%~20%；男性略多于女性，男女患病比例约为1.9∶1；多见于儿童和青少年。60%~70%位于幕下，靠近第四脑室，占第四脑室区肿瘤的25%。室管膜瘤通常为边界清楚的良性肿瘤（尽管确有恶性室管膜瘤发生），但可沿脑脊髓种植。儿童颅后窝室管膜瘤常为间变性肿瘤，发病年龄越小，预后越差。尽管病理学上不如髓母细胞瘤恶性程度高，但预后更差，因为他们常侵犯闩部，导致无法全切除。

（一）诊断标准

1. 临床表现　根据肿瘤发生的部位不同而有较大差异。

（1）颅内压增高：多源于肿瘤继发的梗阻性脑积水，表现为头痛、恶心、呕吐、视乳头水肿等。

（2）强迫头位。

（3）脑干功能障碍：多因肿瘤侵犯第四脑室底部，造成桥脑和延髓神经核和传导束功能障碍，如复视、面瘫、共济障碍等。

（4）小脑功能障碍：表现为走路不稳、眼球震颤、共济失调和肌张力下降等。

（5）癫痫：多见于大脑半球靠近运动区的脑内室管膜瘤（来源于胚胎异位的室管膜细胞），脑室内室管膜瘤少见。

（6）其他：发生于侧脑室的室管膜瘤可压迫和侵犯丘脑、内囊、基底节等，导致偏瘫、偏侧感觉障碍等；位于第三脑室后部者可造成双眼上视运动障碍等。

2. 辅助检查

（1）头部X线：多数可表现为颅内压增高征象，如指压迹增多等；另外，还可显示肿瘤钙化，室管膜瘤是儿童颅后窝肿瘤中最常伴有钙化改变的肿瘤。

（2）头部CT和MRI：通常表现为第四脑室或侧脑室肿瘤，密度不均，常伴梗阻性脑积水。肿瘤可有囊变和钙化，使肿瘤表现为混杂信号，注射增强剂后显示不均一强化。影像学上与髓母细胞瘤难以鉴别，以下情况有助于鉴别。

1）室管膜瘤中钙化常见，髓母细胞瘤少见。

2）髓母细胞瘤常起源于第四脑室顶，后者将肿瘤包裹（"香蕉征"），而室管膜瘤常起源于第四脑室底。

3）室管膜瘤在T1加权相表现为混杂信号（与髓母细胞瘤不同）。

4）室管膜瘤外生部分MRI检查T2加权相为显著高信号（髓母细胞瘤为轻度高信号）。

（3）脊髓造影：水溶性造影剂脊髓造影检测"水滴状转移"与MRI强化一样敏感，可取脑脊液用于细胞学检查。

（二）治疗原则

1. 外科手术切除

（1）手术目的：在避免严重神经功能障碍的同时，最大程度地切除肿瘤。当肿瘤广泛侵犯第四脑室底时，肿瘤不可能全切除。

（2）手术入路：根据肿瘤发生的部位不同而选择不同的手术入路。

1）第四脑室室管膜瘤：常用枕下正中入路。

2）侧脑室室管膜瘤：皮层经脑沟侧脑室入路或经胼胝体侧脑室入路。

3）第三脑室室管膜瘤：经胼胝体穹窿间入路或枕下经小脑幕入路（适用于第三脑室后部肿瘤）。

4）大脑内室管膜瘤：根据肿瘤发生的具体部位，选择距离肿瘤最短且避开重要功能区的部位开颅。

2. 放射治疗 室管膜瘤的放射敏感性仅次于髓母细胞瘤，列第二位。手术切除后常规采用外放射治疗。

（1）瘤床45~48Gy，复发者另加15~20Gy。

（2）脊髓外放射。

（3）如果有水滴状转移灶或CSF细胞学检查发现瘤细胞，应增加脊髓外放射治疗；也有行预防性脊髓外照射；小剂量全脊髓放射治疗（平均约30Gy），同时增加水滴状转移部位的放射剂量。

3. 化疗 一般作为术后的辅助治疗，可短时间抑制复发肿瘤的生长。

第三节 脑膜瘤

一、概述

一般认为，脑膜瘤起源于蛛网膜颗粒的内皮细胞和纤维母细胞，是颅内最常见的良性肿瘤。

（一）病因

脑膜瘤的病因尚无定论。研究多集中在外伤、病毒感染、放射线照射以及类固醇激素和生长因子受体等方面。近年来，分子生物学研究多数认为脑膜瘤基因位于第22号染色体长臂上，是一种抑癌基因。

（二）病理

脑膜瘤的大小不等，最小的可在尸检时发现，仅为针尖样，文献报道最大的脑膜瘤达2300g。脑膜瘤依不同的部位可以有不同的形状，椭圆和球形的脑膜瘤通常发生在矢状窦旁，大脑凸面，鞍上区和嗅沟等部位。发生在小脑幕和大脑镰的脑膜瘤可呈哑铃形。另外还可以成扁平的毡状，多位于颅底的骨嵴或硬脑膜游离缘上。如果肿瘤引起颅骨破坏，还可以向颅外生长，甚至形成颅内外沟通瘤。脑膜瘤多有一层结缔组织包膜，与周围脑组织界限分明，但也可成指状突起和成浸润状生长，此时包膜多不完整。脑膜瘤的显微镜下病理特点如下。

1. 内皮型脑膜瘤 内皮型脑膜瘤又称合体细胞型脑膜瘤，多位于大脑凸面、矢状窦旁和蝶骨嵴等处。肿瘤细胞显微镜下和正常的蛛网膜内皮细胞相似，胞浆丰富，呈细颗粒状或均质性，空泡状或细网状的核，体积较大，有时可有假包涵体，或者可以见到核内窗改变。细胞分化好，核分裂像少见或缺如。间质中血管很丰富，漩涡不多见。

2. 纤维母细胞型脑膜瘤 纤维母细胞型脑膜瘤又称纤维性脑膜瘤，多见于大脑镰、小脑幕和颅底等处，脑室内多数也为纤维型。肿瘤由成束的长梭形细胞构成，细胞排列致密，细胞核也成梭形或者杆状。肿瘤组织中富含网状纤维和胶原纤维。

3. 过渡型脑膜瘤 过渡型脑膜瘤又称混合型脑膜瘤，是最常见的类型，表现为内皮型和纤维型的混合或者两者之间的过渡。主要的特征是同心圆状的漩涡结构，通常围绕中心血管排列，也可围绕玻璃样变的胶原或数个蛛网膜内皮细胞排列，有时漩涡中心是沙砾体结构。

4. 沙砾体型脑膜瘤 最常见于椎管内。特征是在漩涡状结构的中心出现许多同心圆形的矿化的小体—沙砾体，其内含有胶原、钙和铁等。

5. 血管瘤型脑膜瘤 好发于矢状窦旁和蝶骨嵴内侧1/3处。组织学特点为含有丰富、大小不等但是分化成熟的血管，这些血管周围分散着内皮型、纤维型或者过渡型的肿瘤细胞巢，肿瘤细胞核虽然可有一定程度的多形性和深染，但是不伴有活跃的核分裂像，不构成恶性的指标。

6. 微囊性脑膜瘤　微囊性脑膜瘤又称湿润性脑膜瘤。大体质软，切面成胶冻状，湿润。显微镜下有许多小的泡状的细胞外间隙，囊泡内含有嗜酸性的黏液，肿瘤细胞多呈星芒状。肿瘤细胞核很少核分裂像及出血坏死。

7. 分泌型脑膜瘤　在脑膜皮性脑膜瘤的细胞浆中出现一个或者多个大小不等的包涵体，电镜证实为胞浆内微腺泡的腔内分泌物。这种微腺泡内衬有微绒毛，腔内是分泌物，这意味着向腺上皮的化生过程。

8. 透明细胞型脑膜瘤　具有潜在的进行性发展的脑膜瘤，倾向复发和侵袭，少数还可转移。显微镜下细胞浆透明状，细胞核清晰，核居中或偏位。间质内出现粗大的胶原纤维，血管较多。电镜下胞质内含有丰富的糖原，细胞器较少，所以光镜下透明。

9. 脊索样脑膜瘤　组织酷似脊索瘤，肿瘤为分叶状，由成片的多角细胞组成，典型的肿瘤细胞内有糖原蓄积而产生透明的胞浆。间质内可见淋巴细胞的浸润。

10. 富于淋巴浆细胞的脑膜瘤　这类肿瘤是在内皮型、过渡型或纤维型肿瘤组织内有大量的淋巴和浆细胞浸润，并可形成淋巴滤泡，增生更甚者可以出现生发中心，甚至这些浸润的细胞成分可以掩盖固有的肿瘤细胞，偶尔伴有贫血或 γ - 球蛋白血症。

11. 化生性脑膜瘤　内皮型、过渡型或纤维型脑膜瘤均可伴有不同程度的化生。这种化生可以为黄色瘤性化生，也可为软骨性，骨化，黏液性和脂肪性化生等。不管伴有哪种化生，肿瘤中均可找到典型的脑膜瘤证据。

12. 非典型性脑膜瘤　WHO提出了6条标准：核分裂像易见；细胞密度较高；核/浆比例加大；核仁明显；片状或平铺状生长；灶性坏死或较多的单细胞坏死。

13. 乳头型脑膜瘤　好发于年轻人，显微镜下具有乳头状结构，常伴有侵袭性特点，核分裂像多，侵及周围脑组织等，有的还可发生远隔转移。

14. 恶性脑膜瘤　脑膜瘤又称间变性或分化不良性脑膜瘤。诊断上和非典型性脑膜瘤都是6条标准，但是程度更严重。侵袭是重要的指标，通常指肿瘤深部侵袭脑组织，引起严重的脑水肿和胶质增生，有时还伴有血管周围炎细胞反应。

（三）临床表现

脑膜瘤生长缓慢，病程一般很长。出现的症状主要是肿瘤对周围脑组织、脑神经的压迫症状。如肿瘤生长在非功能区，则是一个慢性进展的颅内压增高表现。如肿瘤生长在重要脑功能区和脑底脑神经附近，则可较早出现某些定位症状。如额顶区脑膜瘤，患者常常以局灶性癫痫为首发症状，并可有肢体运动及感觉障碍等症状。一些特殊部位的脑膜瘤可出现海绵窦综合征、岩尖综合征以及小脑桥脑角综合征等。脑膜瘤刺激邻近的颅骨，还可使其颅骨受压变薄、破坏或增厚，这时，在头部常可触及骨性肿块或可见到头皮血管怒张。

（四）影像学检查

1. 颅骨X线平片　脑膜瘤有颅骨改变主要表现为肿瘤邻近部位颅骨增生、吸收或破坏，内板增厚呈内生性骨疣，外板可出现放射状骨针样增生。额顶部矢状窦旁脑膜瘤常伴有硬脑膜血管沟增宽和增深。

2. 脑血管造影　通过脑血管造影，能够了解肿瘤的供血动脉来源，肿瘤的血运程度和肿瘤表面静脉回流情况。动脉期可见供应肿瘤的动脉增粗，或者移位并包在肿瘤的外围。毛细血管期可见肿瘤染色，静脉期可见静脉窦受累情况，如狭窄、移位、阻塞等，还可看到周围静脉回流情况。对于手术方案的制定有帮助。

3.CT 扫描　20 世纪 70 年代后，已经成为诊断脑膜瘤的主要方法之一。典型脑膜瘤平扫时在颅内显示边界清晰的等密度或高密度占位影，部分肿瘤可有钙化。注入造影剂后显示均匀一致的增强影像。肿瘤周围可出现大片密度降低的脑水肿区。脑膜瘤有坏死或囊性变时，可表现为肿瘤中不同混杂密度的 CT 影像。

4.磁共振（MRI）检查　在 T1 加权图像上，大多数脑膜瘤表现为等信号，少数表现为低信号；在 T2 加权图像上，肿瘤可表现为高、低等混合信号；注入 Gd-DTPA 后大多数脑膜瘤出现强化。许多脑膜瘤与邻近脑组织因有一包膜相隔而在图像上显示为一环状低信号影。与硬脑膜相连的部位通常可以看到"脑膜尾征"。MRI 检查能清楚地显示出脑膜瘤与邻近的血管及周围重要结构，如脑干、下丘脑等的关系。另外 MRV 还可以显示颅内静脉窦受到肿瘤压迫以及侵袭等情况，对于指导手术中选择如何处理静脉窦有一定的帮助。

（五）诊断

脑膜瘤病程较长，临床表现多为缓慢进行的颅内压增高症状。患者如有长期慢性头痛，视力减退，眼底检查发现视盘水肿或萎缩时，应考虑有否发病，若伴有头部骨性隆起，该部位脑膜瘤的可能性较大。在某些特殊部位的脑膜瘤，常表现特有的症状和体征。如中央区矢状窦旁脑膜瘤，早期的刺激性症状可有局限性癫痫，晚期可有肢体的运动和感觉障碍。鞍结节脑膜瘤可出现视神经受累的症状和体征。颅前底脑膜瘤患者可有精神症状及嗅觉障碍等。对疑为脑膜瘤患者，经 CT 或 MRI 检查，一般可明确诊断。

（六）手术治疗

1.术前准备

（1）了解患者全身有无其他系统疾病，如冠心病、高血压、糖尿病等，明确是否为手术禁忌证，或是否需要药物治疗。颅内压增高者，则应用脱水和激素疗法治疗，以降低颅内压。有癫痫者，则应用抗癫痫药物。

（2）术前需充分备血，以便手术中输血使用。

（3）通常在全身麻醉下进行手术。

2.手术治疗

（1）手术切口的选择：根据 CT 或 MRI 影像投影，一般不难设计出头皮切口，应注意的是，要保证皮骨瓣的供血和美观。

（2）控制和减少出血：脑膜瘤主要接受颈外动脉和颈内动脉（颅后窝为椎动脉）双重供血，一般术中出血较多。头皮、颅骨和硬脑膜受肿瘤生长的刺激，一般血运极丰富。从手术切开皮肤到切开硬脑膜之前，出血很多，如处理不当可导致患者失血性休克。因此，应该有效地控制和减少这三层组织的出血，通常采用以下措施。

1）如肿瘤巨大，供血非常丰富，切开头皮前先结扎颈外动脉或在头部缝扎扩张增粗的头皮动脉（多为颞浅动脉和枕动脉）。头皮切开时，皮肤与帽状腱膜一并切开，而骨膜尽量不动。皮肤切口可分段切开，每次可切开 5~7cm，操作时应确切压迫切口的两侧以减少头皮缘的出血,对较明显的头皮下小动脉出血应及时使用双极电凝止血,而后翻转头皮上止血夹或止血钳。一段切口完善止血后,再继续切开其余部分,这样做还可以避免在以后手术过程中,因头皮切口止血不彻底而不知不觉中丢失血液。

2)脑膜瘤手术中,处理骨瓣时往往是最易出血阶段。可根据骨瓣大小,采用多钻骨孔的方法止血。颅骨钻孔时,应注意减少颅骨板障出血。通常不宜一次直接将骨孔钻透至硬膜。可在钻孔过程中,见到出血而未钻透内板之前,暂先停止钻孔,立即用骨蜡堵塞并将其挤压至周围的板障中,控制来自板障的出血。当颅骨骨孔钻妥后,适当用明胶海绵或止血纱布从骨孔中填塞到周围已分离的硬脑膜外间隙,由于在翻开骨瓣之前,颅内压力较高,用这种填塞的方法通常可有效控制这部分硬脑膜出血。按此方法逐一完成各个骨孔。使用线锯锯开骨瓣时,亦应遵循同样方法,锯开后骨孔和颅骨的骨缝均用骨蜡填塞后可将骨缝板障的出血止住。最后,将骨瓣从硬膜仔细分离开,并用纱布包好备用。

3)硬脑膜层开颅时出血主要来源于硬脑膜的供血动脉、蛛网膜颗粒、静脉窦及被肿瘤浸润的硬脑膜等。可根据不同出血来源采取电凝、缝扎、止血材料压迫及切除等方法处理。如果肿瘤侵蚀颅骨甚至长入颅骨,翻起骨瓣的时候比较困难,可咬除部分骨瓣到肿瘤边缘,钝性或者锐性切断肿瘤的颅外部分,使骨瓣和硬膜分离,然后再迅速止血。

(3)切除肿瘤:脑膜瘤是良性肿瘤,原则上应争取完全切除,包括受浸润的硬脑膜与颅骨,以期根治,防止术后复发。根据肿瘤所在的部位及肿瘤大小,可选择完整切除或分块切除等操作方式。脑膜瘤本身血运也比较丰富,一般采取以下方法来减少术中出血。

1)手术取头高位。

2)手术前数日经血管造影,使用栓塞剂栓塞肿瘤血管。

3)术中控制性低血压。

4)先电凝肿瘤基底及脑内向瘤体供血的动脉,切断肿瘤血液来源。如肿瘤巨大,尤其是颅底脑膜瘤,紧邻或包绕神经、血管等重要结构时,可行肿瘤次全切除或分次手术,以免导致患者严重并发症,甚至死亡。有时,为了全切肿瘤,还应对受肿瘤浸润的颅内重要静脉系统进行重建。对于无法全切的恶性脑膜瘤,术后应辅以放疗。

(4)放射治疗:脑膜瘤直径未超过3cm时,可选用γ刀或X刀治疗。

(5)其他治疗:激素治疗已被认为可以减肿瘤的生长速度。此外,基因治疗脑膜瘤也在研究之中。

二、常见的脑膜瘤

(一)矢状窦旁脑膜瘤

矢状窦旁脑膜瘤起源于上矢状窦壁,肿瘤基底附着窦壁并充满矢状窦角,肿瘤和脑组织之间没有脑组织。肿瘤可侵犯矢状窦使其部分或完全闭塞,肿瘤大多限于一侧,少数跨过矢状窦两侧生长,常侵犯颅骨。一般按其生长在矢状窦的部位,分为上矢状窦前1/3、上矢状窦中1/3和上矢状窦后1/3脑膜瘤,以上矢状窦中1/3多见。其血液供应主要来自脑膜中动脉,同时大脑前动脉参与矢状窦前1/3和中1/3脑膜瘤的供血,大脑后动脉参与后 1/3 脑膜瘤供血。

1. 临床表现　矢状窦旁脑膜瘤病史一般较长。肿瘤较小多无症状，肿瘤生长较大即引起颅内压增高，出现剧烈头痛、视力减退和视盘水肿。精神障碍以矢状窦前 1/3 脑膜瘤多见，主要表现记忆力减退，表情淡漠或性格改变，神经系统检查多无明显的定位体征，或仅有轻度的锥体束征。矢状窦中 1/3 脑膜瘤早期可出现运动障碍、癫痫和感觉障碍。癫痫发生率可高达 73%，抽搐多由对侧小腿或足部开始；感觉障碍最初多表现对侧下肢感觉异常，如麻木感和蚁走感等；肿瘤累及膀胱的皮质中枢时，则出现排尿困难。矢状窦后 1/3 脑膜瘤可出现发作性幻视，如累及距状裂，可出现同向偏盲。

2. 影像学检查

（1）颅骨 X 线平片：脑膜瘤附着处颅骨骨质改变是脑膜瘤的较为常见和具有特征性的改变，一般以颅骨近中线局限性骨质增生、硬化为主；有时出现骨质破坏。约有 15% 的肿瘤有结节状或点片状钙化斑。常常可见脑膜中动脉沟增宽、迂曲。

（2）脑血管造影：矢状窦前 1/3 动脉期矢状位显示大脑前动脉对侧移位，脑膜中动脉增粗，肿瘤染色，矢状窦中 1/3 动脉期可见胼周动脉和胼缘动脉末端受压下移。静脉期可显示矢状窦受压而引起的狭窄或因肿瘤侵及而导致的闭塞，以及周围引流静脉的侧支循环情况。

（3）CT 检查：CT 平扫多为均匀的略高密度或等密度病灶，边界清晰锐利，常伴有周围脑组织明显水肿，肿瘤附着处骨质增生，有时肿瘤可见钙化。增强后一般呈现均匀一致明显强化。

（4）MRI 检查：在 T1 加权图像上，多数肿瘤表现为等信号，当肿瘤侵及上矢状窦时，可见该段静脉窦内流空效应部分或全部消失，其信号上升，周围常低信号环绕。在 T2 加权图像上，肿瘤可表现为等信号或高信号，增强后可见肿瘤对周围硬膜侵袭形成的"脑膜尾征"。

3. 诊断　绝大多数矢状窦旁脑膜瘤根据临床表现，通过 CT 或 MRI 很容易确诊，但应与胶质瘤、转移瘤和淋巴瘤鉴别。后者一般病史较短，CT 上密度多不均匀，增强后强化程度不如脑膜瘤明显；胶质瘤和淋巴瘤一般无颅骨骨质改变，不与硬膜粘连；转移瘤伴颅骨转移时多为破坏性，有时可发现原发癌病灶。

4. 治疗　手术切除脑膜瘤是最有效的治疗手段。目前一般采用改良的 Simpson 脑膜瘤切除分级标准。

0级，切除肿瘤、附着的硬脑膜尾征、硬脑膜和受累的骨质。

Ⅰ级，肿瘤肉眼下全切，包括受累的硬脑膜、静脉窦和颅骨。

Ⅱ级，肿瘤肉眼下全切，电凝受累的硬脑膜、静脉窦和颅骨。

Ⅲ级，肿瘤肉眼下全切，未处理受累的硬脑膜、静脉窦和颅骨。

Ⅳ级，肿瘤部分切除。

Ⅴ级，仅作开颅减压术或加肿瘤活检。

矢状窦前 1/3 脑膜瘤中，如果矢状窦已闭塞者，可连同肿瘤一并切除。对于中、后 1/3 的肿瘤，术前应有静脉期血管造影，了解静脉窦的通畅情况，如果闭塞，侧支循环和深静脉引流通畅，可以考虑连同肿瘤一并切除，但应注意保护已经建立的静脉侧支循环通路。如果静脉窦不完全堵塞，在全切肿瘤的基础上，对静脉窦进行重建或修补。重建的材料中以颈外静脉效果最好，其次是大隐静脉，人工血管发生血栓的机会比较大。若窦壁全层侵蚀或部分瘤体突入窦腔，可将窦壁切除后进行修补或重建，同时妥善吻合中央沟静脉。肿瘤和中央沟静脉紧密粘连时，可在显微镜下沿着该静脉走行的两旁切开蛛网膜，仔细将此静脉游离，而后在其两侧分块切除肿瘤，严防将中央沟静脉撕裂。如果患者的情况和技术条件不允许全切肿瘤，在临近的大脑镰或矢状窦上还残留肿瘤，尽量电凝肿瘤和对于怀疑有肿瘤组织浸润的部位，或者在局部给予银夹标记，术后依此为中心进行放疗，避免复发。

（二）镰旁脑膜瘤

镰旁脑膜瘤起源于大脑镰，位于纵裂内，常向一侧生长，嵌于大脑半球内侧面脑实质内，大部分呈球形，也有沿大脑镰匍行生长而基底甚为宽大者。肿瘤也可突破大脑镰向对侧生长，压迫双侧大脑半球内侧面。

1. 临床表现　肿瘤位置较深，早期常无明显症状。大脑镰不同部位脑膜瘤其临床表现各有其特点。肿瘤以额、顶部者为多，约占80%。位于大脑镰中1/3段者早期无明显症状，肿瘤较大时可出现精神症状。位于大脑镰后1/3距状沟附近者可出现幻视及对侧同向偏盲。因CT检查较普及，也有患者仅因头痛而无临床体征在行CT检查时发现肿瘤。

2. 影像学检查

（1）头颅X线平片：常无易明显阳性发现。

（2）脑血管造影：前后位显示大脑前动脉向对侧移位，胼缘和胼周动脉的分支向外下呈弧形移位，侧位像显示胼周动脉向下呈凹弧形移位。大脑镰后1/3段脑膜瘤可见大脑后动脉移位。常可见肿瘤染色。肿瘤为大脑前动脉和脑膜中动脉双重供血，血运丰富。

（3）CT扫描及MRI检查：CT扫描可见镰旁等密度或略高密度影，呈球形嵌入一侧半球内侧面脑组织内，脑室受压变形。肿瘤亦可向双侧生长，或为扁平状沿大脑镰生长，周围可见水肿，其内可见钙化灶。注入造影剂后见均匀一致强化。MRI检查的冠状位可显示肿瘤与矢状窦的关系，并可显示大脑前动脉的位置，有利于术中保护大脑前动脉。

3. 诊断　根据本病的临床表现及CT、MRI检查不难明确诊断，本病应与以下疾病鉴别。

（1）矢状窦旁脑膜瘤：此瘤位置较浅，向上紧临矢状窦壁，主要是在肿瘤与硬脑膜之间没有脑组织，而大脑镰旁脑膜瘤一般有脑组织覆盖。颅骨亦可骨质增生。

（2）大脑半球内侧面胶质瘤及其他恶性肿瘤：这类肿瘤大多数病史较短，发展较快，临床症状较明显，早期即有颅内压增高症状。

4. 治疗　本病诊断后应采取手术治疗。切口及骨瓣应达中线或跨中线，术中牵开纵裂时应防止过度牵拉导致脑组织损伤，尤其注意保护中央沟静脉，切除肿瘤时宜采取分块切除。肿瘤较大时，注意其深部与大脑前动脉的关系，防止损伤大脑前动脉及其分支。

（三）大脑凸面脑膜瘤

大脑凸面脑膜瘤包括位于额叶、顶叶、额叶、枕叶及外侧裂脑膜瘤，其定义是肿瘤基底与颅底硬脑膜或硬脑膜窦和脑室等没有相连，位于大脑的表面。文献报道大脑凸面脑膜瘤占及脑膜瘤的15%。肿瘤多呈球形，有较多的硬脑膜动脉进入肿瘤，也可有少量脑内动脉参与供血。肿瘤还可向外侵袭硬脑膜，并波及颅骨使其出现受压、增生或破坏改变。肿瘤可多发。

1.临床表现　大脑凸面脑膜瘤病史较长，临床表现主要依肿瘤部位而定。额叶、顶叶，特别是中央沟附近的脑膜瘤，早期多出现刺激性症状，如局灶癫痫或肢体乏力。颞叶或枕叶附近肿瘤，则可出现视觉障碍。优势半球相关部位肿瘤还可出现语言障碍。由于肿瘤生长缓慢，颅内压增高较迟，早期诊断困难。近年来，随着CT的普及，一些患者因外伤或其他不适行CT检查时，偶然发现肿瘤。

2.影像学检查

（1）颅内X线平片：可有局限性颅骨变薄、增生或破坏，常伴有脑膜中动脉沟增宽。

（2）脑血管造影：可见肿瘤不同占位征象，并可见到脑膜瘤的供血情况。但是，一般来讲，大脑凸面脑膜瘤的脑血管造影检查并非必要。

（3）CT检查：CT平扫影像中，大脑凸面脑膜瘤为等密度或略高度病灶。有些肿瘤囊性或坏死等改变时，可有低密度或混合密度病灶。注入造影剂后，肿瘤多数明显强化，同时肿瘤界限清晰。大脑凸面脑膜瘤周围脑组织常伴有明显的脑水肿区，其范围与肿瘤大小无关。此外，还可见到皮质塌陷征、骨质增生及邻近脑池、脑沟扩大等脑外肿瘤征象。

（4）MRI检查：大多数脑膜瘤与脑灰质信号相似。在T1加权图像中，肿瘤多为等信号；在T2加权图像上，高等或低信号都可能出现。在注射Gd-DTPA后，肿瘤常明显强化。由于MRI对水肿极敏感，其肿瘤周围脑水肿带往往比CT要大。

3.脑电图检查　脑电图曾是大脑凸面脑膜瘤辅助检查方法之一，现在仅作为其癫痫症状治疗效果判断的检查方法。

4.诊断　在肿瘤较大时，诊断多无困难。但在早期，患者多无临床症状。当患者头部有骨性包块或出现头皮血管怒张时，或者出现局部临床症状时，应尽早进行头部CT检查。

5.治疗　手术入路和骨瓣设计应根据影像学检查确定，要顾及显露肿瘤、皮瓣血运及患者美观等因素。术中出血最多阶段是翻开骨瓣时，应注意止血。如肿瘤已累及颅骨，咬除骨瓣上的肿瘤后，将骨瓣游离煮沸30分钟，可以杀死肿瘤细胞。对被肿瘤累及的硬脑膜要全部切除，缺失的硬脑膜可使用自体骨膜或人工硬脑膜修补。脑膜瘤位于非功能区时，多可完整切除。对外侧裂脑膜瘤或嵌入脑功能区的脑膜瘤，则应分块切除，以防止因过度牵拉而损伤脑组织等。

（四）蝶骨嵴脑膜瘤

蝶骨嵴脑膜瘤根据肿瘤发生的部位可以分为蝶骨嵴外1/3型，蝶骨嵴中1/3型及蝶骨嵴内1/3型。也有学者仅仅分为蝶骨嵴内侧型和蝶骨嵴外侧型。

1.临床表现　依据脑膜瘤发生的部位可以有不同的临床表现。蝶骨嵴内侧型症状出现早，早期可出现头痛，视力下降，眼球突出，同时伴有第Ⅲ、Ⅳ、Ⅵ对颅神经和三叉神经第一支受损的表现，如瞳孔散大，对光反应消失，角膜反射迟钝及眼球活动障碍等。患者可出现一侧视力逐渐下降、中央暗点、鼻侧偏盲等视野改变，严重者可导致失明，部分患者出现同侧视力障碍，视盘呈原发性萎缩，对侧眼底检查可出现视盘水肿的额叶-视神经综合征（Forster-Kennedy综合征）。少数患者还可有精神症状和嗅觉障碍。蝶骨嵴外侧型一般无脑神经症状，多数仅有头痛等症状，部分患者有癫痫。各型肿瘤晚期均可引起颅内压增高和对侧肢体肌力减弱。

2. 影像学检查

（1）CT 扫描：可见以蝶骨嵴为中心一圆形或扁平状均匀略高密度或等密度影，增强后呈均匀一致强化。骨窗可表现为蝶骨嵴骨质增生，这种骨质增生有时可累及颅中窝底骨质和眶上裂。蝶骨嵴内侧型脑膜瘤可附着于蝶鞍前床突，向眶上裂生长，甚至进入眶内，CT 扫描表现为眼球后高密度软组织块影。蝶骨嵴内侧型脑膜瘤还常侵及海绵窦，有的可包绕颈内动脉。蝶骨嵴外侧型脑膜瘤主要向后生长，很大的时候可以侵及颅前窝和颅后窝。

（2）MRI 检查：具有显示肿瘤邻近结构优势，尤其是对蝶骨嵴内侧型脑膜瘤。MRI 不仅能较清晰的显示肿瘤的轮廓，而且能显示肿瘤内侧的颈内动脉、海绵窦、视神经等重要结构。在 T1 加权图像上，多数显示沿蝶骨嵴生长的圆形或扁平状等信号影，少数为低信号。在 T2 图像上，肿瘤可表现为高、低或等信号影。有时可见肿瘤内侧管状流空影，多为被肿瘤包绕的颈内动脉床突上段。

（3）诊断：根据肿瘤压迫相应部位所产生的临床症状，结合 CT 和 MRI 检查，绝大多数能明确诊断。MRI 检查在显示肿瘤轮廓及邻近结构方面明显优于 CT 扫描，尤其是对蝶骨嵴内侧型脑膜瘤，能清楚地显示肿瘤内侧的颈内动脉、海绵窦、视神经等重要结构。

（4）治疗：手术切除为首选治疗方法。外侧型脑膜瘤切除不难。内侧型脑膜瘤因肿瘤内侧有颈内动脉、海绵窦、视神经等重要结构，因此切除有一定困难。但随着显微镜技术的广泛应用，内侧型脑膜瘤的全切取得了很大的进步，如果结合术中导航设备进行手术全切的安全性会有进一步提高。常用的手术入路有各种改良翼点入路及眶－颧弓入路，手术中处理肿瘤内侧时切忌盲目分离肿瘤，这样容易造成大血管撕破，引起术中大出血。术中同时注意保护视神经。

（五）嗅沟脑膜瘤

嗅沟脑膜瘤起自筛板部位的硬脑膜，它是颅前窝肿瘤中最常见一种，嗅沟脑膜瘤可生长在单侧或双侧，以单侧为主。肿瘤的供血主要来自脑膜前动脉和筛前动脉，大脑中动脉和大脑前动脉小分支也可参与供血。

1. 临床表现 嗅沟脑膜瘤早期可有额部疼痛，伴有一侧的嗅觉减退或丧失，但患者往往忽略。肿瘤可引起表情淡漠、欣快和妄想等精神症状。肿瘤向后生长可压迫视神经引起原发性视神经萎缩，单侧视力下降。少数患者可出现 Foster-Kennedy 综合征（同侧视神经萎缩和对侧视盘水肿），有时引起一侧眼球突出。当肿瘤逐渐增大时可压迫额叶，影响第三脑室、内囊及基底节，引起颅内压增高症状，锥体束征或肢体震颤等。

2. 影像学检查

（1）头颅 X 线平片：示筛板、眶顶骨侵蚀，吸收变薄而轮廓模糊。也可为蝶骨平板骨质增生。肿瘤钙化可出现密度增高片状影。

（2）血管造影：大脑前动脉向对侧移位，同时出现肿瘤血管影；侧位像显示大脑前动脉的额极支及胼周支的近侧端受压向后向上移位，眼动脉增粗，远端分支增多。个别可有脑膜中动脉参与供血。

（3）CT扫描：可见球形病灶，以广基与颅前窝底相连，密度增高，边界清晰。肿瘤较大时造成侧脑室额角受压变形，冠状扫描可见肿瘤附着处蝶骨平板增厚、毛糙，有时肿瘤向下侵及筛窦。增强后肿瘤密度增高。

（4）MRI检查：T1加权图像上，多数肿瘤呈现等T1信号，边界清晰，肿瘤内后侧可见大脑前动脉及其分支的"流空现象"；T2加权图像上，肿瘤呈现长T2信号，增强后均匀一致强化。

3. 诊断　患者有慢性头痛史，一侧嗅觉丧失或出现精神症状，同时发现原发性视神经萎缩，通过头颅X线平片、CT及MRI检查，基本可以明确诊断。本病应与血管瘤，胆脂瘤及额叶底部胶质瘤相鉴别。临床上往往将它们误诊为脑膜瘤。

4. 治疗　嗅沟脑膜瘤大部分可以手术完全切除，可经过单侧额骨瓣或双侧额骨瓣入路切除。术中注意保护大脑前动脉，防止损伤双额叶及胼胝体等结构。

（六）鞍结节脑膜瘤

鞍结节脑膜瘤起源于鞍结节，因其解剖位置较近，临床上把起源于鞍膈、前床突、蝶骨平台的脑膜瘤都称之为鞍结节脑膜瘤。鞍结节脑膜瘤属于鞍上区肿瘤，约占脑膜瘤总数的10%，鞍区肿瘤的5%。本病多见于成年人，女性多于男性。

1. 临床表现　视力、视野障碍为患者常见的唯一首发症状，患者常因视力差而于眼科就诊，本病表现为缓慢的进行性视力下降，可持续数月至数年。因肿瘤多先压迫一侧视神经，视力下降为一侧较重，另一侧较轻，甚至一眼失明，而另一眼尚属正常，视野缺损为双眼颞侧视野缺损，往往不对称、不规则，眼底检查可见视盘萎缩。头痛是患者另一常见症状，表现为额部、颞部及眼眶部的间歇性疼痛。早期常无内分泌功能改变，肿瘤压迫垂体、下丘脑时可出现闭经、阳痿、性欲减退等症状。肿瘤影响嗅束时可出现嗅觉减退，累及额叶时，可产生精神症状，压迫海绵窦或肿瘤经眶上裂或视神经孔长入眶内时，可引起眼球突出。

2. 影像学检查

（1）头颅X线平片：鞍结节脑膜瘤常于鞍结节及蝶骨平台出现骨质增生，少数可出现骨质破坏，但蝶鞍一般不扩大，肿瘤较大时，前床突、蝶鞍前壁、蝶骨小翼、眶上裂及视神经孔可发生骨质破坏。

（2）脑血管造影：肿瘤较大时正位像显示大脑前动脉水平段向外上方抬高、变细，通常眼动脉可增粗并有分支向肿瘤供血。肿瘤处可见异常血管影。

（3）CT检查：于鞍上见等密度或高密度影，呈圆形或类圆形，部分肿瘤可见钙化，而垂体瘤钙化较少见。此肿瘤边缘欠光滑，注入造影剂后见均匀一致的强化。

（4）MRI检查：T1加权像呈低信号，T2加权像呈高信号，并可见其与颈内动脉、蝶鞍及颅骨的关系，肿瘤位于鞍上，蝶鞍常不扩大。

3. 诊断　成年人有进行性视力下降，一眼或双眼颞侧偏盲，并有视神经萎缩，而无明显内分泌功能改变，结合CT及MRI检查结果既可确诊。注意与以下肿瘤相鉴别。

（1）无分泌功能垂体腺瘤：典型垂体腺瘤视野改变常呈对称性的双颞侧偏盲，蝶鞍平片示蝶鞍支离破碎，双鞍底，MRI示肿瘤位于鞍内等。

（2）颅咽管瘤：颅咽管瘤年龄多较轻、常有尿崩症、身体发育障碍、性功能障碍等内分泌改变。肿瘤常见钙化，典型者呈蛋壳样变化，囊性变者常见。

4.治疗　手术切除肿瘤为本病的主要治疗方法，较小的肿瘤可取右额开颅，肿瘤较大时宜取双额开颅，因肿瘤与双侧视神经、视交叉、颈内动脉、大脑前动脉及垂体柄关系密切，手术宜在显微镜下进行，争取全切肿瘤，视神经充分减压。对未能全切的肿瘤可行放疗。

（七）海绵窦脑膜瘤

海绵窦脑膜瘤是指原发于海绵窦或由海绵窦外向海绵窦侵袭的脑膜瘤。因为海绵窦内结构复杂，含有重要的血管神经，所以手术难度较大。Sekhar根据海绵窦各壁受累的情况和颈内动脉被包裹的程度将海绵窦脑膜瘤分为5级。

Ⅰ级，肿瘤只侵袭海绵窦的一个壁，颈内动脉未受累。

Ⅱ级，肿瘤侵袭海绵窦一个以上壁，颈内动脉受压移位，并未被包裹。

Ⅲ级，肿瘤侵及整个海绵窦内，颈内动脉被包裹，但是还没有狭窄。

Ⅳ级，肿瘤侵及整个海绵窦内，颈内动脉被包裹，且有狭窄或者闭塞甚至假性动脉瘤形成。

Ⅴ级，肿瘤侵袭双侧海绵窦，双侧颈内动脉均被包裹。

一般Ⅰ和Ⅱ级因肿瘤仅累及海绵窦的外侧壁，上壁或者后壁，采用显微手术可以全切，但是Ⅲ、Ⅳ和Ⅴ级因为累及内侧壁，蝶鞍以及颈内动脉海绵窦段等结构，手术全切相当困难。临床表现通常以Ⅲ、Ⅳ、Ⅴ、Ⅵ对脑神经受损的症状为主，表现为复视、眼睑下垂、眼球活动障碍、瞳孔散大、面部感觉障碍及三叉神经痛等。肿瘤如向前生长经眶上裂至眶内，可引起视力下降、眼球突出。向后方生长至颅后窝时，引起面神经及听神经损伤，出现面瘫及听力下降。因肿瘤侵犯颞叶，部分患者可出现颞叶癫痫。压迫视束可出现双眼同向性偏盲，此外，患者亦可出现颅高压症状。

1.影像学检查

（1）脑血管造影：可见颈内动脉受压移位，大脑中动脉及其分支抬高，并可见肿瘤染色及脑膜中动脉供血。如为血管型脑膜肿瘤染色更明显。

（2）CT和MRI检查：CT表现为等密度或高密度影，呈圆形或不规则形，并可见肿瘤钙化及颅底骨质破坏。注入造影剂后可见明显均匀一致强化。MRI显示T1加权像呈低或等信号，T2加权像呈高信号并可显示肿瘤与颈内动脉及海绵窦的关系，对手术中防止上述结构损伤有一定帮助。

2.诊断　根据临床表现及CT、MRI检查可以做出海绵窦脑膜瘤的诊断。本病须与三叉神经鞘瘤及颅底侵入肿瘤及转移瘤相鉴别。

3.治疗　关于海绵窦脑膜瘤的手术还有争议，目前主要是对于手术不能全切的肿瘤。手术的原则应该是在不造成眼球运动功能障碍和视力永久性损害之下尽可能切除肿瘤。对于术中有可能伤及颈内动脉的术前应进行颈内动脉球囊阻塞试验，以了解侧支循环情况。手术多采用翼点入路加眶或者颧弓等入路。未全切的肿瘤术后可行放疗。

（八）脑桥小脑角脑膜瘤

脑桥小脑角脑膜瘤指起源于岩骨后面岩下窦和乙状窦部位的硬脑膜，靠颈静脉孔或侵及小脑幕者，但不包括起源于斜坡的脑膜瘤，与岩骨-斜坡脑膜瘤的起源部位不同，前者多起源于内听道外侧，后者多起源于内听道内侧。肿瘤较大时，上极可突入颅中窝，下极可抵枕骨大孔，瘤体可部分嵌入脑干。

1. 临床表现　早期即出现脑神经受损症状，以听神经受损最常见，出现听力障碍和耳鸣，眩晕较少见。面神经及三叉神经受累亦常见，早期出现轻度面瘫或抽搐，以及面部麻木、感觉减退、角膜反向消失、颞肌萎缩等。小脑功能障碍也常见，如走路不稳、粗大水平眼震及患侧共济失调。晚期肿瘤累及后组脑神经，出现吞咽困难、饮水呛咳、声音嘶哑等。颅内压增高症状出现与肿瘤大小及是否压迫导水管有关。

2. 影像学检查

（1）头颅X线平片：岩骨尖和岩骨嵴部骨质吸收或破坏，有时可见骨质增生或肿瘤钙化，但内听道正常。

（2）脑血管造影：椎动脉造影显示大脑后动脉及小脑上动脉向内上移位，基底动脉分叉处向对侧和后移位，有时可见肿瘤染色和供血血管（既接受脑膜动脉供血，又接受基底动脉分支的供血）。

（3）CT扫描：显示小脑桥脑三角处均匀一致的高密度肿块，有时明显钙化；边界清晰，基底附着宽。很少发生瘤内囊变或坏死。内听道一般不扩大，肿瘤生长不以内听道为中心。增强扫描多为均一强化。

（4）MRI检查：T1加权图像显示低或等信号，肿瘤内部信号常不均匀，广基与岩骨相连，内听道不扩大，肿瘤内后侧常可显示基底动脉及基分支的"流空现象"；T2加权图像上表现混合信号。

3. 诊断　根据脑桥小脑三角肿瘤的临床表现，结合影像学检查，诊断较为明确。但应与听神经瘤鉴别，听神经瘤以男性多见，听力受损较重，内听道破坏明显，肿瘤常以内听道为生长中心，一般无钙化。另外还与胆脂瘤相鉴别，后者以三叉神经痛起病，CT扫描为低密度病灶，且低于脑脊液，病灶无增强。

4. 治疗　手术切除肿瘤为首选方法，因肿瘤供血较听神经丰富，术前可作栓塞以减少出血。与听神经瘤不同的是该肿瘤的面神经和听神经保留率较高，一般肿瘤和神经之间有明显的界面。

（九）小脑幕、横窦旁和窦汇区、镰幕区脑膜瘤

以往小脑幕脑膜瘤分为幕上型、幕下型、裂孔型三种。现在一般分为小脑幕、横窦旁和窦汇区以及镰幕区脑膜瘤。小脑幕脑膜瘤按生长方向分成幕上型、幕下型、骑跨型。

1. 临床表现　CT与MRI仍是诊断该类脑膜瘤的主要手段，CT扫描可显示肿瘤向幕上或幕下生长，有的向天幕两侧生长。横窦旁和窦汇区脑膜瘤有时可使一侧横窦受压、变窄，甚至引起横窦或窦汇血栓形成。MRI检查在显示横窦或窦汇有无受压方面优于CT扫描。必要时可行脑血管造影检查，脑血管造影检查可明确有无横窦或窦汇血栓形成。一般小脑幕脑膜瘤常不引起骨质增生，而窦汇区脑膜瘤常可有骨质增生。镰幕区脑膜瘤附着或起源于镰幕结合部，与Galen静脉、大脑内静脉、直窦关系密切，和脑干顶盖有一定间隙。通常表现为颅内压增高症状以及因枕叶受压出现同向偏盲或者因小脑受压出现走路不稳，共济失调等。

2. 诊断 根据颅内压增高、枕叶症状、小脑症状,结合 CT 和 MRI 检查的特点多可明确诊断,诊断时须注意肿瘤与横窦和窦汇的关系。CT 扫描显示天幕缘处、横窦或窦汇球形或哑铃形略高密度影或等密度病灶,注入造影剂后可见均匀强化病灶。MRI 检查显示肿瘤为等 T1 和等 T2 异常信号,少数表现为长 T1、长 T2 信号。MRV 可显示横窦和直窦以及窦汇的通畅情况,对于手术中处理静脉窦有帮助。

3. 治疗 对于小脑幕及横窦和窦汇区脑膜瘤首选手术治疗。常用的手术入路有:①颞枕或顶枕入路:多用于肿瘤位于小脑幕上者,术中注意避免损伤 Labbe 静脉;②颅后窝入路:常用于肿瘤位于小脑幕下或切迹者,多采用枕下入路,手术入路同一般颅后窝开颅术;术中将小脑半球上面轻轻向下牵拉,暴露出肿瘤后,根据肿瘤大小和小脑幕粘连范围的大小行完整切除或分块切除;③跨幕上下型肿瘤:常采用顶枕和枕下开颅的幕上下联合入路。手术可先切除幕上肿瘤,然后将幕下硬膜向静脉窦侧翻开然后切除。假如术前脑血管造影检查或 MRV 已证实受侵横窦已闭塞,可考虑行该侧横窦结扎,若该侧横窦未完全闭塞,也可考虑行部分受侵窦壁切除,再行横窦修补术。因为横窦负担的引流颅内血液的量比较巨大,而且,横窦发育往往并不对称,所以在主侧的横窦受到肿瘤的侵及后,如果窦壁全部受到累及,切除肿瘤后可以考虑重建静脉窦。重建的方法与矢状窦重建基本一致。对于镰幕区脑膜瘤,一般入路根据肿瘤主体向幕上、下发展的程度等选择。多采用双侧小脑幕上、下联合入路,根据需要剪开一侧小脑幕、大脑镰或双侧小脑幕。如果直窦闭塞,小脑幕静脉扩张明显,则尽量不切开小脑幕。手术自窦汇为中心的四个象限起,到达以镰幕结合部为中心的四个象限止,分块切除肿瘤。肿瘤从幕下向上发展时常将 Galen 静脉推向上,肿瘤从幕上向下发展时通常将 Galen 静脉压向下方。Galen 静脉在进入直窦口之前是一大约 1~2cm 的悬空结构,与肿瘤的包膜紧密相连,要注意分离保护。术前深静脉已经闭塞,可将之与粘连的肿瘤一并切除。术前如深静脉通畅,术中应仔细分辨深静脉系统,如基底静脉,大脑内静脉等,并加以保护。

(十)斜坡脑膜瘤

尽管颅后窝脑膜瘤较少见,但是发生在斜坡部位的脑膜瘤却占颅后窝脑膜瘤的半数以上。肿瘤可为扁平形或球形。因肿瘤位于脑干前方,故手术难度很大。

1. 临床表现 斜坡脑膜瘤的特点是早期出现一侧或双侧多发性脑神经障碍、双侧椎体束征,颅内压增高晚期出现。部分学者根据肿瘤部位将其分为高位型和低位型,也有学者根据肿瘤发生部位和生长方向等分为斜坡型、岩斜型和蝶岩斜坡型三型。

2. 影像学检查

(1)头颅 X 线平片及斜坡断层片:常可见到斜坡骨质增生、吸收、破坏或肿瘤钙化影像。

(2)脑血管造影检查:在手术前进行脑血管造影检查,可明确肿瘤供血动脉,又可了解肿瘤与基底动脉的解剖关系。因此,术前脑血管造影检查是必要的。

(3)CT 检查:平扫可以见斜坡区有类圆或扁状等密度或略高密度占位病灶,注入造影剂后扫描,可以见到病变均一强化。肿瘤基底较广,与颅底紧密相连,局部骨质可有异常改变。

(4)MRI 检查:在 T1 和 T2 加权像上,多可见到斜坡区等信号的肿瘤信号,注入

Gd-DTPA后，肿瘤有均一强化。

3. 诊断　成年人出现缓慢进行性单发或多发脑神经受损症状，同时伴有轻度锥体束症状时，应考虑患本病可能。经 CT 或 MRI 检查，明确诊断已无困难。须与以下肿瘤相鉴别。

（1）脊索瘤：颅骨 X 线平片可以见到较多的钙化，呈斑片状。骨质破坏严重，肿瘤可以向鼻咽腔生长。CT 显示肿瘤不规则生长，略高密度，边界清楚，注入造影剂后无增强。MRI T1 加权像为低信号，也可混有斑点状高信号。T2 加权像呈不均匀高信号，注入 Gd-DTPA 后，肿瘤有中度强化。

（2）向颅底侵入的鼻咽癌：常有鼻出血史，可有颈部淋巴结肿大。放射学检查可见颈动脉和颈静脉孔周围颅底骨质广泛侵袭破坏，如做鼻咽腔肿瘤活检即可明确诊断。

（3）胆质瘤：多以三叉神经和面、听神经受损症状为首发症状。CT 检查可见肿瘤低密度改变，开头不规则，注入造影剂后，无强化。MRI 检查可见肿瘤边界不规则，T1 和 T2 加权图像上，肿瘤均为高信号，注入 Gd-DTPA 后，无强化。

此外，还需同神经鞘瘤、脑干肿瘤等相鉴别。

4. 治疗　尽管斜坡脑膜瘤手术难度很大，但由于肿瘤为良性，而且生长缓慢，故应尽早手术。手术入路的选择应充分参考 CT 和 MRI 的三维重建图像，明确肿瘤生长方向和毗邻关系。特别是 T2 加权图像中，要观察肿瘤周围的蛛网膜是否存在，有无脑干水肿等。同时，还应参看脑血管造影片，了解肿瘤的供血等情况。通常手术入路有幕上、下经岩骨乙关窦前入路、颞下经岩骨前入路、枕下乙状窦后入路及口腔入路等。切除肿瘤应分块进行，可选用 CUSA 等设备协助切除肿瘤。切忌强行牵拉肿瘤及周围的脑组织，不可勉强全切肿瘤以免引起脑干及重要神经损伤。

（十一）枕骨大孔区脑膜瘤

枕骨大孔区脑膜瘤为脑膜瘤中少见者，但在枕骨大孔区肿瘤中却比较常见。

1. 临床表现　枕骨大孔区脑膜瘤多表现颈部疼痛，可因咳嗽或转动头颈而诱发，常伴有颈部活动受限或轻度倾斜，有时患者可表现手指感觉异常，呈麻木、针刺样或烧灼感，严重患者可出现双上肢肌力弱，甚至出现偏瘫或四肢瘫痪，若肿瘤压迫出现梗阻性脑积水，患者可出现明显颅内高压。颅神经以副神经损伤常见，其次为舌咽神经和迷走神经。

2. 影像学检查　CT 扫描可显示枕骨大孔区均匀一致的高密度病灶，有时可见明显钙化，增强扫描可见均一强化，有的肿瘤可造成斜坡骨质增生，若肿瘤压迫第四脑室，可造成第四脑室移位或脑积水。MRI 可显示枕骨大孔区等 T1、等 T2 异常信号，除可较清楚显示肿瘤轮廓外，尚可显示肿瘤与小脑、脑干的关系。

3. 诊断　根据本病的发病过程及颈部疼痛、双上肢麻木及第Ⅲ、Ⅳ、Ⅴ、Ⅵ对颅神经损害的表现，结合 CT、MRI 检查，尤其增强 MRI 检查多数可以确诊。

枕骨大孔区脑膜瘤需与颈椎病、多发性硬化、寰枕畸形、高颈段肿瘤、舌下神经纤维瘤及斜坡脊索瘤等鉴别。

4. 治疗　一经确诊多应手术治疗。根据肿瘤所在部位，可分别选用以下几种手术入路。

（1）后外侧枕下入路：常用于下斜坡与枕大孔前方肿瘤。

（2）联合入路：适用于斜坡脑膜瘤累及幕上、下者。

（3）经口腔入路，适用于肿瘤位于枕骨大孔前方时。

（十二）脑室内脑膜瘤

脑室内脑膜瘤发病率低，多位于侧脑室内。供血动脉多为脉络丛前动脉。第三脑室脑膜瘤少见，第四脑室脑膜罕见。

1. 临床表现　侧脑室脑膜瘤多位于侧脑室三角部。早期无临床症状，当肿瘤压迫室间孔，引起脑脊液循环障碍时，可出现头痛及视力减退等颅内压升高表现。有时由于肿瘤在脑室内呈活瓣作用，颅内压增高症状可时重时轻，患者症状有时完全缓慢，有时突然出现剧烈头痛、呕吐甚至昏迷。当肿瘤累及内囊时，则可出现三偏综合征。

第三脑室脑膜瘤除可出现脑脊液循环障碍外，还可出现双眼上视障碍或下丘脑损害症状。

第四脑室脑膜瘤可引起躯体共济失调与眼球震颤。

2. 影像学检查

（1）脑血管造影：脑血管造影常可见到增粗迂曲的脑室内供血动脉，如脉络膜前动脉等，同时可以见到"肿瘤染色"。

（2）CT和MRI检查：可以见到典型的脑膜瘤影像，是诊断脑室内脑膜瘤最可靠的方法。

3. 诊断　由于CT和MRI的出现，对脑室内脑膜瘤的诊断已比较容易，传统的脑室内造影方法已经废用。患者多在颅内压升高时确诊。

4. 治疗　脑室内脑膜瘤一般都可完全切除。侧脑室脑膜瘤的手术入路较多，如枕叶入路、顶叶入路、颞中回入路及纵裂入路等。其原则是易于肿瘤暴露、距肿瘤最近路径及避开功能区。手术中应注意，最好先切断肿瘤供血动脉。较小的肿瘤可完整切除，较大的肿瘤则应分块切除，其原因是防止脑室壁损伤而引起脑功能障碍。

第三脑室脑膜瘤和第四脑室脑膜瘤的切除，可参照该部位的其他肿瘤切除方法。

（十三）多发性脑膜瘤

多发性脑膜瘤为颅内两个或两个以上部位发生的脑膜瘤。肿瘤发生较分散，可发生于大脑凸面、脑底、脑室内等部位。

1. 临床表现　根据肿瘤发生的部位，可有不同的临床表现。有的表现为大脑半球受压的表现，有的表现为小脑症状；有时表现为颅内压增高的表现。因而患者可出现各种不同的症状，如头晕、头痛、一侧肢体无力、癫痫、精神症状等；有时甚至表现为共济失调，四肢瘫痪。

2. 影像学检查

（1）CT扫描：显示颅内两个以上部位出现圆形或类圆形略高密度影，增强后均匀一致强化、周围可见低密度水肿带。有时可见脑室受压或脑室变小。

（2）MRI检查：表现为多个等T1、等T2信号。同时可清楚显示脑水肿或脑室受压情况。

3. 诊断　根据CT和MRI检查的特点，不难确诊。有时须与颅内多发性转移瘤相鉴别。

4. 治疗　根据肿瘤发生的部位及数量、大小，可选择不同的入路切除肿瘤。

第四节 垂体肿瘤

垂体肿瘤是垂体原发性肿瘤和转移瘤的总称，主要包括垂体腺瘤、垂体腺癌、垂体细胞瘤和垂体转移癌等病变。垂体腺瘤是颅内常见的生长缓慢的良性肿瘤，其发病率占颅内肿瘤的第三位，仅次于胶质瘤和脑膜瘤，主要表现为垂体激素水平失衡和（或）周围组织压迫症状和体征。

一、流行病学

不同国家和地区统计的垂体腺瘤发病率有较大的差异，在 1.8/10 万～19.9/10 万之间，而国内报道的人群发生率大约为 1/10 万。近年来垂体腺瘤的发现率有增多的趋势，主要与诊断技术、检测技术的提高以及专业知识的普及等因素有关。国内 20 世纪 80 年代初期 23 个医疗单位的统计，垂体腺瘤的发病率占颅内肿瘤的 9.60%（3.89%～16.09%），与国外资料（11.1%）相比差别不大。但目前统计的垂体腺瘤发病率较 80 年代的统计为高，2004 年有学者依据荟萃分析报道其患病率约为 16.7%，而尸检和影像学研究的发现率分别为 14.4% 和 22.5%。至于垂体细胞瘤，垂体腺癌和垂体转移癌等都是少见的，据统计其发病率不到垂体肿瘤的 1%。

二、垂体腺瘤的分类

传统垂体腺瘤分类是根据垂体瘤切除标本对苏木精-伊红染色的不同，而将垂体腺细胞分为嗜酸性细胞（约占前叶细胞总数的 35%）、嗜碱性细胞（约占 15%）和嫌色性细胞（约占 50%）三种，相应的垂体腺瘤分为嗜酸性细胞腺瘤，嗜碱性细胞腺瘤，嫌色性细胞腺瘤和混合性腺瘤四种，但此种分类已不能揭示肿瘤的临床特征及生物学活性，因此这种分类并无实用价值。近几十年来，由于诊断性电镜及免疫细胞学技术的发展，将垂体内分泌激素的测定及激素功能的临床表现结合起来将垂体腺瘤分为功能性腺瘤和无功能性腺瘤两类。

三、病因和发病机制

近年来众多学者从多角度、多层次对垂体瘤发病机制开展了大量研究，并取得了许多新进展，但其确切机理尚未阐明。一般认为垂体瘤的发生发展有多种因素共同参与，包括垂体原癌基因突变及活性表达、抑癌基因的杂合性丢失、细胞周期调节失控、下丘脑激素受体异常、转录因子及生长因子信号紊乱、信号蛋白、激素受体、血管生成等因素，表现为细胞过度增殖和激素的过度分泌，继而引发临床症状。自人类基因组计划完成以来，人们对垂体瘤的研究也进入了后基因组时代，对差异表达基因和蛋白进行了许多研究，建立了相关的差异 cDNA 文库及垂体瘤蛋白质组图谱等，但研究比较零散，对垂体瘤的病因以及发病机制仍没有统一的认识。

四、临床表现

垂体腺瘤的临床表现多样。功能性垂体腺瘤细胞可以分泌大量的垂体激素，在早期即可引起内分泌功能亢进的相应临床症状。随着腺瘤的长大和发展,可以压迫周围的结构产生占位征象,如内分泌功能减退、视力视野改变以及其他的颅神经麻痹表现。

1. 神经功能障碍

(1)头痛:早期多数患者可以出现头痛,部位多位于眶后、前额以及双颞部,疼痛呈现持续性,程度较轻,多系肿瘤直接刺激垂体硬膜囊或是鞍隔受压所致。晚期肿瘤突破鞍隔向鞍旁扩展压迫颅底硬膜或是神经血管,引起较剧烈的头痛;或是肿瘤向上发展突入第三脑室引起室间孔或是到水管梗阻,出现颅内压增高性的头痛;少数肿瘤可以发生出血坏死使得颅内压突然增高引起突发剧烈头痛。

(2)视力视野障碍:多出现较晚,肿瘤组织向鞍上生长压迫视交叉后出现,而发生垂体瘤卒中时,视力急剧下降可为首发症状。另外,由于肿瘤组织压迫视通路的部位不同,视野改变也表现为多样化,典型者为双颞侧视野缺损。根据视通路神经纤维的排列特点患者多为颞上象限先受累,初呈束状缺损后连成片,先影响红视野,后影响白视野。随肿瘤继续增大,依次出现颞下、鼻下、鼻上象限受累,严重者全盲。如肿瘤向一侧发展,也可以出现单眼偏盲或是全盲。少数视交叉前置者,如果肿瘤向鞍后上生长,即使肿瘤较大,也可以没有视力视野的改变。

(3)垂体功能低下:肿瘤压迫垂体组织所致,患者表现为相应的腺体功能低下。对外周内分泌靶腺的影响依次为性腺、肾上腺和甲状腺或是混合性的临床症状和体征。血清激素检查皮质醇、FSH、LH以及T3、T4均降低。

(4)其他神经或是脑损害:肿瘤向后上发展压迫垂体柄和下丘脑可以出现尿崩症和下丘脑功能障碍。累及第三脑室、室间孔可以导致颅内压增高。瘤体向前方扩展至额叶可引起精神症状、癫痫发作、嗅觉障碍等。向侧方侵入海绵窦,可以压迫Ⅲ、Ⅳ、Ⅴ1、Ⅵ颅神经,引起麻痹症状。肿瘤侧方生长入中颅窝可以引起颞叶癫痫。向后长入脚间池、斜坡压迫脑干可出现交叉性麻痹、昏迷等。向下突入蝶窦,进入鼻腔和鼻咽部,则可以出现鼻出血、脑脊液鼻漏,严重者可以发生颅内感染。

2. 内分泌功能紊乱

(1)泌乳素(PRL)腺瘤:临床表现可因性别和年龄的不同而出现差异,女性患者主要以高泌乳素血症导致的闭经-溢乳-不孕综合征(Forbis-Albright综合征),多在早期即可就诊;而男性患者相对早期症状缺乏特异性,常常发现较晚。育龄女性表现为月经过少或是闭经、溢乳、不育,性欲下降,雌激素的缺乏可以导致阴道黏膜干燥,体重增加,少数患者可以有精神症状,如抑郁、焦虑等。男性患者则表现为性欲低下、阳痿、不育(少精和男性女性化)。部分患者可以有垂体功能低下的相应表现。

(2)生长激素(GH)腺瘤:由于腺瘤细胞分泌的GH直接或间接作用于身体各个器官,其病残率和病死率是正常人群的10倍,临床表现主要表现为多器官受累。

1)体格改变:青春期儿童由于骨骼尚未完全闭合,可以在GH刺激下出现体格生长迅速,表现为"巨人症"。成人则出现"肢端肥大综合征",典型表现为头颅、面容宽大、颧骨增高,下颌突出延长、齿缝增宽、咬合不良、鼻肥大、唇增厚、手足肥厚宽大、指趾变粗、头皮增厚、毛发增多等,患者可感觉全身胀痛,尤其以手足为重。

2)心血管及呼吸道改变:心脏在GH的刺激下,多数出现左心室心肌肥厚,心脏扩大而导致心功能降低，继发高血压或冠心病，称为"肢端肥大症性心脏病"。由于舌体增大，咽喉淋巴组织增生以及呼吸道管壁肥厚，管腔狭窄，影响呼吸，甚至引起上呼吸道阻塞，导致患者出现睡眠呼吸暂停综合征。

3）代谢改变：GH过多能导致胰岛素抵抗，糖耐量降低，同时蛋白质合成增加，脂肪动员加速，血糖水平也随之增高，所以GH腺瘤患者容易出现糖尿病症状。GH腺瘤患者常还伴有多结节性甲状腺肿大，肾上腺皮质增生。由于GH腺瘤细胞多同时分泌PRL，患者可同时出现月经紊乱、泌乳、性欲减退或阳痿等症状。

（3）促肾上腺皮质激素（ACTH）腺瘤：ACTH腺瘤有Cushing病及Nelson征两型：前者多见于青壮年，特点为瘤细胞分泌过量的ACTH及有关多肽，导致肾上腺皮质增生，产生高皮质醇血病。Nelson征为患Cushing征者作双侧肾上腺全切除后，有约10%～30%在术后1～16年发现有垂体肿瘤。

1）Cushing病：多数瘤体较小，不产生神经症状，40%～50%放射检查不能发现肿瘤，其典型表现为皮质醇增多症，引起体内多种物质的代谢紊乱：脂肪代谢紊乱产生典型"向心性肥胖"，患者头、面、颈及躯干处脂肪增多，脸呈圆形（满月脸），脊椎向后突，颈背交界处有肥厚的脂肪层（水牛背），但四肢相对瘦小，晚期有动脉粥样硬化改变；蛋白质代谢紊乱可导致全身皮肤、骨骼、肌肉等处蛋白质消耗过度，皮肤、真皮处胶原纤维断裂，下腹、股、臀及上臂等处皮下血管显露而出现"紫纹"及面部潮红呈多血症。脊椎及颅骨骨质疏松，约50%患者可因而患腰痛、佝偻病、软骨病及病理性压缩骨折，儿童可影响骨骼生长；糖代谢紊乱可有20%～25%患者发生类固醇性糖尿病，有多饮多尿，空腹血糖增高，糖耐量试验呈糖尿病型曲线，多属轻型；少数晚期患者有血钾及血氯降低，血钠增高，产生低钾、低氯性碱中毒；性腺功能障碍：高皮质醇血症可抑制垂体促性腺激素分泌，女性可有血睾酮明显增高，70%～80%有闭经，不孕，男性化；男性则血睾酮降低，产生性欲减退、阳痿、睾丸萎缩等；约85%患者有高血压，长期高血压增高可并发左心室肥大、心力衰竭、心律失常、脑卒中及肾功能衰竭；皮质醇增多症可降低抗体免疫机能，故抗感染机能明显减退，感染常不易治愈。

2）Nelson征：为ACTH分泌腺瘤的一种，多发生于青壮年。发病原因一般认为是Cushing病患者行双侧肾上腺切除后，由于缺少皮质醇对下丘脑中CRH发生负反馈作用，因此CRH得以长期刺激垂体而产生垂体瘤或使原有ACTH微腺瘤得以迅速增大，释放大量ACTH、β-MSH，致全身皮肤黏膜有明显黑素沉着。在年轻女性30岁以下者，切除肾上腺后妊娠者更易发生此症。肿瘤有10%～25%呈侵蚀性，易长入鞍底硬脑膜、骨质及海绵窦等处，产生颅神经麻痹，且可向脑其他部位及颅外转移。

（4）促甲状腺激素（TSH）腺瘤：较为少见，无性别差异。瘤细胞分泌TSH，使得T3、T4增高，临床表现主要是甲状腺肿和甲状腺功能亢进，但缺少Grave's病的一些特异性表现，如突眼、胫前区水肿和杵状指等。

（5）促性腺激素（GnRH）腺瘤：罕见。由于FSH、LH分泌过多，早期无明显症状。晚期患者性功能减退、闭经、阳痿、睾丸萎缩以及精子数目减少。肿瘤长大可以出现占位征象。

（6）无功能性（NF）腺瘤：多见于男性以及绝经后女性。肿瘤细胞不分泌激素，早期无症状,随着肿瘤长大压迫周围结构出现相应的占位征象,可伴有不同程度的垂体功能低下。

五、实验室检查和特殊检查

垂体瘤的辅助检查目的是了解肿瘤的类型、形态、大小等情况,为制定个性化的治疗方案提供准确的依据。主要包括内分泌学的检查和放射学检查:内分泌学的检查是确定功能性垂体腺瘤分泌的激素类型,而放射学检查则可以了解肿瘤的生长情况以及与周围结构的关系。

1. 内分泌学检查 由于现代内分泌学检查技术的发展,应用内分泌放射免疫超微测量法,可以直接而且精确的测量垂体和下丘脑的多种内分泌激素,而且可以同时进行垂体功能试验,以了解垂体和靶腺的功能状态,对肿瘤的早期诊断、治疗提供有价值的指标,观察治疗前后指标的变化,进行疗效评价、随诊观察和预后判断有着非常重要的临床意义。垂体激素的分泌较为复杂,部分称脉冲性释放,有一定的昼夜节律,且易受机体内外环境的影响,因此标本的采集有着严格的要求,单次基础值测定不能作为最终的确诊指标,需要多次、多时间点测量,并作有关的垂体功能试验,综合评价方能得到可靠的结果。对于一些难以诊断的垂体瘤则需要进行垂体激素的兴奋或抑制试验。

(1) 泌乳素 (PRL):PRL 受很多因素的影响,如下丘脑、垂体柄的创伤、肿瘤、炎症、出血及抗高血压药物、镇静镇痛药物等均可抑制泌乳素的抑制因子 (PIF),使泌乳素值上升。正常 PRL 值,女性为 20~30μg/L(或 750miu/L),男性为 20μg/L。男性患者和非妊娠期女性患者,如 PRL≥200μg/L,诊断 PRL 腺瘤无疑。有垂体病变但 PRL＜200ng/ml 的不能排除是非功能性腺瘤引起的假性泌乳素增高效应,有时需要做功能动态试验来进行鉴别诊断。PRL 腺瘤的功能试验常采用 TRH 刺激实验,即 TRH200~250μg 静脉注射,3 小时内间断监测 PRL 变化。怀孕妇女和甲状腺功能低下的患者往往伴随 PRL 异常增高,而 80%~90% 的垂体瘤患者对 TRH 刺激不敏感。

(2) 生长激素 (GH):血清(浆) GH 测定均用免疫化学法测定。一般在清晨起床前,空腹平卧安静状态下取血测定作为基础值。正常参考范围为新生儿 15~40μg/L,2 岁儿童平均约为 4μg/L,2~4 岁儿童平均约 8μg/L,4 岁以上儿童及成人为 0~5μg/L,女性略高于男性。若测定结果远远超出正常水平(≥10μg/L),结合临床所见,有助于巨人症或肢端肥大症的诊断。必要时可行 GH 动态功能试验,常用的实验为高血糖抑制 GH 释放试验,即以清晨空腹卧床 GH 水平作对照,口服含 100g(儿童 1.75g/kg 体重)葡萄糖的浓糖水后,分别在 30、60、90 和 120min 取血,测定各血清 GH 水平。正常人服用葡萄糖后血清 GH 最低应降至 2μg/L 以下,或在基础对照水平 50% 以下。垂体腺瘤性或异源性 GH 所致巨人症或肢端肥大症者,因呈"自主性"GH 分泌,不会被明显抑制,最低浓度＞5μg/L,或在基础对照水平 50% 以上。但本试验可有假阴性出现,特别在治疗可能出现的高血压、高血糖,使用了可乐定、α-甲基多巴等中枢 α2 肾上腺素受体激动剂或降血糖药者,应注意避免,最好停用上述药物一周以上再行本试验。

(3) 促肾上腺皮质激素 (ACTH):ACTH 腺瘤绝大多数都为 2~4mm 以下的微腺瘤,在影像学上常常很难确定,因此内分泌检查对 ACTH 腺瘤的诊断具有更重要的价值,首先要确定患者的血清和24小时尿游离皮质醇水平升高。正常血浆ACTH值10~80ng/L，上午8~10时平均值为22pg/ml，晚10~11时为9.6pg/ml，正常血浆皮质醇（血F）为20~30μg%，尿游离皮质醇（UFC）20~80μg/24h。皮质醇、ACTH的分泌受节律变化及内外环境因素的影响，需要多次多时点测定，了解其昼夜周期的改变趋势非常重要。ACTH腺瘤有约50%患者ACTH值明显增高，同时伴有血浆皮质醇中度升高，如能选择性导管采集双侧岩下窦、颈内静脉、下腔静脉血测定ACTH值，对定性定位具有更高的价值。

（4）促甲状腺激素（TSH）：促甲状腺激素垂体腺瘤细胞分泌TSH，血浆TSH正常值为5~10μU/ml，此型肿瘤患者血清TSH可以超过正常值，同时血清中T3、T4、FT3、FT4值可以不同程度的升高。而此型的垂体大腺瘤患者因为肿瘤压迫正常垂体，可以出现垂体功能低下，血清学检查可以出现甲状腺激素的测定值降低，TSH的值也可以降低。垂体瘤手术后的患者也可以出现TSH值的降低。有时需做甲状腺激素释放因子兴奋实验以了解垂体储备功能。应用TSH5~10单位肌内注射后测定甲状腺素或是甲状腺吸碘率可以增高，提示垂体前叶功能减退，临床需要给予相应的处理。

（5）促性腺激素（FSH）：肿瘤的内分泌学检查类似TSH腺瘤。促性腺激素腺瘤血清FSH和LH值升高。FSH正常值120μg/L，LH为40μg/L。相应的患者雌激素和睾酮的含量升高。而非此型的垂体大腺瘤也可以压迫垂体使得垂体功能低下，引起性腺轴激素值降低。血清学检查FSH和LH低，同时测定睾酮和雌激素以协助诊断。

2. 放射学检查　现代放射学技术的飞速发展，使得垂体瘤的检查方法越来越完善。除了传统的颅骨X线平片，脑池造影等检查外，数字减影血管造影（DSA）、计算机断层扫描（CT）和核磁共振成像（MRI）的应用，对垂体瘤的早期以及精确诊断提供了很大帮助。

（1）蝶鞍X线侧位相及蝶鞍断层：对诊断垂体腺瘤有一定价值，是通过蝶鞍径值标准的改变间接性的判断有无瘤体的存在以及瘤体对骨质的侵蚀情况。正常蝶鞍前后径7~16mm，深径7~14mm，宽径9~19mm，体积为346~1337mm^3。小的微腺瘤蝶鞍没有改变，大腺瘤蝶鞍可呈球形扩大，鞍底下陷变薄，随肿瘤增大还可以出现前后床突、鞍背骨质吸收变薄或是破坏、鞍背后移、前床突上抬，有的呈现双边征。蝶鞍平片还可以帮助了解蝶鞍的气化情况，为选择术式提供条件。

（2）蝶鞍区CT扫描：蝶鞍区CT扫描是垂体瘤检查较为常用的方法。采用高分辨率CT强化扫描，薄层成像，做鞍区冠状位扫描和矢状位重建以及轴位扫描，可以提高垂体微腺瘤的检出率。垂体微腺瘤的CT表现有以下两种。

1）直接征象：鞍内低密度区大于3mm，少数呈高密度。

2）间接征象：垂体高度超过9mm；鞍隔膨隆饱满不对称；垂体柄移位，偏离中线大于2mm；鞍底倾斜，一侧骨质吸收变薄或是破坏。高分辨率CT可以显示肿瘤密度、大小、形态和发展方向，显示肿瘤有无出血。CT诊断垂体瘤需要对所有征象仔细观察，还应结合临床表现和内分泌学检查进行综合分析方能提高诊断的准确性。但对于肿瘤的确切边界以及肿瘤与周围结构的关系CT无法显示的很清楚，需要行MRI检查。

（3）核磁共振检查：MRI是目前垂体瘤检查最常用的检查手段，它能区别微小的组织差异，对垂体以及肿瘤成像质量好，对蝶鞍等骨质则不敏感。垂体瘤多呈等（短）T1 以及等（长）T2，因此垂体瘤与海绵窦、颈内动脉、视神经、脑实质和鞍上池、脑脊液等组织结构清晰可见。高场强（1.5Tesla）增强薄层 MRI 扫描，可以发现直径 3mm 以上的微腺瘤。但对于鞍区骨质的改变，其不如 CT 和 X 线片。

（4）脑血管造影（DSA）：对诊断垂体瘤有一定的帮助，特别是 DSA 可以了解肿瘤的供血情况、肿瘤与周围的血管关系及与动脉瘤的鉴别。另外对于 MRI 未发现明显异常的 Cushing's 综合征患者，经皮股静脉穿刺岩下窦采血法，可以分别测定双侧岩下窦的血清 ACTH 水平，结合 CRH 实验有助于定位垂体 ACTH 微腺瘤或是垂体增生的侧别，为疾病的诊断和手术的定位有着很高的参考价值。

（5）其他检查：对于生长激素腺瘤患者尚需进行全身器官功能评价，以了解其损伤程度，可常规行心脏 B 超、心电图、肺功能检测等检查，观察患者高血压、心脏病、糖尿病的合并症情况，这些对于术前评价及术后处理均有重要意义。

六、诊断和鉴别诊断

1.诊断　垂体腺瘤的诊断要根据不同腺瘤的临床表现、内分泌学检查和影像学检查等进行综合判断。典型患者诊断不难，但对于垂体微腺瘤，如果临床症状不明显，内分泌学检查仅轻微显异常，放射学发现不典型，又无占位征象，诊断较为困难。因此，需要全面地了解病情，获得翔实的临床资料，综合分析做出诊断和鉴别诊断，确定是否有肿瘤，是不是垂体腺瘤，还需要对肿瘤的部位、性质、大小、生长方向和与周围结构的关系等进行仔细研究，以确定个体化的治疗方案。

2.鉴别诊断　患者出现一些内分泌学异常，视力视野改变，放射学有鞍区占位以及蝶鞍球型扩大等改变时，并非都是垂体腺瘤所至，必须与垂体腺瘤相鉴别。

（1）与蝶鞍区其他肿瘤的鉴别。

1）颅咽管瘤：颅咽管瘤容易与有较大囊变的垂体瘤相混，颅咽管瘤多发生在鞍内，向第三脑室内、鞍后或是鞍旁发展。典型的颅咽管瘤诊断并不难，多发生在儿童或是青春期前，表现为垂体功能低下，发育停滞，大约有半数患者成侏儒症或是矮小症，1/3 的患者有尿崩症。肿瘤大小不同，蝶鞍可以正常或是扩大，有时有后床突破坏，周围骨质吸收变薄，70% 的患者肿瘤有钙化，肿瘤多呈囊性，典型者呈现特有的蛋壳样钙化。CT 检查鞍上低密度囊性区，边界清楚、圆形或是卵圆形或是分叶状，少数实体肿瘤 CT 扫描为均匀的密度增高区，囊性肿瘤呈蛋壳样钙化是颅咽管瘤的特点，有助于诊断和鉴别诊断。造影检查，实体肿瘤大多均匀增强；囊性肿瘤则多为环形囊壁增强。MRI 显示位鞍上、鞍内的囊性肿物，可以为长 T1、T2 信号，也可以为短 T1、T2 信号。手术时见肿瘤内为黄绿色液体，有时囊液稠厚内含胆固醇结晶。成人颅咽管瘤多为实质性，可有视力视野障碍，内分泌功能减退等，难于垂体瘤相鉴别，需手术病理检查才能确诊。

2）脑膜瘤：颅底脑膜瘤有时发生在鞍结节、鞍旁、海绵窦、蝶骨嵴或是鞍隔等处，多发生于成年人，临床有双眼或是单眼颞侧偏盲、视神经萎缩，也可以有Ⅲ、Ⅳ、Ⅷ颅神经受累的表现或是鞍区其他结构受侵的症状，但患者的内分泌症状多不明显，垂体内分泌急速测定正常。CT 增强扫描为均匀增强的高密度影像，边界清楚，呈圆形或是分叶状，很少有囊变。MRIT1 像为均匀的稍低于脑组织的信号，T2 则多为均匀的高信号区，部分内可以有斑块样的低信号区。

3）脊索瘤：为先天性的肿瘤，多发生于成年人。常位于颅底中央部如斜坡，向鞍区侵犯，有局部颅神经麻痹症状，患者头痛、视力减退、双颞侧偏盲、视神经原发性萎缩。没有内分泌激素分泌过多的症状，影像学检查可以看到典型的骨质破坏，内分泌激素测定多正常或是低下。

4）视神经胶质瘤：较为少见，多发生于儿童。患者主要症状为病侧眼球突出、视力减退、视野缩小、视神经乳头水肿。影像学检查可发现视神经孔扩大、蝶鞍多正常，垂体内分泌测定多正常。

5）上皮样囊肿：为非炎症性胆脂瘤，多生长在颅底或是鞍旁，可有不同程度的Ⅲ、Ⅳ、Ⅵ颅神经受侵犯的症状，垂体内分泌学检查正常。CT 扫描为低密度边界清楚的病灶。MRI 为 T1 低信号，T2 高信号，信号明显高于脑组织和脑脊液，包膜在 T1 加权像和 T2 加权像均为高信号。

6）异位松果体瘤：可以生长在鞍上、垂体柄或是下丘脑等处，多发生在儿童以及青春期，表现为垂体功能减退，特别是后叶症状明显，以尿崩症为首发的以及长期的唯一症状，患者还可以有发育停滞，出现颞侧偏盲以及视神经原发性萎缩。蝶鞍正常，垂体激素测定正常或是低下。CT 扫描鞍区边界清楚的类圆形高密度区，内有散在的钙化点，增强后高密度区明显均匀强化。MRI 为长 T1、长 T2 信号。

（2）与非肿瘤性疾病的鉴别。

1）空蝶鞍综合征：分为先天性和继发性两种。先天性者因为鞍隔先天性缺损或是形成不全，为中年经产妇，与妊娠分娩的生理性垂体体积增大有关。继发性者为垂体手术或是放射疗法所致。一般患者无症状，CT 扫描为蝶鞍内的低密度区，脑池造影 CT 扫描发现造影剂进入蝶鞍的蛛网膜下腔。

2）垂体脓肿：较为少见，原因不清。患者多表现为头痛、有蝶鞍区占位症状以及垂体功能低下症状。部分患者可以有脑膜炎表现。放射学表现与垂体瘤鉴别困难。临床经蝶术后需给予大剂量抗生素治疗。

3）Rathke 囊肿：正常人垂体前后叶之间约有 13%～22% 的存在直径 1～5mm 的小囊肿，一般认为是来自颅咽管裂的残留组织。当囊肿增大可引起垂体功能减退、蝶鞍扩大、视交叉受压等症状，与无功能性垂体腺瘤临床表现类似，较难区别，需活检确诊。

4）颅内动脉瘤：一般在鞍旁或是鞍上，症状多突然发生，出现头痛、一侧动眼神经麻痹。DSA 可以确诊。

七、治疗

1. 手术治疗 Horsely 于 1889 年采用经额入路做了第一例垂体瘤手术。Schoffer 于 1907 年首次采用经蝶入路手术，随后 Cushing 经过多次实践确立经唇下、鼻中隔、蝶窦切除垂体腺瘤的方法，但因为器械、设备的限制手术效果欠佳，并发症多，手术死亡率高。因此垂体瘤的手术方法的运用经历了一个很曲折的过程。60 年代以来，现代科学技术迅猛发展，照明良好的手术显微镜和显微外科技术以及神经放射学的发展使得垂体的显微外科技术获得了极大的发展。Hardy1967年应用手术显微镜，在X线电视监视下成功的经蝶入路切除垂体腺瘤，使得经蝶入路获得了新生，并显示出了其极强的生命力。

（1）经蝶入路垂体瘤切除术：自Schloffer于1907年首次采用此种术式以来，经蝶入路已有多种变化，如经口鼻蝶入路、经单鼻孔蝶窦入路，经筛窦蝶窦入路和经上颌窦蝶窦入路等。目前以经单鼻孔蝶窦入路最为常用。

1）手术入路。

①唇下经鼻中隔经蝶窦入路：该入路曾长期以来被国内外神经外科医师广泛应用，较开颅手术创伤小，曾经是一种安全、效果好的手术方法。但比单鼻孔入路复杂，鼻中隔剥离较麻烦，有一定的鼻中隔穿孔发生率。

②单鼻孔黏膜下经骨性鼻中隔入路：该入路是近年逐渐开展起来的，由于骨性鼻中隔与黏膜易分离，手术操作便利、省时，且对侧鼻中隔黏膜不会破损，因而一般不会产生鼻中隔穿孔的后遗症；手术结束时步骤也比较简单，手术时间会明显缩短。

③单鼻孔鼻中隔推移经蝶前壁入路：此入路的优点是不须剥离鼻中隔，直接进入蝶窦，与前述入路相比更省时，但术后蝶窦腔直接与鼻腔相通，解剖结构改变较大。对于经蝶入路复发者再手术，采用此入路较好。

④经蝶窦内镜下手术：该手术方式中鼻中隔及鼻甲都基本不受影响，创伤极小，患者术后几乎没有鼻腔不适感。由于内镜下操作技术难掌握，器械的性能还未完全达到要求，该手术尚在探索阶段。但相信随着时间的推移，该手术方法将会逐渐普及。

2）经蝶入路手术适应证和禁忌证

①适应证：各种类型的垂体微腺瘤；各种类型的鞍内垂体大腺瘤；各种类型的垂体巨大腺瘤，主要方向为鞍上扩展且鞍上呈对称性生长。

②禁忌证：有鼻腔炎症，如蝶窦炎、鼻炎等；垂体巨大腺瘤有明显侧方生长；向额底、鞍后发展者；有一般的手术禁忌证者，如凝血机制障碍、严重心肺疾患等。

3）经蝶手术要点：应在术前完善有关检查，包括内分泌学检查，视力、视野和眼底检查，蝶鞍平片以了解蝶窦气化情况，MRI平扫加强化扫描以了解肿瘤大小、生长特点以及与周围结构的关系。经单鼻孔进行手术需在术前3天抗生素滴鼻，术前一天剪鼻毛。对于明确存在垂体功能障碍的患者可在术前3天应用皮质醇或是甲状腺素。

手术过程中患者采用仰卧位，全麻后固定头部用碘仿面纱条对鼻腔仔细消毒，为减少手术过程中鼻腔出血可将浸有肾上腺素盐水的棉片填塞于手术侧鼻孔鼻小柱下和鼻中隔中底部的黏膜下层约1分钟左右后进行黏膜剥离和鼻腔牵开。根据鼻腔深度以及术者视野需要选择鼻腔牵开器，通过调节牵开器位置分离鼻中隔两侧的鼻腔黏膜直至蝶窦前壁，将鼻中隔软骨连同黏膜推向一侧。看到蝶窦两侧的开口即可经此进入蝶窦，选择性咬除蝶窦内骨性分隔，注意保护蝶窦两侧颈内动脉。根据手术需要切除鞍底骨，开骨窗后，十字切开硬脑膜即可见到肿瘤组织，多数肿瘤可由吸引器吸除，剩余肿瘤组织应采用刮匙小心刮除，一般刮除的顺序先刮两侧再刮后部，最后刮除前部及中央的肿瘤组织。鞍内肿瘤切除后，鞍上的质地软的肿瘤可以自行下降进入鞍内，如不能下降可以请麻醉师作呼气末正压通气，使颅内压增高迫使肿瘤下降，或是通过腰穿注入15~25ml生理盐水使鞍上肿瘤下降，逐步刮除。肿瘤彻底刮除后，明确无渗血以及脑脊液渗出后，为防止空蝶鞍，用明胶海绵或速即纱少许，将鞍膈稍稍向上垫起。取出撑开器，将鼻中隔软骨复位，两侧鼻孔填入凡士林纱条。纱条可于约48小时后拔除，亦有学者认为可在术后6～12小时拔除，关键在于鼻黏膜的彻底止血。

手术后应常规抗感染3～5天，有脑脊液漏者可以适当延长。术后补充糖皮质激素对于该疾病具有重要意义，一般用地塞米松10mg静滴，2～3天后可逐渐减量。部分术后患者可存在一过性尿崩表现多在1周内消失，可给予卡马西平0.1～0.2g，每日3次口服，或双克50mg每日3次口服，严重者可用垂体后叶素或长效尿崩停。

4）经蝶窦入路手术的并发症及防治

①下丘脑损伤：多数体积大的垂体肿瘤手术前已经存在某种程度的丘脑下部－垂体功能损害，在慢性损害的基础上手术可引起急性功能衰竭。急性损伤按其发生频率依次为体温调节障碍、循环障碍和呼吸障碍、尿崩症、应激性消化道溃疡出血、肺水肿和糖代谢紊乱等。下丘脑损伤预后极差，因此关键在于预防，预防措施包括术前通过临床检查和内分泌靶腺功能测定明确机体状态，如存在损伤情况，应给与必要激素的补充；充分研究影像学资料，分析肿瘤和周围结构特别是丘脑下部的关系；术中操作轻柔避免过分牵拉和电灼等等。术后如出现丘脑下部急性损伤症状，应在密切监测生命体征、血气、电解质、出入量等重要指征的同时根据下丘脑损伤的表现采取相应对策。

②视觉损害：视力视野障碍是垂体瘤中常见的症状，在该类患者中视交叉存在受压缺血损害，在这一变化的基础上手术分离切除肿瘤，可能使已受损的视神经视交叉再次经受机械性或缺血性损伤，加重视力和视野障碍，使保护视神经的手术目的难以实现。有研究表明，肿瘤体积超过3cm，视神经受压移位变成菲薄片状或条索状，术中分辨和寻找困难，且常与肿瘤粘连。因此在术中保持视野清楚、解剖层次明确十分重要，避免损伤视交叉以及其供血动脉，对视神经视交叉充分减压对于避免该并发症意义重大。

③动脉损伤：在经蝶窦入路手术中，颈内动脉损伤的机会要大于其他动脉，这与颈内动脉的解剖位置以及垂体瘤，尤其是侵袭性大腺瘤或巨大腺瘤对颈内动脉的包绕程度有关。在术前明确肿瘤与毗邻动脉的关系以及包绕程度十分重要，如果术中发生动脉壁损伤情况应及时给予电凝止血，必要时可以将小块明胶海绵电凝黏附在动脉壁破损处，效果较理想。对于出现上述情况患者，术后应密切观察鼻腔渗血以及患者意识瞳孔情况，如有变化应及时复查CT情况。必要时再次手术处理。

④脑脊液漏：该并发症是由于术中损伤蛛网膜所致。脑脊液鼻漏未及时发现处理，易因逆行感染引起化脓性脑膜炎或形成脑脓肿。防治关键在于预防，手术操作轻柔细致，注意避免损伤蛛网膜，如怀疑出现脑脊液漏的情况，可采用筋膜、脂肪及耳脑胶对蝶窦口进行填塞封堵，术后保持平卧4～7天多可自愈，必要时可配合腰椎穿刺持续引流，效果比较理想。

⑤鼻部并发症：经单鼻孔蝶窦入路手术能导致鼻中隔穿孔、鼻中隔粘连阻塞影响呼吸、鼻泪管阻塞导致溢泪等并发症。预防该并发症应在术中牵开鼻甲时避免过分用力、填塞鼻腔时避免填塞物过多，如形成上述并发症应及时给予对症处理。

（2）开颅手术：开颅手术具有诸多优点，包括术者能直接看清垂体腺瘤颅内部分及周边相关的重要神经血管结构，如视神经、视交叉、颈内动脉等，即使肿瘤向上扩展到第三脑室，向颅前中窝、颅前窝甚至斜坡扩展也都能清楚的看清并达到。但开颅手术还具有手术创伤相对较大，术后反应稍重，对于向鞍内蝶窦生长的肿瘤切除较困难等缺点。

1）开颅手术的指征。

①肿瘤主要向上、前、中、后颅窝扩展明显者。

②哑铃形向上扩展，鞍膈硬膜环缩窄，蝶鞍扩大不明显，鞍内部分较小。

③肿瘤性质不能确定，与脑膜瘤、颅咽管瘤、脊索瘤等无法区分时。

④肿瘤经一次经蝶窦手术无法切除，往往肿瘤纤维化，质韧不易刮除者。

开颅手术手术方式包括经额下入路、经翼点入路及经眉锁孔入路，具体采用何种入路要根据肿瘤具体位置选择，对于向鞍上颅前中后窝生长明显，蝶窦气化不理想以及存在蝶窦感染可能的患者均适合采用上述入路，对于鞍内外广泛生长的垂体瘤，也可考虑开颅与经蝶联合手术入路。

2）开颅手术的并发症及防治。

①下视丘损伤：在经颅手术中对下视丘的损伤可能性要大于经蝶手术，在手术过程中的牵拉以及双极电凝对该部位的刺激均可导致下视丘损伤，因此对于与下视丘粘连的肿瘤组织不必过分追求全切，术中保持解剖层次清晰是避免该并发症的关键。其他防治原则与经蝶手术相同。

②视觉损伤：经颅手术中为显露肿瘤常需对视神经视交叉进行牵拉，对于视力视野可能的损伤与经蝶手术类似，其防治策略也可参照经蝶手术原则。

③颅内感染：术野污染、手术时间过长、颅内遗留异物、术后逆行感染等都可以造成颅内感染，有的甚至形成硬膜下脓肿和脑脓肿。颅内感染是十分凶险的神经外科术后并发症，可危及生命。为此，术者应加强手术无菌观念，尽量减少手术时间，预防性使用针对性的抗生素对于预防颅内感染十分必要。针对已形成的颅内感染应早期根据脑脊液培养结果给予有效抗生素治疗，配合腰椎穿刺释放脑脊液并鞘内注射抗生素。如产生硬膜下或脑脓肿必须早期行脓肿清除和引流，配合有效抗生素治疗。在临床表现和脑脊液细胞学与生化检验表明颅内感染消退者，应维持用药至少1周后方可停药。

④颅内血肿：目前颅内手术中颅内血肿发生率逐渐降低，但死亡患者中术后血肿占重要地位，颅内血肿的形成与术中血管保护不当、颅内压波动过大、术中止血不彻底等因素有关，症状产生与血肿体积、对脑脊液循环通路影响程度以及伴随脑水肿程度有关，其临床共同特征为进行性意识障碍，双瞳孔不等大和生命体征变化。血肿依据出现时间不同分为急性（24小时内）、亚急性（24小时~7天）、慢性（术后2周以后出现）血肿。在临床上以急性和亚急性血肿多见，因在该阶段与脑水肿期重叠，极易被误诊或延误治疗。对此的诊断关键是保持对术后血肿的警惕性，血中症状体征因其发生部位、体积和病变切除程度以及是否采用各种降低颅内压措施而有所差异，一旦怀疑有血肿形成，应立即进行颅脑 CT 检查明确，一旦明确有血肿应及时清除血肿，必要时应实行内/外减压术。

2.药物治疗　包括溴隐停治疗 PRL 腺瘤、GH 和 ACTH 腺瘤。生长抑素类似物治疗 GH 腺瘤等。近几年因为溴隐停对 PRL 腺瘤的良好作用，已经有许多学者提倡将其作为

PRL 腺瘤的首选治疗。

(1) 泌乳素腺瘤的药物治疗。

1) 药物：大量的临床实践表明多巴胺受体激动剂可以使得泌乳素分泌减少、使催乳素细胞体积减小，最终使得肿瘤不同程度的钙化、脂肪沉积、间质和血管周纤维化。由于该类药物能使得肿瘤纤维化，因此口服药物后如改用手术治疗将使得手术的难度加大。此类药物最早的是 1968 年发明的溴隐停，于 1971 年应用于垂体腺瘤的治疗，因为其良好的疗效很快在临床得到普及，也是目前最为常用的药物。另外较新的有培高利特和卡麦角林等，溴隐停应用最广，应用时间最长，积累了较多的临床资料，而培高利特和卡麦角林则是在近几年应用于临床，属于长效药物。

2) 治疗反应：据报道 70%~100% 的患者可以通过口服溴隐停获得正常的血清 PRL 水平，80%~90% 的肿瘤体积缩小，60% 以上的患者恢复正常的月经周期。治疗过程中患者对药物的反应差别较大。有的患者数天或是数周瘤体即可缩小，而有的患者则需数月才能出现。瘤体的缩小与 PRL 水平的降低并不成正比。药物的效果与 D2 受体的数量有关。目前认为，多巴胺激动剂的治疗效果是可逆的，停药后 PRL 会再次升高，瘤体也会再次增大，因此治疗需要终生服药。只有少数患者可以达到停药的效果，如果口服溴隐停的剂量小于 2.5mg/ml，而患者的 PRL 仍不再升高，可以考虑停药，但需密切随访内分泌学以及影像学变化。在部分患者中存在服药后血清 PRL 水平不能正常化和（或）肿瘤大小不能缩小，存在多巴胺药物抵抗现象，对于存在药物抵抗的患者可换用另一种药物或增加药物处理。

(2) 生长激素腺瘤的药物治疗：目前针对生长激素腺瘤的药物包括多巴胺受体激动剂、生长抑素类似物和生长激素受体阻断剂。生长抑素类似物因安全性较好，是生长激素腺瘤的一线用药，在美国和欧洲普遍使用的治疗生长激素瘤的奥曲肽，即是该类药物。

奥曲肽有 7~10 个氨基酸残基与生理性的生长抑素相同，但它与生长抑素受体 2~5 亚型的亲和力要高 2~5 倍。皮下注射 50μg 奥曲肽后，15~30 分钟其峰值 1.9~2.9ng/ml。奥曲肽的半衰期为 113 分钟。而生理性生长抑素只有 3 分钟。奥曲肽对 GH 的抑制作用时间通常为注射后的 2~6 个小时，且注射后 GH 水平维持在 0.7~2.5ng/ml。研究表明，每 8 小时注射一次奥曲肽（剂量从 50~500μg）可有效地降低 GH 的浓度。美国多中心的 115 个生长激素瘤患者使用奥曲肽。注射 2 小时后，GH 水平降至其基础值的 30%。随后的长期观察，GH 浓度从 30.9ng/ml 降至 5.7ng/ml。长期抑制率达 30 个月。另外，11 项研究涉及 417 个患者的综合数据显示：53% 的患者 IGF-1 的水平恢复正常。尽管大部分患者对奥曲肽有效，但仍有一小部分患者（约 30%）反应效果差。其可能的解释是生长抑素受体数目的减少或亲和力的下降。

(3) ACTH 腺瘤的药物治疗：ACTH 腺瘤的药物治疗有以下几种。

1) 赛庚啶 24mg/d（4mgQ4HPO），少数患者有效。

2) 溴隐停可以抑制 ACTH 分泌，但长期疗效不肯定。

3) Na-Valproate、GABA 转氨酶抑制剂可抑制 CRH 刺激 ACTH 分泌，用于治疗 Nelson 综合征。

4）作用于 ACTH 合成的药物有 Mitotane（O，P′ –DDD）、甲吡酮、氨基岛眠能、酮康唑、Ru486、Etomidate 和 Cyanoketone 及 Lrilostane。

5）也有试用利血平者。

（4）药物副作用：最常见的是胃肠道反应，如恶心、呕吐等。大多是暂时的，继续服药可以消失。部分患者有头晕、体位性低血压、头痛等症状。少数患者则可以出现精神异常，如抑郁、焦虑等。

3. 放射治疗 针对垂体腺瘤的放射治疗是一种辅助治疗，它只能使某些临床症状好转，还不能达到根治的目的。大多数学者主张无分泌功能的大腺瘤术后辅以放疗对巩固疗效、延缓复发、改善视力视野具有很好的疗效，特别是对肿瘤未能全切的大腺瘤、侵袭性肿瘤均应术后放疗。但是放疗也可产生许多并发症，如放射性脑坏死、肿瘤坏死囊变、出血致视力障碍加重、视神经损害、空蝶鞍综合征等也应当引起重视。有分泌功能性腺瘤的放疗疗效不如无分泌功能性腺瘤。有人主张 PRL 腺瘤（多数无视神经压迫）术后不需放疗，放疗对降低 PRL 不够理想。同样对 GH 腺瘤，降低 GH 也是困难。有效反应缓慢，需 5～10 年 GH 水平才能下降至较理想水平。

第五节 颅咽管瘤

颅咽管瘤一般认为源自胚胎时期颅咽管的残余组织的鳞状上皮，是一种良性先天性肿瘤，约有 150 年历史，但 1932 年才由 Cushing 等确定"颅咽管瘤"这个名称。它约占全部颅内肿瘤的 2%～4%（在儿童则为 13%），且占儿童鞍区肿瘤的 54%，新发患者数为 0.5～2/100 万/年，11～20 岁和 41～50 岁均为发病高峰，颅咽管瘤虽是良性肿瘤，但因生长部位邻近视交叉、垂体、下丘脑等重要结构，往往预后不良。

一、流行病学

颅咽管瘤的发病率国内尚无系统报道，北美报告 0.13/10 万，占北美人颅内肿瘤的 4.7%～7.9%，在澳大利亚占颅内肿瘤的 1.5%，在日本占颅内肿瘤的 3.9%；国内报道儿童颅咽管瘤约占儿童颅内肿瘤的 5%，成人为 3.5%。

二、病因和发病机制

在胚胎发育初期，原始口腔顶部的上皮组织发生突起向背侧内凹，并逐渐增大向后上伸长、扩大，形成一小憩室称颅颊囊，此囊紧贴间脑底部，同时间脑底部也增厚向下生长形成漏斗，两者相遇构成垂体。颅颊囊与原始口腔连接的细长管道称为颅咽管，或称垂体管，该管在胚胎发育过程中逐渐退化消失，同时由于蝶骨的形成将垂体与口腔隔开。颅颊囊的前壁迅速增殖，占据囊腔的大部，形成垂体的前叶和结节部，后壁形成在人类不发育的中间部，而漏斗形成垂体后叶。在退化的颅咽管部位或颅颊囊的前壁残留部分，尤其垂体前叶结节部，有残存的鳞形上皮细胞。Erdheim 认为颅咽管瘤起源于这些残存的鳞形上皮细胞。至今，多数学者赞同这一理论。

目前认为颅咽管瘤可能是二重起源，儿童型的肿瘤中心为成釉细胞进行性生长，其中含有栅栏样柱状包绕的胚胎牙苞,为成釉型颅咽管瘤,可能是胚胎起源的肿瘤;成人型肿瘤生长较缓慢,多由发育成熟的多层鳞状上皮构成,可能由生后器官转化而成。

三、病理

根据肿瘤的位置和生长方式,Rougerie 于 1962 年首先提出了颅咽管瘤的外科学分型,将颅咽管瘤分为 5 型:鞍内型、鞍内 – 鞍上向前扩展型、视交叉后型、巨大型、不典型型。1980 年,Ciric 将颅咽管瘤分为脑室内型、软脑膜下型、软脑膜外蛛网膜下型、蛛网膜内外型(哑铃型)、蛛网膜外型(单纯鞍内型)。1983 年,Konovalov 将颅咽管瘤分为鞍内型、鞍上型、鞍内 – 鞍上型和脑室内型,其中鞍上型又分为视交叉前型、视交叉下型和视交叉后型。1984 年,Kobayashi 将颅咽管瘤分为鞍前型、鞍内型、鞍后型和脑室型。1990 年,Yasargil 等将颅咽管瘤分为 6 型:单纯鞍内 – 鞍隔下型、鞍内 – 鞍上型(鞍隔上 – 鞍隔下型)、鞍隔上 – 视交叉旁 – 脑室外型、脑室内 – 脑室外型、单纯脑室内型、脑室旁型。1993 年 Fahlbusch 将颅咽管瘤分为 3 型:鞍内或鞍上 – 鞍隔下型、鞍上或鞍后 – 鞍隔上脑室外型、脑室内型。1996 年,Yasargil 又将颅咽管瘤分为 5 型:鞍内型、鞍上型、背侧额叶型、鞍上 – 视交叉旁型、脑室内型。1998 年,朱贤立将颅咽管瘤分为 4 型:鞍区的隔上型与隔下型、第三脑室的室内型与室内室外型。目前应用最广泛的仍是 Yasargil 等于 1990 年提出的分型。

颅咽管瘤通常为圆形或椭圆形,亦可呈不规则或分叶形,大小悬殊,小者如豌豆,大者如鹅卵。一般直径在 4cm 左右,其囊液一般在 10~30ml,大者可在 100~200ml 以上。囊壁厚薄不一,表面光滑,薄者如同蛋壳内膜,呈半透明状,厚者包膜较韧,呈灰白色,并有多处散在钙化斑点,是颅咽管瘤的特征之一。可分为单房或多房,腔内壁光滑或呈乳头状突起。颅咽管瘤从组织上常分为鳞状上皮细胞,成釉上皮细胞和过渡型三种病理分型。鳞状上皮型几乎仅见于成人,成釉上皮型以儿童为主。胆固醇多见于成釉上皮型,而罕见于鳞状上皮型。三种分型并无明确界限,与鞍区表皮样囊肿、拉克氏囊之间的分界也不清楚。成人成釉上皮型囊变率达 95%,儿童达 91%,鳞状上皮型约 50% 囊变。总体上 54%~60% 为单纯囊性,24%~32% 为囊实性混合,14%~16% 为实体瘤。约 6% 肿瘤不位于鞍区。儿童患者 81% 有钙化斑,成人占 40%,钙化者多位于成釉上皮型。44% 肿瘤有蝶鞍扩大或破坏。

四、临床表现

颅咽管瘤生长于下丘脑的垂体柄、漏斗和正中隆起部位,向上生长可进入第三脑室,堵塞脑室系统,患者主要以头痛为主要表现;当肿瘤在鞍上生长时,肿瘤将第三脑室底抬起并向上压迫,垂体柄和漏斗向前或侧方移位,视交叉和视神经被压向前下方,患者主要表现为视力障碍、多饮、多尿和发育迟缓。

1. 颅内压增高　颅咽管瘤常位于颅脑中线蝶鞍区部位,当瘤体生长伸入三脑室影响脑脊液循环通路时可引起梗阻性脑积水,临床上表现颅内压增高征(头痛、呕吐、视乳头水肿)。头痛以前额为主,呈进行性加重或阵发性发作,可伴有呕吐,喷射性呕吐 3 例或非喷射性呕吐,呕吐后略有减轻,常与饮食无关。儿童因其生理特点,临床上诊断较成人困难，其主要原因为儿童颅骨薄，颅缝未完全融合，闭合亦不坚实，当颅内压增高时，易被颅缝裂开，头围增大所代偿，临床体征早期表现不典型，仅表现精神和性格方面的改变。常易误诊为病毒性脑炎或胃肠炎。

2. 内分泌功能障碍

（1）以多饮多尿、口渴为首发症状，表现易嗜睡、困倦、大量饮水，尿量增多，一昼夜达 3000～4000ml，尿比重低。部分患者曾按尿崩症在院外治疗，病史长达半年以上。其原因与瘤体压迫和损伤下丘脑或垂体后叶引起抗利尿激素（ADH）分泌不足有关，临床上出现多饮多尿症状。

（2）厌食、消瘦，临床表现食欲不好，体重下降，生长发育迟缓，曾误诊为厌食症、营养不良。其原因是瘤体压迫和损害了丘脑下部的有关调节进食的嗜食枢，使其活动受到抑制，而饱食中枢活动相对增强，表现厌食。由于长期饮食不佳致热量供给不足，导致体重下降和身体生长发育落后。

（3）在儿童多表现为生长发育迟缓，青春期发育延迟、停止或不发育；在成人最常见的内分泌功能紊乱是促性腺激素功能低下，表现为男性阳痿，女性月经紊乱、停经。

3. 视力障碍 视力障碍主要为瘤体直接浸润或压迫视神经及颅内高压所致。小儿常因表达能力差，对症状诉说不清，查体时又不配合，特别是眼底检查不易完成，早期的视力减退、复视等症状容易忽略，直至视物不清或晚期才被发现。

4. 惊厥 多数为年幼儿，其原因一为幼儿神经髓鞘发育不够完善、临床上容易出现泛化现象；其二是由于瘤体侵犯邻近脑组织伸入额叶、颞叶等部位有关。

内分泌障碍是常见症状，普遍认为颅咽管瘤起源于胚胎时期 Rathke 囊残余细胞，而 Rathke 囊发育成垂体的前叶和结节部。这就决定了颅咽管瘤的发生部位与下丘脑和垂体有着密切关系，颅咽管瘤常常引起内分泌功能紊乱，但是其临床症状可能并不显著。1980 年 Thomsettl 报告颅咽管瘤患者中 86% 以神经系统症状来就诊，而以内分泌症状就诊者仅占 9.5%，但是经过内分泌测试后 83% 的受试者至少有一种激素缺乏。颅咽管瘤常见的内分泌症状之一是尿崩，而手术切除颅咽管瘤后尿崩症也是最常见的并发症。尿崩的发生与颅咽管瘤的发生部位密切相关。颅咽管瘤切除的过程中常常损伤垂体柄、下丘脑视上核、室旁核，导致 ADH 的合成减少或释放障碍，造成尿崩症。

（五）辅助检查

1. 头颅 X 线平片和体层的表现 鞍区钙化灶，有颅内压增高、肿瘤压迫所致蝶鞍扩大或骨质吸收。

2. CT 显示 常为囊性和实性肿块，病变边界清楚，呈圆形或类圆形，囊内 CT 值 15～25Hu，提示囊内含蛋白量相对较高，实性肿瘤均呈混杂密度，提示瘤体内含有胆固醇结晶及蛋白。肿瘤的钙化率较高（88.9%），呈环状、壳状或点片状钙化。增强扫描多呈环状强化，囊内无强化。瘤体较大，对邻近组织有压迫征象，提示肿瘤为良性缓慢生长。钙化及囊壁环状强化是本病较为特征性的表现，对确立诊断有十分重要的意义。

3. MRI MRI 因具有多方位成像及组织分辨率高的优势，对肿瘤的定位诊断极具价值。位于鞍上者的颅咽管瘤大多数为囊性，或囊实性混合，而鞍内者多为实性。囊性型或囊-实性混合型，因囊液中含有的胆固醇、蛋白质、血红蛋白、含铁血黄素及钙化等成分比例不同，其 MRI 信号表现为多样性，信号的变化尤其反映在 T1WI 上，而对 T1WI 信号影响最大的是囊液内的蛋白质，囊液中蛋白质含量越低，MRIT1WI 信号高，反之亦然。而胆固醇类物质对 T1WI 信号改变根据胆固醇成熟与否而定，不成熟胆固醇，一般使 T1WI 信号降低，而成熟的胆固醇则使信号增加。囊性或囊实混合型颅咽管瘤，T1WI 上的信号表现复杂，低、等、略高及高均有。所以，分析 MRIT1WI 的信号变化特征，尤其是 T1WI，对颅咽管瘤的定性诊断及大体病理分型特别重要。MRI 对瘤体钙化的显示不如 CT，而钙化是颅咽管瘤的特征性征象之一，对于囊性型肿瘤，钙化常呈弧形壳状，而对混合型或实性型，钙化形态多样，可表现为结节形或（和）弧线形。所以，MRI 为颅咽管瘤的首选检查手段，CT 则作为补充，对鞍区肿瘤的鉴别诊断有价值。

4. 视力、视野、眼球活动及眼底检查 视力极差者，术后可能发生失明（手术干扰或减压综合征），应向患者及家属讲明以取得配合与理解。

5. 实验室检查除常规检查 24 小时尿量、尿比重、尿钠含量及血尿渗透压，了解患者术前的基础值及异常程度。

常用的检查有 T3、T4、FSH、LH、GH、促甲状腺激素释放激素（TRH）、ACTH 和促性腺激素释放激素（GnRH）刺激实验。文献报道 61.5%～75% 甲状腺功能低下的患者显示血清 TSH 对 TRH 的反应，67% 有性功能下降的患者显示了 LH 对 GnRH 的反应，说明有未受损害的垂体促性腺细胞存在。

（六）诊断和鉴别诊断

凡青少年儿童出现内分泌功能障碍，如发育矮小、肥胖和生殖器发育不良等，均首先考虑该病；若成人出现性功能障碍或头痛、视力视野障碍，也考虑该病。若鞍区有钙化及囊壁环状强化是本病较为特征性的表现，对确立诊断有十分重要的意义。

位于鞍上池的囊性颅咽管瘤应与蛛网膜囊肿，表皮样囊肿鉴别，CT 增强可加以区别，囊肿无增强。鞍区及鞍上的实质性颅咽管瘤应与垂体瘤鉴别，垂体瘤多位于鞍内，可向鞍上生长，颅咽管瘤多向上后方生长，垂体瘤钙化少见，除非在出血或感染以后，可有蝶鞍扩大、破坏，呈均一轻至中度强化。鞍旁的颅咽管瘤应与脑膜瘤鉴别，脑膜瘤平扫呈等或高密度，很少囊变，可有砂粒样钙化，多伴周围脑水肿，邻近骨质增生有助于鉴别。位于三脑室内囊性颅咽管瘤，应与脑室内囊肿、囊虫病、室管膜瘤鉴别，CT 增强即可鉴别。

（七）治疗

对于颅咽管瘤的治疗，目前多数专家认为显微手术切除肿瘤为最佳方案。但对于难以全切或复发后再次手术困难的颅咽管瘤，综合运用放疗，如 γ 刀，瘤腔内放置 Ommaya、管作囊内照射治疗，脑室-腹腔分流术等治疗手段，将有利于改善患者的生存质量，控制肿瘤生长。

1. 手术治疗

（1）手术方法：手术方法包括全切除、次全切除、部分切除、活检和单纯囊液抽吸，活检和单纯囊液抽吸目前只作为联合放、化疗的一种辅助手段，对于颅咽管瘤而言，这种非常姑息的手段，只适合于少部分的特殊人群，不能作为整个疾患者群的常规治疗方案。切除程度的判断标准目前大家的意见不一。大部分学者认为结合术中术者的判断，全切除术后影像学复查肿瘤完全没有残留，次全切除肿瘤残留钙化和极少量囊壁，部分切除肿瘤组织部分残留；而van-Effenterre等认为全切除是指术者在术中于显微镜最大倍数未发现肿瘤残留组织，肿瘤与周围软组织间得到明确的分离，浸润的周围组织得以切除，次全切除是指术者在术中于显微镜最大倍数未发现肿瘤残留组织，但浸润的周围组织没有切除，部分切除是指肿瘤组织体积缩小，但仍残留。Van-Effenterre等认为3个因素影响手术切除的程度：肿瘤的解剖位置、肿瘤的浸润程度、肿瘤的大小和硬度。Habrand认为视交叉前、鞍内、大部为实性和小于30mm的肿瘤易于完成全切除；而Fahlbusch认为脑积水、三脑室部位的颅咽管瘤、大于10%的钙化率明显影响手术切除程度，而且脑积水影响最大。

目前拥护手术的学者在制定手术方案时均以全切除为手术第一目标，全切除仍是主流。与次全切除和部分切除相比较，全切除的优点如下。

1）有良好的手术效果。

2）显微解剖证实，在肿瘤囊壁与神经结构之间存在一层胶质分离层。

3）部分切除存在高复发率。

4）再次手术可增加手术危险性。

（2）手术后并发症的处理。

1）尿崩症：尿崩症为手术中损伤垂体柄所致。术后患者尿量大于250ml/h，尿渗透压小于200mmol/L，尿比重1.001～1.005即可诊为尿崩症。准确记录24小时内液体出入量，严密观察有无脱水指征并适当补液。准确记录每小时尿量、尿比重（量尿量时应使用硬性容器）。当尿量大于250ml/h时，予以垂体后叶素6U皮下注射。但手术后早期应以尿量大于500ml/2h为给药标准，且在给药同时适当控制入量，并严密观察有无水肿、体重增加、抽搐等水中毒表现。患者尿量逐渐减时，可改用口服醋酸去氨加压素片，每日尿量控制在1500～2000ml。

2）血电解质紊乱：为颅咽管瘤手术后的主要合并症之一。应定时抽取血标本检测血清Na^+、K^+、Cl^-、CO_2CP、渗透压、酸碱度和尿素氮等。手术后即刻常规检测血电解质，每日早晚各1次，连续3天正常，改为每日检验1次，仍连续3天正常即可停止检测。对于异常者，除常规检查外，调整补液后需再次检测，以及时掌握治疗效果。尽可能避免使用甘露醇等脱水剂和利尿剂，以免加重血电解质紊乱。

①合并高钠血症：限制钠盐摄入，治疗以口服给水为主，同时静脉给予适量的无钠液体，以补充低糖液为主。补液不宜太快，否则在输入过多不含电解质的溶液后，可引起痉挛现象，同时也会增加肾脏负荷。

②低钠血症：由于在短时间内静脉补充大量盐溶液，会造成渗透压的改变，严重影响肾功能，故补充钠盐应静脉与口服相结合，以减轻对肾脏的损害。可予生理盐水或高渗3%盐溶液输入，并嘱患者饮食中增加含盐量。

③低钾血症：对于低钾血症患者，可静脉输注10%的氯化钾及口服氯化钾控释片。

3）癫痫发作：癫痫发作是颅咽管瘤切除术后最致命性的并发症，需积极预防，严密观察，及时处理。手术前5天常规口服抗癫痫药苯妥英钠。手术后常规给予德巴金0.4g加入5%葡萄糖液500ml中缓慢静脉滴注维持12小时，应用输液泵控制滴速为42ml/h。连续滴注72小时后可改为苯妥英钠口服。德巴金与苯妥英钠需重叠给药1天。急性发作时，即刻给予地西泮 20mg 缓慢静脉推注，若为癫痫持续发作，1 小时内可给至 60mg，并注意保持呼吸道通畅，吸痰、放置口咽通气道，必要时行气管插管术或气管切开术。严密观察意识状态及生命体征变化，并防止患者受伤及坠床。

4）中枢性高热：中枢性高热系手术中下丘脑损伤所致。通常采用对症处理，可给予冰袋物理降温，肌注安痛定及静脉滴注肾上腺皮质激素等，但切忌使用镇静剂。

2.放射治疗 早在 20 世纪 60 年代就提出应用放射治疗颅咽管瘤，经过几十年的发展，目前对放射治疗的作用仍有争论。尽管部分学者认为放射治疗单独使用对大多数患者可以产生长期的疾病控制率，但主要是顾虑到对放疗生长、发育和日常生活的潜在影响，存在神经功能并发症如视力丧失、昏厥等危险性，而且还可能导致继发的颅内恶性肿瘤。当然，放射治疗的副作用与围手术期的并发症相比，显得更为隐匿，这要求对患者进行长期的随访观察。由于其对儿童尤其幼儿患者的副作用明显大于成人，而颅咽管瘤常以儿童为高发人群，因而限制了它在此病种中的使用。

目前主要采用联合放射治疗。综合 20 世纪 60 和 70 年代的历史文献报道，次全切除后使用放射治疗可以明显地减少复发率至大约 25%。从 1986—1994 年全切除和放射治疗联合治疗后的总复发率占 17%（104/596）。70~80 年代联合治疗的 10 年无症状生存率为 50%~80%。Khafaga 等报道次全切除联合 / 不联合放射治疗的 5 年生存率分别为 62%。Habrand 认为与全切除相比，联合治疗 5 年疾病控制率与其相当，但超过 10 年的局部控制率较差，同时放疗联合 / 不联合手术的 10 年无病生存率存在显著差异（63%：35%，$P<0.01$）。目前不少拥护放疗的学者认为次全切除＋放疗可能是当前颅咽管瘤最好的治疗手段。因为次全切除较部分切除或活检等，其减压效果更为明显，通过缓冲复发的时间，使有足够的时间进行随后的放射治疗（一般在术后 2~3 个月进行），而且手术的创伤相对强行全切较少。

（1）囊内放疗与化疗：由于颅咽管瘤的囊性部分的鳞状上皮层广泛分布 S 期的增殖细胞，因此对于单囊颅咽管瘤可以采用囊内近距放、化疗。文献报道单纯囊内放疗所使用的放射性物质为钇 90（90Y）、磷 32（32P）、铼 186（186Re）。单纯囊内放疗总体治疗反应率为 79.5%，90Y 的治疗反应前为 84%，32P 治疗反应率为 88%（完全萎缩和部分萎缩）。186Re 治疗时必须使用大剂量（平均剂量 430Gy）才有治疗效应（83.3%），小剂量由于其治疗半径较短而使其效果受限（0）。囊内放、化疗的生存率较手术和放疗差的原因是其既不能控制肿瘤实性部分的生长，也不能预防新囊的形成；而且由于所治疗囊的空间位置的局限性也使治疗效果较常规放疗或手术差；单囊较多囊和混合瘤效果较好，因为对于多囊和混合囊以至囊实体混合瘤而言，单纯囊内放、化疗是一种不完全治疗。同时，囊内放、化疗需面临囊液和放射性物质、化疗药物泄漏的问题，而且对位于颅底的颅咽管瘤而言，由于其过薄的囊壁并与周围重要结构形成粘连，同样涉及视力、激素功能、下丘脑受损等并发症。

（2）立体定向放射神经外科（STRT）：近年立体定向技术的广泛应用，包括 X 刀、γ 刀等。它可大大减少由于手术引致局部创伤而产生的并发症，也可减少由于常规放疗涉及的区域过大而产生的周围神经组织的损伤。由于这种方法可以使放射剂量较多局限于照射部位，而瘤周的剂量明显减少，用于对位于颅底周围具有重要结构的肿瘤如颅咽管瘤等治疗，具有较好的效果。STRT 比较适合小直径和术后少量残余或复发的颅咽管瘤。γ 刀可造成肿瘤体积缩小，肿瘤中心部位坏死。单纯 γ 刀治疗总有效控制率为 58.3%～67.5%，复发率 20%～30%。并发症包括视力恶化（10%～20%）、激素功能低下等，无手术死亡。但由于肿瘤邻近视神经等重要器官，必须减少周边剂量，曾报道肿瘤的控制率并不理想，但对于局限于鞍内远离视神经等重要结构的颅咽管瘤，有报道治疗效果仍较为理想。

对立体定向放射神经外科的一些方法进行联合应用，即在进行 γ 刀或 X 刀前对单囊肿瘤进行立体定向抽吸和囊内博莱霉素治疗，引起越来越多的兴趣。于新认为 γ 刀＋囊内放疗适合于术后残留或复发而不宜继续手术治疗的囊实混合性肿瘤，和距视神经有一定距离的实体性颅咽管瘤。他采用 γ 刀＋囊内 32P 放疗，发现实体小囊型肿瘤的有效控制率为 90%，小实体大囊型肿瘤的有效控制率为 85.7%，总有效控制率为 89.5%，38 例患者实体部分的控制率为 92.1%，无严重并发症和死亡发生。

（八）治疗效果和预后

颅咽管瘤术后复发率较高，文献中全切复发率 9%～30%，次全切为 31%～81%。Yasargll 等认为残存的肿瘤碎片是复发的根源，因此主张全切肿瘤以降低复发率，但全切死亡率高达 17%～20%。术后加放疗明显降低了肿瘤复发率，表明放射线对颅咽管瘤有显著抑制或杀伤作用，次全切加放疗措施被认为是最佳的治疗方式，复发率只有 9%，部分切除加放疗复发稍高于全切者，可能是与残留肿瘤体积大或放疗剂相对不足有关。

第六节 脑转移瘤

脑转移瘤系继发于癌症的颅内最常见的肿瘤，比颅内原发肿瘤高出 10 倍，是造成癌症患者死亡的主要原因之一。

一、流行病学

目前国内外尚无脑转移瘤的准确发病率，可信赖的资料来源于癌症尸检和临床研究。1982 年 Pickren 报告死于癌症的尸检资料 50%有脑转移，死前有症状的仅占 30%。美国国家癌症研究所（NCL）2000 年的资料报告，恶性肿瘤患者 20%～40%最终会发生脑转移。而国内的文献报告脑转移瘤占颅内肿瘤的 4.4%～6.0%。Johnson 报告美国每年新诊断的脑转移瘤患者超过 20 万例，估算发生率 11 例/10 万（人·年），2001 年度统计达 25 万例，呈逐年上升趋势。脑转移瘤临床发生率增高的主要原因为肺癌、乳腺癌发病率增加；神经影像诊断技术提高；原发癌成功控制率增加和新化疗药药物的使用延长了存活期使患者伴随着脑转移的可能性增加。

1.年龄分布 可见于任何年龄，尤以 40 岁以后的中、老年人多见，男性较女性为多，男女比例约为 1.1：1。癌症脑转移的发生率成人约为 10%～30%，儿童约为 6%～10%。

2.转移瘤的部位 颅内转移瘤大多位于脑实质内，少数为脑膜转移，或两者同时转移(脑膜脑转移)。有时亦可先有颅骨转移后再侵入脑内。脑转移癌灶大多见于幕上(86%~93.6%),幕下者较少,两者比率约15:1。大脑转移癌中约2/3位于大脑中动脉供应区末梢部,额叶最多见,顶叶次之,枕叶、颞叶较少。左多于右,单发灶约占30%~40%,多发灶为60%~70%。有时临床诊断为单发灶,而尸检时则可为多发灶。幕下病变位于小脑最多占15%,脑干最少占5%。少数报道转移癌可发生于半月节、视神经、嗅神经、脑垂体、松果体等处,甚至发生于脑原发性肿瘤内(如星形细胞瘤、垂体腺瘤、脑膜瘤、听神经瘤等)。有约3%为脑膜转移癌,又称脑膜癌病。

二、病因和发病机制

(一)病因

颅内转移瘤90%以上为癌肿转移,仅5%左右为肉瘤转移。脑部血供虽较其他器官丰富,但由于脑组织可能对癌栓有一定的免疫力,致使进入颅内的癌细胞部分被清除,其转移癌发生率却居肝、肺等器官之后。

脑转移癌的原发癌肿在男性以肺支气管癌最常见,次为肾、胃肠道癌、黑色素瘤、睾丸癌等。女性以乳腺癌及肺支气管癌最多见,次为绒毛膜上皮癌、黑色素瘤等。儿童转移癌较少见(约6%),以神经母细胞瘤、横纹肌瘤、Wilms瘤最常见。脑膜转移癌多见于儿童,原发灶约半数来自淋巴细胞性白血病。成人少见,可来自乳腺癌、黑色素瘤、淋巴瘤、Hodgkin病及网状细胞肉瘤等。脑转移癌的发生与原发灶部位及病理性质有关。

(二)转移途径

1. 血循环转移　癌肿大多数经血循环转移,除肺癌外,其他脏器癌肿大多首先转移至肺,再经肺毛细血管至颈动脉或椎动脉入脑。亦有少数肺、肾癌肿经椎静脉系统(Batson椎间静脉丛)逆行转移至颅内,腹腔内消化道及子宫等处癌肿的癌栓大多经椎旁静脉丛转移至脑底部。

2. 经淋巴、神经转移　较少见,癌栓子经椎间孔内血管及周围淋巴管,或经转移的颈部淋巴结沿淋巴管上升或逆行至硬脑膜后直接侵入脑底,乳腺癌常经此途径转移入颅。头面部癌肿可累及颅神经,经神经鞘膜间隙进入蛛网膜下腔转移至脑。

3. 经蛛网膜下腔转移　极少数椎管内癌肿可经胸、腰椎蛛网膜下腔逆行侵入颅内,沿中、后颅窝呈地毯样生长蔓延,常侵犯颅神经。有时眶内恶性肿瘤可沿视神经鞘侵入颅内,再沿蛛网膜下腔在颅内播散。

4. 邻近肿瘤直接侵入颅内　鼻咽部、副鼻窦、眼耳、颅骨、头面及颈部软组织恶性肿瘤均可向深部生长,破坏颅底软组织、颅骨侵入颅内,并可侵犯前、中颅窝、蝶鞍区、三叉神经节等处。视网膜神经母细胞瘤可经视神经孔或视神经鞘膜长入颅内。

(三)病理生理

脑转移瘤通常经血液循环播散,肿瘤最常见部位位于脑灰、白质交界处,80%位于大脑半球,15%位于小脑,5%位于脑干;其次为邻近颅底部癌瘤直接转移及靠近腹后壁肿瘤经静脉丛转移至后颅窝。从原发癌到脑转移瘤形成经过一个复杂的生物学过程。近代研究发现有黏附分子、肿瘤细胞载体、组织因子、生长因子、胞质分裂、酶和细胞表面受体参与的侵入血管、运送、附着、血管生成和增殖过程。Puduvalli等还发现某些肿瘤偏向特定器官转移形成转移瘤,如肺癌、黑色素瘤最易发生脑转移。这种偏向特定器官转移形成转移瘤可能与个体的遗传易感性有关。脑转移瘤多数为实体性肿瘤,囊性少见。单发灶约占30%~50%。多数先发现原发癌后发现脑转移瘤,有大约15%患者则以脑转移为首发,后经检查发现原发癌,约5%~15%患者找不到原发癌。另据报道,一项以MRI为检查手段的研究表明,多发性脑转移瘤检出率为66%~75%,Haar等根据尸检资料证实多发占75%,多于单发病灶。有人将其分为结节型和弥漫型两大类型。

(四)发病机制

1. 肺癌的脑转移　在颅内转移瘤中肺癌最多见。国内外的统计均占第一位,其高发率的原因可能是:一般器官原发肿瘤的血行转移,通常先侵入静脉系统,大都要经过肺的"过滤",而肺原发癌直接经肺静脉进入动脉系统。由于肺癌生长速度快,肿瘤因血供不足,易发生坏死、脱落,加之肺部具有丰富的血管及淋巴管网,且肺不断运动使胸腔压力不断变化及咳嗽的震动可促进癌细胞脱落进入血循环而随颈动脉或椎-基底动脉上行转移至脑形成转移灶,且常为多发性约占70%~86%,单发者仅占14%~30%。

2. 肉瘤的脑转移　颅内转移瘤中,绝大多数为癌,肉瘤的转移率很低,其中仅有白血病发生脑转移的比例较高,但颅外原发性恶性淋巴瘤的颅内转移却极罕见。霍奇金瘤的脑转移也很少见。所以脑与肺、肝、骨等器官相比并不是肉瘤转移的好发部位,其原因可能是局部代谢存在着差别,即氧的供应量和氢离子浓度的差异及不同组织的特殊促进生长物质,对于潜在的转移细胞发挥着不同的作用。

3. 绒毛膜上皮癌的脑转移　在亚洲国家中绒癌的发生率高于欧美国家,所以中枢性神经系统的绒毛膜上皮癌也较西方多见。而且绒毛膜上皮癌与其他女性生殖器官癌瘤的颅内转移率相比也更高。原因可能是由于正常滋养叶细胞有强大的血管侵袭和破坏能力,经常能够穿透血管壁。而绒毛膜上皮癌同样具有这种特性,甚至有更大的侵袭力,因此形成了绒毛膜上皮癌血行转移的基础。在脑转移瘤中,由于血管壁被破坏,血管壁变薄,管腔扩张而形成动脉瘤,易破裂出血,从而产生脑血管意外的症状及体征。

4. 黑色素瘤的脑转移　黑色素瘤脑转移的发生率也比较高。发生的原因除常见的瘤细胞易侵入血管外,基因表达的缺失也是一个引人关注的方面。NM-23基因是由美国NCI的Steeg博士从K-1735黑色素瘤中分离出来的,经实验证实了该基因是一种转移抑制基因,在黑色素瘤中NM-23的mRNA蛋白的表达与肿瘤的转移及临床预后不良有关。所以推测黑色素瘤患者的NM-23发生基因突变,使肿瘤细胞转移活跃,转移至颅内。

三、临床表现

由于肿瘤生长快,加之脑组织反应严重,疗程一般均相当短,如肿瘤有出血,则症状迅速进展。如有瘤内坏死,形成囊肿,症状发展亦较快、多发性肿瘤症状较重、病程亦短。70%~90%病程在半年以内,很少超过1年,个别的可达2~3年,平均3.5~4个月。

脑转移的临床症状和体征是多种多样、千变万化的。约1/3患者无症状,由CT或MRI发现,由此强调成人定期体检的重要性。颅内转移瘤的症状表现主要包括颅内压增高及一般症状和局部症状两方面

（一）颅内压增高及一般症状

由于肿瘤生长迅速及周围脑水肿严重，而且多发性病变和沿蛛网膜下播散者较多，因此颅内压增高症状比原发性颅内肿瘤出现早且显著。90%左右患者有头痛，70%左右有恶心呕吐，70%以上有视乳头水肿，30%~40%并有眼底出血，致视力减退者约占20%，约15%有外展神经麻痹，晚期约15%的患者有不同程度的意识障碍，并可有脑疝症状。

患者一般状况多较差，有的明显消瘦。20%左右患者有癫痫发作，多数为局限性发作。由于肿瘤多累及额颞叶且脑水肿范围较广泛，亦常有精神症状，主要表现为表情淡漠、反应迟钝幻觉、忧郁、性格变化和智力减退等，严重时有精神失常。脑膜转移主要表现为颅内压增高和脑膜刺激征，局部体征很少见。尚若肿瘤沿蛛网膜下腔播散或肿瘤引起蛛网膜下腔出血的患者，易误诊为脑血管疾病或炎症。

（二）局部症状

由于肿瘤对脑的损害较重，并且常为多发，局部症状多显著，且累及范围较广。依肿瘤所在部位产生相应的体征。常见症状有偏瘫、偏侧感觉障碍、失语，同向偏盲和局限性癫痫，40%以上患者有偏瘫、约15%有偏侧感觉障碍，约10%有失语，5%左右有偏盲。位于小脑者则有眼球震颤、共济失调等，亦可有后组颅神经症状。此外，多发性转移瘤常出现多处病灶症状或先后出现两侧半球症状。

（三）原发肿瘤的表现

参考病史，好发年龄与性别，应系统重点检查。转移瘤以来自肺部最多，甲状腺，消化系统及泌尿生殖系统的检查也属重要，女性要注意乳腺有无包块及卵巢，子宫情况；腰脊、关节等骨骼酸痛者，须有目的拍无线片，淋巴结转移者，可取淋巴结活检。

四、实验室和特殊检查

1. 肺部摄片　因肺癌患者中有30%~50%有脑转移，身体其他部位恶性肿瘤在发生脑转移时，亦常已发生肺部转移，因此疑有脑转移癌者均应摄肺片（必要时分层摄片）。

2. 颅骨摄片　可见颅骨溶骨性改变（见于肺、消化道、乳腺、甲状腺等癌肿转移）或成骨性改变（见于前列腺癌，肾癌转移）。

3. 脑脊液检查　有时可找到癌细胞，弥漫浸润型，多发性转移癌患者脑脊液中蛋白含量可增高，有时白细胞增多，乳酸脱氢酶增高。癌胚抗原（CEA）增高者，提示有肺、乳腺、消化道转移癌可能。但有颅内压增高者应避免腰穿。

4. 痰及血沉等检查　疑有肺支气管癌肿者可查痰找癌细胞。多发性或全身转移者常有红细胞沉降率增快（>50mm/h）。有淋巴结转移者，应作淋巴结活检。

5. 计算机体层摄影（CT）　CT扫描为目前应用最广，诊断较好的方法，可显示肿瘤大小、形态、单发或多发及其部位等，增强CT检查是目前诊断脑转移瘤最可靠手段之一。普通扫描，肿瘤大多呈低密度或等密度。少数为高密度，肿瘤内坏死及囊变区呈低密度，形态不规则，显示肿瘤区密度不等。病灶周围有大片低密度水肿区。注射造影剂增强扫描，示肿瘤中心有坏死者呈环形增强，环壁厚而不规则。实质性肿瘤示均-增强，边界清但凹凸不平。个别囊变病灶可示单纯均一低密度囊状影，或液平随体位而有变动。囊壁呈圆形或卵圆形，病灶周围有广泛与肿瘤体积不相称的水肿区。肿瘤直径在 0.5cm 以下者有时难以发现。多发性病灶所示占位效应明显，脑室及脑池受压变形、移位，但双侧大脑半球均有病变者可抵消占位效应。脑膜转移癌可示小脑半球弥漫性密度增高，脑池（基底池、四叠体池、小脑上池等）、蛛网膜下腔、大脑纵裂、小脑幕边缘增强，脑沟呈弥漫性条束状或斑点状高密度影，脑室扩大，脑池增宽，但 CT 未显示上述改变并不能排除脑膜转移癌。

值得注意的是颅 CT 检查假阳性率可高达 11%，故有人主张 CT 检出颅内病变后应行肿瘤活检。另外，CT 对小于 0.5cm 的病灶和幕下转移瘤显示不满意。因此，必要时需重复 CT 检查或进一步作 MRI 检查。

6.磁共振成像（MRI） MRI 是确定肿瘤位置和数量虽可靠的检查方法，尤以经静脉注射增强剂扫描的 MRI 能明确显示转移瘤的部位、大小（最小可发现 1.9mm 肿瘤）、病灶数及并发的脑水肿、脑积水等颅内病变。转移癌周围水肿较著，T1 加权图像为低信号区，T2 加权图像为高信号区，有出血或囊变者，则 T1 信号更低，T2 信号更高。通过 MRI 增强扫描，FLMR 技术和多方位的扫描可准确早期发现脑转移的病灶。实践证明 MRI 优于 CT，别是 Gd-DTPA 增强后的 MRI，能显示 CT 不能发现的转移灶。

五、诊断和鉴别诊断

患者年龄超过 40 岁，病情发展较快病程较短，颅内压增高症状明显，局限体征较重一般情况较差者，应首先考虑本病。凡癌症患者有神经系统症状体征者应考虑癌脑转移的可能，宜做进一步检查（CT、MRI）。尤其有原发肿瘤病灶伴有神经症状，应首先进行 MRI 颅脑平扫及增强扫描，并进行 FLAIR 技术及多方位扫描以获得良好的检查效果，可准确早期发现脑转移的病灶。利用核磁波谱分析、正电子发射计算机断层扫描（PET）、单光子发射计算机扫描（SPECT）检查有利于提高诊断准确率。

单发转移瘤未发现原发癌的患者需与颅内原发肿瘤、脑梗死、脑脓肿、脑内血肿及脱髓鞘疾病相鉴别。脑组织活检标本作病理组织学检查是鉴别诊断的重要手段。对不明原发癌的患者首先要检查肺部，研究证明 60% 的肺癌可由胸部 X 线确诊。如胸片阴性，则使用 CT 或 MRI 作胸、腹、盆腔检查。骨扫描仅作为对癌症转移广度的评价手段。

六、治疗

脑转移瘤治疗的目的在于减轻神经系统的症状，改善生活质量，延长患者的生命。治疗方式有激素治疗、手术切除（S）、放射治疗，包括全脑照射（WBRT）和立体定向放射治疗（SRS）、放疗与手术的综合治疗（S + WBRT 及 SRS + WBRT）、或较好的支持治疗等。

（一）手术治疗

脑转移瘤属于癌症晚期，开颅手术是否必要存在争议。手术治疗的选择应考虑全身一般状况、组织学因素、转移瘤位置与数量等因素。

1.原发肿瘤的状况是影响转移性脑肿瘤患者手术后生存最有意义的因素，针对全身情况，估计生存期超过 4 个月的患者可考虑手术治疗，一般来说 KPS 评分 ≥ 70 分的患者选择手术治疗，但 KPS 评分低并不意味手术治疗没有理由。

2. 原发肿瘤对放化疗的敏感性也是决定手术的因素之一。某些转移性肿瘤对放化疗特别敏感，可考虑放化疗而不考虑手术治疗，如原发淋巴瘤、小细胞肺癌、精原细胞癌。相反，肾细胞癌、大多数肉瘤、黑色素瘤对放疗极不敏感，最好外科治疗，而乳腺癌、非小细胞肺癌表现为中度敏感，需要手术结合其他治疗方案。

3. 选择手术治疗必须是肿瘤位于手术可切除部位，对转移至丘脑、基底节、脑干的肿瘤极少考虑手术。单个脑转移瘤最适于外科治疗。研究结果认为，单个脑转移瘤手术切除可成为一种标准治疗，而且单个脑转移瘤手术联合放疗比单独放疗生存时间长，复发少，生活质量好。但对于多发脑转移瘤，传统认为是手术的禁忌证，但目前许多研究表明，多发脑转移瘤不是手术的禁忌证，可进行选择性手术切除。

4. 根据肿瘤放疗组研究制定的脑转移瘤治疗预后的递归分割分析（RPA）的分级标准，RPA Ⅰ级：患者年龄≤65 岁，KPS≥70%，原发肿瘤被控制和没有颅外转移；RPA Ⅲ级：KPS＜70%；RPA Ⅱ级：原发肿瘤控制不理想，存在颅外其他转移灶或KPS＞70%等不符合Ⅰ、Ⅲ级条件的患者。当仅考虑生存期时，RPA Ⅰ级最适于手术；当仅考虑非中枢神经系统所致的死亡时间时，RPA Ⅱ级也适于手术治疗。

一般认为，符合以下条件者，应首选手术：位置表浅、平均直径大于 3.5cm 且占位效应明显的单发转移瘤；全身情况较佳，可预料生存较长时间者；对放疗不敏感的肿瘤（如结肠癌、肾癌等）；原发肿瘤未找到，病理性质不明者；转移瘤多发，但有 1~2 个瘤体较大致使颅内压增高并有脑疝危险者。原发灶预计可行手术切除或有效控制者。无手术禁忌证，年龄小于 65 岁，KPS＞80 分的患者。对转移灶位于脑干、丘脑等重要部位，或粟粒样多发性脑转移瘤一般不宜手术。

（二）放射治疗

适用于脑任何部位的单发和多发肿瘤，具有微创、治疗时间短并发症少、无直接治疗导致死亡的风险。放射治疗肿瘤局部控制率取决于KPS评分、肿瘤大小、边缘剂量大小、原发癌控制情况等预后相关因素。包括全脑照射（WBRT）和立体定向放射治疗（SRS）。

SRS 目前主要有以下三种方法：伽玛刀，X 刀，荷电重粒子或高能质子射线。SRS治疗脑转移瘤的临床适应证为：颅内有一个或多个与周围组织界限清楚直径小于3cm的转移瘤；年老体弱患者或一般情况较好的患者，即卡诺夫斯基行为能力评分（KPS）计分≥50 分；预计生存期超过 2 个月；原发灶已控制或没有很好控制；无明显高颅内压现象。SRS 治疗后病灶可发生以下变化：坏死期（1 个月）：SRS 治疗后肿瘤内毛细血管与肿瘤间的体液交换被破坏，癌细胞逐渐蜕变，有明显的坏死灶，组织有急性炎症细胞反应。这些改变先由肿瘤中心开始，逐渐向周边扩展。吸收期（3~4 个月）：坏死细胞被吞噬细胞所清除，伴有胶质细胞增生，病灶周围有慢性炎症反应。修复期（3个月以上）：各种反应消退，病灶组织瘢痕形成。

伽玛刀治疗脑转移瘤的特点为：疗效高、见效快、98%以上有效，治疗后症状很快减轻，肿瘤很快缩小或消失；生长在脑内任何部位的肿瘤，治疗不受限制；无论单个还是多个转移瘤均可治疗；因伽玛刀治疗不用开刀，不增加患者负担，患者的身体状况即使较差也能接受治疗；治疗时间短（3~4 小时），又不加重病情。因此，不影响原发肿瘤的综合治疗。如病情许可，对不断转移的病灶可反复多次治疗。

全脑放射治疗（WBRT）治疗脑转移瘤的历史悠久，是脑转移瘤的标准治疗方法。尤其是对于那些多发性脑转移病灶、原发肿瘤未得到有效控制的患者，全脑放疗是有效的姑息治疗手段。大量研究结论认为：① WBRT 可使 50% 患者改善症状，治疗后存活 1~6 个月时间，平均存活 3 个月；②放射治疗的毒副作用有脱发、疲乏、厌食、恶心、呕吐、闭经、发热、听力丧失、急性放射性脑病、亚急性脱髓鞘综合征、放射性脑坏死、视神经萎缩和继发性脑卒中。长期副作用包括进行性痴呆、步态失调和大小便失禁等；③ WBRT 疗程长，延误原发癌治疗；④根据 Murray 等 9104 例研究结论：WBRT 标准治疗方案总剂量为 3000cGy，分 10 次照射，两周完成。增加总剂量和分次照射剂量并不提高疗效，相反增加副作用；⑤ WBRT 治疗范围：包括颅内弥漫型转移瘤和不具备手术及放射外科治疗的转移瘤患者。关于手术切除后和放射外科后附加 WBRT 存在不同主张。近代研究表明手术结合 WBRT 可减少手术切除肿瘤原位复发，对远隔病灶复发和生存期延长无意义。对无法单独应用放射外科治疗的多发转移瘤 WBRT 可作为辅助治疗。

（三）化学治疗

脑转移瘤的化学治疗在原有的基础上已经有了很多的转变和很大的进步，但尚存争议。对于原发肿瘤对化疗敏感的（如小细胞肺癌，乳腺癌）、脑神经症状不明显的、同时伴有身体其他部分转移的患者来说，首选化疗可能是较之放疗更合理的考虑。对于放射治疗后进展性的脑转移瘤也可以考虑用化疗。此外，对于放疗后或手术后的某些肿瘤患者采用化疗可能会在一定时间内起到预防复发的作用。

传统的治疗脑原发肿瘤和继发肿瘤的药物主要有亚硝脲类：如卡莫司汀（Carmustine，BCNU）、洛莫司汀（Lomustine，CCNU）、司莫司汀（Semustine，MeCCNU）、尼莫司汀（Nimustine，ACNU）、福莫司汀（Fotemustine，FTM）等。这一类药脂溶性强，可通过血脑屏障，在脑脊液中的浓度可达到血浆浓度的 30%~50%，是既往运用最广泛的治疗脑原发肿瘤和继发肿瘤的细胞毒药物种类之一，但是这类药物骨髓抑制时间长并有累积性，以及其他的不良反应，限制了临床的应用。

近年来研究发现，脑转移患者的血脑屏障至少部分已经被破坏，除了传统的亚硝脲类药物外，像铂类及其衍生物、鬼臼类、健择（Gemcitabine）、依立替康（Irinotecan，CPT-11）、拓扑替康（Topotecan）、替莫唑胺（Temodal，Temozolomide）等越来越多的化疗药物用于脑转移瘤的治疗。一些临床试验结果显示，脑转移瘤病灶有与其他部位转移灶相同的有效率。

1. 替莫唑胺（Temodal，Temozolomide） 该药是一种口服细胞毒药物，是 DTIC 的新型衍生物，属于烷化剂类。此药经胃肠道吸收之后入血，在血中偏碱性环境下分解成具有抗癌活性的中间产物，此中间产物会使脱氧核糖核酸中的碱基甲基化，从而发挥细胞毒作用。替莫唑胺已被美国 FDA 批准为治疗脑恶性星形细胞瘤的标准化疗药物。同时它对于脑多形性成胶质细胞瘤、恶性黑色素瘤以及其他一些实体瘤的临床有效性也被证实。替莫唑胺具有口服给药方便、耐受性好，与放疗同时应用时具有增敏作用，与某些化疗药物有相加或协同的作用，如替莫唑胺与卡莫司汀（BCNU）、替莫唑胺与依立替康（CPT-11）等。

2. 亚硝脲类 这类药物的特点是抗瘤谱广，见效快，脂溶性高，较容易透过血脑屏障。常用的药物有以下几种。

（1）卡氮芥（BCNU）：为静脉用的亚硝脲类药，其用法为100g/m2，每日1次，连用2～3日，或每次200mg/m2，每6周用药一次。药物应在半小时内滴完。该药除一般骨髓抑制、消化道的毒副反应外，大剂量可有肝肾毒性、肺毒性。

（2）环己亚硝脲（CCNU）：为一口服制剂，每次100～130mg/m2。一般用法是每次200mg，每隔6周服药一次，3次为一疗程。由于有一定的消化道反应，故最好在睡前服用，可在服药前先服镇静剂、止吐剂。宜空腹服用。

（3）甲环亚硝脲（Me-CCNU）：是CCNU的衍生物，抗瘤谱广，其毒副反应较BCNU和CCNU为低，作用机制与CCNU相似。口服吸收迅速，一般用法是每次口服100～200mg/m2，每6～8周一次，单用2～3次为一疗程。

（4）嘧啶亚硝脲（ACNU）：是一新的亚硝脲类抗癌药，1974年由日本的中尾荒川等合成。可每次2～3mg/kg溶于蒸馏水中（5mg/ml）静注或加入生理盐水或5%葡萄糖250ml静滴，6周给药一次。另一用法是每次2mg/kg，每周一次，连用2～3次。疗程总剂量为300～500mg。

3. 鬼臼类抗癌药 目前应用于临床主要药物有以下几种。

（1）鬼臼乙叉甙注射液（Vp-16）：为鬼臼毒的半合成衍生物之一，在脑脊液中的浓度为血中的2%～10%。一般用法为60～100mg/m2。可每次100mg静滴，连用3～5日，21天为一周期。

（2）鬼臼乙叉甙胶囊（拉司太特、威克）：为口服的Vp-16，长疗程口服效果优于静脉注射，每次50～75mg/m2，每日一次，单药可连用7～14天。目前有人认为口服Vp-16胶囊与静脉制剂间无明显交叉耐药。

（3）替尼泊甙（VM-26）：为中性亲脂性物质，静注本品后在脑脊液中浓度很低，但在脑转移时却可测得较高的浓度。单药治疗转移时，每周期剂量为250mg/m2，分4～5日给予，每3周重复。该药不能快速推注和输注。

4. 联合化疗 为了提高疗效和对原发灶的控制，对脑转移的患者临床上多采用联合化疗的方法。其方案的组成要根据原发灶的病理类型予以选定。

（1）DDP＋VP-16方案：对由非小细胞肺癌所致的脑转移采用该方案疗效较好。Franciosi研究认为，该方案的总有效率为38%。

（2）CDV方案：CCNU＋DTIC＋VCR，该方案用于恶性黑色素瘤引起的脑转移。

（3）Me-CCNU＋5-FU方案：用于由消化道肿瘤引起的脑转移患者。

（4）MV方案：MTX＋VLB，可用于绒毛膜上皮癌所引起的脑转移患者。

（5）AVC方案：ADM＋VM-26＋CCNU，用于乳腺癌引起的脑转移患者。

（6）鞘内注射：对部分脑转移患者尤伴有脑膜转移的患者，采用鞘内注射化疗药物的方法，常可取得较好的疗效。在做鞘内注射药物时，要注意观察颅内高压情况，以免造成脑疝。常用于鞘内注射的药物主要有MTX，每次用量为6mg/m2，每周一次，可视病情决定注射次数。Ara-C亦是常用于鞘内注射的药物，每次25～75mg，溶于5～10ml

生理盐水中，隔日一次，可用3次。鞘内注射可出现神经毒性如头痛、呕吐等，应注意。

血脑屏障破坏及动、静脉不同途径注入化疗药物对肿瘤的治疗是否有影响，一直成为医学界争论的焦点。临床研究证实：①经颈内动脉灌注20%甘露醇可使血脑屏障暂时性开放。②从颈内动脉注射放射性元素82Rb，通过正电子发射显像测量肿瘤内与邻近脑组织的含量分别为 $34.1\pm22.1micml/min$ 和 $2.1\pm1.4micml/min$。充分说明肿瘤局部82Rb浓度明显高于邻近脑组织。实验表明经颈内动脉灌注20%甘露醇后，分别经颈内动脉和周围静脉注入500mg硼中子，然后采集脑肿瘤内硼中子的含量进行比较，结果显示：动脉注射组瘤内硼中子的含量为94.5mg/g，明显高于静脉组20.8ng/g。上述两组实验足以证明从颈内动脉灌注化疗药物可使肿瘤局部药物浓度得到明显提高。但颈内动脉灌注化疗药物可引起眼部并发症及正常脑组织损伤，表现为患侧眼痛、视力下降、黑蒙，甚至失明及偏瘫、失语、癫痫等应注意预防。

（四）激素的治疗

激素是治疗脑水肿的主要药物，作用迅速，可在6~24小时内见效，3~7天达高峰。目前还不清楚激素的最佳剂量，起始剂量可每天给予16mg地塞米松，而对那些对低剂量反应不佳的患者，可提高剂量，甚至可达100mg的高剂量激素。另外，在激素应用的同时，应配合应用渗透性药物，如20%甘露醇等。必须指出，经上述治疗脑水肿可以较快消除，症状缓解，但如不尽快采取其他有效治疗，那么脑转移所致的脑水肿将很快复发。在应用激素和甘露醇时，由于激素的排钾和利尿，钾等的丢失较多，故应注意补充电解质，尤其补钾更为重要。

七、预后

脑转移瘤临床预后差，若不治疗，生存期只有1个月左右。应用皮质类固醇如地塞米松治疗，生存期可延长一倍。如行全脑放疗，生存期3.6个月。如手术治疗约50%~70%在手术后半年内死亡，存活1年以上的不过15%，个别的可存活10年以上。

脑转移瘤患者手术治疗与单一接受化疗相比是否对预后有利尚无定论，但是松谷氏观察到了脑转移瘤体积倍增所需的时间，平均为25天（17.2~52天）。由此推算一个直径2cm的转移灶发展至直径5cm或6cm的大病灶所需的时间分别为99天和119天。此时肿瘤的体积可分别达到65cm3和113cm3。而颅内占位体积超过100cm3将产生致命性的颅高压。因此颅内转移瘤若不经治疗，4个月后将面临死亡威胁。而外科手术治疗能有效缓解颅高压，为进一步综合治疗赢得时机。脑转移瘤行手术治疗配合术后放疗对延长生存期有益，其中乳腺癌转移、女性及年轻患者效果较好。

立体定向放疗加全脑照射的应用不仅可以很好的控制脑转移瘤，而且还可以预防其他部位的再转移。在全脑放疗后复发的患者再行立体定向放射治疗仍能取得与初治即用立体定向放疗患者相同的生存期。

第七节 颅内动脉瘤

颅内动脉瘤是脑动脉的局限性异常扩大,以囊性动脉瘤最为常见,其他还有梭形动脉瘤、夹层动脉瘤等。颅内动脉瘤是自发性蛛网膜下腔出血(SAH)最常见的原因。

一、诊断标准

(一)临床表现

(1)出血症状:动脉瘤破裂引起蛛网膜下腔出血、脑内出血、脑室内出血或硬脑膜下腔出血。突发剧烈头痛是最常见的症状,见于97%的患者。通常伴呕吐、意识障碍,甚至呼吸骤停、晕厥、颈部及腰部疼痛(脑膜刺激征)、畏光。

如果有意识丧失,患者可能很快恢复神志。可伴发局灶性脑神经功能障碍,如动眼神经麻痹而导致复视和(或)上睑下垂,出血随脑脊液沿蛛网膜下隙向下流动的刺激腰神经根引起腰背部疼痛。

(2)体征。

1)脑膜刺激征:颈强直(特别是屈曲时)常发生于出血后6~24小时。

2)高血压。

3)局灶性神经功能丧失:如动眼神经麻痹、偏瘫等。

4)意识状态变差。

5)眼底出血。

目前已有许多种关于SAH分级标准,临床常用的是Hunt和Hess分级。

(3)局灶症状:即非出血症状,如动脉瘤体积缓慢增大,压迫邻近神经,也可出现相应的神经功能缺损症状。

1)视神经症状:如视力下降、视野缺损和视神经萎缩等。

2)动眼神经麻痹:常见的为一侧动眼神经麻痹。

3)海绵窦综合征。

4)癫痫。

(4)脑血管痉挛:脑血管痉挛分为早期和迟发性血管痉挛。早期血管痉挛,发生于出血数小时之内,也称即刻脑血管痉挛,多因机械性反应性因素引起,表现为出现后意识障碍、出血量不大,但呼吸突然停止、四肢瘫痪或截瘫。

迟发性脑血管痉挛发生于SAH的4~5天以后,也称为迟发性缺血性神经功能缺失(DIND)或症状性血管痉挛,是SAH后病情加重的原因之一。

临床特征表现为精神混乱或意识障碍加深,伴局灶性神经功能缺损(语言或运动)。症状通常缓慢发生,包括头痛加重、昏睡、脑膜刺激征和局灶性神经体征,可出现以下临床综合征。

1)大脑前动脉综合征:额叶症状为主,可表现为意识丧失、握持/吸吮反射、尿失禁、嗜睡、迟缓、精神错乱、低语等。双侧大脑前动脉分布区梗死通常由于大脑前动脉瘤破裂后血管痉挛引起。

2)大脑中动脉综合征:表现为偏瘫、单瘫、失语(或非优势半球失认)等。"迟发性血管痉挛"诊断是在排除其他原因的基础上建立的，单凭临床较难确诊，可行 TCD 或 TCI 检查协助诊断；必要时可行 3D-CTA 和 DSA 明确诊断。

（二）辅助检查

包括 SAH 和脑动脉瘤两个方面的评估诊断。

（1）头部 CT：头部 CT 检查是诊断 SAH 的首选检查，也可对脑动脉瘤的某些方面作初步评估。通过颅脑 CT 扫描还可评定以下方面。

1）脑室大小：21%动脉瘤破裂患者立即发生脑积水。

2）颅内血肿：有占位效应的脑内血肿或大量硬脑膜下血肿。

3）脑梗死。

4）出血量：脑池、脑沟中出血量多少是预测血管痉挛严重程度的因素。

5）部分患者可以通过头部 CT 检查初步预测动脉瘤的位置。

此外，CTA，尤其是 3D-CTA 对诊断脑动脉瘤有较大参考价值，在急诊情况下可作为首选。

（2）腰椎穿刺：SAH 最敏感的检查方法，但目前已不常用。可发生假阳性，例如穿刺损伤。脑脊液检验阳性表现包括压力升高，脑脊液为无血凝块的血性液体，连续几管不变清。

（3）数字减影脑血管造影：数字减影脑血管造影（DSA）是诊断颅内动脉瘤的"金标准"，大部分患者可显示出动脉瘤的部位、大小、形态、有无多发动脉瘤，脑血管造影还可以显示是否存在血管痉挛及其程度。脑血管造影的一般原则如下。

1）首先检查高度怀疑的血管，以防患者病情改变，而不得不停止操作。

2）即使动脉瘤已经显现，建议继续完成全脑血管 4 根血管：双侧颈内动脉和双侧椎动脉）造影，以确诊有无多发动脉瘤并且评价侧支循环状况。

3）如确诊有动脉瘤或者怀疑有动脉瘤，应摄取更多的位像以帮助判断和描述动脉瘤颈的指向。

4）如果未发现动脉瘤，在确定血管造影阴性之前，建议如下。

使双侧小脑后下动脉起始部显影：1%～2%动脉瘤发生在 PICA 起始部。如果有足够的血流返流到对侧椎动脉，通过一侧椎动脉注射双侧 PICA 通常可以显影，偶尔除了观察对侧 PICA 的返流外，还需要观察对侧椎动脉情况。

颈内动脉交叉造影，了解脑内前后交通动脉及侧支循环情况，即在照汤氏位相时，可通过一侧颈内动脉注入造影剂，压迫对侧颈内动脉，使造影剂通过前交通动脉使对侧颈内动脉显影；在照侧位相时，通过一侧椎动脉注入造影剂，压迫任一侧颈内动脉，使颈内动脉系统显影。

（4）头部 MRI：最初 24～48 小时内不敏感（正铁血红蛋白含量少），尤其是薄层出血。约 4～7 日后敏感性提高（对于亚急性到远期 SAH，10～20 日以上，效果极佳）。

对于确定多发动脉瘤中的出血来源有一定帮助，并可发现以前陈旧出血的迹象。MRA 作为无创检查对诊断脑动脉瘤有一定参考价值，可作为辅助诊断方法之一。

二、治疗原则

（一）病因治疗

颅内动脉瘤的治疗关键是病因治疗，即针对颅内动脉瘤的手术或血管内栓塞的病因治疗，治病必求其本，而其次为SAH及其并发症的对症治疗。

动脉瘤的治疗取决于患者的身体状况、动脉瘤的大小及其解剖位置、外科医师的手术处理能力，以及手术室的设备水平等。对于大多破裂的动脉瘤而言，最佳的治疗是手术夹闭动脉瘤颈或行血管内栓塞动脉瘤腔，使之排除于循环外而不闭塞正常血管，从而阻止动脉瘤再出血和增大。

对于因蛛网膜下腔出血急诊入院的患者，应及时向家属交待，患者在住院期间随时可能因动脉瘤再次破裂出血而死亡的危险性。

（二）术前处理

（1）患者绝对卧床，有条件者在ICU观察。

（2）观察神志、血压、脉搏、呼吸。

（3）给予镇静（地西泮等）、止血（6-氨基己酸等）、脱水、激素、通便（果导、番泻叶）药物等；同时预防性给予抗癫痫药物，并保持有效血药浓度；钙离子拮抗剂（尼莫地平等）。对于高血压患者应用降压药。

（三）手术适应证

对无明显手术禁忌证的患者均可开颅手术夹闭动脉瘤。某些病例也可采用血管内介入治疗。

颅内动脉瘤手术依据手术时间可分为"早期手术"（SAH后6~96小时内）和"晚期手术"（SAH后10~14日以上）。在SAH后的4~10日（血管痉挛期）手术效果较差，不如早期或晚期手术效果好。

（四）手术方式

（1）夹闭（切除）术：开颅手术中利用动脉瘤夹直接夹闭动脉瘤的颈部，使其与脑循环隔离，是最为理想的治疗方法。前循环和基底动脉顶端的动脉瘤，一般采用翼点入路，经侧裂暴露、夹闭动脉瘤。

（2）包裹或加固动脉瘤：对于无法夹闭的脑动脉瘤，可以考虑使用一定的材料加固动脉瘤壁，尽可能地阻止动脉瘤再出血的发生。

目前临床常用的加固材料是自体肌肉，其他还包括棉花或棉布、可塑性树脂或其他多聚物、Teflon和纤维蛋白胶等。

（3）孤立术：通过手术（结扎或用动脉瘤夹闭塞）或结合球囊栓塞的方法有效阻断动脉瘤的近端和远端动脉，使其孤立。

（4）近端结扎：是指夹闭或结扎动脉瘤的输入动脉，是一种间接的手术方法。分急性和慢性结扎两种。可能增加血栓栓塞和对侧动脉瘤形成的危险。仅作为直接手术的一种替代方法。

（五）血管内栓塞治疗

动脉瘤通过微导管技术将一定的栓塞材料放置在颅内动脉瘤腔内，达到闭塞动脉瘤的目的。

(1) 主要方法。

1) 各种类型的可脱性弹簧圈：通过向动脉瘤腔内放置电解、水解可脱性铂金弹簧圈，闭塞动脉瘤囊腔，从而达到闭塞动脉瘤和防止动脉瘤破裂（或再破裂）出血的目的。对于宽颈动脉瘤可采用支架＋弹簧圈或球囊辅助技术（R-T 技术）来达到闭塞动脉瘤的目的。

2) 球囊：通过导管将球囊送入载瘤动脉来闭塞载瘤动脉，来孤立动脉瘤，使其血栓形成而达到治疗目的。

3) 非黏附性液体栓塞剂：适用于颈内动脉虹吸部巨大动脉瘤的治疗。

4) 带膜支架：适用于眼动脉起点近端颈内动脉动脉瘤。

(2) 适应证：一般脑动脉前、后循环，尤其是后循环任何部位的动脉瘤均是血管内治疗的适应证，但对巨大动脉瘤其完全闭塞率较低。尤其适用于手术夹闭困难或夹闭失败的动脉瘤、老年患者或身体状况不能很好耐受手术者、宽颈的动脉瘤、复杂动脉瘤（如后循环动脉瘤、梭形动脉瘤和巨大动脉瘤等）、夹层动脉瘤及假性动脉瘤。

(3) 并发症：术中动脉瘤破裂出血；材料脱落导致远端栓塞；血管痉挛；血栓形成；动脉瘤闭塞不全，术后动脉瘤可能再生、增大和再出血等。

(六) 术中及术后处理

(1) 开颅前 30 分钟应用抗生素、激素和抗癫痫药物。手术后当日注意控制血压。防止脑血管痉挛及脑梗死，可应用尼莫地平等药物，一般用药 7～10 天。

(2) 手术后均应复查脑血管造影，确定动脉瘤夹闭情况。

(3) 出院医嘱：一般出院休息 3 个月后门诊复查。手术前有癫痫发作的患者，术后服用抗癫痫药，监测血药浓度来指导用药。无癫痫发作 6～12 个月后，可逐渐减（停）药。

(七) SAH 的治疗

一般性治疗如下。

(1) 卧床休息：床头抬高 15°，减少外界刺激，限制探视，禁止噪音。

(2) 神志和生命体征（包括心律）监测。

(3) 24 小时尿量监测：留置尿管的指征包括：Hunt-Hess 分级Ⅲ级和Ⅲ级以上（除外情况好的Ⅲ级患者）；可能有脑性耗盐（CSW）或抗利尿激素分泌不当（SIADH）患者；血流动力学不稳定患者。

(4) 昏迷或呼吸道不通畅的患者（如哮喘）应进行气管内插管或气管切开；同时监测血气分析，必要时给予呼吸机辅助通气。

(5) 饮食：如果准备早期手术应禁食水；如果不考虑早期手术，对于清醒患者建议清淡饮食，而伴有意识障碍者早期可禁食，后期给予静脉营养或鼻饲饮食。

(6) 预防深静脉血栓和肺梗死：可给予弹力袜等。

(7) 补液。

(8) 吸氧。

(9) 血压和容量控制：应进行动脉压监测，必须避免血压过高以减少再出血的危险。

但低血压会加重缺血，也应该避免。理想的血压控制水平仍存在争议。必须考虑到患者的基础血压水平，袖带测量收缩压 120～150mmHg 可作为临床的一个指导标准。

应用血管扩张剂降低血压时，理论上可以增加未夹闭动脉瘤破裂的危险。对于不安全（未夹闭）的动脉瘤，轻度扩容和血液稀释，以及略微升高血压有助于防止或减少血管痉挛及脑性耗盐。对于夹闭的动脉瘤，可应用积极的扩容和提高血流动力的治疗（"3H"治疗）。

第八节 头皮与颅骨肿瘤

一、头皮肿瘤

头皮肿瘤是指发生于头皮内或皮下组织的新生物，临床上分良性肿瘤和恶性肿瘤。良性肿瘤包括表皮样囊肿、皮样囊肿、皮脂腺囊肿、血管瘤等；恶性肿瘤包括基底细胞癌、鳞状细胞癌、恶性黑色素瘤及肉转移癌等。

（一）头皮囊肿

头皮囊肿任何年龄均可发生，以青年时期多见。为一柔软或多个柔软或坚实的球状物，直径在 1～3cm 不等。头皮囊肿在临床上一般分 3 型：表皮性囊肿、皮样囊肿及皮脂腺囊肿。

1. 病因及发病机制

（1）表皮样囊肿：病因不清楚，可能与外伤将表皮碎屑带入皮下所致。

（2）皮样囊肿：常为先天性病变，由于胚胎期上皮残留而发生，属错构瘤，是由于偏离原位的皮肤细胞原所构成。

（3）皮脂腺囊肿：青壮年皮脂分泌旺盛。

2. 临床表现

（1）表皮样囊肿。

1）好发年龄：无年龄差异。

2）好发部位：头皮、颈、臀及背部。

3）表皮颜色：正常。

4）数目：单发或多发。

5）形状：圆形。

6）边界：清楚。

7）深度：真皮或皮下，向表面突出。

8）触诊：韧如面团，与表皮粘连，基底可推动。

（2）皮样囊肿。

1）好发年龄：儿童。

2）好发部位：额枕头皮中线附近。

3）表皮颜色：正常。

4）数目：多单发。

5）形状：圆形。

6）边界：清楚。

7）深度：皮下或黏膜下，稍隆起。

8）触诊：韧如面团，与皮下组织粘连，皮下可推动。

（3）皮脂腺囊肿。

1）好发年龄：青壮年。

2）好发部位：头皮及面部。

3）表皮颜色：正常或淡蓝色、发亮。

4）数目：单发或多发。

5）形状：圆形。

6）边界：清楚。

7）深度：皮肤浅层，向表面隆起。

8）触诊：质软，无波动感，与表面粘连。

3.诊断与鉴别诊断　因发生于体表，易于诊断。但头皮囊肿应与发生于头皮的各类肿瘤相鉴别。

4.治疗　尽早手术切除。

（1）表皮样囊肿：要将粘连的皮肤连同囊壁完整切除，切除不完整，容易复发。如并发感染1形成脓肿，可先用抗生素控制感染，待炎症消退后行二期手术。

（2）皮样囊肿：囊肿的基底若与骨面紧贴，宜连同该部骨膜一并切除。囊肿切除后，如有骨组织凹陷、缺损或变形等畸形，可根据创口有无污染和无菌条件，即时或后期行组织移植，以恢复正常外貌。

（3）皮脂腺囊肿：手术中可在与囊肿相连的皮肤，尤其是见到导管开口时，沿着皮纹方向设计梭形的皮肤切口，连同囊肿一起摘除。分离时应特别小心，囊壁很薄，应当尽量完整地摘除。如果残留囊壁，则易于复发。如果术前有红肿热痛等炎症表现，则应首先控制炎症，再安排手术。

5.预后　一般预后良好，罕见发生癌变。

（二）脂肪瘤

头皮脂肪瘤由成熟的脂肪组织所构成，好发于颞顶部一侧和枕颈部。脂肪瘤属良性，有完整的包膜，实体性，可呈分叶状。脂肪瘤中可混有其他成分，可形成纤维脂肪瘤、血管脂肪瘤、血管平滑肌瘤等亚型。无明显特殊病因。

1.临床表现　初发时无特殊不适，一般无意中发现，局部皮下一个小隆起，呈扁平状或丘状，圆形或椭圆形，边界清。中等大小脂肪瘤可扪及分叶状。脂肪瘤表面覆盖的皮肤是正常的，如合并感染，可表现充血潮红，有压痛。

2.辅助检查

（1）头颅X线：表现为低密度影。

（2）诊断与鉴别诊断：依据临床表现，诊断不难。但覆盖脂肪瘤的皮肤如有外伤，脂肪瘤可合并感染，需与感染性肿块相鉴别。

3. 治疗　原则上应手术切除。对小的脂肪瘤采用微切口激光切除，分叶取出。较大脂肪瘤根据部位按外科要求选择切口摘除。术后送病理检查，明确肿瘤的性质。

4. 预后　良好。

（三）头皮血管瘤

血管瘤可发生在体内任何部位，头皮是其好发部位之一。

1. 临床分类　按其临床表现及组织结构特征分类。

（1）毛细血管瘤：多发生在皮内，为毛细血管的扩张迂曲。

（2）海绵状血管瘤：多生长于皮下，由小静脉及脂肪组织构成。

（3）蔓状血管瘤：由粗大迂曲的血管组成，大多为静脉。

临床上常见以上述三者之一为主的混合型。

2. 流行病学　血管瘤是婴幼儿最常见的良性肿瘤，新生儿发病率为1.1%～3.8%，1岁时可高达10%～12%。男女比例为1:（3～5）。在白种人中发病率较黑种人、黄种人高。好发于头面部，约占60%。女性婴幼儿的发病率是男性的3～5倍。目前尚缺乏全国性的血管瘤流行病学的调查结果。

3. 病因与发病机制　血管瘤是血管生长及修复的紊乱，其主要的特征是毛细血管的内皮细胞增生。到目前为止，其确切的发病机制仍不清楚。目前认为主要与血管内皮生长因子（VEGF）、碱性成纤维细胞生长因子（bFGF）及细胞凋亡抑制基因bcl-2等因素密切相关。

4. 头皮血管瘤的临床表现

（1）毛细血管瘤。

1）好发年龄：1～2岁。

2）好发部位：头皮。

3）表皮颜色：鲜红色。

4）数目：单发、多发。

5）形状：分叶状、草莓状。

6）边界：清楚。

7）与皮肤平面关系：相平或略隆起。

8）触诊：柔软。

9）听诊：无杂音。

（2）海绵状血管瘤

1）好发年龄：小儿。

2）好发部位：头皮、面部。

3）表皮颜色：暗红色。

4）数目：单发、多发。

5）形状：圆形、扁平。

6）边界：大多不清楚。海绵状血管瘤肿块边界的清晰度因周围肌肉的收缩而有变化，位于肌膜或筋膜浅面者，收缩时可显现清楚，筋膜或筋膜深面者则不清楚。

7）与皮肤平面关系：隆起。

8）触诊：柔软如海绵。

9）听诊：无杂音。

（3）蔓状血管瘤

1）好发年龄：成人。

2）好发部位：额颞部。

3）表皮颜色：紫红色。

4）数目：单发。

5）形状：条索状、蚯蚓状。

6）边界：清楚。

7）与皮肤平面关系：皮下。

8）触诊：柔软，有搏动感。

9）听诊：可闻及吹风样杂音。

5. 头皮血管瘤的辅助检查

（1）毛细血管瘤：穿刺抽血可凝固。

（2）海绵状血管瘤。

1）穿刺抽血：可凝固。

2）头部CT：头皮隆起的软组织病灶。

3）脑血管造影：有时可见颈外动脉分支参与供血，可为手术前评估提供更多的信息。

（3）蔓状血管瘤。

1）穿刺抽血：可凝固。

2）头部CT：有时可见血管瘤局部颅骨增厚。

3）脑血管造影：颈内外动脉造影，可了解供应动脉、引流静脉以及颅内外动脉是否通畅。

6. 诊断和鉴别诊断　头部血管瘤比较表浅，根据症状诊断多无困难，必要时穿刺可抽出血液，血液放置能凝固，有助于确诊。位置较深的血管瘤应作B超检查及头部CT及血管造影等来辅助诊断。

7. 治疗　头皮血管瘤的治疗应根据肿瘤类型、位置及患者的年龄等因素来决定。因血管瘤具有自然消退的特点，可动态观察，随访数月至数年。如不消退，影响功能或美容时可选择适当的治疗。

（1）手术治疗：疗效确切，但是存在手术出血多、止血困难、危险性大及有些婴幼儿不能耐受手术等缺点。适用于局限的、能直接缝合的小血管瘤；体积较大的蔓状动脉瘤。

（2）激素治疗：其机理是阻止血管内皮细胞增生，导致早期消退。通常使用4mg/kg体重的泼尼松隔日早上顿服，共8周，以后每周减量一半，多数可给药2～3个疗程，每个疗程之后间隔4～6周。适用于目前认为是海绵状血管瘤迅速生长期的首选疗法；病变范围较大的毛细血管瘤。

（3）硬化剂注射：常用5％鱼肝油酸钠或1％～10％柳酸盐溶液，注射于血管瘤的基底部，每次0.1～0.5ml，每周一次，多需数次方可见效。适用于小毛细血管瘤。

（4）冷冻治疗：常用液氮，适用于局限性的小血管瘤。

（5）电化学疗法：又称电针疗法。适用于范围较大，皮肤明显受累的血管瘤。

（6）激光治疗：作用原理是依赖选择性光热作用，常用 YAG 激光。YAG 激光治疗时产生瘢痕的风险较大，因此只有在增生很快或出现并发症的血管瘤才使用这种激光。

（7）栓塞治疗：可以单独使用或者术前使用，以减少手术范围。栓塞疗法之后紧接着切除或次全切除病变，用带血供的皮瓣进行修复创面，对于高血流量的血管畸形来说，这是最佳的治疗方案。

其他还有很多治疗方法，如核素 32P 贴附放射治疗及光动力学治疗等，只要合理地选择适应证，都能取得一定的治疗效果。

8. 预后　血管瘤能够自然退化，Bowerspratt 报告大约 70% 血管瘤患儿 5～7 岁完全退化，有些退化可延缓到 10～12 岁。少数血管瘤累及皮肤与肌肉血管可继发感染或出现溃疡，甚至大出血。

（四）神经纤维瘤

神经纤维瘤是良性肿瘤，分单发与多发两种，神经干和神经末端的任何部位都可发生。可呈圆或梭状硬韧肿物、多发性小结节，或局限性脂肪瘤样包块。若伴有其他系统疾患者，称为神经纤维瘤病。该病多见于皮肤组织，也可发生在胸、腹腔内，单发或多发。

1. 临床表现

（1）神经纤维瘤：肿瘤多单发，瘤体较小，边界清楚，质韧光滑可在皮下活动，长轴沿神经干走行纵向发展，有自发疼痛或触压引起相应神经分布的麻木及传导痛，常致局部皮肤色素沉着粗糙而称之为神经瘤性橡皮病。

（2）神经纤维瘤病（NF）：皮肤色素斑，多发性皮肤结节，口腔损害，内脏损害。

2. 辅助检查　X 线照片可发现各种骨骼畸形；有癫痫发作的患者，脑电图检查多不正常，可表现为慢波增多，阵发性慢波、棘波及棘慢波；CT 检查可早期发现颅内肿瘤；脑干诱发电位对听神经瘤有较大诊断价值；基因分析可确定 NFI 和 NFII 的突变类型。

3. 诊断及鉴别诊断　依据典型的临床表现本病诊断不难，有皮肤咖啡斑时需考虑神经纤维瘤病。应进一步做详细体格检查（包括血压、眼底）和神经系统检查；同时应做颅骨和其他骨骼的 X 线检查。当出现中枢神经系统症状时，则应做 CT 扫描、脑电图等。需与神经鞘瘤和皮肤纤维瘤鉴别，做病理检查可确诊。

4. 治疗　以手术切除为主。

（1）对症治疗：如抗癫痫、止痛剂。

（2）手术治疗：适于皮损严重妨碍美容，或肿瘤太大影响功能，或有疼痛并疑恶变等。小而局限的神经纤维瘤可一次切除；巨大肿瘤只能做部分切除，以纠正畸形，改善功能障碍。

5. 预后　神经纤维瘤是良性肿瘤，手术切除后预后良好。可发生恶变，但发生于头皮者罕见。

（五）恶性黑色素瘤

恶性黑色素瘤（简称黑色素瘤）由黑色母细胞转变而来，多发生于皮肤或接近皮肤的黏膜。它既能由表皮基底层内的黑素细胞增生而来，又能在原先存在的黑痣基础上恶变而成。白种人比有色人种多见。好发于成年人，并随着年龄增长发病率增加。起源于神经外胚层的神经嵴，可由表皮黑色素细胞痣细胞或真皮成黑色素细胞组成。

1. 流行病学　国外统计其发病率占全部恶性肿瘤的1%～3%。白色人种恶性黑色素瘤发病率最高，澳大利亚昆士兰白人发病率高达28.4人/10万人口，我国发病率约为0.8人/10万人口。主要发生在中老年，男女发病率无显著差异。发病部位总体分布为头颈部、躯干部、下肢各占约25%，上肢（包括甲下）约占12.5%，其他部位占12.5%。

2. 病因和发病机制　具体原因不明，可能与以下因素有关。

（1）日光照射和紫外线辐射。

（2）良性黑色素斑块。

（3）种族：白种人皮肤恶性黑色素瘤发病率明显高于有色人种。

（4）内分泌因素。

（5）其他：遗传、外伤、免疫、慢性机械损伤等因素，也可为致病因素。

3. 临床表现　症状主要为迅速长大的黑色素结节。初起可于正常皮肤发生黑色素沉着，或者色素痣发生色素增多，黑色加深，继之病变损害不断扩大，硬度增加，伴有痒痛感觉。黑色素瘤的病损有的呈隆起、斑块及结节状，有的呈蕈状或菜花状。向皮下组织生长时则呈皮下结节或肿块型，向四周扩散者则出现星状黑斑或小结节。常见表现是黑色素瘤的区域淋巴结转移，患者以区域淋巴结肿大而就诊。到晚期由血流转移至肺、肝、骨、脑诸器官。

4. 辅助检查

（1）完整切除，冰冻活检。勿作部分切除或穿刺活检，以防加速病情扩展和血运、淋巴转移。

（2）B超、CT、X线片等除外肝、肺、脑、骨骼等处的转移。

（3）表皮发光显微镜：电子皮肤镜作为无创技术可提高临床检查的敏感性和特异性。

（4）免疫抗人黑色素瘤血清作间接免疫荧光法标记黑色素组织，当抗血清稀释度为1:2时，最高阳性率可达89%。

（5）黑色素原检查：黑色素原经肾排除后氧化，使尿液呈暗褐色，称黑色尿。若在此尿液中加入氯化铁重铬酸钾、硫酸可促进其氧化，再加硝氰酸钠，尿液呈紫色；先加醋酸，再加氢氧化钠，尿液则呈蓝色。

5. 诊断　黑色瘤诊断一般可根据临床表现做出，早期黑色素瘤可用"ABCD"来表达：Asymmetry（A）生长不对称；Border（B）边界不规则；Color（C）颜色不一致；Diameter（D）直径大于6mm。少数不典型者要依据病理检查。

6. 治疗　早期手术切除是最为有效的治疗方法。放射治疗化疗以及免疫治疗可用于辅助治疗。

（1）外科治疗。

1）活检手术：对疑为恶性黑色素瘤者，一般不作切取或钳取活检，应将病灶连同周围0.5～1cm的正常皮肤及皮下脂肪整块切除后做病理检查，如证实为恶性黑色素瘤，则根据其浸润深度，再决定是否需行补充广泛切除。世界卫生组织恶性黑色素瘤诊疗评价协作中心在一组前瞻性分析中认为切除活检非但对预后没有不良影响，而且通过活检可了解病灶的浸润深度及范围，有利于制订更合理、更恰当的手术方案。

2）原发病灶切除范围：对薄病变，厚度不超过1mm，仅切除瘤缘外正常皮肤1cm，对病灶厚度超过1mm者应距肿瘤边缘3～5cm处作广泛切除术。

3）区域淋巴结清除术。

①适应证：病变厚度不超过1mm者，转移率甚低，预防性淋巴结清扫术不能改变远期预后；病变厚度超过3.5～4mm者隐匿性远处转移的可能性高，远期存活率也相对的低（20%～30%），即使做了预防性淋巴结清除术亦难望提高存活率。厚度介于上述二类之间的病变，隐匿性淋巴结转移率相当高，预防性淋巴结清除术可望提高生存期。

②区域淋巴结清除的范围：头颈部恶性黑色素瘤作颈淋巴结清除时，原发灶位于面部者应着重清除腮腺区，颏下及颌下三角的淋巴结；如病灶位于枕部，重点清除颈后三角的淋巴结。

4）姑息性切除术：对病灶范围大而伴有远处转移等不适于根治性手术者，为了解除溃疡出血或疼痛，只要解剖条件许可，可考虑行减积术或姑息性切除。

（2）化学治疗。

1）单一用药：亚硝脲类药物对黑色素瘤有一定疗效；氮烯咪胺（DTIC）使黑色素瘤的治疗向前推进了一步，成为应用最广泛的药物。

2）联合用药：恶性黑色素瘤对化疗不甚敏感，但联合用药可提高有效率，降低毒性反应，常用的联合化疗方案如下：DAV方案（DTIc、ACNu、VCR）、DDBT方案（DTIC、DDP、BCNU、TAM）及CBD方案（CCNU、BLM、DDP）。

（3）免疫治疗：恶性黑色素瘤的自行消退，说明与机体的免疫功能有关。可应用自身肿瘤制成的疫苗，作皮内注射。近几年试用干扰素、白细胞介素-2（ILA-2）和淋巴因子激活杀伤细胞（LAK细胞）等生物反应调节剂，取得一定效果。

（4）物理治疗：适用于浅表型和早期病变，可用激光或液氮，术后辅以放射治疗。

7. 预后　本病复发和转移率均较高，预后差。影响预后的因素有以下几种。

（1）肿瘤浸润深度：肿瘤厚度与预后密切相关，Balch等（1982）报道的1442例恶性黑色素瘤疗效分析，其中357例原发灶不超过0.75mm者的5年生存率为89%，超过4mm者仅25%。

（2）淋巴结转移情况：综合文献1～3个淋巴结有转移者的5年生存率为41%～58%，4个以上转移者为8%～26%、虽然病灶厚度和淋巴结转移均为影响预后的重要因素，但淋巴结转移与否似乎对预后的影响更大。

（3）病灶部位：根据临床分析，位于头颈部恶性黑色素瘤5年生存率为53%。

（4）手术方式：根据Morton提出的广泛切除范围的标准，病灶厚度不超过0.75mm者切除范围距肿瘤边缘2～3cm，厚度大于0.75mm而不超过4mm时为3～4cm，厚度大于4mm者距肿瘤边缘5cm作广泛切除，这样可降低局部复发率。

（5）年龄与性别：45岁以下的恶性黑色素瘤患者的预后较年老患者好。在性别上女性患者的预后明显优于男性。

（六）头皮癌

皮肤癌为来自外胚叶的一类恶性肿瘤，以鳞状细胞癌和基底细胞癌最常见。好发于裸露部位，头皮是其好发部位之一。

1. 流行病学　LeslieJ，ChristensonLes 等发现：调整年龄因素的影响后皮肤基底细胞癌的平均发病率女性是 25.9/10 万，男性为 20.9/10 万；而皮肤鳞状细胞癌的平均发病率男性和女性大致相等，约为 3.9/10 万。从 1976 年到 2003 年女性皮肤基底细胞癌的发病率显著增加，而男性、女性的皮肤鳞状细胞癌的发病率均呈增加趋势。

2. 病因及发病机制　与长期强烈日晒、皮肤干燥、萎缩及发生角化者；化学性刺激，如长期接触沥青、煤焦油或砷剂；物理性刺激，如不稳定性瘢痕、慢性溃疡及窦道长久不愈者；皮肤增生病变，如皮肤过度角化、黏膜白斑、色素性干皮症、乳头状瘤等密切相关。

3. 临床表现　基底细胞癌多发于 40 岁以上男性。本病临床表现多样，最常为结节溃疡型，开始先是一个丘疹，不断形成扩大成为结节，表面有毛细血管扩张，容易出血，中央可破溃形成溃疡。溃疡逐渐变深，少部分可扩展到皮下组织、肌肉和骨骼。损害发展较缓慢，通常不侵犯附近的淋巴结，也不转移。基底细胞癌可分为色素型、表浅型、结节溃疡型和局部硬化型，其中色素型和表浅型较为常见。色素型基底细胞癌，皮肤损害边缘有点状或网状淡褐色或黑褐色的色素斑，中央部位有色素沉着，并有结痂，揭掉痂皮后容易出血，痂下为带有色素颗粒状表面；表浅型基底细胞癌，皮肤损害呈片状浸润性红斑，表现有脱屑或结痂，常发生在身体遮盖部位。

鳞状细胞癌多发于 50 岁以上的男性，初起为暗红色坚硬的疣样小结节，表面毛细血管扩张，中央有角质物附着，用力剥后可出血。皮损逐渐扩大，形成斑块，表面可见鳞屑，边境清楚，质地硬，向周围浸润，扩大形成溃疡，溃疡可深达肌肉与骨骼，溃疡基底部为肉红色，溃疡边缘隆起外翻。易并发感染出现恶臭，有明显炎症，自觉疼痛。

4. 诊断与鉴别诊断　基底细胞癌多见于老年人的曝光部位，特别是颜面部，常为单发，偶有多发者。鳞状细胞癌呈菜花状溃疡性肿块，区域淋巴结转移出现较早。根据临床及组织病理检查不难诊断，需与慢性溃疡、脂溢性角化病及恶性黑色素瘤等相鉴别，恶性黑色素瘤发展快，可早期出现远隔转移，病理检查可确诊。

5. 治疗　应根据肿瘤类型、部位、大小、侵犯深度及患者全身情况而决定治疗方法。

（1）基底细胞癌。

1）手术治疗：治愈率高，愈合快，瘢痕小，在多数情况下应作为首选。切除范围应包括周围 0.5cm 以上正常皮肤。

2）放射治疗：肿瘤对放射线敏感，一般应小剂量多次照射，以免引起急性溃疡。浸润深的病变可采用术后放疗。

3）激光、冷冻、电离子手术治疗：可酌情选用或联合应用。

（2）鳞状细胞癌。

1）手术治疗：皮肤切口原则应离肿瘤边缘 1～2cm。对肿瘤较大者，采取先化疗后作手术切除加植皮，对有深部骨组织破坏者，可先行化疗及放射治疗后，再做手术切除。对有区域性淋巴转移，除将肿瘤切除外，应行淋巴结根除术，并加深部 X 线放射治疗和化疗。

2）鳞癌对放射线敏感，放疗效果较好。

6. 预后　基底细胞癌生长缓慢，很少发生转移，手术和放疗效果好，一般预后较好。鳞状细胞癌一般预后良好，五年生存率可达92%。

（七）头皮转移性肿瘤

恶性肿瘤发生皮肤转移临床比较少见，发生率为0.7%~9%。在转移性皮肤肿瘤中，常见原发部位在女性中依次为：乳腺、大肠、卵巢、肺等；男性依次为：肺、大肠、胃、食道等。其他比较少见但是也有皮肤转移报道的原发癌有：胰腺癌，胆囊癌，肾癌，睾丸绒毛膜癌，软骨肉瘤，前列腺癌，纵隔神经内分泌瘤，骨巨细胞瘤，阴茎癌，子宫颈癌，膀胱癌，头颈部肿瘤如鼻咽癌、甲状腺癌、喉癌等。头皮转移多见于乳腺癌和肺癌。

1. 临床表现　皮肤转移表现为无痛性的皮下结节，开始是小红点，如果在扩张的淋巴管或者血管内有转移性的癌细胞存在。后逐步扩大。蔓延大片皮肤，连接成片，压之退色，可成团块状丘疹，转移的结节以多发为主，也可为孤立性的皮肤结节。大多数转移的结节直径小于3cm。而且60%多的皮肤转移瘤伴有其他脏器的远处转移。

2. 诊断与鉴别诊断　原发灶确诊者，头皮出现迅速增大的肿块时，诊断并不困难，对早期发生头皮转移者，难以及时做出诊断时，可采取针吸细胞活检以明确诊断，当不能确定时可做切除活检。全身PET扫描有助于发现原发灶。

3. 治疗　转移至头皮的肿瘤以手术切除为主，治疗的重点主要是针对原发灶的治疗。

4. 预后　一般认为恶性肿瘤一旦发生皮肤转移，预后往往较差，治疗效果不佳。从出现皮肤转移到死亡生存时间为20天到10年不等。大多数报道的中位生存期是7月左右。

二、颅骨肿瘤

颅骨肿瘤约占骨瘤中1%，是少见疾病，大多可引起头部局部肿块，因其在部位上的特殊性，治疗和诊断较之全身其他部位骨骼的肿瘤有很大特殊性。根据病理性质，颅骨肿瘤可以分为良性颅骨肿瘤、恶性颅骨肿瘤和颅骨肿瘤样病变。大多数颅骨肿瘤是良性的，生长在颅盖部居多。诊断主要依据头颅X线、CT及MRI等影像学检查。目前颅骨肿瘤的治疗仍以手术为主，必要时辅以化疗、放疗以及免疫治疗。

良性颅骨肿瘤包括颅骨骨瘤、颅骨软骨瘤、颅骨巨细胞瘤、颅骨骨化纤维瘤、颅骨脊索瘤、颅骨血管瘤、板障内脑膜瘤、颅骨胆脂瘤等，生长缓慢者且无症状者，多不需处理，对较大和生长较快者，患者有精神负担，局部不适及影响美容者，可行手术治疗。

恶性颅骨肿瘤常起源于骨母细胞、软骨母细胞或骨髓网织细胞，包括骨肉瘤、软骨肉瘤、骨纤维瘤、尤文肉瘤及骨网织细胞肉瘤等，此外还有经直接蔓延及血行转移等途径转移至颅骨的恶性肿瘤。颅骨恶性肿瘤常同时向颅骨内外方向生长，好发于颅盖部，亦可见于颅底部及眼眶部。恶性颅骨肿瘤的治疗是以手术为主的综合治疗。

颅骨肿瘤样病变则为类似肿瘤的颅骨疾病，如纤维异样增殖症、嗜酸性肉芽肿、皮样及表皮样囊肿、颅骨黄脂瘤病、畸形性骨炎、动脉瘤样骨囊肿等，大多数缓慢发展，一旦确诊应积极手术治疗。

（一）颅骨骨瘤

颅骨骨瘤生长缓慢，可发生在颅骨任何部位，最常见为额骨和顶骨，其他颅骨及颅底少见，好发于青壮年。据其在颅骨上的生长部位及生长方式可分为外生型、板障型与内生型。

1. 流行病学　颅骨骨瘤是最多见颅骨肿瘤，约占34%。国外报道女性较多见，国内报道男性较多见。

2. 病因与发病机制　确切原因不详，可能与胚胎残留、外伤、感染、内分泌紊乱以及遗传有关。

3. 临床表现　依其生长部位表现不同。多数患者为外板型，隆起于头皮下，生长缓慢，多无疼痛及其他不适。板障型多膨胀生长，范围较广，局部可有疼痛。内板型多向颅内或向眼眶、鼻腔或副鼻窦等处突入者可引起相应部位压迫症状，如头痛、突眼、视力障碍、鼻塞等症状。

4. 辅助检查

（1）头颅X线：颅骨X线有两种类型。致密型起于外板，可见圆形或椭圆形高密度影；疏松型瘤组织呈密度不均的斑点状降低影，肿瘤边缘清楚。

（2）头颅CT：平扫可见骨瘤的高密度影。

5. 诊断与鉴别诊断　诊断主要依靠影像学检查。内板型骨瘤需与脑膜瘤引起局限性颅骨增生及纤维结构不良症作鉴别。脑膜瘤主要累及颅骨内板或全层，头颅X线示血管沟增宽及颅内压增高症，切线位片示外板有放射状针样增生。颅骨纤维结构不良症病变范围广泛，累及颅骨全层，可有身体其他部位扁骨的改变。

6. 治疗　以手术治疗为主。体积小无症状的骨瘤可不处理。体积大生长快产生症状或影响美容者可手术切除。肿瘤局限于外板者可仅作肿瘤切除保留内板。累及颅内的骨瘤可行骨瓣切除后做颅骨修补。对累及鼻窦可经鼻或颅行骨瘤切除。伴有脑脊液漏者，可经额硬膜外修补硬膜及经眶板切除骨瘤及瘤蒂。

7. 预后　手术预后良好，很少复发。

（二）颅骨软骨瘤

罕见，起源于胚胎残余软骨细胞或由成纤维细胞转化而成的软骨母细胞。可见于任何年龄，但以20～40岁成人多见。多位于硬脑膜外蝶骨与枕骨软骨结合处、中颅窝底、鞍旁、破裂孔附近、桥小脑角及枕骨底部。

1. 临床表现　因肿瘤多位于硬脑膜外蝶骨与枕骨软骨结合处、中颅窝底、鞍旁、破裂孔附近、桥小脑角及枕骨底部，可出现颅神经压迫症状。鞍旁者可产生视觉障碍、眼球运动障碍、面部感觉障碍；破裂孔区者有岩尖综合征；桥小脑角区者有Ⅴ～Ⅷ颅神经及小脑症状；软骨瘤较大时可有颅内压增高征。

2. 辅助检查

（1）X线：头颅X线摄片示密度增高的骨性肿块，边界多不规则，周围多有骨破坏。

（2）CT：平扫可见颅底高密度影，呈分叶状，边界清，内常可见钙化斑，肿瘤基底较宽且与颅底相连；增强时肿瘤非钙化部分有强化。

（3）MRI：T1WI低信号，T2WI高信号。

3. 诊断和鉴别诊断 依据典型临床表现及影像学检查本病诊断不难。但需与颅底脑膜瘤、脊索瘤及听神经瘤鉴别。脑膜瘤血管造影示供血动脉及肿瘤染色。脊索瘤多位于斜坡和鞍区，钙化呈散化不定型。软骨瘤 X 线摄片无内听道扩大，可与听神经瘤鉴别。

4. 治疗 由于肿瘤多位于颅底，范围广泛，难以彻底切除，可争取作部分或大部肿瘤切除减压。

5. 预后 一般预后良好，但易复发。少数可恶变。

（三）颅骨血管瘤

原发性骨内血管瘤是十分罕见的肿瘤，大约占所有骨肿瘤的 1.0%。一般多发生在椎体，发生在颅骨者仅占 0.2%，一般见于额骨和顶骨，且多为单发。肿瘤起源于板障，后向外累及外板并向外膨隆，少数影响内板，个别穿破内板累及硬脑膜，偶有恶变。

1. 临床表现 颅骨血管瘤临床表现主要是无痛性或仅有轻微症状的颅骨肿物为主要特征，肿瘤巨大者可伴颅高压和相应的神经系统定位体征。

2. 辅助检查

（1）颅骨 X 线：头颅 X 线平片是最基本的检查方法，典型表现可分为两种。

1）局限型：肿瘤部位颅骨呈圆形或椭圆形密度降低区，边缘规则锐利，可有硬化带围绕。早期居板障内，不引起膨胀。切线位可见多数放射状排列的小骨刺，骨板变薄。

2）弥漫型：较少见，为界线不清的点状或蜂窝状变可与血管压迹相连。无板障膨胀，很少累及内外板。

（2）头部 CT：头颅 CT 扫描骨窗上显示放射状骨刺改变，可确定病变与颅骨内板和外板的损害程度和关系。CT 增强扫描可见病灶的血管强化。

（3）头部 MRI：T1WI 显示板障间隙的高强度信号，T2WI 显示板障内不一致的高信号。

（4）血管造影：血管造影可无明显的供血动脉和引流静脉，有时可见颈外动脉的分支（脑膜中动脉和颞浅动脉多见）增粗，在动脉期无直接的动静脉交通，也没有引流静脉，但可见颅内血管移位、扭曲、扩张。

3. 诊断和鉴别诊断 可依据临床表现及影像学检查来确定。需与成骨肉瘤区别，在平片上难以鉴别，但肉瘤生长迅速，多伴有局部疼痛。

4. 治疗

（1）外科治疗：颅骨血管瘤最有效的治疗是外科完整切除。术前血管内栓塞对减少手术出血很有帮助。切除范围为全层骨板并要达到正常颅骨以减少肿瘤的复发。肿瘤切除后，颅骨缺损大于 3cm 者应同时行颅骨修补术。颅骨血管瘤一般不侵犯硬脑膜，一旦恶变肿瘤可侵犯骨膜、颞肌和头皮，手术中应将受侵犯的组织一并切除。对头皮缺损较大者，可行转移皮瓣或植皮。通常对较小的肿瘤切除多无困难。但肿瘤巨大，血运丰富全切除尚有一定困难，可在术前行血管造影，了解供血情况，作好充分准备。

（2）放疗：患者病灶广泛，手术中出血明显，仅能部分切除或清除瘤内出血缓解颅内压，手术效果不好者可以尝试放疗。此外，对巨大的肿瘤，可试行术前放疗。

5. 预后 由于该肿瘤为良性，全切后效果良好。

（四）板障内脑膜瘤

颅骨板障内脑膜瘤是一种异位脑膜瘤，可能发生于胚胎时期残留在颅骨内的蛛网膜细胞，比较少见。约占脑膜瘤总数的1%以下。多见于青少年，发病可能与外伤有关。

1. 临床表现 本病多向颅骨内板方向发展。早期多不累及内板，表现为头皮下局部肿块，有时有局部疼痛，突入颅内可产生神经症状。

2. 辅助检查

（1）头颅X线：头颅X线摄片见颅骨外板向外隆起影，呈溶骨性破坏，边缘欠整齐。

（2）头部CT

平扫可见骨质受压、破坏或增生，呈边界清楚的肿块。强化扫描时肿瘤明显增强。

（3）头部MRI：可见颅骨板障内病灶，边界清楚，早期脑膜完整，肿瘤可强化。

3. 诊断和鉴别诊断 主要依据临床表现与影像学检查，但须与骨纤维异常增殖症及颅骨骨瘤相鉴别。具体影像学表现见相关章节。

4. 治疗 以手术切除为主。

5. 预后 因可手术全切除，预后良好。

（五）颅骨骨化性纤维瘤

颅骨骨化性纤维瘤又称纤维性骨瘤，临床上罕见，常发于颌骨，亦可发生于颅底部额部或鼻旁窦，生长缓慢。

1. 临床表现 主要表现为头部肿块，患者可有头痛等症状。肿瘤发生于颅底可压迫神经，引起视力受损、复视等症状。

2. 辅助检查 X线头颅摄片可见蛋壳样圆形骨缺损，边界清楚。

CT平扫可见颅骨皂泡样骨质破坏，边界清楚，注射对比剂后不强化。

3. 治疗 以手术切除为主，应力争做到全切。颅底部肿瘤全切困难，可作部分切除以缓解症状。此肿瘤对放射治疗不敏感，对于复发的肿瘤可再次手术。

4. 预后 一般预后良好，反复发作则预后不良。

（六）颅骨脊索瘤

为原始脊索（通常分化成椎间盘的髓核）残余性肿瘤，很少见（发生率约0.51/1000000）。可发生于脊索遗迹的任一段，但是多数肿瘤好发于原始脊索的两端：35%的颅内脊索瘤位于蝶枕区（斜坡），53%位于脊髓的骶尾骨区。颅内脊索瘤可发生于任何年龄，以20～40岁多见，但也有文献报道高发年龄为50～60岁，极少数患者年龄小于30岁，男女发病率基本相同，但也有认为男多于女。

1. 临床表现 肿瘤生长缓慢，病程较长，常见症状为不定期的广泛头痛，随肿瘤生长部位不同可出现颅神经麻痹、脑干压迫症状、颅高压、鼻塞和咽部不适等症状。

2. 辅助检查

（1）头颅X线：可见肿瘤所在部位骨质破坏，常见斑点状或团块状肿瘤钙化。

（2）CT：肿瘤为等密度或略高密度影，通常表现为溶骨性骨质破坏，常伴钙化和瘤内残余骨，可强化，但常不均匀。CT骨窗像可显示斜坡的骨质破坏。

（3）MRI：见混杂信号，T1加权往往为等信号夹杂有低信号（钙化），可明显不均匀增强，正常斜坡结构消失，骨组织为软组织肿瘤替代。

3. 诊断和鉴别诊断 脊索瘤的典型表现为特定部位的骨破坏、局部软组织肿块伴有钙化、增强后肿块轻度或无强化，诊断一般不难。颅底骨为软骨内化骨，可发生软骨性和骨软骨性肿瘤。脊索瘤和颅底软骨瘤的鉴别在于后者较少累及鼻窦和鼻腔，也很少累及枕骨斜坡，但有时鉴别困难。鼻咽癌侵犯颅底时也可有颅底骨破坏，但肿块主要位于鼻咽腔，常明显强化且瘤内多无钙化。

4. 治疗　本病以手术切除为主要治疗手段，广泛全切除辅于术后放疗仍通常是最佳方案。最好避免减压术，因为进入肿瘤有可能会导致转移。早期放疗可延长生命，质子放射治疗效果优于常规放射治疗。

5. 预后　未全切肿瘤复发率高，可达85%，尚缺乏治愈的方法。手术辅以放射治疗可使肿瘤长期缓解，大多患者平均生存4~8年。

（七）颅骨巨细胞瘤

骨巨细胞瘤起源于骨髓支持组织的未分化单核细胞，并由这些单核细胞融合而成。骨巨细胞瘤是常见的骨肿瘤，发病年龄在15~45岁，30岁为发病高峰。多发生于长骨的干骺端，发生于颅骨者少见。发生于颅底多累及蝶骨、岩骨和筛骨，颞骨、额骨与枕骨。

1. 临床表现　颅骨巨细胞瘤最多见局部肿块，其次为局部疼痛及头痛，颅骨巨细胞瘤可侵犯颅神经，还可侵入颅内引起高颅压症状。

2. 辅助检查

（1）X线：X线可见骨破坏区边缘锐利，周围有高密度硬化带，区内无骨小梁间隔，病变位于板障时可表现为内外板分离。

（2）CT：CT示肿瘤为边界清楚的略高密度影。肿瘤多表现为膨胀性生长，可见骨质破坏，形成局部混合密度或低密度区，间隔以骨样高密度区。肿瘤常向周围组织侵犯，多并发软组织肿块，并侵及周围肌肉。

（3）MRI：MRI表现为T1WI肿瘤为边界清楚的低信号影，T2WI上肿瘤为低至高的混杂信号，信号强度不均匀。

3. 诊断和鉴别诊断　诊断主要依据临床表现及影像学检查。须与骨巨细胞修复性肉芽肿和黑色素瘤鉴别。骨巨细胞肉芽肿和黑色素瘤CT也表现为膨胀性生长和骨破坏。但骨巨细胞肉芽肿常有牙齿手术或外伤史。黑色素瘤常多发，并且实验室检查呈甲状旁腺功能亢进。

4. 治疗　以手术为主，手术后加放射治疗效果较好。

5. 预后　手术加放疗预后较好。

（八）颅骨成骨肉瘤

颅骨成骨肉瘤较少见，是原发于颅骨的一种恶性肿瘤。好发于青少年，以15~25岁男性为多。多位于颅顶部，少数可在颅底。患畸形性骨炎（Paget病）者中有10%~15%可恶变为本病，亦有放射治疗后发生本瘤者。此瘤为高度恶性肿瘤，视含骨质的多少而质地软硬不一。瘤的血供丰富，可发生灶性出血、坏死。

1. 临床表现　头部有局限性隆起，多有局部疼痛和压痛。由Paget病恶变者可穿破骨膜在头皮下形成巨大软组织肿块。表面可呈青紫色，血运丰富，局部温度增高，周围静脉曲张，肿块上可扪及搏动或闻及杂音。

2. 辅助检查　血常规可有贫血，血清碱性磷酸酶常有增高。

（1）颅骨平片：X线头颅摄片呈大片溶骨区，内有成骨现象，边界欠清。边缘骨伸向肿瘤周围呈垂直排列成放射状骨刺（或日光照射状）。

（2）头颅CT：示有软组织肿胀影，其内可见小片状骨样密度影，骨质破坏骨膜反应似放射状，局部骨质密度增高。颅骨可见局限性增厚，其边缘不光整，骨密度不均匀，软组织肿胀影可向外突出。

3.诊断和鉴别诊断　颅骨成骨肉瘤诊断主要依据典型的X线表现。少数情况下需与板障内脑膜瘤鉴别，病检可确诊。

4.治疗　对于无转移的成骨肉瘤，可行手术切除。手术应尽可能大范围切除颅骨。术前和术后可行化疗。

5.预后　本病恶性程度较高，晚期多经血行转移至肺或全身其他部位，预后差。

（九）颅骨软骨肉瘤

颅骨软骨肉瘤罕见，多由软骨瘤恶变而来，亦可由间质细胞发展成间质性软骨肉瘤。软骨肉瘤多见于颅底部，病程较慢。

1.临床表现　本病病程较慢，确诊时肿瘤往往已较大，以局部肿块及疼痛为主要症状。生长较迅速，可引起压迫症状，颅内占位较多时则有颅内压增高表现。本症与其他长骨骨骺病变同时发生者称ollier病。伴有软组织及其他脏器血管瘤者称Maffucci综合征。

2.影像学检查

（1）头颅X线：可见不规则溶骨性破坏区，边缘不清，有不规则骨片及钙化。硬化性边缘少见，常有大小不一的软组织肿块。

（2）CT扫描：示多灶性钙化及不规则高密度区，内杂有低密度区，为供血较少的软骨组织。

3.诊断和鉴别诊断　诊断主要依据影像学检查，应与成软骨性肉瘤、鼻咽癌的颅底转移鉴别，其确诊需依靠病理检查。

4.治疗　早期手术切除是首选方法，对发展较慢颅顶部肿瘤可争取全切除。颅底部者全切困难，可部分切除，术后辅以放疗，可获短期症状缓解。

5.预后　本病预后不佳。

（十）颅骨尤文肉瘤

1921年Ewing首先描述此原发恶性骨肿瘤。本病高度恶性，多数认为其起源于骨髓的组织网架，比骨肉瘤少见，约占原发恶性骨肿瘤的5%。常见于10~15岁少年，成人少见，好发于四肢长骨和骨盆。颅骨Ewing肉瘤多为转移性者。

1.临床表现　主要症状是局部进行性疼痛，逐渐加重。局部肿胀，皮温增高，可扪及肿块，压痛明显。病程进展快，有发热、贫血、纳差及消瘦等全身症状。

2.辅助检查

（1）头颅X线：X线片所见早期病灶位于板障，呈小透明区，后肿瘤增大有骨质破坏，边缘不清，外板穿破，肿瘤在皮下有轻度骨膜反应。

（2）头颅CT：可见孤立的占位病变，造成骨破坏、骨增生、钙化斑点及软组织肿块。周围绕以高密度或等密度区，注射对比剂病变呈均匀强化。

（3）头部MRI：T1像肿瘤呈低信号，T2为混杂信号。

3. 诊断和鉴别诊断 诊断需综合临床、放射学表现和组织学检查。与转移性成神经细胞瘤、原发性网状细胞肉瘤、多发性骨髓瘤、转移性骨瘤鉴别困难,病理学检查可确诊。

4. 治疗 发生于颅骨部位的肿瘤应早期手术切除。或行化疗及放射治疗。在儿童骺板未闭前,放射治疗可致骺板早期闭合,引起严重的生长发育障碍。因此,一般12岁以下儿童不宜进行放射治疗。

5. 预后 预后很差,多在2年内死亡。50%在发病后1年间即死亡,早期常有骨骼及肺部的广泛转移。Falk 和 Alpert 报告了944例的5年生存率是7.9%,大多数报告为10%~15%。

(十一)颅骨纤维肉瘤

颅骨纤维肉瘤是起源于颅骨板障和骨膜的纤维母细胞的肿瘤,好发于青壮年,位于颅盖或颅底,多先破坏颅骨外板,后侵蚀板障、内板及进入颅内,晚期可有远处转移。

1. 临床表现 本病发展迅速,早期为头皮下局限肿块及疼痛。侵入颅内可产生神经症状及颅内压增高征。肿瘤常发生肺部转移,可出现咳嗽胸痛呼吸困难等症状。

2. 辅助检查

(1)头颅X线:早期仅有颅骨外板的破坏,晚期颅骨全层呈大片溶骨性破坏。

(2)头颅CT:可见颅骨破坏及肿瘤影像,增强不明显。

3. 诊断和鉴别诊断 诊断主要依据临床与影像学检查,需与颅骨网织细胞肉瘤转移癌相鉴别,其确诊依靠病理检查。

4. 治疗 治疗以手术切除为主,术后可行化疗。肿瘤对放射治疗不敏感。

5. 预后 分化好者,早期发现,并彻底切除,可望治愈。如有肺内转移,预后较差。

(十二)颅骨骨髓瘤

颅骨骨髓瘤又称浆细胞瘤,为多发性,偶尔可以见到单发者。患者以中年和晚年(40~60岁)多见。颅骨为其好发部位之一。

1. 流行病学 发病率估计2~3/10万,男女比例为1.6:1,大多患者年龄大于40岁,黑人患者是白人的2倍。

2. 病因与发病机制 本病病因和发病机制目前尚不十分清楚,临床观察和动物实验提示,遗传因素、慢性炎症、肿瘤、病毒、电离辐射、慢性抗原刺激与本病发病有关。

3. 临床表现 起病缓慢,早期多无明显症状。其主要症状为疼痛,初期为间歇性,继为持续性,疼痛十分剧烈。位于颅底部肿瘤可引起多根颅神经麻痹,眼球突出等。由于异常的免疫球蛋白明显增多,正常的免疫球蛋白减少,患者免疫功能降低,容易并发感染,常发生肺炎和肾盂肾炎。

4. 辅助检查

(1)实验室检查:70%伴有恶性贫血、高血钙症,约半数患者血清球蛋白增高、尿中有凝溶蛋白、红细胞沉降率增快。

(2)头颅X线:X线摄片示顶部有多发性,大小不等(2~10mm)的边缘清楚的圆形透光区。肿瘤早期位于板障内,后可侵犯颅骨全层,周围无硬化及骨膜反应。病变以顶枕骨多见。

(3)头颅CT:可发现多部位穿凿样溶骨性病变或广泛性骨质疏松。

（4）ECT：可显示多发的肿瘤。

5. 诊断和鉴别诊断　本病确诊需依靠切除标本的病检。需与多发性颅骨转移瘤、甲状旁腺功能亢进引起的颅骨弥漫性囊肿性纤维性骨炎鉴别。多发性颅骨转移瘤常有原发灶的相应症状与体征，甲状旁腺亢进患者血清钙增高，血清磷降低，血清酸性磷酸酶升高，仔细检查常可发现甲状旁腺腺瘤的存在。

6. 治疗　目前尚无根治的方法。多发性者以放疗及化疗为主，可起缓解疼痛及延长生存期作用。单发者可行手术切除，辅以放疗及化疗。

7. 预后　与病理分型及免疫学分型有关。IgG 型预后较好，非分泌型最差。一般认为，发病后仅能生存数月至 2～3 年。

第七章 肛肠病

第一节 痔

痔是最常见的肛肠疾病,是指直肠末端黏膜下和肛管皮肤下的直肠静脉丛发生扩大、曲张所形成的柔软的静脉团。男女均可得此病,任何年龄都可发病,其中20～40岁的人较为多见,并可随着年龄的增加而逐渐加重,故有"十人九痔"之说。

一、病因

(1) 局部血液回流差,造成血管扩张淤血成痔。
1) 直立体位,受地心引力作用。
2) 位于腹腔最下部。
3) 直肠上静脉无静脉瓣,血管穿越肛周丰富的肌肉群。
4) 大便时腹压增高造成压力加大。
5) 直肠黏膜下层的组织疏松,血管壁周围阻力弱。
(2) 不良体位、过度疲劳:如久坐、久站、久蹲、久行。
(3) 不良饮食习惯:过食肥甘厚味、辛辣刺激食物。
(4) 不良排便习惯:蹲厕过频、时间过久。
(5) 持续腹压增高:妊娠、前列腺肥大。
(6) 其他:高血压、肝硬化、动脉硬化、肛门直肠慢性炎症等。

二、分类

在临床上,痔以齿状线为界分为内痔、外痔和混合痔。主要症状是便血、脱出、坠痛。

(一) 内痔

发生在齿状线以上,以便鲜血为主要症状。根据痔脱垂情况分为四期:Ⅰ期以便血为主,无脱垂;Ⅱ期脱出可自行还纳;Ⅲ期脱出需手推才可还纳;Ⅳ期脱出不能回纳。

(二) 外痔

发生在齿状线以下的肛管及肛门缘。发作时肿胀疼痛,临床分为四型:

1. 炎性外痔 常有肛缘皮肤损伤和感染引起。肛缘皮肤皱襞突起如水泡样。肿胀疼痛明显。

2. 血栓性外痔 肛门静脉丛破裂,血液漏出血管外,形成血栓在皮下隆起。特点为起病突然,局部肿胀、疼痛剧烈。

3. 结缔组织性外痔 因慢性炎症刺激,反复发炎、肿胀,致使肛门缘皮肤皱襞变大,结缔组织增生,形成大小不等的皮垂。

4. 静脉曲张性外痔 肛缘周围皮下曲张的静脉团,下蹲腹压增加,排便时增大,恢复正常体位后症状可不同程度地减轻。

（三）混合痔

同一部位齿状线上、下均有。临床兼有内、外痔的症状。

三、临床表现

痔的主要表现为便血、脱出、坠痛等，由于病因不同，表现的症状及轻重程度也不一致。

（一）内痔的临床表现

出血和脱出，可伴发排便困难；可发生血栓、绞窄、嵌顿。分期：

Ⅰ期：便时带血、滴血或喷射状出血，便后出血可自行停止；无痔脱出。

Ⅱ期：常有便血；排便时有痔脱出，便后可自行回纳。

Ⅲ期：偶有便血；排便或久站、咳嗽、劳累、负重时痔脱出，需用手还纳。

Ⅳ期：偶有便血；痔脱出不能还纳。

（二）外痔的主要临床表现

肛门不适、潮湿不洁。如发生血栓形成及皮下血肿有剧痛。

（三）混合痔的临床表现

内痔和外痔的症状可同时存在，严重时表现为环状痔脱出。

四、诊断

目前，多数医院仍按以下诊断标准将痔分为内痔、外痔、混合痔。

（一）内痔的诊断

内痔多发生于成年人，婴幼儿罕见。初发常以无痛性便血为主要症状，血液与大便不相混合，多在排便时出现手纸带血、滴血或射血。出血呈间歇性，饮酒、过劳、便秘、腹泻等诱因常使症状加重，出血严重者可出现继发性贫血。肛门检查见齿线上黏膜半球状隆起、充血。随着痔核增大，在排便时可脱出，若不及时回纳，可形成内痔嵌顿。患者常伴有大便秘结。内痔持续脱出时有分泌液溢出并可有肛门重坠感，由于病程长短不同，可分为4期。

Ⅰ期：痔核较小，不脱出，以便血为主。

Ⅱ期：痔核较大，大便时可突出肛外，便后自行回纳，便血或多或少。

Ⅲ期：痔核更大，大便时痔核脱出肛外，甚至行走、咳嗽、喷嚏、站立时也会脱出，不能自行回纳，须用手推回纳，或平卧、热敷后才能回纳；便血不多或不出血。

Ⅳ期：痔核脱出，不能及时回纳，因充血、水肿和血栓形成，可致肿痛、糜烂、坏死而成内痔嵌顿。

（二）外痔的诊断

1.结缔组织外痔　多由肛门裂伤，内痔反复脱垂或产育努力，导致邪毒外侵，湿热下注，使局部气血运行不畅，筋脉阻滞，瘀结不散，日久结缔组织增生肥大，结为皮赘。有染毒而肿胀时，才觉疼痛，肿胀消失后，赘皮依然存在；若发生于截石位6点、12点处的外痔，常由肛裂引起，若发生于3点、7点、11点处的外痔，多伴有内痔；若呈环状或花冠状，多发生于经产妇。

2. 静脉曲张性外痔 是生于肛管齿线以下，局部有椭圆形或长形肿物，触之柔软，平时不明显，在排便或下蹲等腹压增加时，肿物体积增大，并呈暗紫色，按之较硬，便后或经按摩后肿物体积可缩小变软。一般仅有坠胀感，无疼痛，若便后肿物不缩小，可致周围组织水肿而引起疼痛。有静脉曲张外痔的患者，多伴有内痔。

3. 血栓性外痔 好发于夏季，常发生于肛门外截首位3点、9点处，患者以中年男子占多数，病前有便秘或用力负重等诱因。起病时，肛门部突然剧烈疼痛，肛缘皮下可见暗紫色圆球形肿块，肿块敏感，稍触碰即引起疼痛。排便、坐下、走路，甚至咳嗽等动作时，均可加重疼痛。检查时在肛缘皮肤表面上隆起一暗紫色圆形硬结节，可移动，分界清晰，有明显疼痛。有时经3～5天血块自行吸收，疼痛缓解而自愈。

4. 炎性外痔 常由肛缘皮肤损伤和感染引起。肛缘皮肤皱襞突起如水泡样，肿胀疼痛明显。

（三）混合痔的诊断

临床兼有内、外痔的症状，由齿线上下同一方位的直肠（痔内静脉丛）和肛门（痔外静脉丛）静脉丛扩张、屈曲、相互吻合，括约肌间沟消失，使上下形成一整体者。

五、鉴别诊断

本病当需与以下几种病症相鉴别。

1. 直肠脱垂 直肠脱垂时脱出物为环状或螺旋状，表面光滑，无静脉曲张，一般不出血，脱出后有黏液分泌。

2. 直肠息肉 多见于儿童。脱出的息肉一般为单个，有长蒂，头圆，表面光滑，质较痔核硬，可活动，容易出血，但多无射血、滴血现象。

3. 肛乳头肥大 呈锥形或鼓槌形，灰白色，表面为上皮，质地较硬，一般无便血，常有疼痛或肛门坠胀，过度肥大者，便后可脱出肛门外。

4. 直肠癌 中年以上多见。粪便中混有血脓、黏液、腐臭的分泌物，大便变细，便次增多，有里急后重便意，指诊可触及菜花状物，或凹凸不平的溃疡，质地坚硬，不能推动。

5. 下消化道出血 溃疡性结肠炎、克隆病、直肠血管瘤、憩室病、家族性息肉病等，常有不同程度的便血，需做电子结肠镜检查或X线钡剂灌肠造影才能鉴别。

六、内痔手术治疗

（一）内痔插钉术

1. 适应证 适用于Ⅱ期、Ⅲ期内痔或混合痔内痔部分。

2. 禁忌证

（1）任何外痔或肛管直肠有急性炎症时不能插入。

（2）伴有严重的心、肝、肾、血液系统等疾病患者。

3. 术前准备

（1）查血常规、出血和凝血时间。

（2）排净大小便或开塞露注肛排便。

4.手术技巧

（1）徒手插钉术。

1）术区常规消毒，铺洞巾。观察内痔的大小、位置、形态及数目。对单发且能脱出的内痔，可直接插入枯痔钉，对不脱出的内痔，先行扩肛再用手压住内痔根部，将其翻出肛外再插入钉。

2）术者左手固定内痔，右手捏住钉尾，在距齿状线上0.2cm，钉尖对准痔体与表面呈15°，用力快速插入痔黏膜后，再缓慢插入痔内，每钉之间距离为0.2~0.3cm，每个内痔根据大小插入3~5枚，一次总量可插入10~20枚。

3）插入后，将痔面多余部分剪掉，仅留1~2mm即可。因痔黏膜收缩则将钉全部埋入痔内，再逐个送回肛内，包扎固定。

（2）器械射钉术：用特制的射入器，通过斜面喇叭镜将半条枯痔钉射入内痔。即将枯痔钉安放在枪筒内对准痔体呈15°角，扣动扳机射入痔内。插射完后送回肛内，可塞入止痛、解痉栓剂，压迫内痔，使之回位。

5.术中要点

（1）不论痔体大小，尽量一次插完。

（2）插钉不宜过深、过浅、穿透或低于齿状线，否则易致健康组织坏死、疼痛和感染。

（3）先在齿状线上0.2cm处，插入一排较大内痔，然后再往上方插入两排。

（4）麻醉下括约肌松弛，内痔在扩肛后多能翻出。用手插入比较准确。如不能自动翻出，可用吸肛器吸出，即用杯口样后带玻璃管，套上胶皮管，接上空针管，用负压吸出内痔。射入器只适用于不能吸出的小内痔。

6.术后处理 插药后反应较轻，但在数小时内仍有疼痛，肛门灼热，坠胀感和尿意频数，有时全身乏力、头晕和吸收热。1~2天后可自行恢复，勿需处理。

（二）内痔注射术

1.硬化萎缩注射术

（1）消痔灵注射液：经实验研究证实能使内痔硬化萎缩，是最常用的内痔注射术。

1）适应证：①适用于无并发症的各期内痔，特别是Ⅰ期、Ⅱ期内痔；②年老体弱、严重高血压、有心、肝、肾等内痔患者均可适用。

2）禁忌证：①任何外痔及有并发症的内痔（如栓塞、感染或溃疡等）或嵌顿痔；②合并肛缘炎症感染，肛周湿疹患者。

3）术前准备：①器械：喇叭式肛镜1套、5ml注射器1支、5号长针头1支、内有刻度40ml搪瓷杯3个；②药物：1∶1液（1%普鲁卡因与消痔灵等量）、2∶1液（1%普鲁卡因2份+消痔灵1份）和消痔灵原液。注射前作普鲁卡因过敏试验。

4）手术技巧。

①一步注射法：适于孤立性内痔：a.用喇叭镜插入肛内检查内痔部位、大小、数目。如纤维化型则不宜注射；b.用带5号头的注射器抽取2∶1药液直接注入痔内，使痔体黏膜表面颜色变浅或呈水疱状为度，根据痔体大小注入1~3ml；c.用同样方法注射其他内痔，一般每次可同时注射3~5个痔核。

②四步注射法：适于Ⅰ~Ⅲ期内痔。

a.用喇叭镜插入肛内检查内痔部位、大小、数目,再以示指触摸原发痔区有无动脉搏动。

b.将消痔灵原液配1:1溶液(1份消痔灵加1份0.5%xylocaine),按四步注射法依次注射。

第一步:直肠上动脉右前、右后和左侧分支注射。于母痔上极0.2cm进针,相当于直肠上动脉右前分支进入痔核搏动点处,进针至黏膜下层深部,边退针,边注药。3个母痔上极分别注射4ml,共12ml。

第二步:母痔的黏膜下层注射。先在母痔中心进针,入黏膜、黏膜固有层、黏膜肌层、黏膜下层深部,针尖接触肌层有抵抗感,不要刺入肌层,稍退针尖开始注药,药量稍大于痔体以痔核呈弥漫性肿胀为宜,每个内痔分别注射4~6ml,即完成第二步。

第三步:黏膜固有层注射。当第二步注射完毕,再缓慢退针往往有一落空感即到黏膜固有层,注药,药量为第二步的1/3,以痔黏膜呈水疱状,血管网清晰为度,即完成第三步,退针出来,每个母痔2~3ml。

第四步:右前、右后和左侧的窦状静脉下极注射。在母痔下极齿状线上0.1cm处进针,至黏膜下层深部的窦状静脉区,每痔注4ml,三个共注药12ml。

c.注射完毕,用指腹反复揉压注药部位,使药液均匀散开。总药量50~70ml,送回肛内,外敷纱布固定。

5)术中要点。

①注射药量视痔核大小不同,注射药量也不同。

②黏膜固有层注射药量不宜过大,以免发生黏膜坏死。

③进针深浅度要适宜,过深则伤及括约肌,引起肌肉坏死,过浅注在黏膜表层,易引起浅表坏死出血。

④注药前应抽取无回血。

⑤窦状静脉区注药勿多,以免药液渗入齿状线以下引起疼痛。

⑥边注药边退针头,待退出黏膜表面前稍停顿片刻,可避免针眼出血。

⑦切勿将药液注入肛管皮肤下及外痔部位,否则发生水肿和疼痛。

6)术后处理:①患者当日休息,不排大便;②少渣饮食2天;③便后坐浴熏洗,痔疮栓纳肛;④口服抗生素3天,预防感染;⑤术后肛门坠胀和微痛,个别病例有微热、排尿不畅,对症处理即可。

(2)芍倍注射液。

1)适应证:内痔静脉曲张性混合痔。

2)麻醉:不需要麻醉或局麻。

3)体位:左侧卧位或截石位。

4)手术技巧:局麻下插入肛门镜检查内痔分布和大小,将芍倍注射液与0.5%利多卡因,按2:1稀释后,按先小后大,先上后下顺序见痔进针,推注给药,饱满为度,痔面颜色变浅。同一部位可重复注射,一处用量1~5ml总量视痔大小而定在10~40ml,注后不需要包扎和换药,正常进食和排便,对混合痔只注射内痔部分。

5)术中要点:同消痔灵注射液。

6）术后处理：同消痔灵注射液。

（3）5%苯酚植物油注射液。

1）适应证：①内痔最适宜，内痔可消除或减轻脱垂；②内痔切除术后复发者，年老体弱，合并其他疾病不太严重者。

2）禁忌证：内痔感染、溃烂并发血栓者。

3）术前准备：排净大小便。

4）麻醉：不需要麻醉或局麻。

5）手术技巧。

①低位注射：在齿状线上0.5cm处进针，过低至齿状线则疼痛。

②高位注射：在内痔上方进针。

③高低位都要注射在黏膜下层0.5cm左右，进针后针尖能左右摆动即达黏膜下层，如刺入肌层针尖不易移动，应退出少许，抽吸无血，即可注药。每个内痔注药2~4ml，痔黏膜松弛者可注6ml。注后黏膜内微血管清晰可见，如黏膜苍白即刺入过浅，再刺入少许注药，刺入过深至肌层会产生疼痛，坏死和出血。每次可注射3个内痔，量要足，总量10~15ml。

6）术后处理：注药后一天内不宜排便，以免内痔脱出嵌顿。

（4）其他硬化剂：注射液药液多种，注射技术基本相同。

2. 坏死脱落注射术

（1）痔全息注射液：有使痔快速坏死、止血、杀菌、局部止痛作用。

1）适应证：内痔、外痔、混合痔。

2）禁忌证：伴有血液病、糖尿病、心脑血管病者。

3）术前准备：①查血常规、出血及凝血时间；②少渣食物，排净大小便，或用开塞露40ml加压灌肠。

4）麻醉：局部麻醉。

5）手术技巧。

①扩肛后令患者努臀使内痔脱出肛外，取出5号小针头和5ml针管，吸适量痔全息液。

②从痔突出点进针，针头斜面朝上，刺入黏膜下层，轻轻挑起黏膜，缓缓注药，药浸部分即刻变为紫黑色且硬。待药浸面距痔基底部正常黏膜3mm时，停注拔针，干棉球按压针眼片刻，无出血即送回肛内。

③一次不超过4个，每个内痔注药0.5~1.0ml，总量不超过4ml。

④外痔进针至皮下，轻挑缓注，使痔胀满，如为血栓外痔，以痔体全变黑为足量。

⑤混合痔从外痔进针至皮下，穿过齿状线至内痔黏膜下层开始注药，使内痔变黑，退针至齿状线下继续注药，使外痔变黑。

⑥多发混合痔先注母痔，外痔发炎时先注外痔。注药后快速结痂、外用软膏纱布包扎。

6）术后处理：术后2天内可有局部水肿和微痛，偶有排尿不畅，对症处理。7~12天脱痂时偶有便后带血。

（2）新6号枯痔液：渐进性坏死剂。

1)适应证：内痔和混合痔,嵌顿性内痔未溃烂者、继发性贫血、高血压、心脏病亦可用。

2）禁忌证：并发糖尿病者。

3）手术技巧：①腰俞麻醉下使痔翻出肛外，钳夹向外牵拉；②在齿状线上0.5cm刺入痔黏膜下层缓缓注药，扩散全痔而肿大，表面有小白点为度，边注边退，退至针眼时再注药少量，以免渗血。送回肛内。

4）术后处理：术后微痛，一天内不排便，偶有排尿不畅。

3. 内痔结扎术

（1）适应证：各期内痔。

（2）禁忌证：外痔。

（3）术前准备：①查血常规，出血及凝血时间；②排净大小便，必要时灌肠排便。

（4）麻醉：长效局麻或简化骶管麻醉。

（5）体位：左侧卧位或截石位。

（6）手术技巧。

1）单纯结扎术。

①肛周皮肤消毒，麻醉后扩肛，分叶镜下，暴露内痔查清内痔部位、大小、数目。

②以血管钳夹住内痔牵出肛外，再以全牙血管钳夹住内痔基底部，在钳下齿状线处剪开0.5cm减压切口，以防术后水肿或水肿。再以7号丝线在钳下绕减压切口单纯结扎，打一紧张结。若不紧可行双重结扎。

③被结扎痔块较大，可用多把血管钳排列钳夹压缩成片状后剪除，以免过大术后堵塞肛门产生坠胀感。

④处理3个以上痔块时，可在肛后部延长减压切口内挑出部分内括约肌和外括约肌皮下部并予以切断，如此形成一个V形顺直坡状创口，以利术后引流。松解括约肌可避免术后肛门疼痛和狭窄。如有出血即结扎止血或嵌入止血纱布。

⑤重新消毒肛门和直肠，并在每个痔结扎线下和创口下注射亚甲蓝长效止痛剂，再以止血纱布嵌入切开V形创腔，以凡士林纱条填入直肠内，外用塔形纱布压迫，丁字带固定。

2）8字贯穿结扎术。

①肛周皮肤消毒，麻醉后扩肛，暴露内痔部位、大小、数目。

②以止血钳夹住内痔基底部牵出肛外，用圆针7号丝线在止血钳下方贯穿基底中部缝合1针，接着绕针尖于钳下再贯穿缝合1针。注意，不宜在同一针眼出针，更不能穿入肌层。收紧缝线，松开止血钳，8字结扎，以免结扎线滑脱而出血，剪去多余丝线。

③同法贯穿结扎其余痔核，各结扎点间至少保留1cm以上的正常黏膜。

④同内痔结扎术第四步~第五步。

3）结扎压缩术：在内痔结扎后以血管钳排列压挤被结扎的痔块2分钟使之变成扁平状，送回肛内。

（7）术中要点。

1）所有内痔可一次全部结扎，钳夹痔核时一定要钳夹在基底部，不能遗留痔组织。

2）结扎务必牢固，否则有脱线或坏死不全之虞。

3）因注射麻药较多，在齿状线上出现苍白色水疱样突出者，并非内痔，不需结扎。

4）贯穿结扎时，缝针不宜过深，以免脱核后引起出血。

5）同时结扎三个以上内痔时，一定要松解肛门括约肌，防止术后疼痛和狭窄。同时结扎残端压缩后剪除，以减轻患者术后堵塞感。

（8）术后处理：①吃半流食2~3天，术后口服抗生素防止感染；②保持大便通畅，适当口服润肠通便药，必要时开塞露注肛排便；③每便后熏洗坐浴，换药或塞入痔疮栓；④术后排便困难便条变细，肛门变窄定期扩肛，每周1~2次至正常为止。

4. 内痔套扎术

（1）适应证：单发或多发Ⅱ~Ⅲ期内痔。

（2）禁忌证：混合痔、外痔和环痔。

（3）术前准备：同内痔注射术。

（4）麻醉：长效局麻。

（5）手术技巧。

1）钳夹套扎术。

①先将胶圈套在一把血管钳上转轴部，再用另一把血管钳夹住胶圈的侧壁上。

②在两叶肛镜扩张直视下，牵出内痔，张开带有胶圈的血管钳，夹住内痔基底部，并在钳下近齿状线处剪一0.3cm小切口，便于胶圈嵌入不致滑脱，并有减压作用。

③再经夹持胶圈侧壁的血管钳，拉长胶圈，绕过夹持内痔血管钳尖端，套在痔基底部嵌入小切口内，随即松开卸下夹持内痔基底部的血管钳，胶圈弹性收缩而起勒割作用。

2）器械套扎术：套扎器有牵拉式和吸引式两种，操作方法略有不同。

①牵拉式套扎术。

a. 先将胶圈套在扩圈圆锥尖上，逐渐撑开推到套扎器筒管上，卸掉扩圈圆锥。

b. 全痔脱出：筒口对准内痔，再用钳牵引入筒中，扣动扳机，将胶圈推出套在内痔基底部，取下套扎器，如内痔不脱出，也可在肛镜下操作。

②吸引式套扎术：筒口对准内痔，不用钳牵拉。用负压吸引内痔至密闭的筒内，扣动扳机，将胶圈吸引内痔至密闭的筒内，扣动扳机，将胶圈推出套在内痔基底部，取下套扎器，肛内填以油纱条或塞入痔疮栓。

（6）术中要点。

1）先套扎子痔，后套扎母痔，以免遗漏小痔。

2）痔体较大应用牵引式套扎，因吸引式套扎器筒中较小，不能全部吸入，故套扎不彻底。

3）可在套扎内痔中注射硬化剂，可防止脱落出血。

4）套扎时不能将齿状线以下组织套入胶圈内，以免引起剧痛。

5）一般每个痔核套两个胶圈，以增强胶圈的紧勒作用。

（7）术后处理：不需要每便后换药，熏洗坐浴后塞入痔疮栓即可。术后应口服甲硝唑预防感染。

（8）术后并发症：术后偶有肛门坠胀及微痛，少量便血及排尿困难，不需要特殊处理，皆可自行恢复。个别病例有继发性出血。国外报道：术后不适行动不便者2%可持续两天，7~16天继发出血1%，可能因感染溃疡所致短时疼痛4%，可能套扎过低接近齿状线所致。并发血栓外痔2%～3%，1978年Murphy、1985年Rusell相继报道因破伤风或梭状芽胞杆菌感染致死的病例，感染原因尚不清楚。

5. 内痔扩肛术

（1）适应证：内痔、嵌顿或绞窄性内痔剧痛者。

（2）禁忌证：反复脱出肛门内痔，甚或失禁者，合并慢性结肠炎，年老体弱，注射过硬化剂者。

（3）术前准备：排净大小便，无需特殊准备。

（4）麻醉：国外多用全麻，国内则用局麻。

（5）体位：截石位。

（6）手术技巧。

1）手指扩肛术：术者以示指涂满润滑剂，先伸入左手示指进入肛内按摩，患者适应后再伸入右手示指，呈背向交叉后向左右两侧均匀用力扩张（因肛门前后纤维组织较多，血液供应差，容易撕裂，形成溃疡）。患者适应后再插入两中指继续扩张，要求扩至四指为度，持续5分钟。每周扩肛1次，连续扩肛2周到3周。

2）肛镜扩肛术：用两叶肛镜插入肛内向左右两侧扩张，持续5分钟，每周1次，共3周。

3）器械扩肛术：用扩肛器（直径3cm）插入肛内扩肛每日1次，每次五分钟，逐渐增加4～5cm共2周。

（7）术中要点。

1）严禁暴力扩肛，要轻柔缓慢进行，防止损伤。

2）要防止撕裂肛管致出血，如有出血应立即停止扩肛。

（8）术后处理：每便后熏洗坐浴，换药或塞入痔疮栓。

6. 内痔切除术（闭式手术）

（1）适应证：Ⅱ～Ⅲ期内痔。

（2）禁忌证：Ⅰ期内痔。

（3）术前准备：①查血常规，出、凝血时间；②排净大小便，必要时灌肠排便；③术晨禁食。

（4）麻醉：局部麻醉或简化骶管麻醉。

（5）体位截石位。

（6）手术技巧。

1）消毒后，肛镜下暴露内痔，查看数目，大小和范围。

2）用止血钳在齿状线上0.2cm钳夹痔根部，钳下贯穿缝合2～3针，保留缝线。

3）在钳上切除内痔，松开痔钳，结扎缝线。依据同法切除内痔3～5个，检查创面，止血。

4）检查无出血，无肛门狭窄，肛内填以凡士林纱布引流，外敷纱布，包扎固定。

（7）术中要点。

1）先结扎缝合，再切除内痔，可避免切除后黏膜缝合不全，导致术后出血和感染。

2）缝合黏膜时可包括一部分内括约肌，起固定肛垫作用。

3）要保证切除后2个内痔间黏膜无张力。

（8）术后处理：术后 1~2 天进流食，以后改为普食。

1）术后控制排便 1~2 天，第二天起服麻仁滋脾丸，通便秘等通便药物，避免用力排便引起疼痛、出血。

2）第二天起熏洗，坐浴，每日 2 次，换药或塞入痔疮栓。

3）酌情应用抗生素，止痛剂。

（9）并发症及其处理。

1）出血：早期出血多因缝合不全，止血不彻底，结扎线脱落所致。晚期术后 7~10 天多因结扎处感染所致但因括约肌收缩，出血可逆流而上，并无便血，只觉肛门下坠，小腹隐痛，心慌等症状。先用油纱布，气囊压迫，必要时手术止血。

2）尿潴留：因术后疼痛，内括约肌痉挛可引起反射性尿道括约肌痉挛而致。或因麻醉作用，膀胱无力和前列腺肥大而致。先用冷热敷交替，术后 8 小时膀胱充盈仍不排尿，可肌注新的明 1mg，待 45 分钟排尿，不须留置导尿。

7. 痔上黏膜结扎悬吊术

（1）适应证：Ⅲ~Ⅳ期内痔、环形内痔。

（2）禁忌证：混合痔血栓形成、嵌顿痔。

（3）术前准备：排净大小便或灌肠排便。

（4）麻醉：首选简化骶管麻醉，使括约肌充分松弛，内痔上黏膜尽量脱出，便于手术操作，长效局麻也可。

（5）体位：左侧卧位或截石位。

（6）手术技巧

1）直肠腔内及黏膜严密消毒。麻醉后扩肛，使内痔及痔上黏膜尽量脱出。

2）用二叶肛镜撑开肛门，在母痔上黏膜以止血钳夹起，另一把在钳下再钳夹。用 7 号丝线在钳下行单纯双重结扎或贯穿缝扎，切除钳夹起的黏膜。

3）结扎后能通过两横指为度。

4）在结扎线上下注射 1∶1 消痔灵至发白为度，将内痔送回肛内。

5）外痔部分行单纯切除。肛内填以痔疮栓术毕。

（7）术中要点：①不需要卧床，可自由活动，避免重体力劳动；②照常进食，多吃红薯和水果，防止大便干燥；③照常排便，但不要努臀；④每便后熏洗坐浴，填以痔疮栓；⑤排便困难，必要时开塞露 2 支注入肛内；⑥直肠轻度狭窄可定期扩肛，直到排便通畅为止；⑦术后 1 周结扎黏膜脱落；⑧黏膜脱落后观察痔块有无萎缩。

8. 嵌顿性内痔手术　嵌顿性内痔手术是内痔的急症手术。

（1）适应证：嵌顿或绞窄性内痔，用手法不能复位；剧痛难忍，水肿严重,血栓形成者。

（2）禁忌证：合并血液病。

（3）术前准备：可排净大小便，不能排出也可。

（4）麻醉：长效局麻或腰俞麻醉。

（5）体位：截石位。

（6）手术技巧。

1）在水肿或疑有血栓部位可触到硬结，作一放射状切口减压后，摘除全部血栓，水肿逐渐皱缩而至消失，内痔有时随之回缩复位。

2）根据复位后内痔部位、大小和数目施行内痔结扎术或8字贯穿结扎术。

七、外痔手术

（一）血栓外痔摘除术

血栓性外痔有手指挤压摘除术和分离摘除术两种方法。

1. 适应证　血栓性外痔须保守治疗一周，尚未吸收，而且症状加剧者，或血栓太大不易吸收者。

2. 禁忌证　血栓小症状不重可自行吸收者。

3. 术前准备

（1）查血常规，出血和凝血时间。肛门周围剃毛。

（2）排净大小便即可，不需要灌肠。

4. 麻醉　局麻。

5. 体位　患侧卧位或截石位。

6. 手术技巧

（1）手指挤压摘除术：适用于血栓单纯孤立与周围无粘连者，局麻成功后，在血栓痔体正中作一梭形小切口，用剪刀切开血栓顶部皮肤，即可见暗紫色的血栓，用手指由切口两侧挤压血栓使其排出。切口用凡士林纱条覆盖，无菌纱布压迫，包扎。

（2）分离摘除术：适用于血栓较大且与周围粘连者或多个血栓者。常规消毒后，局麻成功后，在痔体正中部作梭形切口，剪开血栓表面皮肤，用组织钳提起创缘皮肤，用尖剪刀或小弯钳沿皮下和血栓外包膜四周分离血栓，完整游离出血栓，摘除血栓后，修剪创缘皮肤成梭形创口，以免术后遗留皮垂。油纱条嵌入创口，外敷纱布包扎。也可缝合1~2针，一期愈合。

7. 术中要点

（1）注意不要将血栓外包膜剥破。

（2）分离血栓时勿夹持栓体，以免包膜破裂，剥出不全。

（3）若血栓大，皮赘多，可切除部分皮肤以免术后遗留皮赘。

（4）术中必须仔细操作，特别对小血栓更不能遗漏，以防止复发。

8. 术后处理

（1）口服抗生素预防感染。

（2）每便后熏洗坐浴，换药。

（3）如果缝合后无感染能Ⅰ期愈合，7天拆线。

（二）外痔切除术

1. 适应证　结缔组织性外痔，炎性外痔，无合并内痔的静脉曲张性外痔。

2. 禁忌证　合并感染的血栓性外痔。

3. 麻醉　长效局麻。

4. 体位　患侧卧位或截石位。

5. 手术技巧

（1）如为结缔组织性外痔、单发炎性外痔，钳夹提起外痔皮肤做一V形切口，用剪刀沿外痔基底部连同增生的结缔组织于钳下一并剪除。撤钳观察有无出血，创面开放。对小外痔可直接剪除。

（2）如为静脉曲张性外痔，则用血管钳夹住外痔外侧皮肤做一V形切口，提起痔块沿两侧切口向上剥离曲张静脉丛，至肛管时则缩小切口，尽量保留肛管移行皮肤。剥离至齿状线附近，钳夹后于钳下以丝线结扎，防止出血。修整皮缘，整个创口呈V形，以利引流。油纱条嵌入创腔，敷纱布包扎固定。

6. 术中要点

（1）多发性外痔，在切口之间要保留足够皮桥，宽约3mm，使切口不在同一平面上，以免形成环状瘢痕而致肛门狭窄。

（2）用剪刀分离痔组织时，不要分离过深，以免损伤括约肌。

7. 术后处理

（1）每便后熏洗坐浴换药而愈合。

（2）预防便秘。

（三）外痔切除缝合术

1. 适应证　静脉曲张性外痔，结缔组织性外痔。

2. 禁忌证　合并感染的血栓性外痔、炎性外痔。

3. 术前准备

（1）查血尿常规，出血和凝血时间，肛周剃毛。

（2）术晨温盐水灌肠、清洁肠道、排净大小便。

（3）术晨禁食。

4. 麻醉　长效局麻或腰俞麻醉。

5. 体位　患侧卧位或截石位。

6. 手术技巧

（1）对静脉曲张性外痔，指法扩肛，使肛门松弛，仔细检查外痔的大小，范围和数量，设计切口部位，沿静脉曲张的外缘作弧形切口至皮下，用尖剪刀沿切口向肛管方向潜行剥离曲张的痔静脉丛，并全部剔除，电凝、钳夹或结扎止血。修剪切口皮肤，用4号丝线间断缝合切口，同样方法处理另一侧静脉曲张性外痔。局部用乙醇消毒，无菌敷料加压包扎。

（2）对结缔组织外痔，钳夹痔组织轻轻提起用剪刀沿皮赘基底平行剪除之。修剪两侧创缘使呈梭形，用丝线全层间断缝合。乙醇消毒，加压包扎。

7. 术中要点

（1）术中操作要仔细，要剥净痔静脉丛，防止术后复发。

（2）止血要彻底，防止血肿形成。

（3）注意缝合切口时应将皮肤和皮下组织一起缝合，不留无效腔。

（4）尽量保护正常皮肤，勿切除过多。

（5）皮赘宜于基底平行剪除，勿剪除过深。

8. 术后处理

（1）流质一天，少渣饮食一天，以后改普食。

（2）控制大便两天，必要时服复方樟脑酊每次10ml。1日3次，连服2天。以后要保持大便通畅，便后熏洗坐浴。

（3）常规换药，保持创面干燥，5~7天拆线。

（4）口服抗生素3天。

第二节 肛瘘

肛瘘是肛管直肠瘘的简称，是指肛管或直肠因病理原因形成的与肛门周围皮肤相通的一种异常管道。一般由原发性内口、管道、继发性外口3部分组成，但也有仅具有内口或外口者。绝大多数是肛门周围脓肿切开引流或自然破溃后的后遗疾病，少数为特异性感染，如结核、克罗恩病、溃疡性结肠炎，肛管直肠外伤和肿瘤继发感染破溃也可形成肛瘘，但极少见，与化脓性肛瘘有明显区别。

一、临床分类

肛瘘的分类方法有多种，但是仅使用一种分类方法常常不能充分满足临床诊断和治疗上清晰描述的需求。

（一）国际Parks分类法

1976年，Parks根据瘘管与括约肌的关系，将肛瘘分为4类如下。

1. 括约肌间肛瘘　多为低位肛瘘，最常见，约占70%，为肛管周围脓肿的后果。瘘管只穿过内括约肌，外口只有一个，距肛缘较近，约3~5cm。少数瘘管向上，在直肠环肌和纵肌之间形成盲端或穿入直肠形成高位括约肌间瘘。

2. 经括约肌肛瘘　可以为低位或高位，约占25%，为坐骨肛门窝脓肿的后果。瘘管穿过内括约肌、外括约肌浅部和深部之间，外口常有数个，并有支管互相沟通。外口距肛腺约5cm。手术瘘管向上穿过肛提肌到直肠旁结缔组织内，形成骨盆直肠瘘。

3. 括约肌上肛瘘　为高位肛瘘，少见，占5%。瘘管向上穿过肛提肌，然后向下至坐骨肛门窝穿透皮肤。

4. 括约肌外肛瘘　最少见，占1%，为骨盆直肠脓肿合并坐骨肛门窝脓肿的后果。瘘管穿过肛提肌直接与直肠相通。

（二）国内分类法

2002年由中华中医药学会肛肠分会根据瘘管位置高低制定的分类标准，以外括约肌深部画线为标志，瘘管走向经过此线以上为高位肛瘘，在此线以下为低位肛瘘。其分述如下。

1. 低位肛瘘

（1）低位单纯性肛瘘：内口在肛窦，仅有一个瘘管通过外括约肌深部以下到一个外口。

（2）低位复杂性肛瘘：有两个以上外口和瘘管与内口相通，瘘管在外括约肌深部以下者。

2.高位肛瘘

（1）高位单纯性肛瘘：内口在肛窦，仅有一个瘘管，走行在外括约肌深部以上，侵犯耻骨直肠/肛提肌以上。

（2）高位复性肛瘘：有两个以上外口和瘘管和内口相连并有支管或空腔，主管通过外括约肌深部以上，侵犯耻骨直肠肌/肛提肌以上者。

其中以低位单纯性肛瘘最多见。有人认为，复杂性肛瘘不应以外口多少来区分，而应以主管通过肛管直肠环或其上者，虽有一个外口和内口，但治疗比较复杂而称复杂性肛瘘。有的外口虽多但治疗并不复杂。如病变范围扩大到对侧可形成蹄铁形肛瘘。也有高、低位之分。临床上有时确未找到内口，只有一个外口和瘘管盲端，与体内不通，故有人称为外盲瘘。化脓性窦道位于肛提肌水平以下，局限于肛周皮下及肛周间隙的肛瘘；只有内口没有外口称为内盲瘘。化脓性窦道位置超过肛提肌水平或穿过肛直环1/2至2/3，并深入到直肠壁外侧或括约肌间隙的肛瘘。

从临床手术治疗的实际应用出发，又可以简化为以下三种：完全性肛瘘（有外口、瘘管、内口）；不完全性肛瘘（只有内口和窦道）；特殊性肛瘘（包括结核性肛瘘、溃结、克罗恩病性肛瘘、化脓性汗腺炎、肛门直肠损伤及手术并发症形成的肛瘘）。

二、临床表现

肛瘘形成初期是以脓肿、炎症为主，炎症消退，瘘道逐渐形成，局部症状逐渐减轻。但复杂性肛瘘或有急性感染时，局部有明显的炎症反应，并伴有全身症状。

1.流脓　流脓是肛瘘的主要症状，脓液多少与瘘管长短和多少有关，新生成的瘘管炎症反应大，流脓较多，脓液黏稠、黄色、有臭味；时间长久的排脓较少，或时有时无，脓液白色，稀淡如水；如忽然脓液增多，表示有新管生成。有时瘘口暂时封闭，不排脓液，可出现局部肿痛或体温上升，封闭的瘘口又排脓。有的外口可排气体和粪便。内瘘常有脓血由肛门排出，由于脓性分泌物不断反复流出，患者常感到肛门处湿润、内裤不净，给生活带来很大麻烦。与其他器官相通的瘘管有特殊症状。

2.疼痛　瘘管通畅无炎症时常不感疼痛，只感觉局部发胀和不适，行走时加重。当瘘管感染或脓液排出不畅而肿胀发炎时，可引起疼痛。内瘘时常感到直肠下部和肛门部灼热不适，排粪时感到疼痛。

3.瘙痒　由于脓液不断刺激肛周皮肤，常感觉瘙痒，肛周潮湿不适，皮肤变色、表皮脱落，纤维组织增生和增厚，有时形成湿疹。

4.排便不畅　复杂性肛瘘日久不愈，可引起肛门直肠周围形成大的纤维化瘢痕或环状的条索，影响肛门的舒张和闭合，大便时感到困难，有便意不尽的感觉。

5.全身症状　在急性炎症期和复杂性肛瘘反复发作时，可出现不同程度的发热，或伴有消瘦、贫血、体虚等长期慢性消耗症状。

三、诊断

本病可发生于各种年龄和不同性别，但以成年人多见。通常有肛门周围脓肿反复发作史，并有自行溃破或曾作切开引流的病史。

1. 症状　可见肛周皮肤有一个或多个瘘口，外口可有外突的肉芽组织，浅表肛瘘在内外口之间可摸到条索状物，挤压有脓性物排出。

2. 探针检查　针对外口较大，或有较多分泌物的可首先考虑用探针检查，可探明瘘道走向并根据索罗门定律推测内口位置，亦可在肛镜下从肛内通过带钩探针在挤压帮助下寻找可疑内口。探针检查应动作轻揉，以不疼痛、不出血为好，切忌暴力通过，造成假道而形成医源性内口。

3. 螺旋 CT 三维重建技术　能够通过直接扫描获得的断层 CT 图像判断瘘道附近结构受侵犯的程度，可清晰地显示瘘道形态、长度、边缘及走行等立体信息，提供最直观的资料。

4. 磁共振成像（MRI）　MRI 软组织分辨率高，能直接三维成像，显示肛瘘瘘管的走行及与括约肌的关系。2000 年 Morris 等提出如下肛瘘的 MRI 分类标准。

Ⅰ级：简单线形括约肌间瘘；

Ⅱ级：括约肌间瘘伴脓肿或伴继发性瘘管；

Ⅲ级：非复杂性经括约肌瘘；

Ⅳ级：经括约肌瘘伴坐骨直肠脓肿或继发性坐骨直肠瘘管；

Ⅴ级：经提肛肌或肛提肌上瘘伴或不伴继发性脓肿。

5. 过氧化氢增强腔内超声（HPUS）　超声能横、纵、斜三维成像，可显示肛管内外括约肌和提肛肌影像，术前能进行肛瘘的 Parks 分类。

6. X 线检查　胸部 X 线可排除肛瘘的合并症，如肺结核、肺癌。若怀疑尾骶骨、髋骨、腰椎结核所致肛瘘等，盆骶 X 线可了解瘘道与骨的关系。肛瘘，尤其是高位复杂性肛瘘瘘道造影，了解肛瘘走向、分支、管腔分布以及骶尾部囊肿，内口位置、管道与肛直肠环的关系，较常用，但准确率不高。

7. 电子结肠镜检　对因克隆病、溃疡性结肠炎所致的瘘管，有诊断意义。

8. 病理诊断　排除结核性瘘或瘘管恶性变。

四、手术治疗

肛瘘一旦形成，手术即是首选治疗。在有效保护肛门括约肌的前提下，切开瘘管和清除瘘管内的坏死物，并于肛管内行肛瘘内口引流术或挂线术，使肛瘘得到根治。

（一）内口定位

1. 视诊　扩肛后，内镜下观察肛窦部颜色，正常色泽鲜红、褐红色与直肠黏膜颜色比较一致。若见肛窦部颜色暗红、水肿发炎的迹象或溢脓多为内口部。

2. 触诊　从外口触到一较硬条索状物通向肛门，其所对应部位一般为内口所在。如条索向肛缘处触及不到，高位肛瘘可能性大，肛内指诊齿状线处在瘘管内口肛窦底部可触及凹陷小结节即多为内口，并可能及齿状线以外硬条索向肛外延伸到外口。

3. 索罗门定律　这是 1900 年 Goodsall 首先提出的，故称 Goodsall 规律，可帮助确定内口部位和瘘管行径方向，较常用。其内容如下。

（1）于肛门中央画一横线，如瘘管外口在横线前方，且距离不超过 5cm 时，则管道多较直，内口多居同位齿状线上，与外口相对；

（2）如外口在横线后方，则管道多弯曲不直，内口多居肛门后正中位齿状线上，不与外口对应。

临床上，肛瘘外口与内口的分布规律：①通过肛门中心点作一横线，一个外口在横线前，距肛门缘不超过5cm，其内口在横线前部齿状线处与外口呈放射状相应位。超过5cm以上的多行走弯曲，内口在后正中线附近；②外口在横线后半部，瘘管多半弯曲，内口常在肛门后正中齿状线附近；③左右两侧都有外口，多数是左右两侧各一个相应内口，呈两条放射状对应的瘘管；④横线前后两侧都有外口，多数是内口只有一个，在后正中齿状线附近，呈后马蹄形。但这种情况，也有内口在横线前瘘管呈前马蹄形的；⑤几个外口都在横线前半部的内口，多只有一个在前半部。几个外口在后半部的内口只有一个在后正中处。

4.挤压法　挤压外口及肛管走行方向，肛窦部有少许脓性分泌物流出的部位多为内口。

5.染色检查法　瘘管注入1%亚甲蓝、甲紫或靛胭脂等色素剂，使管壁和内口着色，试图在肛内置入纱布定位内口。注意防止染料向外渗漏，污染手术野或喷出染蓝白大衣。注射完毕后抽出塑管，紧压外口轻柔管道口将纱布卷沿肛管拉出，注意观察纱布卷着色位置与肛缘的距离和方位；观察肛隐窝部黏膜下层着色，从而确定内口部位。但应注意，该法可因瘘管弯曲成角；瘘管受括约肌收缩影响；瘘管因脓腐组织堵塞而失败。此法可以帮助寻找内口，成功率不高。

6.探针检查法　探针检查是最常用、最简便、最有效的方法。根据瘘管走向及管径粗细，选用粗细适宜的软质探针。自外口轻柔，缓慢，多方位，多角度依顺瘘管探进，左手示指在肛内引导，揉按探针球头以利探针从内口探出。若瘘管弯曲，探针不易从内口穿出，可将探针抽出，按瘘管的走向弯曲探针后向上向下试探，常需多次、反复、细致地探查，方使探针逐渐探入时，可于该外皮肤造一放射状"外口"，用另一探针由人造"外口"进入瘘管"接力"探入内口部。或将探针头部弯成钩状，从肛窦处向外与外口探针会合时即内口。所以80%病例可准确找到内口，故应熟练掌握。但此法也容易造成假内口、假道和损伤。故不宜用硬质探针粗暴操作强行穿透。

7.肛窦钩检查法　瘘管弯曲度太大，内口与主管道成角，探针难于从外口，瘘管探至内口，可用肛窦钩或将探针弯曲成钩状，从可疑内口的肛窦外向左右、上下探查，如能与外口探入的探针相遇，即此肛窦为内口。

8.牵引瘘管检查法　在外口周围作一梭形切口，用剪刀紧沿靠管壁锐性剥离，将瘘管尽量游离达2/3长度，组织钳牵引瘘管，可见随牵引动作肛窦随之内陷，此即为内口。

9.瘘管切开检查法　从外口沿探针或槽针逐步切（剪）开瘘管壁，用刮匙搔扒后管壁组织致密、光滑、完整。若在亚甲蓝液染色下，切（剪）开的外口，瘘管，内口管腔染色一致，连成一片，即真内口。如内口与管壁临界处，管壁延续不完整，渗血较多、粗糙不光滑、染色不全，这可能系寻找内口时粗暴，强行探查造成损伤、而是假内口。

10.X线造影法　碘油造影或70%泛影葡胺造影，适用于高位复杂性肛瘘的检查。

11.直肠腔内B超　能较准确地了解肛周组织与括约肌的状况，能观察到瘘管及感染腔隙的位置及大小，分辨出一般肛肠检查容易漏诊的病变。直肠腔内多普勒超声检查对于确定瘘管穿过肛门括约肌的层面及手术中保护其完整性起重要的指导作用。

12.CT 及 MRI 检查　对肛管直肠周围实体性肿瘤及病灶意义大，对高位瘘管和感染病灶的诊断有参考价值。

（二）清除瘘管

1.瘘管切开　切开外口、瘘管及内口和括约肌后，用刮匙清除瘘管内肉芽组织和瘘管后壁的纤维组织后，管壁呈现纵行纤维，色浅质硬，直通内口则切开。也可用电子手术治疗机长火烧灼瘘管壁。

2.瘘管切除　自外口作环形切开皮肤和皮下组织，紧贴瘘管向内口方向将其剔出，用示指触摸柔软无索条说明已剔除再切开内口。也可从外口插入探针作引导牵起瘘管剔除。

（三）内口处理

切开内口必然切断部分括约肌，但不能切断肛管直肠环，否则可致肛门失禁。应特别小心。在前方切断括约肌要慎重，特别是女性不能损伤阴道括约肌。因为肛门括约肌和阴道括约肌纤维走向，切开瘘管如不彻底就难愈合，若大切开会损伤肛门功能，再漫不经心地搔刮，有二次形成阴道瘘的危险。对已经形成纤维化的肛管直肠环的处理。

（1）瘘管通过环的 1/2～1/3 时可一次切断，不会影响排便功能。

（2）瘘管通过环的 1/2～1/3 而环的周围有坏死空腔者不能一次切开。切开后两断端无支持组织，所以作挂线术为妥。

（3）瘘管通过环的上方，从理论上可一次切开，但最好还是挂线延缓勒开，能更好地保持肛管的完整，还可避免环的中心纤维化不完全。挂线不影响疗程又有利于引流。有的解剖学家做动物实验全部切断括约肌和肛管直肠环也未发生肛门失禁。动物是四肢行走，肛门位置较高不会失禁。人是直立行走，肛门位置较低，在地心吸力作用下粪便易于自流而失禁。千万不能相信这个实验结果，贸然切断而失禁。

（4）瘘管通过环的下方而耻骨直肠肌纤维化明显成半环状，肛直角＜90°成明显袋形，排便困难时也不要切开。待肛瘘治愈后行瘢痕松解或重建肛直角行直肠后壁充填术或折叠术。

（四）肛管直肠环的处理

肛管直肠环是由肛门外括约肌的深部及部分浅部、耻骨直肠肌、部分耻骨尾骨肌、联合纵肌、内括约肌环绕肛管直肠连接处所形成的肌环。它对维持肛门自制起关键作用，其他肌肉仅起协助排便作用。在治疗高位肛瘘时，对肛管直肠环的处理是指维持其功能而言。

能切开瘘管进，其表面的括约肌必须一并切断。瘘管穿过肛管进肠环时，只要不切断耻骨直肠肌，外括约肌深部及耻骨尾骨肌，虽一次切断外括约和相应的内括约肌，也不致引起肛门失禁。在治疗高位肛瘘时，应严格一次手术，分二期完成的原则进行。一期手术：探查清楚所有瘘管和内口后，切开（除）肛管直肠环以下所有瘘管及内口，敞开创面，保留肛管直肠 1 个月及其以上的瘘管，用橡皮筋线挂线环绕肛管直肠环。二期手术：利用橡皮筋线弹力，紧线后，缓慢切开并由瘢痕粘连固定肛管直肠环，避免肛门失禁的不良后果。

（五）创口处理

1. 开放引流　每便后硝矾洗剂熏洗坐浴，用苯扎溴铵（新洁尔灭）消毒创口，填入凡士林纱条即可，或用化腐生肌中药促进愈合疗效较好，如生肌散、白玉生肌膏、生肌玉红膏等。

要想引流通畅必须修整创口有利愈合，低位直瘘可修剪成外宽内窄球拍状浅碟状，防止外部创口过早愈合而影响肛管内创口的引流和愈合。后部弯瘘创口呈 L 形或弧形，宜将近肛门一侧的创缘切去较多的皮肤，两侧皮缘才能对合平整。否则皱皮肌牵拉内侧皮缘向创口内卷曲无法与外侧皮缘对接而影响愈合。后弯瘘和蹄铁瘘必须从内口向后切开，超过肛门后方括约肌间沟再转向弯曲侧，或从外口向后切开，超过肛门后缘水平之后再将切口转向后正中线，由此通向内口作垂直切开，再向尾骨延长切口以免形成瘢痕扭曲，从而防止下蹲时牵拉痛。可切开肛尾韧带显露其下方的瘘管便于处理内口。并不会造成所谓的肛门移位。另外必须将切口修剪成 V 形创口、让肉芽从基底生长，防止桥形假愈合。

2. 创口缝合　即在瘘管剔出后采用一期缝合的方法、应在做好围术期的各项工作，在使用抗生素条件下，可选择低位直瘘病例进行。

五、切断括约肌手术

（一）肛瘘切开术

1. 概述　对于瘘管通过肛直环下 1/3 的浅表型、低位单纯性肛瘘，约占 80%，其瘘管的皮下部分可以适当切开一般不会影响肛门功能。对于瘘管通过肛直环 1/2 的复杂性肛瘘，因慢性病变已经形成局部广泛纤维化粘连，也可以直接切开。但临床仍以挂线切开较为稳妥。

2. 适应证　低位单纯性或复杂性肛瘘、直瘘和弯瘘。

3. 禁忌证

（1）高位肛瘘。

（2）女性左前、右前位单纯瘘。

（3）严重心脑血管疾病、血友病、血小板减少症等。

（4）一般性心脑血管病及高血压、糖尿病患者可在慢性疾病得到控制时慎重手术。

4. 术前准备　常规的血液、尿化验检查、凝血机制化验、传染病化验检查、心电图、胸片检查，有条件时行肛门直肠腔内 B 超检查，有助于明确肛瘘的术前诊断。

5. 麻醉　局部麻醉、骶管麻醉、腰麻。

6. 体位　左侧位、右侧位、截石位、俯卧位均可。

7. 手术技巧

（1）示指插入肛内，拇指在外双合诊，查清瘘管走向及判定内口位置。

（2）将球头探针从外口插入，另手示指伸入肛内引导沿瘘管缓缓探入，针指结合找到内口穿出并牵至肛外，如内口闭合可在针指间最薄处仅一膜之隔穿出到肛外。使用探针寻找内口时，不宜用力过大，以免造成假道。

（3）在球头探针下面插入有槽探针，抽出球头探针，刀刃向下沿有槽探针全部切开内外口之间的皮肤及瘘管组织。如有支管和空腔一一切开后，用刮匙搔刮瘘管壁上的腐肉及坏死组织，使之暴露新鲜组织。必要时可将瘘管周围瘢痕组织切除。

（4）修剪创缘皮肤，使创腔呈底小口大的V形创面，以利引流。创口嵌入凡士林或生肌散纱条。外敷纱布包扎，丁字带固定。

8. 术中要点

（1）探查瘘管和寻找内口务必轻柔耐心切忌盲目粗暴，以免造成假内口。切开创面渗血需压迫止血。如有活动性出血点必须结扎止血。

（2）肛门同侧有2个瘘管时不宜同时切开，可切开一个，挂线一个（不宜过紧）。肛门两侧各有一个瘘管均可切开。

（3）术中应仔细摸清探针在肛管直肠环下方，全部切开瘘管及切断外括约肌皮下部、浅部和内括约肌，保存了耻骨直肠肌不致肛门失禁，如探针在肛管直肠环上方进入直肠不应切开，应行挂线术，避免肛门失禁。如有条件可将瘘管组织送病理检查。

（4）肛门前方括约肌，因缺乏耻骨直肠肌的支持，故不宜切断，应保留外括约肌深部给予挂线且不能勒得太紧。

9. 术后处理

（1）进半流食2天，第3天改普食。

（2）24小时后可排便，保持大便通畅。

（3）根据病情选择性的应用口服或静脉注射抗生素2~3天。

（4）每便后硝矾洗剂熏洗，换药时注意观察创面。

（5）首次排便后进行伤口换药，每日1~2次并且视伤口生长的情况及时修整不良肉芽组织及粘连。

（6）每隔数日作指诊扩肛，可防止桥形假愈合。

（二）肛瘘切除缝合术

1. 概述 手术操作同于肛瘘切开法，术中将已切开的瘘管加以清除并逐层缝合。

2. 适应证 已纤维化的低位单纯瘘或蹄铁瘘的支管部分或瘘管形成较好很少并发支瘘管和脓肿者。

3. 禁忌证 肛瘘发炎尚有脓性分泌物者。

4. 术前准备

（1）术前应用肠道抗生素。

（2）肠道准备。

（3）其他同肛瘘切除术。

5. 麻醉 首选腰俞麻醉、长效局麻。

6. 体位 截石位或患侧卧位。

7. 手术技巧

（1）在肛镜下，用浸有消毒液的纱布系上丝线塞入肠腔。以达到消毒肠腔并防止肠道分泌物下降的目的。

（2）由外口插入探针通过瘘管，另示指伸入肛内作引导，从内口穿出牵至肛外。

沿探针切开内外口之间的组织，敞开瘘管。

（3）牵起瘘管后壁，用刀逐渐剔出瘘管至内口切开处，将全部瘘管切除，显露正常健康组织。不遗留任何肉芽组织及瘢痕组织，留下新鲜创面，以便缝合。

（4）彻底止血，冲洗伤口后，用肠线缝合内口黏膜。用丝线从基底部开始作全层间断缝合。

（5）若创面较深，可选用8字缝合法或U形缝合法。

（6）取出肠内纱布块，外敷无菌纱布包扎。

8. 术中要点

（1）术中要彻底切除瘘管及瘢痕组织，使创面新鲜柔软。皮肤皮下脂肪组织不能切除过多，便于缝合。

（2）术中严格无菌操作，防止污染。

（3）各层伤口要完全缝合对齐，缝合必须从基底部开始，不留无效腔。

9. 术后处理

（1）输液给予抗生素，控制感染。

（2）流食、半流食3~4天，控制排便5~6天。

（3）一周后伤口一期愈合拆线，如有缝线伤口感染致手术失败，提前拆线以利引流。

（三）肛瘘挂线术

1. 概述　肛瘘挂线术是中医治疗肛瘘的传统而有效的术式。明《古今医统》引用元代李仲南所著《永类钤方》记载："用芫根煮线…上用草探一孔，引线系肠外，坠铅锤悬取速效。即用药线引入瘘管，故名挂线"。因挂铅锤活动不便，改为收紧打结，每日紧线勒开瘘管。又因每日紧线太烦琐，现已改用橡皮筋，以其弹力勒开瘘管，可防止急性切开高位肛瘘引起肛门失禁。亦可称为慢性切开引流法。但橡皮筋勒开组织时可产生剧痛，故应选用长效简化骶麻或长效局麻手术，术后应用长效止痛剂（以亚甲蓝为常用）。维持一周内不剧痛，仅有微痛。

2. 适应证

（1）适用于3~5cm内，有内外口低位或高位单纯性肛瘘。

（2）作为复杂性肛瘘切开、切除的辅助治疗。

（3）低位前方单纯瘘，幼儿肛瘘。

3. 禁忌证　低位单纯瘘、癌症并发的肛瘘。

4. 术前准备

（1）查血常规、出血和凝血时间。

（2）肛门周围备皮。

（3）术前排净大小便，必要时灌肠排便。

（4）术前禁食。

5. 麻醉　首选简化骶麻、长效局麻，幼儿用氯胺酮分离麻醉。

6. 体位　截石位或患侧卧位。

7. 手术技巧

（1）右手示指伸入肛内引导，将球头探针自外口插入，沿瘘管缓缓向肛内探入，于齿状线附近找到内口。如内口闭合可在针指间最薄处仅一膜之隔穿出。切忌盲目粗暴造成假道。

（2）将探针头折弯在示指引导下由内口拉出肛外。在探针尾端缚一橡皮筋。

（3）然后将探针自肛内完全拉出，使橡皮筋经外口进入又从内口拔出，贯通整个瘘管。

（4）切开内、外口之间皮肤及皮下组织，提起橡皮筋两端合并一起拉紧。

（5）松紧适宜后钳夹橡皮筋，紧贴肛周皮肤于钳下用丝线结扎橡皮筋。

（6）高位肛瘘应将球头探针弯曲沿瘘管插入最高位时可将探针横起寻找内口后穿出，先切开皮层，再沿切开部拉紧结扎。女性前方低位单纯瘘和幼儿肛瘘则不需切开皮层，而且不要拉得太紧。

（7）修剪创缘，提起橡皮筋，在被橡皮筋勒割组织内注射长效止痛剂。外用塔形纱布压迫，丁字带固定。

8. 术中要点

（1）要正确找到内口，可先注射亚甲蓝染色，用探针探查内口时动作轻柔，切忌盲目、暴力，以免形成假道。

（2）挂线（橡皮筋）不宜太紧，则脱落快，达不到慢性切割作用，不利于创面愈合，且易产生肛门失禁或肛门移位。

（3）对位置较高的肛瘘，可延迟紧线时间，利用挂线的慢性切割、持续引流，炎症范围相对缩小，创腔缩小后再多次紧线。首次紧线一般在术后10天左右，橡皮筋已松动，无切割作用，但不要紧线过多、过紧，以支管已愈合、无创腔情况下橡皮筋脱落为佳，最好在15～18天脱落。

（4）不要忘记在被橡皮筋勒割组织内注射长效止痛剂。

（5）幼儿行氯胺酮麻醉应有专人管理。

9. 术后处理

（1）术后进半流食2～3天，排便照常，保持大便通畅。

（2）应用抗生素5～7天。

（3）每便后熏洗坐浴后，肛内填以凡士林纱布。

（4）术后10天橡皮筋松弛时可紧线一次。

（5）勒开瘘管后创面换红粉纱条或生肌散纱条至愈合。

紧线方法：将已结扎的橡皮筋牵拉出来，接紧贴近肛门侧钳夹，钳下用丝线结扎即可。

（四）肛瘘切开挂线术

1. 概述　切开挂线术是在继承肛瘘挂线术的基础上，吸收现代医学解剖知识发展起来的中西医结合的新术式。是目前最常用的手术方法。

2. 适应证　高位复杂性肛瘘、蹄铁形肛瘘、骨盆直肠间隙肛瘘、直肠后间隙肛瘘。

3. 禁忌证　低位单纯性肛瘘。

4. 术前准备

（1）术前应做泛影葡胺造影，初步判断内口的位置、瘘管走向及其与括约肌的关系。

（2）排净大小便或温水灌肠排便。

（3）肛周备皮。

5. 麻醉　简化骶麻、双阻滞麻醉。

6. 体位　截石位或左侧卧位。

7. 手术技巧

（1）先将高位肛瘘的低位部分，即通过外括约肌皮下部，浅部和内括约肌的瘘管先切开，同时切开支管和空腔，搔刮，清除腐肉。

（2）通过外括约肌深部和耻骨直肠肌与内口相通的瘘管、高位部分采用挂线，即以球头探针从高位瘘管口至内口穿出，在探针一端系上丝线带橡皮筋，然后将探针从瘘管退出，使橡皮筋通过瘘管，两端合拢一起拉紧（根据病变高低决定拉紧程度）钳夹，钳下丝线结扎。

（3）如瘘管高位，内口低位，必须将探针横起向下寻找内口，在针指间距最薄处如有内口即可穿出，如无内口也可在瘘管顶端最薄处至高点人造内口穿出，其下方如有内口也一并勒开。

（4）如系高低位蹄铁形肛瘘，先将两侧外口切除，于肛后正中部肛缘外皮肤做一放射状切口，以探针或血管钳向两侧外口处探通，搔刮坏死组织后，在后切口与外切口之间做1~2个弧形小切口，即在瘘管上开窗、留桥，以凡士林纱条在两侧作对口引流。自后切口以探针和肛内示指引导找到内口，进行挂线，不要太紧。

（5）肛内填入凡士林纱条，切口外敷纱布包扎。

8. 术中要点

（1）切开低位瘘管，搔刮后可见管壁上有黑点，以探针探查多为支管，应同时切开。

（2）有人在低位瘘管切开后，高位瘘管挂线前，切开内口以下的肛管皮肤，内括约肌、外括约肌皮下部，搔刮清除感染的肛腺，修整创面。

（3）对创口两侧的黏膜或合并内痔者分别结扎。否则术后两侧黏膜或内痔沿扩大内口的创道，向外突出，甚至脱出，还需要二次结扎。

9. 术后处理　同肛瘘切开术。由于挂线术不切除管壁，结扎血管壁不利于组织修复，单用凡士林纱条，愈合较慢，要用中医"化腐生肌"药外敷，如化腐散，5%红粉玉红膏或红粉纱条等术后用1周，具有抑制细菌的作用，可加速创口愈合。当肉芽正常时改用玉红膏纱条。

切开挂线术实际上是一种慢性"切开"和牢固、持久的对口引流术，不怕感染，也不会使炎症扩散。切开挂线术也可以说是保留括约肌功能的术式。操作简便、易于掌握、安全有效，对肛门功能无大影响。挂线剧痛，应用亚甲蓝长效止痛剂已基本解决。但支管过多，创面过大愈合时间较长。

第三节　肛门直肠狭窄

肛门直肠狭窄是指肛门、肛管和直肠由于先天缺陷或后天炎症、手术损伤等因素，内径缩小、腔道变窄、粪便通过受阻排出困难的疾病。且多伴有肛门疼痛、便形细窄。

肛门直肠狭窄分为先天性与后天性两大类。先天性肛门直肠狭窄属于先天性肛门直肠畸形的一种，后天性肛门直肠狭窄多由于炎症、手术不当、肿瘤压迫所致，肛门直肠狭窄是多种肛肠疾病或肛肠损伤的结果和临床表现，不是一个独立存在的疾病。

一、肛门狭窄

（一）病因

1. 先天性畸形　在胚胎中，直肠与肛管之间的肛门直肠膜发育失常，出生后此膜未消失或裂开不全，形成肛门闭锁或肛门狭窄（又称小肛门），出生后肛门闭锁处理不当，可以导致肛门狭窄。

2. 炎症　如肛门直肠周围脓肿、肛瘘、溃疡、梅毒、淋病、性病淋巴肉芽肿等局部炎症侵犯肛管和肛门，致使纤维组织增生，瘢痕挛缩形成狭窄。

3. 损伤和手术不当　如肛门部外伤、烫伤、激光；手术时切除肛管皮肤太多；结扎痔核在3处以上未保留足够的皮桥；外用腐蚀性药物，注射硬化、坏死剂导致局部瘢痕组织过度增生，均可引起狭窄，近年有人将用于治疗胃底食管静脉曲张的药物聚桂醇注射液用于肛门直肠局部疾病的治疗，该药局部注射后可快速导致血管闭塞，进而导致局部组织缺氧坏死，正常组织坏死后，大量瘢痕组织再生修复，瘢痕挛缩，常导致严重的肛管狭窄。

4. 肿瘤　肛管局部肿瘤、性病性淋巴肉芽肿、平滑肌瘤、畸胎瘤等，也可引起肛门狭窄。

肛门与肛管周围皮肤及皮下组织由于慢性炎症，发生组织细胞、淋巴细胞和单核细胞的炎症浸润及纤维结缔组织增生，形成瘢痕，造成肛管缩窄变形。这种病理改变常侵犯肛门内、外括约肌，肛门括约肌中纤维结缔组织增加，肛门括约肌顺应性下降，导致肛门狭窄。肛管周围良性肿瘤压迫或与括约肌粘连，炎症浸润，影响括约肌弹性和舒张，或病变压迫肛管使腔道变窄，均可造成粪便通过困难。

（二）临床表现

肛门狭窄所具有的特殊症状是大便困难，便条变细或呈扁条形，患者自觉肛门变小。由于排便时通过狭窄处造成损伤，便时、便后均有疼痛和肛门挛缩感觉，排便困难造成排便的恐惧症，进而导致习惯性便秘，并可继发肛裂；长期排便困难者还伴有腹胀、腹痛、恶心、食欲缺乏、消瘦等全身症状，严重的瘢痕性肛门狭窄，肛门括约肌顺应性变差，舒张收缩功能均受影响，排便困难同时由肛门闭合不全，导致肠液外溢，刺激肛周皮肤出现湿疹、瘙痒等。

（三）诊断与鉴别诊断

根据患者临床症状，追溯病史，如肛门部发生过感染，做过手术以及注射疗法或外用腐蚀性药物等，结合肛门局部检查，肛门或肛管狭小，示指通过困难，有的可摸到坚硬环状狭窄或管状狭窄，肛门处有时可见浅的裂口。可做钡剂灌肠拍片，排除肛管以上的直肠结肠有无病变，如肛管狭窄不十分严重，作结肠镜检查进一步明确有无其他结直肠占位病变。

（1）肛管狭窄与肛裂鉴别，肛裂有典型的溃疡，无手术史，伴有括约肌痉挛。

（2）肛管狭窄与肛门梳硬结症鉴别，肛门梳硬结症多为某一点硬结，不伴有狭窄现象。

（四）手术治疗

手术方式较多，可以随症选择。适于瘢痕性狭窄、肛门皮损过多者。

1. 扩肛术　侧卧位或截石位，局部消毒，局麻下，在肛门后正中线上，切开肛管皮肤和一部分括约肌，使肛门扩大，能顺利通过手指。外用赛霉安散、生肌膏纱条，纱布覆盖。术后每日坐浴、换药，定期扩肛。

2. 扩肛缝合术　适应于瘢痕性肛门狭窄。同前麻醉，如肛门大小，防止术后复发，不仅切开狭窄，而且要扩大肛门。采用纵切横缝，使肛门扩大。有炎症时不宜使用此法，此法优点是不留瘢痕，伤口愈合快。

3. 纵切横缝术　适应于肛门半周瘢痕狭窄。患者截石位或侧卧位，局部消毒，麻醉下，于肛门瘢痕侧作一纵行菱形瘢痕切除，然后作横行缝合。使肛门与肛管直径扩大，在肛门缘外（瘢痕侧）2~3cm处作半环形减压切口，胶管缠纱条，肛门内填塞扩张肛管，包扎固定，术后每日坐浴，换药，5~7天拆线。术中要注意肛管顶端狭窄，松解瘢痕时，切口以切瘢痕为度，不宜过深，以免伤及括约肌和出血。

4. 肛管成形术

（1）适应证：肛管管状狭窄，大面积瘢痕。术前3天进少渣饮食，预防性应用抗菌药物，手术当天清洁灌肠、备皮。

（2）手术方法：截石位，常规消毒，在骶管麻醉下，于肛门前后的切口范围内，各选择一处，切开瘢痕，直达正常的直肠黏膜和肛门皮肤，并根据肛门狭窄的范围程度，在肛门两侧彻底，切除瘢痕组织，扩肛后使肛门容纳双指为度。此过程不可损伤肛门内、外括约肌，将直肠黏膜用组织钳提起，潜行向上游离2cm，止血后在肛门左右两侧，各作3个联合的V形皮肤切口，切口直至皮下组织尖端向外，皮瓣最大宽度为3~5cm，潜行游离皮瓣四周。约0.5~1cm。皮瓣中心处应与皮下组织相连，以防供血障碍。将皮瓣内缘（即靠肛缘侧）和拖出的直肠黏膜，用1号丝线环状间断缝合，再将皮肤切口用1号丝线作V、Y形间断缝合，此时肛门皮肤即向肛管内滑动，推移2~3cm左右，形成新的肛管皮肤。肛管内放置油纱条，橡胶管，以压迫止血、固定皮瓣和肛门排气，肛门用敷料覆盖，胶布固定。

患者术后控制大便3~4天，给流质无渣饮食，便后肛门皮肤缝线处消毒，保持清洁，肛门注入九华膏，6~7天拆线。缝线处如水肿可用高渗盐水纱布湿敷，术后10天根据情况开始扩肛，每周1~3次左右。本法是肛管和直肠下端切开，切除瘢痕使肛门舒张，再对肛周皮肤V形切开，又以Y形缝合法，使皮瓣内移，并与游离的直肠黏膜缝合，重建肛管。但如有括约肌损伤者，可配合采用肛门紧缩术，注意伤口感染。

5. 肛门Y-V成形术

（1）适应证：用于瘢痕半环状或环状肛管狭窄。

（2）手术方法：患者取截石位或侧卧征，常规消毒，骶管麻醉下，在肛管前后正中线各作一口切入肛管。切口外端在肛门外再作两个切口，使切口呈Y形，切开皮肤及皮下组织，游离皮瓣，将皮瓣尖部牵拉向肛管，缝合于肛管切口的上端，然后缝合其余切口,使 Y 形切口变成 V 形。这样肛门即可扩大舒张。

二、直肠狭窄

直肠狭窄多发生在齿状线上 3～5cm 或在直肠壶腹部位。

（一）病因

1. 直肠瘢痕　较多见,如直肠肿瘤切除,损伤直肠黏膜过多,浓酸、浓碱等腐蚀药物误入直肠,一些肛门治疗仪器使用不当灼伤而引起坏死;直肠内或直肠外注射大剂量腐蚀药物（如坏死剂或硬化剂）,引起直肠壁广泛硬化或感染坏死,后期愈合过程中瘢痕大量形成,瘢痕挛缩均致管状狭窄。痔环切手术,直肠黏膜脱垂做黏膜环状切除术,易形成环状瘢痕致狭窄。

2. 肿物压迫　直肠肿瘤或邻近器官的肿物压迫,如前列腺肿瘤、直肠平滑肌瘤、卵巢肿瘤、子宫肿瘤、骶前囊肿或骶尾部畸胎瘤等均可致肠腔变狭窄。

3. 炎症狭窄　直肠炎、慢性痢疾、直肠结核、性病淋巴肉芽肿、直肠溃疡、放射性直肠炎、外伤、感染,由于慢性炎症刺激,各层纤维组织增生变厚,肠腔缩窄。

（二）临床表现

因狭窄程度而不同,多为慢性,进行性排便困难。初起时感觉肛门直肠部坠胀不适,或疼痛,便后感觉粪便排不净。长期大便秘结,并渐加重,便条变细,如服用泻剂,可引起阵发性、更加显著的肠蠕动亢进。直肠狭窄多并发直肠炎而出现里急后重,便次增多,黏液、脓血便等症状。稀便长期外溢,刺激肛门部皮肤湿润发痒。同时出现左下腹部坠胀疼痛,肠内胀气,食欲缺乏,体重减轻,消瘦等全身症状。

（三）诊断与鉴别诊断

1. 诊断　根据患者有进行性排便困难的病史和临床检查,本病即可明确诊断。

（1）局部检查:指诊,肛门括约肌松弛,向上可触到狭窄,狭窄处有异常紧缩感。直肠壁变硬、无弹力。可初步明确狭窄的范围、程度,直肠内有无肿物等。

（2）结肠镜检查:结肠镜直视下进镜,遇有阻力,则不能强行插入,以免造成直肠穿孔或破裂,一般在结肠镜下,只能看到狭窄下端,黏膜肥厚、粗糙,如已形成瘢痕,则呈黄白色。

（3）X 线检查:钡剂灌肠,环状狭窄显示哑铃状;管状狭窄显示漏斗状;部分狭窄显示残缺不规则的影像。

2. 鉴别诊断　本病需与直肠肿瘤及性病淋巴肉芽肿相鉴别。

（1）直肠肿瘤:直肠癌早期多无明显症状,偶有粪便带血、腹泻。形成直肠狭窄往往已到晚期,直肠指诊可触及质硬、固定、凹凸不平或如菜花样肿块,内镜可见直肠狭窄,而直肠黏膜是完整的,确诊需病理检查。直肠内良性肿瘤如腺瘤、类癌、淋巴瘤、平滑肌瘤、脂肪瘤等,一般体积较小,不致梗阻,多无特殊症状,当指诊和内镜发现后,需病理检查或术后切除标本确立诊断。

（2）性病性淋巴肉芽肿:系病毒性感染,病变主要在生殖器和腹股沟淋巴结。有性病接触史,常伴有肛门刺激症状,排出脓血、黏液,并继发肛瘘,狭窄一般在齿线上方,质硬但表面光滑,呈苍白色,肛门口呈开放状。补体结合试验及衣原体检查阳性。

(四) 分类

依据其病理性质、狭窄程度和形态，临床上可分为良性和恶性、功能性和器质性狭窄。现介绍两种分类方法。

1. 以狭窄程度分类 轻度可以排出软便，但需用力努争或轻压肛周帮助排便，指诊肛管直肠时，示指通过下段困难。

中度排便困难，有时稀便和排气不能控制。指诊狭窄部位时有阻力和固定感，示指不能通过，并有明显触痛。

重度排便和排气均有困难，合并肛门失禁，污染衣裤，肛周潮湿，常需带垫并靠灌肠排便，有时出现肠梗阻症状和X线征象，需做急症粪转流手术。指诊时小指通过困难，并有触痛。

2. 以狭窄形态分类 线状狭窄为肠腔部分狭窄，见于痔、肛周脓肿和肛瘘手术后；环状狭窄，狭窄肠管的纵向长度＜1cm，多见于内痔切除和肠吻合术后的肠腔狭窄；管状狭窄肠管的纵向长度＞1cm，多见于炎性肠病。

(五) 手术治疗

适用于经非手术疗法久治无效，或有肠梗阻表现，或直肠高位的环状狭窄及管状狭窄者。

1. 挂线疗法

（1）适应证：低位环状狭窄，接近齿状线处。

（2）手术操作：患者取截石位，局部消毒、麻醉下。在狭窄部位用两把组织钳夹住黏膜，将圆针丝线从狭窄上缘穿入，穿过基底从下缘穿出。丝线一端系一橡胶条，从下缘引出，再用丝线将橡胶条一次扎紧。术后每日坐浴，局部外用油纱条。待橡胶条脱落后，定期扩张直肠。

2. 切开缝合术

（1）适应证：直肠下1/3环状狭窄和直肠下端镰状狭窄。

（2）手术方法：截石位，局部消毒后，局麻下，在分叶式肛门镜直视下，于狭窄后部作一纵切口，以不切透直肠壁为度。如瘢痕较厚，可以作人字形切口。切除一部分瘢痕组织，使肠腔扩大。剥离切口上部黏膜下组织，游离一部分直肠黏膜。再将圆针丝线穿过黏膜，通过切口基底部从切口下端穿出结扎。

3. 直肠狭窄松解术

（1）适应证：适用于腹膜返折部下方狭窄。

（2）手术方法：右侧卧位。由尾骨至肛门2～5cm处作一切口。切除尾骨或一部分骶骨。切开直肠后部组织，露出直肠。剥离直肠两侧组织，使直肠后部及两侧充分暴露。再将一金属扩张器由肛门伸入直肠，通过狭窄部位。然后在直肠后壁作一纵切口，切开狭窄，切口宜经过狭窄上下健康肠壁；再将金属扩张器取出，将橡胶管围以凡士林纱布，由肛门伸入狭窄上方，然后将切口两边向两侧牵开，使纵切口变成横切口；将此切口用线缝合，先缝合肌层。再缝合筋膜。然后缝合皮肤切口，上部放一引流条，24小时后，拿去引流条，直肠内胶管5日取出。

第四节 直肠肛管损伤

一、肛管皮肤缺损

肛管皮肤缺损不是一种单独的疾病，是肛门直肠手术的后遗症。多见于痔环切手术后、外涂腐蚀性药物及烧伤术后。临床上出现肛管皮肤缺损，直肠黏膜脱出或外翻及分泌物刺激、肛门潮湿等症状，给患者工作和生活造成很大痛苦。

（一）病因

（1）痔环切手术不当，如切口太低，切除肛管皮肤过多，黏膜与皮肤缝合后，黏膜下移，翻出肛外。

（2）肛瘘或脓肿手术，肛管部皮肤及周围组织切除过多，造成肛管皮肤缺损。

（3）由于外涂腐蚀性药物、激光损伤肛管皮肤较多，再加感染致肛周皮肤缺损。

（二）临床表现

（1）肛门感觉异常，便时闭合不紧，造成感觉性大便失禁。

（2）由于肛管皮肤缺损，直肠黏液经常外溢，尤其直肠黏膜外翻者，因受刺激分泌物增多，刺激肛门部皮肤使其潮湿，发痒，不适。因长期受摩擦发生炎症、出血和糜烂。

（3）由于肛门部创面久不愈合，反复感染，可引起肛门疼痛或坠痛。

（三）诊断

根据病史，结合局部检查，肛管皮肤缺损甚至黏膜外翻，外翻的黏膜不能还纳肛门，齿线不完整，或肛管皮肤和齿状线消失即可诊断。

（四）药物治疗

1. 内服药物　便血服用地榆槐角丸；黏膜糜烂、溃疡服用萆薢渗湿汤，有感染者给予补液抗感染治疗；感觉性肛门失禁服用补中益气丸。便秘服用麻仁丸或液体石蜡、杜密克等。

2. 外用药物　熏洗肛门局部，分泌物较多、肉芽水肿者，给予赛霉安粉外敷。本方法能迅速解除患者病痛并能增进创口愈合。

（五）手术治疗

1. 皮瓣移植术

（1）适应证：适用于肛管皮肤缺损较重者。

（2）术前准备：手术前两天进半流质食物，手术前6小时清洁灌肠。

（3）手术操作：患者取截石位，局部消毒，局麻下，在肛管缺损侧，距缺损外缘1.5cm作一半环形切口，深达皮下。将切口内侧皮肤作潜行剥离至齿状线。将这一皮瓣用组织钳夹住推向肛门，移到肛管内。用大角针从切口一端穿至皮下，穿过基底，从切口另一端穿出结扎。使半环形切口成一放射形切口，适当向外延长切口，然后修剪放射形切口皮缘，再间断缝合。将推进肛门内的皮瓣牵拉出肛门外，作A字形皮瓣切除，在肛管处用小圆针将皮瓣与肛管皮下组织缝合固定。如肛门两侧同时作皮瓣移植，要注意肛门必须顺利通过一指为限。肛门外盖灭菌敷料。术后两天全流质饮食，控制5天不排便，术后7～8天间断拆线。

2. 皮瓣移植术加注射疗法

（1）适应证：肛管皮肤缺损，黏膜外翻松弛者。临床用此法治疗，效果较单纯手术满意。

（2）手术操作方法：同前。手术完毕，根据肛门收缩和黏膜松弛外翻情况，而酌情采用注射疗法。在直肠松弛的黏膜下点状注射 2：1 倍注射液，对合并内痔者可一次处理（方法及药量同痔疮治疗）。此法可以使外翻松弛黏膜收缩，减轻外界刺激，从而解决黏膜糜烂、溃疡、出血及分泌黏液情况。明显改善临床症状。

二、直肠肛管损伤

直肠、肛管的损伤发生率并不高，但直肠损伤的处理比较复杂，其原因是直肠内细菌多，易感染；直肠周围间隙多，感染易扩散形成间隙脓肿；直肠损伤合并其他脏器损伤，如骨盆骨折、盆腔大出血、尿道损伤或肛门括约肌损伤，处理困难；直肠损伤发病率低，早期诊断困难，易误诊、漏诊。直肠肛管损伤平时较为少见。

（一）病因

（1）跌坐于尖锐物或刀刺入会阴、肛门和下腹所引起，常伴尿道、阴道和膀胱损伤，甚至损伤结肠和小肠。

（2）从高空跳下或坠下时，臀部跨骑或跌坐于尖锐物体上，如直立于地上的木桩、铁棍、工具柄或其他的棒形物、尖锐物经会阴部穿入肛门直肠内致伤。

（3）弹头、弹片及各种飞行物引起的火器伤，多见于战时，经直肠周围组织穿入肠腔，常合并有其他损伤。

（4）盆腔内手术如膀胱全切除术，会阴部手术如后尿道修补术，阴道内和骶尾部手术操作不当均可引起误伤直肠或肛管。

（5）乙状结肠镜检查、肛门温度计、灌肠器或息肉电切时引起，或钡剂灌肠时因患者肠壁套叠受压过久，再加上压力过大，可致穿孔。

（6）骨盆骨折移位，使肛提肌收缩撕裂直肠或骨折端直接刺伤直肠肛管。

（7）肛管及肛周烧伤后造成肛管及肛门口部狭窄，而产生排便障碍。

（8）其他：如吞下的尖锐异物，如义齿、鱼骨片、别针、铁钉等，或由温度计、腹部针刺治疗或由肛门插入的异物，如啤酒瓶、手电筒、木棒等，可直接损伤肛管；由肛门灌入腐蚀性物质也可损伤肛管直肠。

（二）分类

常见的分类方法有如下几种。

1. 按伤口的有无　分为开放伤与闭合伤，直肠肛管开放伤在战时较为多见，且常为多脏器伤合并会阴部、臀部等软组织损伤。直肠肛管闭合伤在战时极为少见，在平时相对多见。

2. 按致伤物不同　分为火器与非火器伤，火器伤多为子弹伤和弹片伤，非火器伤包括刺伤、撞击伤等。

3. 按伤道分类　可分为贯通伤和盲管伤、单独伤和合并伤。战时贯通伤略多于盲管伤。在贯通伤中，由于子弹伤造成者略多于弹片伤，而盲管伤主要由弹片引起。直肠肛管伤多为合并伤，单独伤较少见。

4. 按部位分类　分为腹膜内与腹膜外直肠伤，直肠腹膜内损伤发生在腹部遮盖部分，损伤后并发感染者，出现明显的腹膜炎症状。直肠腹膜外损伤发生于无腹膜遮盖部分，并发炎症时可以迅速出现盆腔疏松结缔组织或肌肉的感染。

（三）症状

腹膜内直肠损伤有急性腹膜炎的临床表现，其轻重与穿孔的时间及穿孔的大小及粪便污染腹腔程度有关，可出现明显的压痛、反跳痛和腹肌紧张；腹膜外直肠损伤无腹膜炎表现，腹痛不重，但周围感染较严重，一般开始时不明显，以后才逐渐加重。损伤严重者常有大出血和休克。骨盆骨折引起者多合并有大血管损伤，如骶前静脉丛损伤，可出现大出血的表现，血压＜90/60mmHg时，提示有休克发生。泌尿系统损伤表现为尿道断裂时，下腹及会阴部肿胀、膀胱尿潴留、排尿困难、血尿、有尿自肛门流出等。伴生殖系统损伤表现为：子宫直肠瘘、阴道直肠瘘时可有粪便自阴道流出。伴骨盆骨折表现为骨盆挤压痛，可有耻骨联合分离征，X线片常能确诊。如直肠损伤未及时发现和处理，后期可出现严重的感染表现：高热、寒战、下腹部胀痛、里急后重，下腹部、会阴部皮肤红肿，皮温升高，腹部压痛明显，严重者可出现感染性休克。后期还可出现肛门直肠狭窄表现，如排便困难、排便时疼痛，以及阴道直肠瘘、尿道直肠瘘等。

（四）诊断

（1）根据伤道的方向和行径，常可判断有无直肠损伤。凡伤口在腹部下、会阴部、大腿内侧或臀部等处的外伤，均可能伤及直肠肛管。腹膜内直肠损伤因伴有腹膜炎，腹部疼痛较腹膜外直肠损伤严重。横跨骨盆的闭合伤，尽管无伤道，但根据骨盆骨折的情况也应考虑有直肠损伤的可能性。由于该段直肠不活动，前面为作用力量，后面有骶骨，容易损伤直肠。

（2）腹部检查：有明显的压痛、反跳痛、腹肌紧张肝浊音缩小或消失，以及肠鸣音降低等腹膜炎体征者，为腹膜内直肠损伤的表现。

（3）肛门流血：多为直肠或肛管损伤常引起肛门流出血性液体，此乃诊断直肠或肛管损伤的一个重要标志。应行直肠指诊，指套上常染有血迹。肛管或直肠下段损伤时，直肠指诊可以发现损伤部位，伤口大小及数量。当损伤部位置较高时，指诊不能达到而指套染血是一明确的指征，直肠指诊尚可判明肛门括约肌的损伤情况，为治疗提供参考。对怀疑有直肠损伤的已婚妇女进行阴道指诊，也有助于诊断，可触及直肠前壁破裂口，并明确是否合并阴道破裂。

（4）某些严重的直肠损伤，在会阴部或肛管内可能有大网膜或小肠脱出。

（5）肛门直肠镜检可以清楚地看到损伤的部位、范围以及严重性。但直肠镜检查不列为常规检查，因有造成进一步损伤的可能性。只有在诊断确有疑问，而病情又允许时，方可施行此项检查。

（6）X线检查：腹膜内直肠损伤有时存在腹内游离气体，特别是膈下，但无游离气体者并不能排除直肠损伤的存在。骨盆X线摄片、骨盆骨折的错位情况，有助于判断直肠损伤的诊断。有报道直肠战伤约有21%伴有异物的存留，根据伤道及异物所在部位，有助于直肠损伤的诊断。

（7）腹膜返折以上的直肠损伤结合外伤史、典型症状与体征，诊断多无困难。腹膜返折以下损伤，又有合并伤者，症状多不典型，容易忽略而漏诊或误诊。肛管损伤较直肠损伤诊断容易。

（五）治疗

1. 一般治疗

（1）救治休克：创伤严重或出血在600ml以上，往往有休克发生，患者出现面色苍白、烦躁、脉率快、血压低，应立即做血常规检查，以测定血红细胞、血红蛋白、血细胞比容的数值，来估计失血量。并做静脉（颈内静脉、锁骨上静脉或股静脉）穿刺，或静脉切开，建立快速补液通道，快速输血，补充血容量，为手术及止血创造条件。

对合并有大量血管损伤和需作剖腹探查的脏器伤伤员，在积极抗休克的同时，应掌握时机进行手术探查和止血。

（2）抗生素的应用：直肠损伤容易造成严重感染，因粪便中含有大量细菌，诊断已确立或可疑，应立即应用抗生素，且应静脉滴入，用量要比平时大，且要联合用药，以金三联为佳。如患者就诊较晚，应根据已用过的抗生素，做适当调整。

（3）水电解质紊乱及酸碱失衡的纠正：患者多有脱水、酸中毒，就诊较晚或伤情复杂者尤为严重。应立即做各种生化检查及血气分析，参照检验结果，尽快补充及纠正。

（4）开放伤口的处理：肛门部伤口如有组织挫伤及广泛撕裂伤，组织污染严重，应彻底清创、冲洗，凡坏死及被污染之组织，均应剪除，有出血者立刻止血。如有括约肌损伤应根据污染程度，给予缝合修复或暂不修复。伤口以采用尼龙线全层缝合为好，放置引流。

（5）留置持续导尿管：可借此观察全身血容量补充是否充足，同时也可减少尿液对会阴伤口的污染，合并尿道、膀胱损伤者，则为必须采取的处置。

2. 手术治疗

（1）腹膜内的直肠损伤：有肠道准备的内镜检查、肠内息肉电切时损伤和术中误伤直肠等可立即缝合伤口并盆腔引流，而战伤、直肠广泛伤及位置低、时间长和感染严重的直肠损伤，都应在损伤的近侧（乙状结肠）作去功能性结肠造瘘，远侧肠道大量盐水冲洗并彻底清除粪便后关闭远端。直肠破裂处在剪去坏死组织后缝合，并置盆腔引流。待患者伤口愈合后，再择期手术，端–端吻合关闭肠瘘。

（2）腹膜外的直肠损伤：仍然应作近侧乙状结肠去功能造瘘，远侧冲洗后关闭残端。若破孔在腹膜返折线附近，可游离直肠周围，显露直肠破口进行缝合或定位缝合，然后将盆腔腹膜缝于破口近侧直肠，使裂口位于腹膜外，并在腹膜外裂口附近放置负压引流。破孔小而位置低，污染不重者可不修补。

低位直肠损伤经腹腔不易修补者，在经上述腹腔处理后关闭腹腔；然后改为侧卧位，骶尾部消毒铺巾后，在尾骨上作纵切口，游离切除尾骨，切开直肠周围的筋膜，止血后进入骶骨前凹和直肠周围间隙，清除血肿中的血块、异物和骨折片，反复清洗后将直肠裂口缝合或定位缝合，骶骨前放置香烟卷式引流，由切口引出并缝合部分伤口。待裂口及伤口均愈合以后再二期关闭结肠造瘘。

（3）肛门和肛管的损伤：若仅有较表浅的肛门和肛管损伤，可不作造瘘，但应彻底清创，尽可能地保存健康组织，对内外括约肌更应妥善保存和修补；黏膜和周围组织应予缝合，而皮肤可不缝合或部分缝合，以利引流。若损伤严重伤口过大，甚至有少量组织缺损时，则应做乙状结肠去功能造瘘，远侧彻底冲洗后关闭残端，随后关闭腹腔。然后转到会阴，修复直肠肛管的黏膜、括约肌、皮下和皮肤并作引流。若组织缺损较多，应尽可能将周围组织转移到缺损区以补充缺损组织，尽可能地达到保持直肠肛管的完整，残余括约肌应尽可能修复或作定位缝合，以利将来功能的恢复。

只有广泛性的组织缺损和坏死的毁损性损伤，才可考虑作会阴切除和永久性的腹壁人工肛门。

3. 术后处理

（1）继续应用抗生素：继续使用抗生素至全身毒血症症状被控制，局部感染局限，应根据细菌培养及药敏试验选用抗生素。

（2）营养支持疗法。

1）经口进食：大多数直肠损伤患者，经口进食没有困难。给予高蛋白、高热量、高维生素饮食，保证每天的营养供应。这是既简单又经济的方法。

2）经肠营养（TEN）：可经小肠造瘘或经口给予，根据患者不同情况，选用不同的要素合剂，如复方要素合剂、加营素、活力康、复方营养要素等。其中含有多种氨基酸、糖、脂肪、维生素、微量元素，比例搭配合理，各种成分均为元素状态，容易吸收、利用，含渣滓量少，用后排便很少，特别适合于肠道疾病患者，使用简便，并发症少，容易监测。

3）输血及血浆制品：有贫血、低蛋白血症者需输血、血浆、冻干血浆及白蛋白等。

（3）肠造瘘的处理：一般在术后48小时开放造瘘，应保持瘘口通畅，安置好造瘘袋，防止粪便外溢污染伤口，可每日用生理盐水冲洗。

（4）引流处理：放入腹内的引流以采用硅胶管为宜，如引流通畅、患者无发热，可于术后3~5天拔掉；如有感染可每日用0.1%甲硝唑溶液冲洗，直至感染控制再拔掉引流。会阴部的引流，术后可安置负压袋，3~5天后即可拔除。

（5）合并伤的处理：直肠肛管合并伤常较多而复杂，需仔细处理。如有尿道、膀胱或阴道的损伤，应与有关科室的医生协作，根据伤情的变化，各科协商统一治疗措施。

第五节 直肠脱垂

一、概述

直肠脱垂是指肛管、直肠黏膜、直肠全层，甚至乙状结肠部分向下移位而脱出肛门外的一种疾病。本病各年龄均可发病，多见于小儿、老人、经产妇及体弱的青壮年。在儿童，直肠脱垂是一种自限性疾病，大多可随年龄增长而逐渐自行恢复正常，成人发病者则多随发病时间的增加而逐渐加重。长期反复脱垂，可引起神经损伤并导致肛门失禁，还可能出现出血、水肿、绞窄坏死、皮肤湿疹等并发症，因此需积极治疗。

二、病因

（一）发病机制

关于直肠脱垂发病机制的学说目前主要有两种，即滑动性疝学说和肠套叠学说如下。

1. 滑动性疝学说　1912年由Moschcowitz提出，该学说认为直肠脱垂的发生发展实际是疝的发生过程。起初是直肠膀胱凹陷或直肠子宫凹陷在直肠前壁向下通过盆底而形成疝，当腹压增大时，直肠前壁随这个凹陷的加深向下滑动，通过直肠壶腹，逐渐脱出到肛门外。

2. 肠套叠学说　1968年由Broden和Senllman提出，认为直肠脱垂是由直肠、乙状结肠相连接处出现肠套叠而引起，正常时该连接处固定于骶骨岬附近，固定点受伤后，套叠可反复发生，直肠部分被推压逐渐向下移位，乙状结肠部分亦被牵拉下移，最终脱出肛门形成本病。近年来较多的学者同意此学说。如Theuerkanf用特殊的X线活动摄影术，发现直肠脱垂首先发生在乙状结肠和直肠的交界固定点处，进一步证实了肠套叠学说的正确性。

（二）病因

基于包括以上两种发病机制在内的众多学说，可将直肠脱垂的病因概括为以下几点。

1. 小儿时期身体发育不成熟　小儿直肠前侧和两侧凹陷较低、脊椎骶曲未形成而不能有效承托直肠、盆腔内的肌肉等支持组织发育不全而对直肠的牵拉力量不足等因素，导致腹压持续增高时，较成人更易形成脱出。这也是小儿直肠脱垂的主要的原因。

2. 体质虚弱　妇女多次分娩、久病体弱、年老体衰、营养缺乏等可导致盆腔内肌肉组织松弛无力和直肠周围脂肪等支持组织缺乏，从而失去对直肠的支持固定作用，不能维持直肠的正常位置，易导致直肠脱垂。

3. 腹压增加　久蹲和长期腹泻、便秘、慢性咳嗽、哮喘等疾病可持续性增加腹压，推压直肠下移而发生直肠脱垂。

4. 牵拉作用　较大的痔核、肛乳头瘤、息肉等反复脱出肛门外，将直肠黏膜层长期向下牵拉，可引起黏膜松弛性脱垂。

5. 损伤因素　手术、外伤等导致的肛门周围神经或肛管直肠环损伤，可引起肛门括约肌松弛，使其托举的力量减小，而易出现脱垂。

三、病理

（一）直肠黏膜脱垂

直肠黏膜层与肌层之间的组织发生分离、断裂，对黏膜的固摄作用消失，黏膜松弛、下移，甚至脱出肛门，如经常暴露在体外，受摩擦、挤压等刺激会出现循环障碍及炎症，并导致水肿、糜烂、黏膜增厚等病理改变。

（二）直肠全层脱垂

直肠周围的支持组织和肌肉松弛，固定提升功能减弱，使直肠与其分离下移，而出现全层脱垂，重者牵拉部分乙状结肠脱出肛门。除出现与黏膜脱出相同的病理改变外，脱出时间较长未能回纳者，还可发生肠壁坏死。

长期反复的直肠脱垂，可使肛门长期受到扩张而松弛无力，发生肛门松弛，而肛门松弛又进一步加重脱垂，形成"脱垂－肛门松弛－加重脱垂"的恶性循环。

四、分类

本病分类方法颇多，迄今尚未统一。常用的分类方法有以下几种。

1. 根据脱垂程度　分为不完全性和完全性两种。

（1）不完全性直肠脱垂：脱出部仅为直肠下端黏膜，故又称黏膜脱垂。脱出长度为2～3cm，一般不超过7cm，黏膜皱襞呈放射状，脱出部为两层黏膜组成。脱垂的黏膜和肛门之间无沟状隙。多见于儿童。

（2）完全性直肠脱垂：为直肠的全层脱出，严重者直肠、肛管均可翻出肛门外。脱出长度常超过10cm，甚至20cm，呈塔形，黏膜皱襞呈环状排列，脱垂部为两层折叠的肠壁组成，触之较厚，两层肠壁间有腹膜间隙。

2. 单纯性和非单纯性分类法　脱垂不伴有会阴正中疝者称单纯性直肠脱垂；如脱垂伴有会阴正中疝则称非单纯性直肠脱垂。

3. 内脱垂和外脱垂分类法　是目前广泛使用的分类方法。

（1）内脱垂：狭义的内脱垂是指直肠腔内肌层与黏膜分离，导致黏膜松弛、堆积肠腔但未脱出肛外者，多由便秘久蹲引起，一般在肛门镜检查时发现。广义的内脱垂还包括直肠内套叠，即脱垂较轻，肠管下移距离较短，未能脱出肛外或脱垂位置较高，肠管下套叠后仍位于直肠腔内而未脱出者，这两种情况是直肠脱垂的初始阶段，但因无脱出之症状，患者在此阶段一般不会就诊，故较少见。

（2）外脱垂：临床上所指的直肠脱垂多为外脱垂，即在腹压增加时可脱出肛外者。针对外脱垂的分类方法包括以下衡水会议分类标准和三级分类法。

1）衡水会议分类标准：该分类法目前在国内广泛应用于临床，是由1975年衡水全国学术会议制定，将直肠脱垂分为三度如下。

Ⅰ度直肠脱垂：排便时或增加腹压时，直肠黏膜下移脱出肛门外。便后自行回纳，脱出长度在4cm以下，肛门括约肌功能尚好。

Ⅱ度直肠脱垂：排便或增加腹压时，直肠全层脱出肛外。需用手助其回纳。脱出长度可达4～8cm，肛门括约肌松弛，有时可见直肠黏膜出血、糜烂，需手托复位。

Ⅲ度直肠脱垂：排便或增加腹压时，肛管、直肠及部分乙状结肠脱出肛外。不能自行复位且手助其回纳也较困难，脱出长度达8cm以上，肛门括约肌松弛无力，不脱出时肛门松弛，闭合不紧，可见直肠黏膜糜烂、出血。

2）三级分类法：该分类法是根据脱垂的轻重及脱垂返折沟的存在与否而分类的。所谓脱垂返折沟是指脱出肠管与肛管直肠间的环状沟。

一级直肠脱垂：直肠黏膜与肌层分离并脱出肛外。此级病变较轻，仅为黏膜脱垂，并未累及肠壁全层。

二级直肠脱垂：脱垂部分为肠壁全层，脱垂返折沟存在或大部分存在。

三级直肠脱垂：脱垂为肠壁全层，返折沟消失或大部分消失。这说明肛管也全部脱出或大部分脱出，另外或有部分乙状结肠也有外脱。

4. 2002年厦门会议分类标准

（1）一型：不完全性直肠脱垂，即直肠黏膜脱垂。表现为直肠黏膜层脱出肛外，脱出物呈半球形，其表面可见以直肠腔为中心的环状黏膜沟。

（2）二型：完全性直肠脱垂，即直肠全层脱垂。脱垂的直肠呈圆锥形，脱出部表面，可见以直肠腔为中心呈同心圆排列的黏膜环形沟。根据脱垂程度分为三度如下。

Ⅰ度：即隐性直肠脱垂，腹压增加时，直肠在壶腹部发生套叠，尚未脱出肛外。

Ⅱ度：为直肠全层脱垂于肛门外，肛管位置正常，肛门括约肌功能正常，不伴有肛门失禁。

Ⅲ度：为直肠和部分乙状结肠及肛管脱出于肛门外，肛门括约肌功能受损，伴有肛门不完全性或完全性失禁。

五、临床表现

（一）内脱垂

松弛黏膜或套叠肠管在肠腔内堆积，主要引起出口梗阻型便秘和便不尽感，多无其他局部或全身症状。检查时，黏膜松弛可在肛门镜下直接观察到，呈淡红色，并表现为黏膜褶皱、堆积堵塞肠腔，指诊时黏膜皱襞柔软；如为直肠全层套叠，检查则需患者下蹲并屏气用力，指诊可及其肠壁呈环状折叠，质地较硬而富有弹性。

（二）外脱垂

1. 症状

（1）脱出：脱出是直肠脱垂的最典型症状。初期，多在便时下蹲用力后脱出，便后可自行还纳复位。随着病情迁延日久，脱出物逐渐增长、变粗，咳嗽、屏气用力、下蹲时也会脱出，并且不易复位，须用手托回肛内或卧床休息，方能还纳。脱出物还纳情况与其大小有关，如脱出体积较大，还纳较难，体积小，则还纳易。脱出后如未及时还纳，还可出现脱垂嵌顿，重者可出现绞窄或坏死。

（2）出血：初期一般无出血症状。病久反复脱出和纳入，以及衣裤摩擦的刺激，可使肠黏膜发生充血、水肿和糜烂，出现大便时滴血、粪便带血或擦血，一般出血量均较少。

（3）潮湿和瘙痒：长期的脱出等同于反复被动扩肛，可使括约肌收缩功能下降，肛门弛张闭合不紧，肠内黏液可外溢；脱垂长时间暴露不还纳，受外界刺激后，分泌物可增多。以上两种情况，均可使肛周出现潮湿和黏液、分泌物刺激导致的皮肤瘙痒。

（4）坠胀：多由脱出肠段的炎症及其压迫肛门，影响血液淋巴回流引起。脱出后长时间不还纳或嵌顿则可引起较强烈的坠胀感。

（5）其他症状：除以上症状外，直肠脱垂尚可引起腰骶部酸痛、尿频和大便次数增多等。

2. 检查 专科检查时，脱垂段未脱出时肛门外观通常无明显变化，部分可因肠内溢液和分泌物刺激出现肛周皮肤增厚、皲裂、脱屑等湿疹样表现，重者还可发现肛门弛张、闭合不紧。患者下蹲并屏气用力，可使脱垂部分完全脱出肛外。其中Ⅰ度直肠脱垂多见于直肠黏膜脱出，属不完全性脱垂，脱出部分呈环状外翻，长度小于4cm，色淡红，不出血，质软，肛门括约肌功能良好者，站起后可自行还纳。Ⅱ度直肠脱垂，为直肠全层脱出，长度在 4～8cm，颜色红，呈圆锥形，质软，表面为环状有层次的黏膜皱襞。便后需手法复位，肛门括约功能下降，为完全性脱垂。Ⅲ度直肠脱垂，为直肠全层或部分乙状结肠脱出，长度大于8cm，呈圆柱形，表面有较浅的环状皱襞，触之很厚，需手法复位，肛门松弛，括约功能明显下降，为重度脱垂。发生嵌顿者，多由Ⅱ度和Ⅲ度脱垂未能及时复位引起，嵌顿初起阶段，黏膜因静脉回流受阻而淤血、水肿，随着嵌顿时间延长，黏膜由红色逐渐变成暗红色，甚至出现表浅黏膜糜烂坏死，最后脱垂段如仍未还纳，则可出现绞窄或坏死。

六、诊断和鉴别诊断

1. 诊断

（1）内脱垂：属直肠黏膜松弛者，诊断主要依靠肛门镜检查；属直肠套叠者，肛内指诊可初步诊断，如排粪造影力排时直肠黏膜呈环形皱襞下移，形如"环凹状"，则可确诊。

（2）外脱垂：直肠外脱垂的诊断主要依靠脱出症状和脱垂段的大小和外形特点。也可借助排粪造影诊断，表现为力排时肛门外出现圆柱或圆锥形黏膜皱襞及大小、长度不等的肿物。

2. 鉴别诊断

（1）直肠黏膜松弛与肛内痔核鉴别：二者均为齿线以上的黏膜隆起，但前者表现为黏膜松弛褶皱，呈粉红色，后者表现为黏膜饱满肿胀，颜色鲜红或暗红，并可有糜烂和出血点。

（2）Ⅰ度直肠脱垂与内痔脱出鉴别：Ⅰ度直肠脱垂脱出后呈环状，黏膜平滑光亮，色淡红，并可出现括约肌收缩力减弱；内痔脱出后可见到肥大的痔块，表面常呈紫暗色，痔块之间有黏膜凹陷形成的边界沟，指诊括约肌收缩有力。

七、手术治疗

直肠脱垂的手术治疗方法有数十种，以下介绍常用的几种方法。

（一）外括约肌紧缩术

单纯紧缩外括约肌并不足以消除脱出症状，因此临床多在注射术基础上使用该法。

1. 适应证　直肠脱垂伴有肛门松弛或不全失禁者。

2. 操作方法　取侧卧位，常规消毒，行局部浸润麻醉或骶管麻醉。

（1）在截石位3点和9点位距肛缘1cm处，分别做一放射状切口，切除游离皮肤，分离皮下组织，使外括约肌暴露。

（2）将蚊式止血钳垂直插入肌束内并予以分离，分离肌束的多少由肛门松弛程度决定，挑起被分离的肌束，以细丝线贯穿缝扎，切除缝扎线以上肌肉组织。紧缩后的肛门在麻醉下应可容纳2指而略紧。

（3）创面止血，不必缝合，包扎固定，术毕。术后每日换药至创面愈合。

（二）肛门环缩术

作用机制是使肛缘一周因异物刺激产生慢性炎症，并形成环状炎性瘢痕，以帮助缩肛。

1. 适应证　直肠脱垂合并有括约肌收缩无力者。
2. 操作方法　取侧卧位或截石位，常规消毒，行局部浸润麻醉或骶管麻醉。

（1）在肛门前后正中位置（12点位和6点位），距肛缘2cm处，各作一小放射状梭形切口，切开皮肤约0.5cm。

（2）切除游离皮肤后，用弯头止血钳在前正中切口创面上向下分离皮下组织，至外括约肌下缘。

（3）环绕肛门沿右半侧外括约肌下缘作钝性分离，直至止血钳钳尖自后正中切口穿出。

（4）穿出后钳夹住可吸收缝合线的一端，并退钳将其从前正中切口拉出。同法将该可吸收缝合线另一端置入肛缘左半侧皮下，使其围绕肛门成一圆环，而两线头均位于前正中切口。

（5）助手将示指放入肛内，术者拉紧两线头并结扎，以肛门紧贴示指为度。

（6）剪除多余缝合线，将线头埋入外括约肌皮下层下方，缝合皮肤前后正中切口，术毕。

另外也有人用大弯圆针代替止血钳，将可吸收线贯穿切口；还有人选择用金属丝线代替可吸收缝合线，但置入半年后须取出。

（三）括约肌折叠术

1. 适应证　直肠脱垂合并肛门松弛者。
2. 操作方法　取截石位，常规消毒，行局部浸润麻醉或骶管麻醉。

（1）在肛门前方，9点至3点位，距离肛缘2cm处，做一半环形切口。

（2）游离切口和肛缘间的皮肤、皮下组织，并向后翻转，暴露出外括约肌，可见外括约肌由肛门两侧向内向前，行向会阴。

（3）自两侧外括约肌汇合处向肛管方向分离，可见到与内括约肌形成的三角间隙。缝合两侧外括约肌，闭合间隙，使肛门紧缩。

（4）缝合皮肤，术毕。

（四）Altemeir手术（经会阴直肠乙状结肠部分切除术）

该法适用于年老体弱不能耐受经腹手术者，及脱垂段嵌顿或肠管已坏死者，手术时需切除脱垂肠段并吻合断端，可同时修补滑动性疝及肛提肌。优点是麻醉浅、创伤小、年老体弱者易耐受、解剖结构清晰便于操作及复发率低。但可出现直肠狭窄、盆腔内及泌尿系感染等并发症。

（五）直肠前壁折叠术

该法适用于成人完全性直肠脱垂，由沈克非于1953年提出。术中开腹、游离直肠，自直肠和乙状结肠移行部位开始向下，折叠直肠前壁4～5层并在每层缝合固定，最后再将直肠两侧壁骶前筋膜缝合固定。该法缩短了直肠前壁，并使直肠变硬且与骶部固定，既解决了直肠本身病变又加强了直乙交界固定点，符合直肠脱垂的发生学说。该法可引起小便时下腹痛和残余尿等并发症。

（六）Goldberg 手术（直肠缝合固定加乙状结肠部分切除术）

适用于成人完全性直肠脱垂伴便秘和乙状结肠冗长者。术中需游离并提高直肠后，将直肠侧壁与骶骨嵴膜固定，同时切除冗长的乙状结肠。该法避免了经会阴切除由脱垂肠管的并发症，效果良好，术后复发少，是目前治疗直肠脱垂较满意的手术方法。也有人认为只行切除不做固定，亦可取的相同的疗效，并避免了骶前固定出血的危险。

（七）Ripstein 手术（直肠前悬吊固定术）

适用于成人完全性直肠脱垂。术中将直肠后壁游离到尾骨尖，提高直肠。用宽 5cm 的 Teflon 网悬带围绕上部直肠，并固定于骶骨隆凸下的骶前筋膜和骨膜，将悬带边缘缝于直肠前壁及其侧壁，不修补盆底。该手术操作简单，不需切除肠管，复发率及死亡率均较低。但可出现粪嵌塞、骶前出血、直肠狭窄和悬带滑脱等并发症。

（八）Ivalon 海绵植入术（直肠后方悬吊固定术）

适用于成人完全性直肠脱垂，最初由 Well 于 1959 年阐述。术中游离直肠前壁至肛提肌水平，游离后壁至肛管直肠环上缘，切断直肠侧韧带上半部分，置入 Ivalon 海绵片并缝合固定于骶前筋膜正中线，最后牵拉直肠并用海绵片包绕、缝扎固定。该术式有盆腔感染的报道，并且效果较其他悬吊方法稍差，故应用有减少的趋势。

（九）Nigro 手术（耻骨直肠肌悬吊术）

适用于盆底缺损较大直肠角完全消失的完全性直肠脱垂，由 Nigro 于 1970 年首先提出。术中需在直肠深筋膜与骶前筋膜间游离直肠后壁达尾骨尖，将 Teflon 网带固定在直肠侧壁和后壁，并将其两端从耻骨联合两侧闭孔牵出，缝合固定在耻骨结节和耻骨梳韧带上。该术式重建了肛直角，改变了直肠的垂直状态，疗效较好。

（十）腹腔镜手术

腹腔镜手术治疗直肠脱垂是直肠脱垂治疗的最新进展，国外关于这方面的报道较多，包括腔镜下直、结肠切除术、悬吊固定术和直肠缝线固定术等，但尤其适用于悬吊术。该方法操作方便、患者痛苦小，术后恢复快，并发症少，缺点是手术时间较长，手术效果受术者技术水平影响较大。

第八章 康复治疗技术

第一节 截瘫与四肢瘫

截瘫是指因各种原因造成脊髓横贯性病变所发生的双下肢瘫痪或四肢瘫痪。医学上一般将第2胸椎以上的脊髓横贯性病变引起的截瘫称为高位截瘫,第3胸椎以下的脊髓损伤所引起的截瘫称为下半身截瘫。高位截瘫一般都会出现四肢瘫痪,又称四肢瘫。两者也可均统称为截瘫。截瘫常伴有受伤脊髓横断平面以下感觉、运动、反射消失或减退,膀胱、肛门括约肌功能障碍。

一、临床表现

(一)运动障碍

(1)早期常为脊髓休克,表现为双下肢或四肢弛缓性瘫痪。脊髓休克期可持续3~4周,如脊髓损伤严重或并发肺部感染、泌尿系感染等,脊髓休克期可延长1~2个月或更长。

(2)休克期过后,逐步转为痉挛性瘫痪。脊髓损害不完全者,常呈伸性肌张力增高,双腿内收,足内旋,部分肌力恢复,相对预后较好。若脊髓完全性横贯性损害导致完全性脊髓损伤时,往往出现痉挛性屈曲性截瘫。这些患者轻微腹部皮肤刺激、下肢任何部位的刺激或膀胱充盈均可引起肢体强烈的屈曲反射和阵挛,伴有出汗、竖毛、大小便失禁等症状,称为总体反射,常提示预后不良。

(二)感觉障碍

呈传导束型感觉缺失,急性期病变平面以下所有感觉减退或消失。少数患者在感觉消失区的上缘有一感觉过敏区,是因后根受刺激所引起。随疾病的恢复,感觉平面逐渐下降和恢复,部分患者在病后数年乃至十数年后仍残留感觉异常。

(三)自主神经功能障碍

1. 小便障碍

(1)脊髓休克期膀胱呈无张力型神经源性膀胱,此时出现尿潴留,过度充盈时可出现充盈性尿失禁或被动性尿失禁。

(2)随脊髓功能的恢复,膀胱逼尿肌出现节律性收缩,形成反射性神经源性膀胱和间歇性尿失禁,但此时膀胱收缩不完全,有较多残余尿。

(3)脊髓功能进一步恢复,逐渐出现尿意和排尿能力,早期残余尿仍较多,逐步恢复至正常排尿功能。

2. 大便排出障碍 脊髓病变后,自主神经功能紊乱,消化道蠕动减慢,直肠松弛,大便贮留秘结,可数天不能排便,需用缓泻药或灌肠等方法协助排便。

3. 性功能障碍 脊髓病变后,性功能也会出现不同程度障碍。

4. 循环系统障碍 脊髓病变后,自主神经功能紊乱,迷走神经兴奋性增高,可出现心动徐缓、脉压加大、血压下降或直立性低血压等。一般损伤平面越高，症状越明显。高位胸髓以上损伤患者，由于四肢肌肉瘫痪，失去约束作用，在直立时下垂的肢体末端静脉瘀血同时可发生血压下降，脉率增快等症状。

（四）临床上几种特殊类型的不完全性脊髓损伤

1. 脊髓震荡　指暂时性和可逆性脊髓或马尾神经功能丧失，可见于单纯性压缩性骨折，甚至影像学检查阴性的患者。脊髓并没有受到机械性压迫，也无解剖上的损害。

2. 中央综合征　病变几乎只发生于颈段，主要表现为上肢功能障碍重于下肢功能障碍，运动功能障碍重于感觉功能障碍，骶部感觉有残留。

3. 半切综合征　又称布郎－塞卡综合征，是由于脊髓半侧损害造成损伤平面以下同侧本体感觉和运动功能障碍，对侧痛温觉障碍。

4. 前柱综合征　脊髓前柱损伤造成损伤平面以下不同程度的运动功能和痛温觉障碍，而本体感觉存在。

5. 后柱综合征　脊髓后部损伤，损伤平面以下本体感觉丧失，而运动和痛温觉存在。

6. 圆锥综合征　脊髓骶段的圆锥损伤和椎管内的腰神经根损伤。临床表现除运动、感觉障碍外，还包括膀胱、肠道功能障碍和下肢反射消失，部分患者可以保留骶反射。

7. 马尾综合征　指椎管内的腰骶神经根损伤，引起膀胱、肠道和下肢反射消失，呈现外周神经损伤的特征，表现为弛缓性瘫痪。

二、发生机制

截瘫是由于外伤、炎症、脊髓内或外占位压迫、多发性硬化等原因引起脊髓的横贯性损害。外伤所致截瘫常因车祸、高处坠落、暴力等导致脊柱骨折或骨折——脱位所伤及脊髓或马尾神经，神经受到损伤。非外伤所致截瘫常因感染、肿瘤、结核压迫引起脊髓的横贯性损害。

三、康复评定

脊髓损伤引起的功能障碍多种多样，与损伤水平、损伤程度密切相关，这在临床康复中必须对脊髓损伤患者进行全面、细致的康复评定，为制订康复计划提供可靠依据。

（一）脊髓损伤水平的评定

脊髓有30个节段，其与脊柱的对应关系保持一定的规律，成人颈髓上段（C1~C4）和相应的颈椎椎体大致水平对应，颈髓下段（C5~C8）和胸髓上段（T1~T4）约比相应椎体序数高1个椎体，胸髓中段（T5~T8）大约高2个椎体，胸髓下段（T9~T12）大约高3个椎体，全部腰髓节段（L1~L5）约平对11、12胸椎体，骶、尾髓平对1、2腰椎体。脊髓损伤水平主要根据脊髓损伤的感觉和运动水平来确定，以保持正常脊髓功能的最低脊髓节段为脊髓损伤水平，而不是简单脊柱骨折的水平。

脊髓损伤平面是指保留身体两侧正常感觉和运动功能的最低脊髓节段。如患者评定为脊髓C6损伤，意味着C6以上脊髓节段完好，脊髓C7及以下节段有损伤。ASIA根据神经支配的特点，选出一些关键肌和感觉关键点，通过对这些肌肉和感觉点的检查，可迅速确定损伤平面。运动水平的确定：由于一根神经支配多块肌肉和一块肌肉受多根神经支配的特性，因此根据神经节段与肌肉的关系，将肌力3级的关键肌作为运动神经平面，但该平面以上的关键肌的肌力必须为5级。感觉水平的确定是依据ASIA标准确定的人体左右各28个感觉关键点的体格检查（每个关键点要检查针刺觉和轻触觉，并按三个等级分别评定打分）来确定的。

（二）损伤程度的评定

脊髓损伤分为完全性脊髓损伤和不完全性脊髓损伤，是否为完全性脊髓损伤应以最低骶段（S4～S5）有无感觉和（或）运动功能为准。骶部的感觉功能包括肛门皮肤黏膜交界处感觉及肛门深感觉，运动功能是指肛门外括约肌有无自主收缩。脊髓损伤完全性损伤与不完全性损伤的区分标准如下（须在脊髓休克期后检查）。

1. 最低骶节（S4～S5）有无残留功能为准　残留感觉功能时，刺激肛门皮肤与黏膜交界处有反应或刺激肛门深部时有反应。残留运动功能时，肛门指诊时肛门外括约肌有随意收缩。

完全性：S4～5既无感觉也无运动功能。

不完全性：S4～5有感觉（或）运动功能。

2. 参考体征　不完全损伤时，损伤水平以下往往有部分保留带（损伤平面尾端保留感觉或运动的区域或节段）。完全损伤时，部分保留区的范围≤3个节段；不完全损伤时，部分保留区的范围>3个节段。

（三）运动功能的评定

1. 运动评分　用代表脊髓有关节段神经运动功能的肌肉的徒手肌力测试（MMT）进行评定，方法很多，常用的有ASIA提出的运动评分法或称运动指数评分（MIS）。检查项目为10块脊髓神经节段的运动神经轴突所支配的关键肌，关键肌是确定神经平面的标志性肌肉，通过对关键肌运动能力的检查和总的运动评分，可以判断脊髓损伤的神经平面、部分保留区和残损分级。

2. 肌张力的评定　一般按对关节进行被动活动时所感觉的阻力进行肌张力及肌痉挛状态评价。常用的方法有神经科分级、改良Ashworth痉挛量表（MAS）、Penn分级（按自发性肌痉挛发作频度分）及Clonus分级（按踝阵挛持续时间）几种。

（四）感觉功能的评定

1. 轻触觉与针刺觉　采用ASIA感觉指数评分（SIS）评定。方法为检查身体两侧各自的28个皮节区关键点（C2至S4～5），每个关键点要检查2种感觉，即轻触觉和针刺觉（锐/钝区分），并按3个等级分别评分。正常者两侧感觉总积分为112分，分数越高，表示感觉越接近正常。分级标准：0=缺失；1=感觉改变（损伤或部分感知，包括感觉过敏）；2=正常或完整（与面颊部感觉类似）；NT=无法检查。注意：轻触觉检查需要在患者闭眼或视觉遮挡的情况下，使用棉棒末端的细丝触碰皮肤，接触范围不超过1cm。针刺觉（锐/钝区分）常用打开的一次性安全别针的两端进行检查：尖端检查锐觉，圆端检查钝觉。在检查针刺觉时，检查者应确定患者可以准确可靠地区分每个关键点的锐性和钝性感觉。如存在可疑情况时，应以10次中8次正确为判定的准确标准，因这一标准可以将猜测的概率降低到5%以下。无法区分锐性和钝性感觉者（包括触碰时无感觉者）为0分。若锐/钝感知发生改变则为1分。这种情况下患者可以可靠地区分锐性和钝性感觉，但关键点的针刺程度不同于面部正常的针刺强度。其强度可以大于也可以小于面部感觉。

2. 肛门深部压觉（DAP） DAP检查方法是检查者用食指对患者肛门直肠壁轻轻施压（该处由阴部神经S4/5的躯体感觉部分支配）。还可以使用拇指配合食指对肛门施加压力。感知的结果可以为存在或缺失（在记录表上填是或否）。该部分检查如发现肛门处任何可以重复感知的压觉即意味着患者为感觉不完全损伤。在S4～5有轻触觉或针刺觉者，DAP评估不是必须检查的项目，因患者已经可以判定为感觉不完全损伤。即便如此，仍应建议完成检查表上该部分项目的检查。肛门指诊必查的另一个原因是判定运动功能的保留（即肛门括约肌自主收缩）。

3. 关节运动觉和位置觉以及深部压觉/深部痛觉的感知 可作为SCI感觉功能评估选择项目（注：可在检查表上的评注部分记录此项）。关节运动觉和位置觉的分级方法与感觉分级法相同（缺失、受损、正常）。0分（缺失）说明患者无法正确报告关节大幅运动时的关节运动情况。1分（受损）说明患者10次中有8次能够正确报告关节运动情况，但仅在关节大幅度运动情况下，而无法正确报告关节小幅度运动情况。2分（正常）说明患者10次中有8次能够正确报告关节运动情况，这其中包括关节大幅度运动和关节小幅度运动（运动大约为10°）。可检查的关节包括拇指间关节、小指近端指间关节、腕关节、足大踇趾间关节、踝关节和膝关节。

对轻触觉和针刺觉检查为0分（缺失）患者的肢体可以进行深压觉检查（对腕、指、踝、趾的不同部位皮肤施加3～5秒稳定的压力）。因为这项检查主要用于轻触觉和针刺觉缺失的患者，因此以拇指或食指对患者下颌稳定施压获得的感觉为参照，将检查结果分为0分（缺失）或1分（存在）。

（五）日常生活活动能力的评定

日常生活活动（ADL）能力是人们在家庭、医疗机构和社区中的基本能力之一。对于截瘫患者的ADL评定可采用改良Barthel指数（MBI），四肢瘫患者可采用四肢瘫功能指数（QIF）。QIF分10部分，QIF对于四肢瘫患者功能改善的灵敏度提高，更适用于四肢瘫患者。此外，运用较广泛的还有功能独立性评定量表（FIM）。

（六）反射的评定

1. 球海绵体反射 球海绵体反射是判断脊髓休克消失的指征之一（另一指征为损伤水平下的肌肉张力升高和痉挛的出现），此反射的消失为休克期，反射的再出现表示脊髓休克的终止。但需注意正常人有15%～30%不出现该反射。具体检查方法为：用戴手套示指插入肛门，另一手刺激龟头（女性刺激阴蒂），阳性时手指可以明显感觉肛门括约肌的收缩。

2. 其他神经反射和病理反射 均同于神经科检查。

（七）性功能障碍的评定

此处只简述脊髓损伤男性性功能评定。

1. 检查有无精神性勃起的可能 睾丸的传入纤维进入T9，因此如捏睾丸有不适，表示损害未波及T9，有精神性勃起的可能，反之则无。

2. 检查有无触摸性勃起的可能 以一手指入肛门，另一手捏患者龟头，如肛门括约肌有收缩，表示圆锥、马尾和阴部神经完好，有触摸性勃起的可能，反之则无。

3. 检查有无性高潮体验的可能　需按下列顺序作两项检查。先检查外生殖器有无痛、冷、热觉。如有，表示外生殖器的冲动传入外侧脊丘束至脑的通路存在。然后再让患者按命令收缩肛门括约肌。如能完成表示由脑-锥体束-外生殖器的通路仍存在。两种检查结果正常意味着有性高潮体验的可能。如有一项不正常，均不可能有性高潮体验，男性不能射精。

（八）功能恢复的预测

1. 各损伤水平的功能预后　可概括如下。

（1）C4平面：可用口控或气控开关，使用环境控制系统，用颏控或气控开关控制电动轮椅。

（2）C5平面：可用生活辅助具自己进食和做部分修饰梳洗活动。用手摇杆操纵电动轮椅，由他人协助，进行床与轮椅间转移动作。

（3）C6平面：独立穿衣，自己完成某些身体转移动作。利用加大摩擦力的手轮圈驱动轮椅。

（4）C7～T2平面：独立进行各种身体转移，独立使用轮椅，自己处理大小便。

（5）T3～T12平面：自由使用轮椅，穿戴矫形器，用腋杖可进行治疗性站立和步行。

（6）L1～L2：平面：完成以上动作，并利用矫形器和拐杖做家庭功能性步行。

（7）L3以下平面：利用矫形器和手杖（或不利用矫形器和手杖），可进行社区功能性步行。

2. 步行功能　可简分为以下几类。

（1）治疗性步行：这类步行具有治疗意义，但无实用价值，如T10平面损伤的患者，借助矫形器和拐杖站立行走即属此类。患者只能站立或短距离行走，作为一种生理刺激来治疗或防止某些并发症，如骨质疏松、异位骨化、深静脉血栓形成等。

（2）功能性步行：此类步行较前种步行功能要好，除治疗作用外还有实际功能价值，能完成某些生活动作。这类步行又分为两类。

1）家庭步行：此类患者步行能力较弱，只能借助膝踝足矫形器（knee ankle foot orthosis，KAFO）和拐杖做短距离行走移动，但是已有很大生活意义，如在室内外活动，可如厕、入浴等。脊髓胸腰段平面损伤的患者步行功能即属此类。

2）社区步行：是脊髓损伤患者最佳步行功能，一般指能连续步行900m，能上下楼梯并能终日穿戴必要的支具，其行走功能较前两种为好，可做较长距离的行走，因此可走出家门参与社会活动。行走时也可使用踝足矫形器（ankle foot orthosis，AFO）及拐杖。L3平面以下损伤患者的步行功能即属此类。

四、中医传统康复治疗

（一）中医辨证要点

截瘫属祖国医学"痿证"范畴，是由于外界暴力，损伤督脉，气乱血溢，血脉阻滞不通所致；又因日久卧床不起，致脾肾气血阴阳虚损，肢体不得濡养而成萎。"腰脊受伤是因，督脉受损是果，腰脊受损，督脉气乱血溢，血脉阻滞不通故肢瘫"。

中医理论认为，截瘫早期因经络不通，瘀血阻滞致肢体肿胀；瘀血阻滞日久致气血亏虚，脾为气血生化之源，后天之本，肾为人体生命之根本，脾肾亏虚则温煦运化失常，肢体肿胀，脘腹胀满，纳呆，便溏或便秘，小便潴留；脾肾亏虚日久，后天不养先天，致肝肾阴虚，精血不能濡养筋脉，髓海失养日久致筋废肉痉，肌肉瘦削，肢体痿废，便溏或便秘，小便潴留。截瘫常见证型、治法、代表方如下。

1. 气滞血瘀　治宜活血祛瘀，疏通督脉。方选血府逐瘀汤加减。
2. 脾肾亏虚　治宜补肾壮阳，温经通络。方选补中益气汤加减。
3. 肝肾阴虚　治宜滋肾柔肝，强筋壮骨。方选虎潜丸加减。
4. 湿热浸淫　治宜清热化湿，疏经通络。方选加味二妙散加减。

（二）中医康复治疗思路

1. 截瘫的康复应尽早进行，患者只要神志清楚，生命体征平稳，病情不再发展，48小时后即可进行，康复量由小到大，循序渐进。同时，截瘫的特点是"障碍与疾病共存"，采取个体化的方案，循序渐进。除运动康复外，尚应注意言语、认知、心理、职业与社会等的康复。

2. 中药汤剂　截瘫大多为本虚标实，虚实夹杂。发作形式可为急性，也可为慢性过程，急性期多因外伤导致的气滞血瘀或湿热浸淫，临床上，遵循中医"急则治其标"的原则，应以活血祛瘀、清热化湿、疏通经络为主；截瘫后期多以本虚为主，多见为气血不足，尤其以中气不足为多见，故治当以补中益气为治疗大法加减治疗。兼阴虚者加滋补肾阴之品，兼阳虚者加补益阳气之品。若久病不愈，往往兼有瘀血，活血化瘀甚者酌加虫类药搜风通络。

3. 针灸对于截瘫也有一定的疗效，特别是感觉障碍，可根据虚实给予选穴针刺。

（三）中医康复治疗方案

1. 辨证论治

（1）气滞血瘀。

1）主症：双下肢或四肢功能障碍，肢体肿胀，麻木无感觉，二便困难，舌黯红，或有瘀斑，苔薄腻，脉弦或弦涩。

2）治则：活血祛瘀，疏通督脉。

3）方药：血府逐瘀汤加减。当归10g、红花10g、枳壳10g、柴胡10g、川牛膝15g、川芎15g、赤芍15g、地龙10g、鸡血藤30g、生甘草10g。

4）临证参考：颈部损害加葛根、桂枝，胸部加桔梗，腰部加牛膝、杜仲以加强疗效。遇寒加重，得温则舒者加姜黄、桂枝；遇热痛重者加丹皮、苏木。

（2）脾肾亏虚。

1）主症：肢体功能障碍，肢体肿胀或肢体萎缩、肌肉瘦削，面色苍白，四肢发凉，脘腹胀满，纳呆，便溏或便秘，小便潴留，舌质淡，苔白或白腻，脉沉细。

2）治则：补肾壮阳，温经通络。

3）方药：补中益气汤加减。吉林参10g（另炖）、黄芪30g、白术15g、陈皮10g、柴胡10g、升麻10g、甘草5g、当归10g、杜仲15g、穿山甲10g。

4）临证参考：若病久体虚，重用参、芪，加枸杞15g、龙眼肉15g气血两补；若动则气喘、四肢不温，加熟附子12g、肉桂3g（焗服）、核桃肉15g以温肾纳气；若肢痿不收，加木瓜10g、威灵仙12g舒筋通络；若心悸怔忡，加柏子仁12g、酸枣仁15g宁心安神。

（3）肝肾阴虚。

1) 主症：肌肉瘦削，肢体痿废，痉挛抽搐，肌肤甲错，便溏或便秘，小便潴留，纳呆，汗出，舌红少苔，脉细数。

2) 治则：滋肾柔肝，强筋壮骨。

3) 方药：虎潜丸加减。知母15g，黄柏15g，熟地黄20g，龟甲20g，白芍12g，锁阳10g，枸杞15g，杜仲15g，牛膝15g，当归10g，鸡血藤10g，伸筋草15g，桑寄生20g，鹿角胶15g，牛骨20g。

4) 临证参考：若久病阴阳俱虚，可加仙灵脾15g、补骨脂15g、巴戟天12g以温肾壮阳；若肌枯肢痿，加川芎10g、鳖甲15g滋阴活血通络；若兼气虚血少，可加黄芪20g、桂枝9g、大枣10g以补虚通脉，仿黄芪桂枝五物汤；若兼血瘀之象，可加桃仁6g、红花10g、川芎10g通络行瘀。

（4）湿热浸淫。

1) 主症：肢体痿软无力，以下肢为常见，或兼见微肿，手足麻木，喜凉恶热，身重面黄，小便赤涩热痛，舌苔黄腻，脉濡数。

2) 治则：清热化湿，疏经通络。

3) 方药：加味二妙散加减。苍术15g，黄柏10g，萆薢15g，防己10g，牛膝15g，归尾10g，龟甲20g。

4) 临证参考：若下肢浮肿明显，加泽泻15g、车前子10g、防己12g、木瓜10g利湿下达；若胸脘痞闷，加瓜蒌12g、枳壳10g、郁金15g宽胸理气；若时值夏暑，加藿香10g、佩兰10g宣化暑湿；若肢麻不遂、舌紫脉涩，加赤芍15g、川芎10g、桃仁6g活血通络。

以上各证型，可单独出现，也可合和而病，故辨证时当需注意方剂的单用及联用。

2. 中成药

（1）静脉给药。

1) 盐酸川芎嗪注射液：80～120mg加入5%～10%葡萄糖250～500ml中静脉滴注，每日1次。适用于气滞血瘀证。

2) 黄芪注射液：20～40ml，加入0.9%生理盐水250ml静脉滴注，每日1次，适用于脾肾阳虚证。

3) 参麦注射液：20ml加入50%葡萄糖40ml中静脉注射，或40～60ml加入10%葡萄糖250ml静脉滴注，每日2次。适用于肝肾阴虚证。

4) 血塞通注射液：200～400mg加入25%～50%葡萄糖40～60ml静脉注射或加入5%～10%葡萄糖250～500ml静脉滴注，每日1次。适用于各种证型。

5) 丹参注射液或复方丹参注射液：20～40ml加入5%～10%葡萄糖250ml中静脉滴注，每日1～2次。适用于各种证型。

6) 血栓通注射液：4～6ml加入5%～10%葡萄糖250～500ml静脉滴注，每日1～2次。适用于各种证型。

（2）口服中成药。

1）补中益气丸：适用于气虚证，每次6g，每日3次。
2）复方丹参片：用于气虚或血瘀证，每次3片，每天3次。
3）川芎嗪片：用于气虚或血瘀证，每次2片，每天3次。
4）大活络丸：用于气虚或血瘀证，每次1丸，每天2次。
5）健步虎潜丸：适用于肝肾亏虚证，每次1丸，每日2次。
6）血府逐瘀胶囊：适用于瘀阻脉络证，每次6粒，每日2次。

以上所列药物，原则上每一种类选用1种，根据病情虚实程度，选择一类或两类合用。

3. 针刺治疗

（1）常规针刺治疗。

1）治则：疏通督脉，调和气血，针刺为主，平补平泻。处方：损伤脊柱上、下1～2个棘突的督脉穴及其夹脊穴、环跳、委中、阳陵泉、足三里、悬钟、三阴交。

2）加减：经脉瘀阻加合谷、太冲、膈俞加强活血通络之力；肝肾亏虚加肝俞、肾俞补益肝肾；上肢瘫痪加肩髃、曲池、手三里、合谷、外关疏通上肢经络之气；下肢瘫痪加秩边、风市、丰隆、太冲疏通下肢经络之气；二便失禁加长强、中极、关元、肾俞、膀胱俞、大肠俞补益肾气、调理肠道；小便不通加合谷、阴陵泉调理膀胱、利尿通便。操作：督脉穴用28号、2寸毫针，向上斜刺1.5寸左右，如进针有阻力突然降低的感觉，或出现触电样感向二阴及下肢放射，当终止进针，以免造成脊髓新的损伤；夹脊穴可刺向椎间孔，针感向脊柱两侧或相应肢体放射，或相应部位的体腔出现紧束感；关元、中极在排小便后针刺，使针感向外生殖器放射，若尿潴留则应注意针刺深度；其他穴位按常规操作。

（2）电针：参照常规针刺的穴位，选用损伤脊柱上、下1～2个棘突的督脉穴及其夹脊穴，环跳、委中行电针治疗，软瘫使用疏密波治疗，硬瘫不行电针治疗。

（3）穴位注射或者埋线：选用常规针刺穴位的2～4个穴位交替治疗。

4. 推拿按摩治疗 以温经通络、行气活血为原则，选穴参照针刺穴位，手法施以滚法、按法、揉法、搓法、擦法等。

5. 温箱艾灸法 使用自制温箱，选择气海、关元、中极施灸，每次约30分钟，每日2次。治疗SCI后尿潴留情况。

6. 舒筋活络洗剂熏蒸 采用广东省中医院自制的舒筋活络洗剂，每晚熏蒸双足或双手，可以改善肢体疼痛、痉挛等。

7. 中药外洗 可使用温经通络之中药外洗双足或双手，可改善肢体痉挛疼痛。

（四）临床经验分享及注意事项

1. 脊髓损伤患者在度过水肿期后，应积极努力，进行各种中西医康复手段，以冀达到最大限度的功能恢复和生活自理，而对于完全性损伤的患者，则需给予辅助器具的训练及生活自理能力的训练。脊髓损伤的康复过程中，要重视预防和治疗各种并发症；同时，要做好患者的宣教，进行自助或辅助呼吸、二便及皮肤的终生管理。

2. 脊髓损伤恢复过程中，会出现较长时间的疼痛，短则1～2个月，长可达数年，给患者带来了巨大的痛苦，严重影响了生活质量，各种中西医的止痛药、抗癫痫药效果均欠理想。可采用薄氏腹针疗法和活血止痛中药外洗，可取得一定的疗效。

五、中医对脊髓损伤后截瘫的康复新进展

（一）中医对截瘫的研究

（1）冯绍福等认为"腰脊受伤是因，督脉受损是果，腰脊受损，督脉气乱血溢，血脉阻滞不通故肢瘫，治疗当疏通督脉，通经活络"。现代研究证明，中药治疗截瘫，能够改善损伤脊髓区微循环，促进神经元及神经纤维的修复，从而促进了SCI的恢复，并有效防止并发症的发生。但是其确切的理论基础及治疗方案还有待进一步研究和规范。目前，中医药治疗截瘫提倡分期进行，初期因骨断筋伤，督脉损伤，瘀滞络阻，脏腑气机紊乱，阴阳失调，肢体瘫痪，二便结涩，治宜行气消瘀，泻下泄热，疏通督脉。中后期因督伤络阻日久，气血耗损，脏腑虚弱，肾阳不足，气化失常，肢体萎弱不用，小便失禁或排尿无力，大便秘结，治宜接骨续筋，补肾壮阳，温通经络。

（2）经验方介绍：推荐应用朱良春国医大师治疗截瘫方。

1）脊髓外伤性早期瘫痪方（3个月以内）：地龙、地鳖虫、骨碎补、自然铜、狗脊、红花、桃仁、当归、丹参、制乳没、三七粉（冲）各6g，水煎服。加减：弛缓型者加乌梢蛇、蜂房、仙灵脾温肾壮督；痉挛者加全蝎、蜈蚣、地龙。

2）痉挛性截瘫方：蕲蛇15g、全当归15g、地鳖虫15g、熟地黄15g、金狗脊15g、川牛膝15g、鸡血藤30g、生白芍30g、生地龙30g、鹿角片10g、锁阳10g、仙灵脾10g、续断10g、甘草6g。水煎服，每日一剂。另：全蝎、蜈蚣等份研末，1.5g，每日2次冲服。

3）龙马起废片：制马钱子0.1g、乌梢蛇2g、鹿角片0.8g、地鳖虫2g、地龙2g、蜂房2g。服法：上药制片，每片0.5g，上为1日量，分3次服。

（二）针灸治疗

截瘫的研究针刺治疗脑卒中在我国具有悠久的历史，近年来针刺疗法广泛应用于截瘫康复治疗，已是广泛运用于临床的治疗手段。大量文献报道针灸作为一种传统的康复治疗手段，对SCI及其合并症确有较好的防治作用，但其作用机制还未完全揭示清楚，在治疗手段、思路和科研方法上仍然需要大量的、更深入的研究，但无疑具有十分广阔的前景。

第二节 单肢瘫（周围神经损伤）

四肢中的一肢出现瘫痪叫作单肢瘫，简称单瘫。周围神经病变、脊髓病变、大脑病变均可引起单肢瘫，但大脑病变引起者只见于大脑皮质中央前回，较为少见，脊髓病变引起者也少见，而周围神经（主要是脊神经）损伤则十分常见。故本节重点讨论周围神经损伤引起的单瘫。

周围神经损伤是指脊神经丛、神经干或其分支因各种原因的损伤，患肢呈下运动神经元性瘫。一般来说，急性发病者见于外伤，新生儿应考虑产伤害逐渐起病者见于神经丛及神经根的压迫，如肿瘤及其他的压迫。主要病理变化是损伤远端神经纤维发生瓦勒变性。周围神经损伤多发生于桡神经、尺神经、正中神经、坐骨神经、腓总神经、胫神

经等，上肢神经损伤较下肢神经损伤多见，占四肢神经损伤的 60%~70%。骨、关节损伤可伴发周围神经损伤，如肱骨干骨折可伴有桡神经损伤，肘关节脱位可有正中神经及尺神经损伤，腓骨颈骨折可伴有腓总神经损伤等。

一、临床表现

单瘫，周围神经病变所致的单瘫主要表现为该神经支配的肌肉或肌群呈弛缓性瘫痪，肌张力低下，肌肉萎缩，肢体姿势异常，腱反射降低或消失，感觉减退或消失、感觉过敏，感觉异常、自发疼痛，以及自主神经功能障碍等症状和体征。

二、发病机制

周围神经损伤的病因很多，常见的病因有机械性损伤、火器伤、医源性损伤等。其发病机制如下。

（1）切割伤：如刀割伤、电锯伤、玻璃割伤等，造成神经完全或不完全断裂；

（2）牵拉伤：如产伤致婴儿头与肩部分离，过度牵拉引起臂丛神经损伤；

（3）压迫性损伤：如骨折、关节脱位、石膏包扎过紧等，造成神经受压；

（4）火器伤：如枪弹伤和弹片伤，造成神经断裂；

（5）医源性损伤：如药物注射性损伤，是由注射时针刺直接损伤和药物成分的化学性损伤所致。

急性发病者见于外伤，逐渐起病者见于神经丛及神经根的压迫，如肿瘤及颈肋的压迫。

三、康复评定

单瘫的评定，除了详细的病史采集和全身体格检查外，还必须进行一系列的康复评定。康复评定的目的在于正确判断病损的部位、性质、程度，确定康复目标，制订康复计划，评价康复疗效，作出预后判断。

（一）形态观察

主要观察皮肤是否完整、肌肉有无肿胀或萎缩、肢体有无畸形，步态和姿势有无异常等。

（二）运动功能评定

1. 肌力评定　常用徒手肌力检查法，按 0~5 级的肌力检查记录，并与健侧对比。当肌力达到 3 级以上时，也可用器械测试法，包括握力测试、捏力测试、背肌肌力测试、四肢肌群肌力测试等。

2. 关节活动范围测定　测量患肢各关节、各轴位的关节活动范围，包括主动、被动关节活动范围测定，并与健侧对比。

3. 患肢周径测量　用软尺或容积仪测量受累肢体周径并与其相对应的健侧肢体周径对比。

4. 反射检查　主要包括肱二头肌反射、肱三头肌反射、桡骨膜反射、膝反射、踝反射等。检查时需患者充分合作，并进行双侧对比检查。

5. 运动功能恢复等级评定　由英国医学研究会（the British medical research council, BMRC）提出，将神经损伤后的运动功能恢复情况分为6级。此法简单易行，是评定运动功能恢复最常用的方法。

（三）感觉功能评定

包括浅感觉检查（痛觉、触觉、温度觉）、深感觉检查（位置觉、运动觉、振动觉）、复合感觉检查（皮肤定位觉、两点辨别觉、实体觉、体表图形觉）。周围神经损伤后感觉功能恢复的评定可参考英国医学研究会的分级评定表。

（四）自主神经功能检查

常用发汗试验。无汗表示神经损伤，从无汗到有汗则表示神经功能恢复，而且恢复早期为多汗。常用的方法如下。

1. 碘淀粉试验　即在患肢检查部位涂抹2.5%碘酒，待其干燥后再敷以淀粉，若有出汗则局部变为蓝色。

2. 茚三酮试验　即将患手指腹印压在涂有茚三酮的试纸上，出现蓝紫色指纹，则表示有汗。

（五）神经干叩击试验

即Tinel征。按压或叩击神经干，局部出现针刺样疼痛，并有麻痛感向该神经支配区放射为阳性，表示为神经损伤部位。或从神经修复处向远端沿神经干叩击，Tinel征阳性则是神经恢复的表现。Tinel征既可帮助判断神经损伤的部位，亦可检查神经修复后再生神经纤维的生长情况。

（六）周围神经电生理学评定

对周围神经病损具有重要意义，能较好地反映出神经肌肉所处的功能状态，对判断周围神经病损的部位、范围、性质、程度和预后等均有重要价值。定期进行评定，可监测病损神经的再生与功能恢复情况。常用方法如下。

1. 直流感应电测定　应用间断直流电和感应电刺激神经、肌肉，根据阈值的变化和肌肉收缩反应状况来判断神经肌肉的功能状态。

2. 强度-时间曲线　强度-时间曲线是神经肌肉兴奋性电诊断方法。通过时值测定和曲线描记判断肌肉有无失神经支配，是完全或是部分，并可反映神经是否再生。

3. 肌电图检查　肌电图检查对周围神经病损有重要的评定价值，可判断失神经的范围与程度以及神经再生的情况。由于神经损伤后，受累神经出现变性和坏死，这种变化多在神经损伤后3周左右才出现，故最好在损伤后3周进行肌电图检查。完全性神经损伤时肌肉不能自主收缩，运动单位丧失，记录不到电位，或出现纤颤电位、正锐波等；部分损伤时可见平均时限延长，波幅及电压降低，变化程度与损伤的轻重有关。

4. 神经传导速度测定　神经传导速度测定对周围神经病损是最为有用的，既可用于感觉神经，也可用于运动神经的功能评定，以及确定受损部位。周围神经病损后，神经传导速度改变明显。当神经完全断离时，运动和感觉神经传导消失，刺激神经无诱发电位变化，这种情况一般于神经损伤后3~5天出现；当神经部分断离时，神经传导速度减慢。

5. 体感诱发电位　在重度神经损伤和神经吻合术后初期，记录运动和感觉神经的传导速度比较困难，此时可从头部记录诱发电位，测定周围神经的传导速度，判定障碍的程度，了解神经再生的情况。

（七）手功能评定

手的灵活性及协调性有赖于感觉与运动功能的健全，也与视觉等其他感觉的灵活性有关，评定方法有许多种，例如九孔柱测试、Purdue 钉板测试、Moberg 拾物测试、Jebsen Taylor 手功能测试等，其基本原理相同，即令受试者拾起指定的物品置于指定的位置，并记录完成操作的时间。包括抓、握、捏等。可采用 Carroll 手功能评定法等。

（八）日常生活活动能力评定

日常生活活动能力（ADL）评定包括躯体的日常生活活动能力（PADL）和工具性日常生活活动能力（IADL）。常用的标准化的 PADL 评定有 Barthel 指数、Katz 指数、PULSES 评定、修订的 Kenny 自理评定等。常用的 IADL 评定有功能活动问卷（FAQ）、快速残疾评定量表（RDRS）等。

四、中医康复治疗

（一）中医辨证要点

中医学对于周围神经损伤的病理过程为损伤造成周围神经解剖生理结构的病理性改变，视为"筋伤"或"经筋伤"；损伤后早期即出现感觉功能障碍，出现麻木、疼痛、患肢不认等感觉过度、感觉过敏或感觉减退或消失的症状，视为"痹证"；失神经支配的肢体萎软无力，运动障碍，日久出现肌肉萎缩，视为"痿证"。李金明以中医理论解释了"痿"、"痹"的发生过程：损伤初始为"痹"症，神经受到牵拉、挤压、骨折端刺扎压迫或血肿压迫所致；若神经损伤日久，经脉痹阻不通，筋脉血肉失养，肢体萎软无力，长期废用，渐而伤及脾胃，形成"痿"证，本节重点讲述痿证。

"痿证"其病机多为气滞血瘀，脉络不通或由于瘀血不去，新血不生，筋脉失养所致。其中外伤暴力是其重要发病基础，脾胃虚弱则是其进展的原因。由于受外来暴力撞击、牵拉、压乱，或不慎跌仆闪挫，或因劳倦损伤，使气血运行受阻，神经损伤日久，经脉痹阻不通，筋脉血肉失养，肢体萎软无力，长期废用，渐而伤及脾胃。单瘫常见证型、治法、代表方如下。

1. 肺热津伤　治宜清热润肺，濡养筋脉。方选清燥救肺汤加减。
2. 湿热浸淫　治宜清热利湿，通利筋脉。方选加味二妙散化裁。
3. 脾胃亏虚　治宜补脾益气，健运升清。方选参苓白术散加减。
4. 肝肾亏损　治宜补益肝肾，滋阴清热。方选左归饮加减。
5. 脉络瘀阻　治宜益气养营，活血去瘀。方选补阳还五汤加味。

（二）中医康复治疗思路

1. 中药汤剂　单瘫起病多为大多为本虚标实，虚实夹杂。临床上，遵循中医"急则治其标，缓其治其本"的原则，对于急性发作，以清热利湿、活血通络为主；在慢性过程中，多见为脉络瘀阻，脏腑亏损，故，治当以补脾益气，滋养肝肾，活血通络治疗。同时，应重视虫类药物通络的作用，反复发作，病程缠绵，久病入络者，可加入地龙、全蝎、蜈蚣等虫类搜剔，其效尤佳。

2.针灸推拿 可及时通畅络脉,缓解疼痛,减轻筋脉拘挛,又能调畅气血,固护阴阳,扶助正气,另可减少各种内服毒药剂量。针灸推拿等外治法注意手足阳明经的选穴按摩。

(三)中医康复治疗方案

1.辨证论治

(1)肺热津伤。

1)主症:病起发热,或热退后突然出现肢体软弱无力,咽干呛咳,心烦口渴,小便黄少,大便干燥,舌质红,苔黄,脉细数。

2)治则:清热润肺,濡养筋脉。

3)方剂:清燥救肺汤加减。人参10g,麦冬15g,桑叶10g,石膏15g,杏仁10g,火麻仁10g,枇杷叶15g,阿胶10g,甘草5g。

4)临证参考:本证多为虚实夹杂,治疗应祛邪扶正兼顾,临床应在辨证的基础上除加沙参、玉竹、天花粉等药益胃生津润肺外,还可适量加用伸筋草、鸡血藤等舒筋活络药。

(2)湿热浸淫。

1)主症:肢体痿软,困重,常伴有发热,胸闷脘痞,肢体麻木、微肿,足胫热蒸,尿短赤涩,舌质红,苔黄腻,脉濡数。

2)治则:清热利湿,通利筋脉。

3)方剂:加味二妙散加减。黄柏15g,苍术10g,川萆薢10g,防己10g,牛膝10g,当归10g。

4)临证参考:本证以实证为主,其湿热浸淫四肢而成痿证,治疗应以清热祛湿为主,然用药应以中病即止为度,注意勿伐津液,另本证多见于肥胖湿热偏盛之人,多亦兼见脾虚,治疗中可加用茯苓、白术,以分健脾化湿。热盛伤阴者,可加生地、麦冬、玄参以养阴清热。

(3)脾胃亏虚。

1)主症:肢体痿软无力,腹胀,面浮,面色不华,气短,神疲乏力,食少,便溏,舌质淡,苔薄,脉细弱。

2)治则:补脾益气,健运升清。

3)方剂:参苓白术散加减。党参15g,山药10g,莲子10g,白术15g,茯苓10g,薏苡仁15g,白扁豆15g,砂仁10g,桔梗10g,甘草10g。

4)临证参考:此证多见于久病患者,其证以虚为主,治疗以健脾益胃为主,临床中还可适当加用一些益肾之药,则中气有源,脾胃有根,先后天同补,更易见效。痰多,脘腹胀闷者,加六君子汤健脾化痰;中气下陷,头晕气短,声低懒言者,加补中益气汤以益气升阳举陷。

(4)肝肾亏损。

1)主症:本证起病缓慢,下肢痿软无力,腰脊酸软,不能久立,下肢痿软,甚则步履全废,腿胫大肉渐脱,目眩发落,耳鸣咽干,舌质红,少苔,脉细数。

2)治则:补益肝肾,滋阴清热。

3)方剂:左归饮加减。熟地黄20g,山茱萸10g,山药10g,枸杞子15g,当归

10g，白芍15g，黄柏15g，知母15g，桑寄生15g，牛膝15g。

4）临证参考：本证多为病久体虚，辨证治疗需注意有无虚热，有热者应加重滋阴清热药物的用量，无热者则可加重益肾填精药物的用量。如阴虚热甚，口干尿赤，胫热者，去锁阳、干姜，加鹿角胶、牛骨髓、猪骨髓以加强补肾填精。

（5）脉络瘀阻。

1）主症：外伤病史或久病体虚，四肢痿软，肌肉瘦削，手足麻木不仁，肌肉活动时隐痛不适，舌质黯淡或青紫，瘀点或瘀斑，苔薄白或白腻，脉细涩。

2）治则：益气养营，活血去瘀。

3）方剂：圣愈汤加味。熟地黄15g，当归15g，白芍15g，川芎10g，黄芪30g，党参30g，桃仁10g，红花10g，牛膝15g。

4）临证参考：本证病证多较长，久病入络，应重视虫类药物通络的作用可加入地龙、全蝎、蜈蚣等虫类搜剔，其效尤佳。

2. 中成药

（1）静脉给药。

1）黄芪注射液：20～40ml，加入0.9%生理盐水250ml静脉滴注，每日1次，适用于脾胃虚损证。

2）血塞通注射液：200～400mg加入25%～50%葡萄糖40～60ml静脉注射或加入5%～10%葡萄糖250～500ml静脉滴注，每日1次。适用于各种证型。

3）丹参注射液或复方丹参注射液：20～40ml加入5%～10%葡萄糖250ml中静脉滴注，每日1～2次。适用于各种证型。

4）盐酸川芎嗪注射液：80～120mg加入5%～10%葡萄糖250～500ml中静脉滴注，每日1次。适用于瘀血阻络证。

5）血栓通注射液：4～6ml加入5%～10%葡萄糖250～500ml静脉滴注，每日1～2次。适用于各种证型。

6）参麦注射液：20ml加入50%葡萄糖40ml中静脉注射，或40～60ml加入10%葡萄糖250ml静脉滴注，每日2次。适用于气虚或气阴两虚证。

（2）口服中成药。

1）补中益气丸：适用于气虚证，每次6g，每日3次。

2）复方丹参片：用于气虚或血瘀证，每次3片，每天3次。

3）川芎嗪片：用于气虚或血瘀证，每次2片，每天3次。

4）大活络丸：用于气虚或血瘀证，每次1丸，每天2次。

5）健步虎潜丸：适用于肝肾亏虚证，每次1丸，每日2次。

6）血府逐瘀胶囊：适用于瘀阻脉络证，每次6粒，每日2次。

7）二妙丸：适用于湿热浸淫证，每次6g，每日2次。

以上所列药物，原则上每一种类选用1种，根据病情虚实程度，选择一类或两类合用。

3. 针刺治疗　常规针刺治疗：周围神经损伤在祖国医学中属于"痿证"等范畴。《内经》早有记述"（治痿）各补其荥而通其俞，调其虚实，和其逆顺；筋脉骨肉，各以其时受月，则病已矣"及"治痿者，独取阳明"，从选穴上看，多取损伤神经干两端、邻近部位及手足阳明经穴位。

（1）臂丛神经损伤：结合神经、肌肉解剖，按循经取穴和局部配穴的原则，主穴取缺盆、极泉、曲池、四渎和阳陵泉，配穴臂上部取肩髃、肩贞、天宗、阳谷等，臂下部取肩髃、肩髎、合谷、后溪、八邪等。

（2）桡、尺神经损伤：取三阳经肩髃、肩髎、风池、手三里、阳溪、合谷、支沟、外关、阳池、肩贞、养老等。

（3）臀上皮神经损伤：主穴取臀上穴（为臀上皮神经压痛点），配穴为足三里、梁丘等。

（4）坐骨神经损伤：取患侧L3～5夹脊，足太阳膀胱经承扶、殷门、承筋、承山、阿是穴，足阳明胃经足三里、上巨虚、条口、阿是穴等。

（5）腓总神经损伤：取环跳、阳陵泉、浮郄、足三里，配以下巨虚、悬钟、解溪、足临泣等。

（6）混合神经损伤：上肢神经损伤取极泉，臂丛神经损伤配扶突、曲池、外关，桡神经损伤配曲池、手三里、合谷，尺神经损伤配小海，正中神经损伤配曲泽、内关，下肢神经损伤取环跳、解溪等。

4.其他针刺治疗

（1）穴位注射疗法：是针灸治疗本病的一个主要环节，可取维生素B1,维生素B12等神经营养药物，在针刺后，选择1～2个神经周围主穴进行施治，目的是直接对损伤神经起到营养康复的作用，也能加强穴位的治疗效果。

（2）梅花针叩刺疗法：也是一种较好的刺激神经疗法，施治的部位主要是末梢神经，对四肢近端神经意义不大。要求沿神经走向轻叩，并以皮肤潮红为度。

5.推拿治疗 以祛瘀消肿、通经活络为原则，选穴参照针刺穴位,手法施以滚法、按法、揉法、搓法、擦法等。

（四）临床经验分享及注意事项

1.临床经验表明，在临床用药中，可在以上分型的基础上，加入引经药，可达到事半功倍的效果。如上肢瘫可选羌活、防风、桂枝、桑枝、茯苓、陈皮、姜黄、白芍、鹿含草、银花藤、天仙藤。下肢瘫可选独活、牛膝、防己、木瓜、椿根、川太、五加皮、杜仲、白芍、小活络丹等。同时，根据部位不同，可选用不同的药物，如手背痛常加羌活、防风引经，肥人少佐附子，气滞血瘀加生姜黄，肾精亏虚，督脉失养须加狗脊；下肢及腰痛可选枸杞子、巴戟、鹿角胶、狗脊、杜仲、川断；腰骶部痛弯腰下蹲受限，加伸筋草、赤白芍等；此外，注重关节痛加松节、乳香。肌肉痛加桑枝、桑寄生。关节痛均可加藤枝类药，如忍冬藤、鸡血藤、伸筋藤、天仙藤、桑枝、桂枝等。骨痛加当归、威灵仙。另外，病位深浅用药有别，病在肌肤经络者，一般以防风、麻黄、桂枝、银花、连翘、青风藤等辛散之药；在筋骨者用白芥子、白附子、川芎、草乌、附子、马钱子及虫类之药；在脏腑者用补益之药。热在气分用生石膏、知母，在营血用生地、丹皮、玄参等。

2.本病多久病入络者，故可在辨证论证的基础上，加入地龙、全蝎、蜈蚣等虫类搜剔，以加强疗效。

3.因为是周围神经病变引起肢体瘫痪，单纯中医中药治疗难度较大，所以，临床上要与现代康复结合，方可取得良好疗效。

五、中医对周围神经损伤单瘫的康复新进展

1. 中药对单瘫的研究　现代研究认为周围神经损伤后导致的单瘫多属外伤后气血瘀滞，营卫失和，筋脉失养，故临床治疗中多以活血化瘀类方药为主。修忠标等对78例患者随机分为两组进行治疗，证实加用补阳还五汤治疗周围神经损伤可取得满意疗效。名老中医李金明在应用全蝎、僵蚕、地龙、土元、蜈蚣等虫类药物治疗周围神经损伤的同时，十分注重肢体按摩和功能锻炼，认为按摩有助于通畅经脉，舒筋活络；而功能锻炼则有助于防止关节僵硬与畸形。

2. 针灸治疗单瘫的研究进展　针刺治疗周围神经损伤在我国具有悠久的历史，近年来针刺疗法广泛应用于单瘫康复治疗与运动疗法结合治疗单瘫已是广泛运用于临床的治疗手段。大量文献报道针刺治疗可以改善周围神经损伤患者的肢体运动功能、感觉功能，提高患者的日常生活活动能力。王东雁取穴以手足阳明经穴为主，辅以少阳经穴，其中臂丛神经损伤：主穴为扶突、肩髃、臂臑、手五里，配以曲池、合谷；桡神经损伤：主穴为曲池、合谷，配以手三里、外关、三间；正中神经损伤：主穴为曲池、内关，配以手三里、臂中（腕横纹中点及（肘）横纹连线之中点）、合谷；尺神经损伤：主穴为极泉、小海、后溪，配以支正、中渚；坐骨神经损伤：主穴为环跳、殷门、足三里，配以阳陵泉、委中；腓总神经损伤：主穴为秩边、阳陵泉、足三里，配以委中、绝骨；胫神经损伤：主穴为足三里、阳陵泉、配以上巨虚、解溪；用1.5～3寸28号毫针直刺腧穴，进针得气后退至浅层，再依次向两旁斜刺如鸡爪分叉，用"合谷刺法"使针感向远端放射，然后接以G6805电针灸仪，用间断波留针30分钟，强度以出现肌肉抽动为度，针灸10次为1疗程，每日1次，治疗1～3个疗程后统计，收到满意的效果。但大规模、多中心、实验设计严谨的课题研究不多，未来需加强。

第三节　面瘫

颜面肌可分为表情肌和咀嚼肌两部分，分别由面神经和三叉神经运动支支配。而面瘫是因面神经麻痹以面部表情肌群运动功能障碍为主要特征。

面神经主要为运动神经，也包括少数来源于外耳道的一般感觉和面肌的深感觉纤维，支配泪腺、颌下腺和舌下腺的分泌纤维，还有来源于舌前2/3的味觉纤维。面神经核位于脑桥被盖部的腹侧部分，其纤维绕过展神经核后向下向前在脑桥小脑角处发出，伴听神经进入内听道，通过面神经管于茎乳突孔处穿出，支配除了咀嚼肌及提上睑肌以外的所有面肌、镫骨肌、耳部肌、枕肌、颈阔肌、茎突舌骨肌和二腹肌的后腹等。味觉纤维起自面神经管内膝神经节，周围支在离开面神经前形成鼓索神经参加到舌神经中，终止于舌前2/3的味蕾。中枢支与舌咽神经的味觉纤维一起终止于孤束核，由此发生纤维经丘脑至中央后回下部。自脑桥上涎核发出的副交感纤维经中间神经、舌神经至颌下神经节，节后纤维支配舌下腺和颌下腺的分泌，大岩浅神经则支配泪腺的分泌。

临床上，根据神经受损部位的不同，分为周围性和中枢性两种。中枢性面瘫是指脑桥内面神经核以上的一侧的皮质脑干束受损时引起的面瘫。由于面神经核上部支配颜面

上部各肌（额肌、皱眉肌及眼轮匝肌）的神经元接受双侧皮质脑干束的控制，而面神经核下部支配颜面下部各肌（颊肌、笑肌等）的神经元只接受对侧皮质脑干束的控制，因此中枢性面瘫时表现为病变对侧眼裂以下的颜面表情肌瘫痪，常伴有与面瘫同侧的肢体瘫痪，无味觉和唾液分泌障碍等临床特点。多见于脑血管病变、脑肿瘤和脑炎等。而周围性为面神经核或面神经受损时引起，出现病灶同侧全部面肌瘫痪，从上到下表现为不能皱额、皱眉、闭目、角膜反射消失，鼻唇沟变浅，不能露齿、鼓腮、吹口哨，口角下垂（或称口角歪向病灶对侧，即瘫痪面肌对侧），还可出现舌前 2/3 味觉障碍，说话不清晰等。多见于受寒、耳部或脑膜感染、神经纤维瘤引起的周围性面神经麻痹。其中周围性面瘫发病率很高，而最常见者为面神经炎。由于中枢性面瘫是疾病的一个伴随症状且症状相对较轻，而面瘫是周围性面瘫的主要临床症状，所以本节重点讨论面神经炎所致的周围性面瘫的康复。

一、临床表现

周围性面瘫绝大多数为一侧性，主要表现为急性起病，一侧面部突然瘫痪，出现前额皱纹消失、眼裂扩大、鼻唇沟平坦、口角下垂，露齿时口角向健侧偏歪。病侧不能作皱额、蹙眉、闭目、鼓气和噘嘴等动作。闭目时，患侧眼球转向上内方，露出角膜下缘的白色巩膜（称为贝尔现象）。鼓腮和吹口哨时，因患侧口唇不能闭合而漏气。进食时，食物残渣常滞留于病侧的齿颊间隙内，并常有口水自该侧淌下。由于泪点随下睑外翻，使泪液不能按正常引流而外溢。如病变侵及鼓室神经时，会出现舌前 2/3 味觉障碍，若病变在支配镫骨肌分支以上时，除味觉缺失外还有听觉过敏。膝状神经节病变除表现有面神经麻痹、听觉过敏和舌前 2/3 味觉、耳廓和外耳道感觉迟钝、外耳道和鼓膜上出现疱疹，称亨特（Hunt）综合征，系带状疱疹病毒感染所致。

二、病因病机

目前，现代医学关于面瘫的确切病因尚未明确。长期以来认为本病与嗜神经病毒感染有关，受凉或上呼吸道感染后易发生。茎乳孔内的面神经急性病毒感染和水肿受压而致。因骨性面神经管仅能容纳面神经通过，面神经一旦发生缺血、水肿，必然导致面神经受压。多数人认为，本病亦属一种自身免疫反应，部分患者可由带状疱疹病毒引起膝状神经节炎。病理主要为面神经水肿、脱髓鞘，严重者出现轴突变性，以在茎乳突孔和面神经管内的部分最为显著。

三、中医康复治疗

（一）中医辨证要点

中医认为，面瘫好发于春秋两季，发病突然，各种年龄段均可发病，男性多于女性，多为单侧发病，本病病因为正气不足，络脉空虚，风邪乘虚入中。病机为人体正气不足，络脉空虚，风邪乘虚入中头面阳明脉络，使颜面一侧营卫不和，气血痹阻，经脉失养，肌肉弛缓不收而发病。病起以风邪为主，风邪为六淫之首，百病之长，风邪入中经络，易与寒、热、痰等邪兼夹，故初期病邪在络，夹寒热之邪，分为风寒、风热两证，中期病邪深入筋肉，与痰湿相杂，风痰互结，流窜经络。若久治不愈，正气亏耗，气虚痰瘀，颜面长期失去气血濡养则枯槁，难以恢复；若痰瘀不去，新血不生，则血虚不能濡养经脉、肌肉而成抽搐挛缩之内风之象。病程不可截然分开，虚实可互相兼夹。本病一般初期以邪实为主，病位多在经络；久病则正虚邪恋，虚实夹杂，以气血亏虚为本，并夹有痰瘀。面瘫临床常见证候、治法、代表方剂如下。

1. 风寒袭络 治宜祛风散寒，通络和营。方选麻黄附子细辛汤加减。
2. 风热袭络 治宜祛风清热，活血通络。方选大秦艽汤加减。
3. 风痰阻络 治宜祛风化痰，通络止痉。方选牵正散加减。
4. 气虚血瘀 治宜益气活血，通络止痉。方选补阳还五汤加减。

（二）中医康复治疗思路

1. 中药汤剂 面瘫的首要因素为风邪，然正气存内，邪不可干，虽然发病早期多为表证实证，风邪也多会乘虚入中，治疗早期，也得注意按证型选加补养气血或健脾化痰通络之品。同时，对于疾病早期，对明确有病毒感染病史的面瘫患者，可以根据中药药理选择具有抗病毒作用的中药如大青叶、板蓝根、黄连等药物提高疗效。面瘫早期风邪夹寒、痰、热邪入中脉络，阻滞经络，血凝而成瘀，瘀邪停滞不去，病程迁延，发展为后期出现新血不生，气血亏虚等表现，故面瘫全程均应重视活血祛瘀通络之法。后期气血亏虚，治疗虽以强筋益气、补养气血为主，但勿忘搜风化痰，活血通络。

2. 针灸治疗的原则 注意初起刺激强度不宜过大，防止局部肌肉兴奋性过强引起面肌痉挛，后期可以适当加大刺激强度，促进神经兴奋性恢复。同时辨证选穴时应注重阳明经穴，阳明为多气多血之经，阳明经血旺盛通畅，对于预后极为重要。

（三）中医康复治疗方案

1. 中医辨证论治

（1）风寒袭络。

1）主症：以突然口眼㖞斜，眼睑闭合不全，兼见面部有受寒史，舌淡苔薄白，脉浮紧。

2）治则：祛风散寒，温经通络。

3）方药：麻黄附子细辛汤加减。炙麻黄 6g、熟附子 6g、细辛 3g、荆芥 10g、防风 10g、白芷 10g、藁本 10g、桂枝 10g、甘草 5g 等。

4）临证参考：本证发病初起为风寒表实，但要注意有无郁而化热之象，如有化热证候，可适加清热透邪之金银花、连翘、葛根之品。

（2）风热袭络证。

1）主症：以突然口眼㖞斜，眼睑闭合不全，继发于感冒发热，或咽部感染史，舌红苔黄腻，脉浮数。

2）治则：疏风清热，活血通络。

3）方药：大秦艽汤加减。秦艽 15g、当归 10g、蝉蜕 10g、赤白芍各 15g、金银花 10g、连翘 10g、板蓝根 30g、地龙 10g、生地 15g、石膏 20g 等。

4）临证参考：风热盛者，应注意加玄参等清热解毒凉血之药，还应当适量加入护阴生津药物如芦根、沙参、麦冬等。

（3）风痰阻络证。

1）主症：以突然口眼歪斜，眼睑闭合不全，或面部抽搐，颜面麻木作胀，或头重如蒙、胸闷或，呕吐痰涎，舌胖大，苔白腻，脉弦滑。

2）治则：祛风化痰，通络止痉。

3）方药：牵正散加减。白附子 6g、白芥子 10g、僵蚕 10g、全蝎 6g、防风 10g、白芷 10g、天麻 15g、胆南星 6g、陈皮 10g 等。

4）临证参考：本证治疗应注意健脾温脾阳加强祛痰之功。脾虚患者可加白术、薏苡仁、砂仁等以健脾燥湿利湿，同时行血药当多取温经活血通络药。

（4）气虚血瘀证。

1）主症：以口眼歪斜，眼睑闭合不全，日久不愈，面肌时有抽搐，舌淡紫，苔薄白，脉细涩或细弱。

2）治则：益气活血，通络止痉。

3）方药：补阳还五汤加减。黄芪 15g、党参 15g、鸡血藤 15g、当归 10g、川芎 10g、赤芍 15g、桃仁 10g、红花 10g、地龙 10g、全蝎 6g、僵蚕 10g。

4）临证参考：本证因病久未愈，气血渐伤，虚实夹杂，治当注意标本兼顾，通补兼施，补中寓通，通中寓补，故取补阳还五汤加减治疗。同时用药时可适当加醒脾和胃之品以免补益药碍脾胃之运化。

2. 中成药治疗

（1）静脉给药。

1）川芎嗪注射液：50～100mg 加入 5% 葡萄糖注射液或生理盐水 250ml 中，每日 1 次，静脉滴注。功能活血通络。适用于风寒袭络证。

2）清开灵注射液：40～60ml 加入 5%～10% 葡萄糖 500ml 静脉滴注，每日 1～2 次。适用于风热实证。

3）丹参注射液：20～40ml 加入 5%～10% 葡萄糖 250ml 中静脉滴注，每日 1～2 次，功能活血化瘀，适用于各种证型。

4）疏血通注射液：每日 1 次，每次 6ml，加于 5% 葡萄糖注射液（或 0.9% 氯化钠注射液）250～500ml 中缓缓滴入，功能活血化瘀，适用于各种证型。

5）七叶皂苷钠注射液：20mg 加入生理盐水 250ml 中，每日 1 次，静脉滴注。功能活血消肿止痛。适用于各种证型。

辨证选用以上静脉中成药，对加速炎症吸收和改善面神经功能有较好的效果。

（2）口服用药。

1）通天口服液：每次 10ml，每日 3 次。功能祛风散寒通络。适用于风寒袭络证。

2）羚羊角胶囊：每次 2～4 粒，每日 3 次。功能清热平肝息风。适用于风热袭络证。

3）清热消炎宁胶囊：每次 2 粒，每日 3 次。功能清热解毒。适用于风热袭络证。

4）抗病毒口服液：每次 10ml，每日 3 次。功能清热解毒。适用于风热袭络证。

5）全天麻胶囊：每次 2 粒，每日 3 次。功能平逆肝风、祛风通络。适用于风痰阻络证。

6）补中益气丸：每次 8g，每日 3 次。功能健脾益气。适用于气虚血瘀证。

以上所列药物，原则上每一种类选用 1 种，根据病情虚实程度，选择一类或两类合用。

3. 针刺治疗

（1）体针。

1）急性期。

治法：驱风祛邪，通经活络。

主穴：攒竹、四白、阳白、太阳、颊车、承浆、地仓、翳风、合谷（面部穴位取患侧，循经取穴取双侧）。

配穴：风寒证者，配风池；风热证者，配曲池；风痰证者，配丰隆。

操作：在急性期，面部穴位手法不宜过重，针刺不宜过深，取穴不宜过多。面瘫早期治疗以浅刺轻刺为主，不宜使用电针，针刺量不宜过强。肢体远端的穴位行泻法且手法宜重。发病当日即可采用针灸治疗，可控制病情发展，缩短病程，使病情早日恢复。针刺每15分钟行针1次，留针30分钟，每日1次，连续治疗5次休息2日，10次一疗程。

2）恢复期及后遗症期。

治法：活血化瘀，培补脾肾、舒筋养肌、息风止痉。

主穴：①阳白、四白、地仓、颊车、下关、太阳、牵正、合谷。

②攒竹、瞳子髎、睛明、颧髎、迎香、禾髎、水沟、承浆、合谷（面部穴位取患侧，循经取穴取双侧）。

配穴：依据气虚、血瘀、痰瘀情况酌加足三里、三阴交、血海、丰隆，以及灸百会、气海、关元。

操作：交替使用两组穴位，面部穴位采用平刺或斜刺0.5～1.0寸，采用中等或较强的刺激量，可配合电针治疗。可于地仓、颊车、阳白、攒竹处加电针，选用疏密波或断续波，中等强度刺激，通电15分钟左右；足三里、三阴交穴采用补法，余穴均采用泻法，15分钟行针1次，留针30分钟，每日1次，连续治疗5次休息2日，10次一疗程。患病3个月以后，面部穴位刺激量宜轻，以防倒错和面肌痉挛，并可于下关、颧髎等穴施以温针灸。

（2）电针：一般选取阳白－太阳、下关－巨髎、颊车－地仓三对穴位。阴极在外周，阳极在中心部。波形为连续波，频率1～2Hz，输出强度以面部肌肉轻微收缩为度。电针时间约30分钟。

4.灸法 适应于风寒袭络证者，选取太阳、下关、翳风、承浆、阳白、鱼腰、承泣、四白、地仓、颊车、印堂、巨髎、夹承浆等面部穴位，采用温和灸、回旋灸、雀啄灸、温针灸或者热敏灸等方法。每次施灸约20分钟。

5.拔罐 适应于风寒袭络证各期患者。选取患侧的阳白、下关、巨髎、地仓、颊车等穴位。采用闪火法，于每穴位区域将火罐交替吸附及拔下约1秒钟，不断反复，持续5分钟左右，以患侧面部穴位处皮肤潮红为度。每日闪罐1次，每周治疗3～5次，疗程以病情而定。根据病情，亦可辨证选取面部以外的穴位，配合刺络拔罐治疗。

6.点穴按摩

（1）将大拇指置于眉毛上缘沿着枕额肌额腹向发际处按摩，按摩时嘱患者眉毛上抬，然后再从眉毛前面的攒竹穴开始按摩眉毛上的三个穴位，分别是攒竹、鱼腰和丝竹空。接着从眼内眦沿着上眼眶向外上方按摩，再轻轻地沿着眼皮向下按摩帮助眼睛闭合，向下时嘱患者将眼睛闭上。每个动作重复8～10次，穴位按摩每个穴位1分钟。

（2）将大拇指置于迎香穴沿着颧肌的走行方向按摩至耳门穴，再从口角旁的地仓穴沿着笑肌的走行方向按摩至耳前的听宫，再从颏唇沟处的承浆穴沿着口轮匝肌的走行按摩至口角旁的地仓穴，再从颊车穴沿咬肌按摩至耳前的听会穴，每两个穴位之间重复8～10次。

（3）用拇指按揉患者的鼻唇沟中点数秒，接着治疗师将其拇指轻按上提至患侧颧骨稍上方，按揉此处数秒，操作8～10次。

（4）用拇指按揉患侧颊车穴，按揉数秒后拇指轻按上提至耳前第三穴听会穴，按揉此处数秒，重复操作此步骤8～10次。

7. 梅花针刺激

（1）取穴：患侧前额部、颞部、面部（包括眼眶周围、鼻部、口唇周围、颧部、颊部、颏部和下颌骨下缘）、耳垂前、乳突部周围区域之皮部。

（2）方法：取仰卧位或坐位，用75%乙醇棉球常规消毒上述部位，用梅花针直接叩刺，中度刺激，以微量点状渗血为度。操作时根据患侧面部表情肌肌纤维走向及面神经浅表分支的投影表面环状或辐射状叩刺。叩刺之后用冰袋快速的刺激，以防出血，同时还可以缩紧毛孔。

（四）临床经验分享及注意事项

1. 经多年的临床实践总结，对于面瘫的中药辨证治疗已逐渐形成一套较成熟的治疗原则：急性期以祛风为重，恢复期以养血为主；活血通络则可贯通于治疗的全过程。临证时多以牵正散为主方，早期有乳突压痛，舌质红者，予银翘散加板蓝根、柴胡、黄芩等以疏风清热解毒治其标；待舌质转淡红时，则需加养血祛风之品如与四物汤加鸡血藤等以治其本；若病情迁延不愈，往往伴有气虚，可加黄芪、党参以气血双补，同时加蜈蚣、乌梢蛇等搜风止痉通络之品。

2. 针灸在本病治疗可以发挥重要作用，多主张早期局部浅刺，手法轻柔，时间宜短，或可远端取穴为主，避免发生面肌痉挛等并发症。如出现面肌痉挛时，针刺宜轻柔，主张远端取穴，减少局部痉挛处取穴。同时多配合灸法。应用钙离子导入疗法或直流电等物理治疗，对部分患者有一定的疗效。

3. 临证时，若遇非面神经炎所致的周围性面瘫，需进一步检查，如头颅MRI+MRA等，以排除肿瘤或血管压迫面神经。此时治疗应以手术治疗为主。

四、中医对面瘫的康复新进展

中医治疗周围性面瘫，总以"通畅络脉"为法，采用分期辨证治疗。

1. 急性期　急性期周围性面瘫辨证为邪初侵袭，痹阻经络，以"驱风祛邪，通经活络"为治则。

（1）中药方面，黎氏以驱风通络为法，予三白五虫汤治疗38例急性期周围性面瘫患者，药物组成：白芍、钩藤各20g，白芷、僵蚕、蝉蜕、炒地龙、全蝎各15g，白附子6g，防风、川芎各10g，黄芪30g，蜈蚣2条。除蜈蚣外，以上药物水煎2次兑匀，早晚分2次服，1剂/天。蜈蚣放瓦片上焙焦，研为细末，分2次用药汤冲服。

（2）针灸方面，谢氏等运用针刺治疗急性期周围性面瘫患者，在患侧取穴：下关、地仓透颊车、太阳、颧骨、四白、攒竹、风池、翳风、合谷（健侧）等。闭眼困难加鱼腰、丝竹空；鼻唇沟平坦加迎香；人中沟歪加水沟；颏唇沟歪加承浆；舌麻味觉减退加廉泉等，随症补泻。

2. 恢复期 恢复期周围性面瘫辨证为正气亏虚、余邪阻滞、经络不通，以"补气活血、通经活络"为治则。

（1）中药方面，贾氏等口服宜通汤合牵正散：防己、桃仁、红花、当归、赤芍、川芎、桐皮、姜黄、僵蚕各10g，白附子、全蝎各6g，薏苡仁30g。每日1剂，早晚各1次。

（2）针灸方面，韦氏运用电针治疗恢复期周围性面瘫患者，选取三个电针配穴组：头维配阳白；地仓配下关；承浆配颊车，电针机用连续波，以患者能够耐受为度。采用常规针刺方法随症配穴：风池、攒竹、太阳、四白、迎香、颧髎、牵正、合谷、足三里、太冲等穴。每日治疗1次，每次30分钟。

3. 后遗症期 后遗症期周围性面瘫辨证为正气亏虚，经络瘀阻，气血不畅，以"培补肝肾、活血化瘀"为治则。

（1）中药方面：陈氏等以补气养血，荣肌活络为法，采用自拟补气养血荣肌汤加减治疗周围性面瘫后遗症60例。基本组成如下：生黄芪15～30g，当归10～15g，白芍10～30g，炙何首乌12～20g，熟地10～15g，鸡血藤15～30g，红花3～6g，秦艽15～30g，炙甘草10g。

（2）针灸方面：余氏等应用头针治疗周围性面瘫后遗症患者，选取百会、神庭、迎香、对侧头部运动区下点、下关、率谷、合谷。百会穴，方向由前向后，进针1寸；对侧运动区下点，方向由上向下，进针1寸，两主穴针刺后，各连续捻针3～5分钟，其他穴位常规进针，不捻转，均接电针，采用连续波，留针30分钟后起针，每日1次。

中医药治疗面瘫在我国具有悠久的历史，也取得一定的效果，但大规模、多中心、实验设计严谨的课题研究不多。中药对改善症状的报道较多，但缺乏深入的机制研究。故今后在中医理论指导下，用现代科研方法开展中药、针灸治疗面瘫的分子机制研究具有重要意义。

第四节 痉挛

痉挛是一种因牵张反射兴奋性增高所致的以速度依赖性肌肉张力增高、并伴有腱反射亢进为特征的运动障碍，属于上运动神经元综合征的表现之一。痉挛常见于脑卒中、颅脑外伤、脊髓损伤、儿童脑性瘫痪、多发性硬化等多种中枢神经系统疾病，发病率达80%，严重影响患者的日常生活自理能力，是临床康复治疗中的难题。严重的痉挛会导致患者出现异常姿势与平衡障碍、转移困难、无法行走，日常生活活动能力严重受限，甚至终生需要照顾。不仅影响患者的生存质量，也给患者及其家庭带来巨大的痛苦。但是在疾病的恢复过程中，一定程度的痉挛如伸肌痉挛等可帮助患者站立和行走，活动过强的牵张反射可促进等长和离心自主收缩的肌力，相对保持肌容积，在无承重和废用的情况下，可因此而预防骨质疏松，降低瘫痪肢体的依赖性水肿，充当静脉肌肉泵，降低发生深静脉血栓的危险性等。所以，痉挛的康复治疗要循序渐进，以其功能最大化为目标。

一、临床表现

脑或脊髓损伤后，高级中枢对脊髓牵张反射的调控发生障碍，使牵张反射兴奋性增高，或反应过强，表现为随着牵张速度的增高而使肌张力升高。

其临床特征为牵张反射异常，紧张性牵张反射的速度依赖性增加，具有选择性，并由此导致肌群间的失衡，进一步引发协同运动障碍。临床上可表现为肌张力增高、腱反射活跃或亢进、阵挛、被动运动阻力增加、运动协调性降低。

痉挛症状有阳性与阴性之分。肌张力高、腱反射活跃或亢进、出现阵挛、屈曲反射释放（Babinski征等病理反射）、粗大的协同运动模式等阳性症状，这是抑制作用减弱所致。缺乏灵活性、手指的精细动作减少、肌肉无力、运动缓慢、肌肉和肢体的选择性活动能力减弱以及耐力的降低等属于阴性症状，是由于以中枢神经系统为基础的特殊技能丧失所致。痉挛肌群的远期变化包括：僵硬，挛缩，纤维化及肌肉萎缩。

二、发生机制

痉挛的发生机制目前尚不十分清楚，目前可能的假说有：运动神经元兴奋性增强，抑制性突触的输入降低，牵张诱发的运动神经元突触兴奋性增强。一般认为，痉挛是上运动神经元损伤后脊髓反射活动增高引起，以速度依赖性牵张反射增强为特征的肌肉张力异常，是以牵张反射亢进为核心的运动控制紊乱所致。脑卒中后由于中枢性运动抑制系统失调，使 α 运动神经元和 γ 运动神经元相互制约、相互作用失衡，造成 γ 运动神经元占优势，使中枢性运动抑制系统作用减弱，致使低级中枢的原始功能释放，导致运动环路的兴奋性增强，使患侧肢体肌张力增高，呈痉挛状态。临床上，多出现上肢屈肌群和下肢伸肌群肌张力增高，形成所谓的 Wernicke-Mann 体位。

动物实验研究显示，痉挛与兴奋性氨基酸及其受体发生紊乱有关。谷氨酸（Glu）至少兴奋 N-甲-D-天门冬氨酸（NMDA）等 5 种受体，受体激活后引起神经元迅速、持久的兴奋效应，从而引起肢体痉挛状态。

三、康复评定

痉挛康复评定的目的：了解有无痉挛，了解痉挛的程度，为治疗提供客观依据（是否需要治疗）以及了解治疗的效果。

（一）痉挛的评定量表

痉挛多是通过量表进行评定。通过量表可以对痉挛是否干扰生活自理能力、坐或站立平衡及移动能力进行评定。具体内容包括是否有床上活动、移动、行走和生活自理能力的损害及其程度等。

1.Ashworth 痉挛评定量表与改良 Ashworth 痉挛评定量表　是目前临床上常用的痉挛评定量表。

评定时注意：测量者将患者肢体从最大屈曲位伸直到最大伸直位，直到感觉到软组织抵抗。全关节范围内移动患者肢体时，应在 1 秒内完成。上肢：患者仰卧位，上肢平行于躯干放置，肘关节伸直，腕关节处于中立位，双下肢平行放置。伸肌测量时，手臂应从伸直位移动到屈曲90°，内旋肌测量时，手臂应从中立位移动到最大外旋位。下肢：患者侧卧，比目鱼肌及腓肠肌：双髋和膝应在45°屈曲位，踝关节从最大跖屈位移动到最大背伸位。股四头肌，双膝髋都应在最大伸直位，膝关节从最大伸直位移动到最大屈曲位。整个测试中，应教育患者保持冷静放松。若需要重复测试，应在同一天进行，以最大程度减少因药物作用而导致的痉挛程度的变化。

2. 髋内收肌张力分级 该量表是评定髋内收肌群的特异性量表，主要用于评定内收肌痉挛。

（1）0级：肌张力不增加。

（2）1级：肌张力增加，髋关节在一个人的帮助下很容易外展到45°。

（3）2级：髋关节在一个人的帮助下稍许用力可以外展到45°。

（4）3级：髋关节在一个人的帮助下中度用力可以外展到45°。

（5）4级：需要2个人才能将髋关节外展到45°。

3.Clonus分级 主要观察踝阵挛持续时间。0级：无踝阵挛；1级：踝阵挛持续1～4秒；2级：踝阵挛持续5～9秒；3级：踝阵挛持续10～14秒；4级：踝阵挛持续15秒以上。

4.综合痉挛量表（CSS） 主要用于脑损伤和脊髓损伤后下肢痉挛的评定。

5.改良Tardieu量表（MTS） 是一个等级量表，用于评定特定伸展速度下的肌肉反应强度，同时将抓握角度也作为一项临床评定，在评定痉挛的同时考虑到这3个变量。MTS是临床神经系统疾患患者肌肉痉挛的一种测量方式。使用MTS时，痉挛根据肌肉在特定速度下牵伸的反应进行定量评估。考虑特定速度的肌肉反应以及肌反应时所处的关节角度。更适宜儿童痉挛的评估，且被认为在痉挛临床测量方面更加准确。

6.Oswestry等级量表 用于评定肌张力的级别，主要是通过对运动功能的综合评定来了解患者的功能状况，但同时需考虑到脊髓、脑干及姿势反射对肌张力的影响。

（二）痉挛频率评定量表

1.Penn痉挛频率量表 用于评定脊髓损伤患者每小时双下肢痉挛出现的频率，了解患者痉挛的程度，量表分4级，0级：没有痉挛，1级：刺激时引起轻度痉挛，2级：每小时痉挛出现1次，3级：每小时痉挛出现1次以上，4级：每小时痉挛出现10次以上。

2.每天痉挛频率量表 适用于每天痉挛频率的评定，而非每小时的评定。量表也分4级，0级无痉挛，1级每天有1次痉挛，2级每天有1～5次痉挛，3级每天有5～9次痉挛，4级每天有10次以上痉挛。

（三）运动障碍综合评定量表

功能活动障碍可能是由于痉挛或肌张力过强所致，也可能是由于肌力减弱或挛缩所致，因此，评定者必须结合病史和神经肌肉的功能检查，确定造成功能活动障碍的原因，并分析与肌张力相关的功能活动障碍情况。

1.Brunnstrom评定法 在临床上应用最早，且为半定量的一种评定方法，评定内容主要包括躯干、四肢、步态等方面，每项包括5个功能等级。

2.Fugl-Meryer评定量表、功能独立性量表（FIM）等量表化评定系统 可间接提供痉挛的评定。

3.Barthel 指数等日常生活能力的评定方法　可能对评定与痉挛和肌张力过强相关的功能状态改变有价值。

4.Rivermead 运动指数　具有针对性强、方法简单的特点。

5.手精细功能评测　九柱孔检查，手功能测试等。

有时痉挛有助于某些功能活动，此时若采用降低痉挛的治疗方法可能反而使患者的功能水平降低，对于此种情况应通过功能评定方法予以鉴别。

进行评定时，患者处于舒适体位，一般采用仰卧位，分别对双侧上下肢进行被动关节活动。在应用痉挛评定量表时，需要注意评定的影响因素：①痉挛的神经性因素；②痉挛的速度依赖性；③患者的努力程度；④精神因素的引导；⑤环境变化的影响；⑥评定时患者的体位。

（四）生物力学评定方法

痉挛的生物力学评定方法主要目的是对痉挛肢体的位相性牵张反射和紧张性牵张反射进行量化。

1.钟摆试验　是一种通过观察痉挛肢体从抬高体位沿重力方向下落的过程中，肢体由摆动到停止的情况，通过分析痉挛妨碍自由的状态进行评定的方法。痉挛程度与摆动受限程度成正比。该试验主要对下肢进行痉挛评定，尤其是股四头肌和腘绳肌。

2.屈肌维持试验　该试验主要用于上肢痉挛的评定。

3.便携式测力计方法　是一种对痉挛的定量评定，使用便携式测力计可以精确地测定在对肌肉进行被动牵伸时阻力增高现象。

4.等速装置评定法　该方法亦是一种定量评定，主要包括等速摆动试验（主要表现的是痉挛在刚开始摆动时的特点）和等速被动测试（类似于Ashworth痉挛评定）两种方法。

（五）电生理评定方法

电生理评定方法可作为痉挛临床评定的定量方法，主要方法有表面肌电图、H反射、F波、紧张性振动反射、屈肌反射、腰骶激发电位和中枢传导等。

1.表面肌电图　将表面电极片贴在所测肌肉的相应表面，然后使痉挛患者进行主动或被动运动，从而根据肌电信号来反映患者的痉挛障碍情况。表面电极肌电图还可用于鉴别挛缩和拮抗肌痉挛，亦可用于辅助治疗方法的选择和对治疗效果进行随访。

2.H反射　H反射是一种单突触反射，与肌肉牵张反射相似。偏瘫、脊髓损伤患者出现痉挛时，会出现H反射增大的反应。

3.F波　F波由超强量刺激引发，且不是反射，主要是反映经过运动神经元池顺向或逆向传导的情况。对于较重的慢性痉挛患者，F波的持续时间和幅度会增加。

4.紧张性振动反射　紧张性振动反射是指利用电动振动器刺激时所产生的肌电持续性收缩反应。对于痉挛患者，紧张性振动反射减弱，可作为突触前抑制的评定方法。

5.屈肌反射　屈肌反射主要反映的是中间神经元活动的整体情况。

6.腰骶激发电位　通过刺激胫神经可激发腰骶反应，从而反映脊髓后角的突触前抑制。

7.中枢传导　经颅电刺激和磁刺激可用于评价痉挛的运动控制。在一些痉挛情况下，可存在中枢运动传导时间的异常。

（六）痉挛评定中的注意事项

痉挛评定要使用通用的量表，统一标准，不要随意修改；了解量表的应用范畴，适应对象，效度及信度；同时注重功能及 ADL 的评定；处理时与患者的功能相结合。记录结果时，还须注明：测试的体位，是否存在异常反射，是否存在影响评定的外在因素（如环境温度、评定的时间、药物等），痉挛分布的部位，对患者 ADL 等功能活动的影响，所应用的药物、治疗技术是否有效等。

四、中医传统康复治疗

（一）中医辨证要点

痉挛可归属于祖国医学中的"筋病"、"痉证"的范畴。中医学对脑卒中后痉挛性瘫痪的认识早已有之，认为痉挛的病位主要在"经筋"，经脉不通，气血运行失调，经脉失养，主"束骨而利关节"功能失调，经脉挛缩是造成痉挛的主要发病机制。如《景岳全书》中云："偏枯拘急痿弱之类，本由阴虚……夫血非气不行，气非血不化。凡血中无气，则病为纵缓废弛。气中无血，则病为抽掣拘挛……故筋缓者，当责其无气。筋急者，当责其无血。"《难经·二十九难》曰："阴跷为病，阳缓而阴急；阳跷为病，阴缓而阳急。"在治疗方面，强调疏通经络，恢复气血运行，缓筋解急在治疗痉挛中的重要性。如《灵枢·官针》则曰："恢刺者，直刺傍之，举之，前后恢筋急，治筋痹也。……'关刺者，直刺左右尽筋上，以取筋痹。"《伤寒论》曰："胫尚微拘急，重与芍药甘草汤，尔乃胫伸"。现代研究认为痉挛多由虚、风、瘀、痰杂合为病。痉挛性瘫痪为疾病恢复期时出现，此时正气已虚，邪留不去，主要表现为阴液不足、痰瘀阻络，肢体筋脉失其濡养而导致痉挛性瘫痪，为虚、风、瘀、痰杂合为病的结果。其中之虚，主要为阴虚、气虚。阴血对人体具有凝聚、滋润等作用。肝主筋，为风木之脏，"木曰曲直"，中风后阴血暗耗，肝肾阴虚之象更显，水不涵木，肝木失其柔润之性，则见痉挛拘急；另一方面，中风后耗气伤阴，气虚运血无力，血行不畅，滞而成瘀，使得新血不生，所行之肢体筋脉失去正常血液的濡养，故而肢体筋脉挛急。其中之风，主要指虚风内动。中风后由于气血不足，肝肾阴虚，肢体犹如久病之树木一样，失润枯急，甚则虚风引动内风，极易挛缩变形，正如《内经》所云："诸痉项强，皆属于风"。其中之瘀和痰既是引起中风发病的直接致病因素，又是中风后机体失调产生的病理产物，它们往往相兼为患，为中风后肢体痉挛的重要原因。瘫痪之后，瘀血既成，肢体失去正常血液的濡养，成痿废痉挛等症，而瘀血内停，阻滞脉络，一可使血溢脉外而成离经之血，一可使新血不生，脉道失充。同时瘀血的生成必然导致水液运行不畅而蕴生痰浊，使津血互化、互渗的功能受阻，而成痰瘀交结之象。其瘀痰引起痉挛，为血脉痹阻不通，一为血不荣筋。虚、风、瘀、痰为中风后痉挛性瘫痪的发病因素，四者往往杂合为病，互为因果。中风之后，瘀痰之邪实已生，肝肾阴虚之本虚犹存，水不涵木，木少滋荣，虚风内动，引动痰瘀流窜经络，痹阻脉络，使所行之筋脉失去正常血液的濡养；同时肝主疏泄，调畅气机，肝肾亏虚，精、血、津液的输布代谢失于疏泄，气血受阻，滞而成瘀，水停成痰，痰瘀交结，加重气机不畅，进一步影响气血的生成，从而加重"虚"、"风"之象。另一方面，肝藏血，肾藏精，肝肾同源，精血相生，先天之本受损，则后天气血生化乏源，脉道失充，血滞成瘀，或血溢脉外，加重瘀血及痰浊生成，瘀血不去，新血不生，如此形成恶性循环，使阴血更加亏虚，脉络更加痹阻，筋脉更加拘急。而气虚卫外不固，易感外邪，如遇外风引动，则肢体挛缩愈显。故中风后痉挛性瘫痪的病机为肝肾阴虚，虚风内动，夹瘀痰流窜，痹阻脉络，筋失所养。

证候特征：痉挛性瘫痪为中风2～4周后出现，其临床表现为以患肢拘紧，活动不利伴肢体麻木、疼痛、乏力等症状。肝肾亏虚，虚风上扰清窍，故兼见头晕；髓海不足，肾所开之耳窍失于充养，故兼见耳鸣；"巅顶之上，唯风可到"，虚风夹痰瘀流窜头窍面络，故见口眼㖞斜；痰湿不化，著于舌体，燥化烁筋，则见舌强言謇；风痰流窜肢体，血行不畅，滞而成瘀，肢体失于濡养，则麻木、乏力；痰瘀不化，阻于脉络，不通则痛，故部分患者还伴见疼痛不适。

因此，肢体痉挛性瘫痪多为气血亏虚、肝肾阴虚为主，兼有虚风内动、痰瘀阻络。所以，临床上治疗以补阳还五汤合地黄饮子加减治疗。

（二）中医康复治疗思路

1. 中药汤剂　无论是截瘫、四肢瘫，还是偏瘫所致的痉挛，临证时均需辨证论治。临床多见气血亏虚、肝肾阴虚为主要病机兼夹瘀、痰、风者为多见，故中药以补阳还五汤合地黄饮子加减，同时注意加入血肉有情及虫类搜风通络止痉之品，往往可取良效。

2. 中药外用　如外敷、熏洗、熏蒸等，除药物本身的作用加上温热疗法，配合中药汤剂，可增加疗效。

3. 针灸　对于痉证有一定的疗效。根据虚实给予选穴针刺，可获显效。

4. 其他　可配合艾灸疗法、耳针法、电针法等中医传统治疗，在一定程度上可缓解痉挛。

5. 因痉挛性瘫痪目前仍为一个治疗难题，所以需中西医结合治疗。

（三）中医康复治疗方案

1. 辨证施治

（1）主症：肢体瘫痪拘挛甚则僵硬变形，活动不利常伴麻木不仁，舌淡红，苔薄白或少苔，脉细弦或沉细。

（2）治则：益气血、补肝肾、通经脉。

（3）中药汤剂基础方：黄芪30～120g，当归10g，桃仁15g，红花10g，怀牛膝15g，熟地黄20g，山萸肉10g，麦冬15g，石斛10g，巴戟天15g，肉苁蓉15g，菖蒲15g，茯苓15g，鸡血藤20g，木瓜15g，白芍15g，炙甘草10g。

（4）临证参考：兼痰者加法半夏、白术、胆南星；兼虚风内动者，加蜈蚣、全蝎、乌梢蛇等；兼阳虚肢冷者，加制附子、桂枝等。

2. 针刺疗法

（1）体针疗法。

1）原则：按痉挛的中医病机为阴急阳缓，根据"补缓泻急"原则，提出痉挛的治疗原则为"补阳泻阴"。

2）取穴：均以上星透百会、风池为基础；上肢痉挛性瘫痪取极泉、内关、肩髃透臂臑、曲池、手三里、合谷、八邪；下肢痉挛性瘫痪取环跳、血海、委中、三阴交、悬钟、复溜、丘虚。

3）刺法：上星透百会，高速捻转3分钟，风池用泻法，极泉、内关、血海、三阴交用泻法，肩髃透臂臑、曲池、合谷、八邪、环跳、委中、悬钟、丘墟用补法，留针30分钟，中间每10分钟施补泻手法一次。

（2）腹针疗法。

1）原则：按薄氏腹针理论，根据肢体的痉挛情况，可个性化选择。

2）取穴：均以引气归元（中脘、下脘、气海、关元）法为基础，上肢痉挛性瘫痪取健侧商曲、患侧滑肉门、上风湿点、上风湿外点；下肢痉挛性瘫痪取健侧气旁、患侧外陵、下风湿点，下风湿下点。

3.其他治疗

（1）中药外用：可选用益气血、补肝肾中药熏蒸、热奄包或熏洗痉挛局部，有一定松解肌肉功效。

（2）艾灸疗法：艾灸具有散寒解痉的作用，在一定程度上可缓解痉挛。以患侧穴位为主，取穴为足三里、曲池、悬钟。肘关节：能屈不能伸者，可灸手三里、上肢井穴等；能伸不能屈者，可灸内关、曲泽、上肢井穴等。下肢：能伸不能屈者，可灸阴陵泉、太溪、下肢井穴等；能屈不能伸者，可灸阳陵泉、昆仑、下肢井穴等。

（3）耳针法：选肝、皮质下、脑干、神门、交感。每次选3～4穴，毫针刺，强刺激，留针30～60分钟，间歇行针数次。

（4）电针法：在上述体针的基础上，可于合谷、太冲、阳陵泉、四白等穴接通电针机输出电极，选用连续波、快频率，刺激20～30分钟。

（四）临床经验分享及注意事项

（1）痉挛性瘫痪是一个复杂疑难症，需综合治理。

（2）中药治疗可以一个基础方为主，随证加减。

（3）针灸治疗需注意阴经与阳经穴位的选择并注意补泻手法，避免刺激不当引起痉挛加重。

（4）中药温热外用给药、艾灸及推拿按摩对痉挛有较理想的疗效，但因维持时间短，最好每天2次或以上。

五、中医对脑卒中痉挛的康复新进展

1.以中药为主的疗法　中药对中风后肢体痉挛的研究主要是根据辨证论治进行疗效观察。药物使用方法有口服、熏洗、湿热敷等，在证型方面有主要是气虚血瘀、阴虚筋挛、肝阳上亢、阳虚型等。周喜燕等治疗组补阳还五汤汤药口服合针刺治疗，对照组予巴氯芬，结果治疗组疗效及改良Ashworth评分改善稍差于对照组，但副作用发生率明显低于对照组。彭康等在中风后遗症"气虚血瘀"大鼠模型的基础上实验，结果表明补阳还五汤能有效改善能量代谢障碍，提高脑组织中单胺类神经递质含量，从而起到抑制痉挛的作用。沈金花等治疗组予补阳还五汤加减贴敷患侧足三里、风池、手三里、曲池、肩髃等穴位，对照组予以常规康复训练，共观察60例中风后肢体痉挛患者，结果治疗组上下肢改良Ashworth评分均优于对照组。谭爱玲以养阴柔肝通络法组方（芍药甘草汤加减）

治疗缺血性脑卒中后痉挛，对照组口服乙哌立松。结果治疗组对脑卒中偏瘫的痉挛程度、运动功能水平和日常生活能力的改善均明显优于对照组。苏巧珍等采用前瞻性随机双盲对照试验，利用舒筋颗粒（芍药甘草汤加减）治疗77例中风后肢体痉挛患者，结果患者肌张力改善情况、Fugl-Meyer评分及改良Barthel指数得分均优于对照组。杨楠等观察自拟滋阴养血舒筋汤（芍药甘草汤加减）加乙哌立松治疗中风后肢体痉挛患者106例，治疗组予以自拟滋阴养血舒筋汤合乙哌立松，对照组予以乙哌立松片，结果治疗组患者肌张力改善情况、Fugl-Meyer评分及改良Barthel指数得分均优于对照组。杨万章认为在急性期即出现肢体肌张力达2级或2级以上，中医辨证见肝风挟痰火上扰清窍的证候，治疗以平肝潜阳、息风止痉为大法，用镇肝息风汤或天麻钩藤饮加减，根据病情，酌情加用桃仁、赤芍、丹参、水蛭等活血药；在恢复期出现痉挛，中医辨证见瘀血阻络、肝风内动、筋脉失养，治宜通络化瘀，息风止痉，养阴柔肝，用大定风珠加减。屈云报道以镇肝息风汤为主方治疗脑卒中上肢痉挛状态，疗效优于常规内科治疗对照组。白海涛等用自制散阴筋膏（野西瓜、川乌、草乌、巴豆、大戟等温阳祛痰之大毒之品）穴位贴敷观察60例中风后肢体痉挛患者，治疗组予自制散阴筋膏合康复训练，对照组予康复训练，结果治疗组上下肢的改良Ashworth、Fugl-Meyer评分均优于对照组，且均较治疗前明显改善。

2. 以针灸为主的疗法　谢艳杰、马程程等在总结中医结合治疗中风偏瘫肌肉痉挛的方法时发现前人治疗卒中后肌肉痉挛状态主要有火针疗法、经筋刺法、电针疗法、透刺法、阴经取穴法、特殊取穴法及针刺配合麦粒灸、拔罐等传统疗法手段治疗，选穴具体有患侧肢体的常用穴位，如阿是穴、原穴、八脉交会穴等，或者针刺拮抗肌群等取得了良好的效果。近年来研究针刺治疗中风后肌肉痉挛主要有以下几个方面。

（1）认为中风后肢体痉挛的发生是因为受力不平衡所致的，故选用主动肌群和拮抗肌群针刺，从而使肢体受力平衡而改善痉挛状态。熊家轩，陈奕雄等用针刺拮抗肌群对中风后痉挛性偏瘫60例，结果针刺拮抗肌组及针刺主动肌组对中风后痉挛性偏瘫均有疗效；但比较两者，针刺拮抗肌组疗效更为显著。治疗过程无不良反应发生。姜桂美，贾超用针刺拮抗肌与主动肌治疗中风后痉挛性偏瘫患者60例，结果针刺拮抗肌组能够明显降低患者的痉挛程度与临床痉挛指数，能够提高患者的ADL，而针刺主动肌组只能提高患者的ADL，没有降低患者的痉挛程度与临床痉挛指数。任亚锋用针刺结合康复疗法治疗中风后痉挛患者76例，结果针刺结合康复治疗能明显改善中风后痉挛患者四肢肌群及髋内收肌张力，而对照组则不能改善髋内收肌张力。

（2）认为偏瘫是全身性疾病，治应当全身调治，而非局部治疗，研究发现平衡针优于单侧肢体针刺治疗。龚燕通过对平衡针刺法结合运动疗法治疗60例中风后上肢痉挛状态疗效观察，发现平衡针刺法结合运动疗法对中风后上肢痉挛状态有一定的抑制作用，平衡针刺法结合运动疗法对中风后上肢痉挛状态的临床疗效优于常规单侧针刺结合运动疗法。朱国祥、包烨华等通过观察平衡针刺法对60例脑卒中后上肢高痉挛患者正中神经F波的影响，发现平衡针刺法通过降低脊髓前角细胞的兴奋性，减弱牵张反射以缓解痉挛，对中风后患肢高痉挛状态的治疗作用优于传统针刺法。龚燕、朱国祥等通过对平衡针刺法治疗60例中风后上肢高痉挛状态患者的疗效观察，发现平衡针刺法对中风后上肢高痉挛状态有一定的抑制作用；平衡针刺法对中风后上肢高痉挛状态的临床疗效优于常规单侧针灸法。

（3）针刺治疗对痉挛发生机制影响的研究。如岳增辉等认为针灸可降低患者脑脊液中 Glu，同时升高 GABA，从而降低 Glu/GA-BA 的比值，其机制可能通过神经体液途径，调整脑内的代谢状态，使兴奋性氨基酸的含量下降，抑制性氨基酸水平升高，异常兴奋的传导得以抑制，从而起到缓解肢体痉挛状态的作用。许多学者对其机制的其他方面也进行了研究，如王国祥等观察了针刺对痉挛性偏瘫患者脊髓运动神经元兴奋性影响，发现针刺后 H/Mmax 明显降低。Nabeta 实验显示轻刺激可改善脑血管疾病患者临床表现、肌电图表现及 H 反射，但强刺激不能改善脊神经功能和 H 反射。于学平研究发现经筋刺法能使痉挛状态患者的肌电 F 波波幅下降，时限缩短。

（4）用灸法治疗痉挛。如宫军等将 48 例中风痉挛性偏瘫患者随机分为两组，治疗组 24 例和对照组 24 例，分别采用温灸疗法（风府、风池、天柱、大椎、曲池、血海、阳陵泉、足三里、天枢、外陵、中脘、关元）和传统针法进行治疗，对治疗前后两组患者患侧的痉挛程度、痉挛指数及肢体运动功能、日常生活活动能力进行评定。结果显示：温灸组的疗效明显优于传统组（$P < 0.05$）。结论：温灸疗法治疗中风痉挛性瘫痪有独特优势。敖金波、李旭英采用温针灸治疗 80 例脑卒中痉挛性偏瘫患者，治疗组上肢取尺泽、曲池、手三里、内关、合谷，下肢取、环跳、风市、血海、阳陵泉、丘墟、太冲，于针尾固定一点燃的艾炷，每穴灸 3 壮，艾灸强度以患者能耐受为度，对照组取穴及针刺方法同治疗组，结果治疗 15 天后两组上肢 Ashworth 评分比较无显著差异（$P > 0.05$），治疗 30 天后两组 Ashworth 评分比较则有显著差异（$P < 0.05$），治疗 15、30 天后两组下肢 Ashworth 评分均有所下降，治疗组与对照组相比差异均有统计学意义（$P < 0.05$），治疗 15、30 天后治疗组 Fugl-Meyer 运动功能评分、Barthel 指数评分均明显高于对照组（$P < 0.01$）。

3. 以推拿为主的疗法　推拿治疗具有缓解痉挛状态的作用已为医学界共识，许多研究证实推拿在偏瘫痉挛状态治疗中的作用举足轻重。推拿结合康复功能训练治疗偏瘫痉挛状态：王亚峰对单纯的康复训练与康复训练结合推拿治疗偏瘫痉挛状态进行了对比，研究结果发现，推拿结合康复训练组的疗效好于单纯康复训练组。且推拿介入时期越早效果越显著。郝兴平等用康复推拿结合康复功能训练对中风偏瘫进行临床疗效观察，研究结果证实，中国传统康复推拿配合功能康复训练治疗中风偏瘫痉挛状态具有明显的优势。推拿结合针灸治疗偏瘫痉挛状态：秦氏等人将推拿结合针灸治疗中风痉挛状态，研究结果表明，推拿结合针灸较单纯的针灸疗法更具有放松痉挛肌肉的作用，通过增加局部的血液循环，改善肌肉的营养状态，防止肌肉的萎缩及肌腱韧带的粘连、挛缩，达到缓解偏瘫患者肌张力增高目的。李小军观察推拿对早期偏瘫肢体的功能恢复作用，采用中西药物、针灸治疗的同时，及早地配合推拿治疗，研究结果证实，在肌力、肢体水肿、瘫肢痉挛状态的改善等方面均较对照组有显著性差异，能够通过穴位、经络的作用，增加皮肤肌肉组织的营养供应。增快血液和淋巴的循环，加速水肿的吸收，使肿胀、挛缩缓解或消除。

治疗偏瘫痉挛状态的推拿手法多以揉、拿、磙为主，并配合上下肢各关节的被动屈伸。在施治过程中要因人而异，适当调整手法，使轻重得当，刚柔相济，以达到调和气血、舒筋活络目的。

（1）拿揉法：梁山元等采用拿、揉患上肢，拿捏股四头肌，拿揉腓肠肌为主，配合点、捻穴位和被动屈伸运动，可有效的缓解偏瘫痉挛状态。

（2）点穴法：点穴法为诸多医生所广泛采用的方法。研究证实。点穴法结合循经推拿治疗在中风偏瘫治疗中取得了良好的疗效。具体方法是以一指点或三指点手法分别点压足部的至阴、厉兑、足窍阴、隐白、涌泉、大敦及手部的少泽、商阳、关冲、少商、少冲、中冲等诸穴。

（3）关节屈伸摇动法：以老中医陆永昌教授为代表的关节屈伸摇动法在中风痉挛状态治疗中，关节屈伸配合揉运百会、太阳，推运耳后高骨等手法能够有效的缓解痉挛状态。

（4）一指禅推法：褚海林等以一指禅手法为主，对患者头面颈项部太阳、印堂等穴。四肢部肩井、曲池、环跳、委中等穴，躯干部足太阳膀胱经、肺俞、心俞、肝俞、脾俞、肾俞穴进行治疗，取得了较好疗效。

（5）其他：临床上缓解痉挛状态的手法还有磙法、推法、搓法、叩击法等。梅荣军，王永亮等用推拿经筋结点结合关节活动治疗上肢痉挛 25 例结果显示，改善中风后上肢痉挛有显著的疗效，总有效率72%。本推拿法将作用的重点由传统的穴位改为筋结点（即肌腱）上。根据中医协调阴阳平衡学说，本治疗选取肩，肘，腕，指各部位阴阳对称，数目相等。从现代医角度来看，通过对肌腱的手法刺激，使屈肌肌群和伸肌肌群受到交替刺激，降低屈肌肌群的肌张力，促进伸肌肌群肌张力的恢复，以达到生物力学平衡。

第五节 平衡功能障碍

平衡功能是指人体不论处在何种位置、运动或受外力推动时，自动地调整姿势并维持所需姿势的能力。维持人体正常平衡的生理机制是躯体、视觉以及前庭三个感觉系统和相应运动系统之间的相互协作。以上任何一个环节出现问题均可导致平衡功能障碍。

一、临床表现

平衡功能受损表现在两方面：静态平衡障碍，即端坐或独立站立姿势无法保持；动态平衡障碍，患者由卧到坐、由坐到站、由站到走以及步行等移动过程中表现出动态姿势协调不稳，如行走不稳、左右摇晃、步态蹒跚、易于跌倒等。

二、发病机制

维持平衡功能的因素包括视觉、前庭功能、本体感觉系统、触觉的输入和敏感度、中枢神经系统功能、视觉及空间感知能力、主动肌与拮抗肌的协调动作、肌力与耐力、关节的灵活度和软组织的柔韧度。维持人体平衡的机制是需要三个环节的参与：感觉输入、中枢整合、运动控制。而前庭系统、视觉调节系统、本体感觉系统、大脑平衡反射调节、小脑共济协调系统以及肌群的力量在人体平衡功能的维持上都起到了重要作用。

神经系统疾病如血管性疾病、炎症、肿瘤、变性、遗传性疾病、代谢性疾病等多种疾病及原因，无论损伤以上任何一种维持平衡功能的因素，均可发生平衡功能障碍。

三、康复评定

（一）观察法

观察法主要是用于筛选具有平衡功能障碍的患者。在临床上比较常用的有闭目站立难立征（Romberg法）、强化Romberg法、三级平衡法。嘱受检者双足并拢站立，双手向前平伸，观察在睁眼、闭眼时身体摇摆情况，称为Romberg法。嘱受检者两足一前一后、足尖接足跟直立，观察其睁眼、闭眼时身体摇摆情况，成为强化Romberg法。三级平衡法分Ⅰ级平衡（静态平衡）：指人体在无外力作用下维持的某种固定姿势的过程；Ⅱ级平衡（自动平衡）指人体进行各种自主运动重获稳定状态的能力，如坐或站等各种姿势间的转换；Ⅲ级平衡（他动平衡）指人体在外力的作用下调整姿势、恢复稳定状态的能力。

（二）量表评定法

用于平衡功能检测的量表评定方法有多种，较为常用的有Berg平衡量表（BBS）、Fugl-Meyer平衡量表等。

1.Berg平衡量表　是脑卒中康复临床与研究中最常用的评定平衡功能的量表，一共有14项检测内容，包括坐－站、无支撑站立、足着地、无支撑坐位、站－坐、床－椅转移、无支撑闭眼站立、双足并拢，无支撑站立、上肢向前伸、从地面拾物、转身向后看、转体360°、用足交替踏台阶、双足前后位，无支撑站立、单腿站立。每项评分0~4分，满分56分，得分高表明平衡功能好，得分低表明平衡功能差。得分低于40分提示有跌倒的风险。

2.Fugl-Meyer平衡量表　患者进行七个项目的检查，包括无支撑坐位、健侧展翅反应、患侧展翅反应、支撑下站立、无支撑站立、健侧站立、患侧站立；每个检查项目都分为0~2分三个级别进行记分，最高分14分，最低分0分，低于14分，说明平衡功能有障碍，评分越低，表示平衡功能障碍越严重。

3."站起－走"计时测试　此测试方法是测试患者从坐椅站起，向前走3米，折返回来的时间并观察患者在行走中的动态平衡。得分为1分表示正常，2分表示极轻微异常，3分表示轻微异常，4分表示中度异常，5分表示重度异常。如果患者得分为3分或3分以上，则表示有跌倒的危险性。

4.Tinetti量表　包括平衡和步态测试两部分，满分28分。其中平衡测试部分共有10个项目，满分16分，步态测试部分共有8个项目，满分12分。Tinetti量表测试一般需要15分钟，如果得分少于24分，表示有平衡功能障碍，少于15分，表示有跌倒的危险性。

（三）平衡测试仪

平衡测试仪是近年来国际上发展较快的定量评定平衡能力的一种测试方法，包括静态平衡测试仪和动态平衡测试仪，其中Balance Performance Monitor（BPM）、Balance Master、Smart Balance、Equitest是国外较为常用的平衡测试仪器。平衡测试仪能精确地测量人体重心位置、移动的面积和形态，评定平衡功能障碍或病变的部位和程度，其结果可以保存，不仅可以定量评定平衡功能，还可以明确平衡功能损害的程度和类型，有助于制订治疗和康复措施，评价治疗和康复效果，同时，平衡测试仪本身也可以用作平衡训练，因此临床应用范围广泛。

四、中医康复治疗

（一）中医辨证要点

中医古籍无平衡功能障碍一词，但从平衡功能障碍常见端坐或站立不稳，行走不稳，转动身体时尤甚，或伴肢体乏力等症状，可见于"风痱病"、"颤证"、"痿证"、"骨摇"等部分症状的描述。结合现代医学的病因病机，不外乎先天因素和后天因素两类。前者主要是禀赋不足，后者多为脑脉受损、久病劳损、年老体衰兼挟内风致病。所以，临床多从风、痰、虚三方面辨证治疗，因其与协调障碍（共济失调）病因及症状大致相同，故可共同辨证治疗。临床常见证型、治法、代表方如下。

1. 肾元不足，脑髓亏损　治宜培补肾元，益养脑髓。方选地黄饮子加减。

2. 肾阳虚损　治宜温阳补肾。方选右归丸加减。

3. 肝肾阴亏，虚风内动　治宜滋肝肾息内风。方选左归丸合镇肝息风汤加减。

4. 肾元不足，脾气虚弱　治宜培补肾元，健脾益气。方选肾气丸合补中益气丸加减。

（二）中医康复治疗思路

本病主要是由肝肾不足，肾元亏虚所致的慢性虚损性疾患，治疗宜在补肝肾填精髓的基础上各有侧重。

1. 宜注意滋补、温养、固摄、健脾　滋补主要是滋补肾之阴精；温养主要是温补肾之阳气；固摄主要是固摄下元，使肾之精气不致漏泄；健脾乃使后天脾胃化源充足以滋养先天之肾。

2. 临床应重视原发病的基础治疗，尤其适当的中西医的运动疗法和对患者的支持显得非常重要。

3. 中药的应用，无论何种中医证型，病久均可兼见经脉不畅，血瘀络阻，筋脉失养，均可在辨证的基础上加用当归、白芍、鸡血藤以养血濡筋、缓急止颤；同时，应重视虫类药的运用，"虫类可搜风"，故可在辨证论证的基础上，加入地龙、全蝎、蜈蚣等虫类搜剔，以加强疗效。

（三）中医康复治疗方案

1. 辨证论治

（1）肾元不足，脑髓亏损。

主症：腰膝酸软或疼痛，站立不稳，步履不正，行走摇摆，两手笨拙，发音难辨，甚则不能构音，耳鸣耳聋，阳痿遗精，经少经闭，二便异常，舌淡，两尺脉弱。

治则：培补肾元，益养脑髓。

方药：地黄饮子加减。干地黄 15g，山茱萸 10g，肉苁蓉 10g，巴戟天 10g，肉桂 6g，熟附子 10g，石斛 10g，麦冬 10g，五味子 6g，石菖蒲 10g，茯苓 15g，远志 10g，薄荷后下 6g。

临证参考：本证为肾元亏虚，以致脑髓亏损，治疗时可酌加血肉有情之品，如龟甲胶、鹿角胶，食用动物脑、脊髓等。在疾病的发展过程中也可见虚实夹杂之候，此当兼顾祛邪，加用活血、化痰、理气之品，并且在整个治疗过程中注重顾护胃气。

（2）肾阳虚损。

主症：腰膝酸软，肢体发凉，阳痿，大便泄泻，面色苍白，精神萎靡，站立不稳，行走摇摆，两手笨拙，苔白水滑，脉沉迟。

治则：温阳补肾。

方药：右归丸加减。肉桂6g，熟附子先煎15g，鹿角胶烊化15g，熟地黄15g，山茱萸10g，山药10g，枸杞子10g，杜仲10g，菟丝子10g，当归15g。

临证参考：阳虚则生寒，出现里虚寒的征象为特征。肾阳为人身之元阳，肾阳虚可累及脾阳，致化源不足。临床用药须酌加温养脾阳之品，如干姜、黄芪、砂仁、白豆蔻等。

（3）肝肾阴亏，虚风内动。

主症：腰膝酸软，手足心热，咽干口燥，发音不利，失眠多梦，站立不稳，行走摇摆，经少经闭，遗精遗尿，舌红少苔，脉细数。

治则：滋阴补肾。

方药：左归丸合镇肝息风汤加减。熟地黄15g，山茱萸10g，山药10g，枸杞子10g，鹿角胶烊化10g，龟甲胶烊化10g，菟丝子10g，川牛膝10g，白蒺藜15g，钩藤10g，白芍15g，生牡蛎30g，全蝎5g。

临证参考：肾阴虚者常以六味地黄丸、麦味地黄丸、大补阴丸、左归丸之类育阴清相火，填补肾精。阴虚之人，津液干涸，阳气相对亢盛，临床必须"壮水之主，以制阳光"，即使有气虚、气滞之象，也应当慎用补气、理气之品，恐伤津耗气。

（4）肾元不足，脾气虚弱。

主症：腰膝酸软，站立不稳，行走摇摆，双手笨拙，少气懒言，神疲乏力，纳呆食少，智力低下，发音难辨，舌淡，脉弱。

治则：培补肾元，健脾益气。

方药：肾气丸合补中益气丸加减。熟附子先煎10g，肉桂6g，干地黄20g，山茱萸10g，牡丹皮10g，怀山药10g，泽泻10g，茯苓10g，炙黄芪30g，党参15g，生白术10g，炙甘草6g。

临证参考：肾为先天，脾为后天。命门之火即是肾阳，脾为阴土，以阳为用。肾阳不足，不能温煦脾阳，以致脾阳不足。脾肾之间，互为因果，最终导致脾肾阳虚，脾失健运。脾肾阳虚之证，应从脾肾论治，且以治肾为主。脾肾阳虚者，宜选用红参、黄芪、补骨脂、杜仲、干姜、炮附片、巴戟天、肉苁蓉、鹿茸、鹿角胶、牛鞭、海狗肾、海马、蛤蚧、胡桃肉、仙茅根、葫芦巴、川续断、淫羊藿等。

2. 中成药

（1）健步虎潜丸，每次1丸，每日3次，用温开水送服。适用于肝肾不足，筋骨痿软者。

（2）金匮肾气丸，每次9g，每日3次。适用于肾阳虚者。

（3）六味地黄丸，每次6g，每日3次。适用于肾阴亏损者。

（4）知柏地黄丸，每次6g，每日3次。适用于肾阴亏损内热者。

（5）补中益气丸，每次6g，每日3次。适用于有中气虚者。

3. 针灸治疗

（1）治法：培补肾元。取阳明经穴、督脉及夹脊穴为主。

（2）主穴：肾俞、脾俞、肝俞、命门、关元、气海。

（3）配穴：上肢笨拙者，配肩三针、曲池、合谷、外关；下肢走路不稳者，配环跳、委中、阳陵泉、解溪、承山、昆仑。阴虚明显者加太溪、照海、阴谷；阳虚明显者加合谷、足三里。

（4）操作：毫针刺，按补法操作。

（5）方义：取上、下肢阳明经穴位，阳明经多气多血，可疏通经络，调理气血。夹脊穴为督脉之旁络，通于膀胱经第1侧线之脏腑背俞穴，可调阴阳，行气血，疏调脏腑。

4. 其他治法　太极拳，八段锦：强调重心的转移、身体旋转的重复练习，锻炼了关节控制与肌肉协调能力。

（四）临床经验分享及注意事项

（1）治疗上在重视补肾的同时还强调补护脾胃，肾为先天，脾为后天。命门之火即是肾阳，脾为阴土，以阳为用。肾元不足，命门火衰，火不生土，不能温煦脾阳，以致脾阳不足，运化能力减弱；脾土不足，化生气血精微的能力减弱，以致不能充养先天之本，使肾元更亏。脾肾之间，相互影响，互为因果。

（2）在滋补肾阴和温补肾阳方面，应从壮水制阳、益火消阴、阳中求阴、阴中求阳的方法入手。往往需阴阳双补方可取效，往往地黄饮子可有较好疗效。

（3）肾元虚损、髓海亏虚者，脑为髓海，为清灵之府，既需保持阴阳平衡，又不能受内外邪气干扰，故用药既不能恣投辛燥，又不能滥用寒凉滋腻。可让患者使用一些填髓补脑药物作为药膳，如大枣、山药、芝麻、核桃、人乳、荔核、牛骨髓、羊骨髓、猪骨髓、猪肾、雀肉、雀卵、熟地黄、人参、枸杞子、山茱萸、肉苁蓉、何首乌、菟丝子等；还可用益智养心安神药物，如益智仁、桑葚子、茯苓、茯神、柏子仁、酸枣仁、五加皮、紫河车、远志、五味子、夜交藤、芡实、龙骨等。

（4）本病因其动作不稳或不准确，往往兼有内风，主要是因肝肾之阴不足，致虚风内动，故治疗除滋补肝肾之阴的龟板、鳖甲等外，尚需酌加息风镇静之品如钩藤、白蒺藜、天麻、牡蛎等。

五、中医康复治疗进展

1. 太极拳，八段锦在平衡训练中的应用　近些年来，在传统的平衡训练基础上有学者将太极拳和八段锦应用到了脑卒中后平衡功能的恢复训练中。太极康复法强调了注意力、呼吸和运动的协调，同时强调了视觉调整运动极性，将意动、气动和行动3种活动状态实现了统一。太极拳练习过程中重心的转移、身体旋转、单腿支撑站立的重复练习，锻炼了关节控制与肌肉协调能力，长期的太极拳运动有助于脑卒中恢复期站立平衡功能的恢复，改善老年患者的平衡能力。八段锦也是中国传统健身方法，动作缓慢柔和，作用机制和太极拳相似。

2. 针灸、推拿在平衡训练中的应用　针灸、推拿是有中国特色的传统康复手段，乐于被广大患者接受。近年来它们在脑卒中的康复应用越来越受到重视，疗效也很显著。

有研究采用分期整体针刺疗法结合现代康复技术治疗脑卒中偏瘫,针对中风偏瘫的不同时期出现的不同运动模式,采用不同的针刺、推拿方法,同时配合现代康复技术能更好地改善偏瘫患者的平衡功能。

3. 鹅卵石踩踏法在平衡训练中的应用 研究表明利用患者站立于鹅卵石上,应用鹅卵石的光滑性及站立、行走时的不稳定性,可引起足底皮肤机械感受器以及踝关节本体感受器兴奋,这些感受器即向中枢提供关节位置运动和组织形变的信息,通过反射性神经肌肉反馈机制对运动进行快速调节来正确判断肢体的空间位置,保持适当的肌肉张力,协调拮抗肌和协同肌的舒缩,使运动对环境的改变产生恰当的反应,即平衡调节。

第六节 协调功能障碍

协调功能是指人体产生平滑、准确、有控制的运动能力,它须有适当的速度、距离、方向、节奏和肌力。当协调功能因各种原因受损时,即出现运动协调功能障碍又称共济失调(ataxia)。正常时依靠功能完整的小脑、深感觉、前庭和锥体外系的参与来完成共济运动,小脑对完成精巧动作起着重要作用。每当大脑皮质发出一次随意运动的指令,总是伴有小脑发出的制动性冲动,如影随形,以完成准确的运动或动作。上述任何部位的损害均可出现共济失调,主要表现为动作笨拙、不平衡、不准确等。体格检查中指鼻试验、对指试验、跟膝胫试验、轮替动作、Romberg 征阳性。

一、临床表现

临床上根据病灶部位可分为小脑性共济失调、大脑性共济失调、感觉性共济失调和前庭性共济失调。

1. 小脑性共济失调 小脑是皮质下一个重要的运动调节中枢,与脊髓、前庭、大脑皮质等有密切的联系,它并不直接发起运动,而是通过对下行运动系统的调节作用实现其功能。

小脑性共济失调是由于小脑及其有关联的神经结构病变引起的。表现为随意运动的速度、节律、幅度和力量的不规则,即协调运动障碍,还可伴有肌张力降低、眼球运动障碍和言语障碍。

(1)姿势和步态的改变:表现为站立不稳、步态蹒跚、两足远离分开、左右摇摆不定,并举起上肢以维持平衡,即所谓躯干性共济失调,又称姿势性共济失调,多见于小脑蚓部病变。上蚓部受损易向前倾倒,下蚓部受损易向后倾倒,小脑半球损害时行走向患侧倾斜,严重躯干共济失调患者甚至难以坐稳。

(2)协调运动障碍:表现为随意运动的协调性障碍,一般上肢较下肢重,远端比近端重,精细动作比粗大动作受影响更加明显。动作的速度、幅度、节律和力量不平稳,这种不规则运动在动作的初始和终止时最明显,表现为辨距不良和意向性震颤,即当运动指向目标时出现明显的震颤。不能协调地进行复杂的精细动作,即协同不良。快复及轮替运动异常;书写障碍,字迹笔画不匀,越写越大,称为大写征。这些运动异常组成典型的小脑笨拙综合征。

（3）言语障碍：由于发音器官唇、舌、喉肌共济失调可使说话缓慢，含糊不清，声音呈断续、顿挫及爆发式，表现为吟诗样语言或爆发性语言。

（4）眼球运动障碍：眼球运动肌共济失调可出现粗大的共济失调性眼球震颤。尤其是与前庭联系受累时，可出现双眼来回摆动，偶尔可见下跳性眼震、反弹性眼震等。

（5）肌张力降低：见于急性小脑病变。可导致姿势或体位维持障碍，较小的力量即可使肢体移动，运动幅度增大，行走时上肢摆动的幅度增大，腱反射呈钟摆样。并且患者前臂在抵抗外力收缩时，当外力突然撤去，患者前臂不能像正常人一样立刻放松，而出现不能控制的打击动作，即回弹现象。

2.大脑性共济失调　大脑性共济失调有别于小脑性共济失调，大脑额、颞、枕叶与小脑半球之间有额桥束和颞枕桥束相联系，故当大脑损害时也可出现共济失调，但大脑性共济失调通常不如小脑性共济失调症状明显，较少伴发眼球震颤。大脑性共济失调分为以下三种。

（1）额叶性共济失调：出现于额叶或额桥小脑束病变时，表现如同小脑性共济失调，如体位性平衡障碍、步态不稳、向后或向一侧倾倒；除有对侧肢体共济失调外，常伴有腱反射亢进、肌张力增高、病理反射阳性，以及精神症状、强握反射和强直性跖反射等额叶损害表现。

（2）顶叶性共济失调：表现对侧患肢不同程度的共济失调，闭眼时症状明显，深感觉障碍多不重或呈一过性；两侧旁中央小叶后部受损可出现双下肢感觉性共济失调及大小便障碍。

（3）颞叶性共济失调：较轻，可表现一过性平衡障碍，不易早期发现。

3.感觉性共济失调　即脊髓性共济失调。为脊髓后索病变造成深感觉障碍所引起。主要表现为站立不稳，行走时迈步不知远近，落脚不知深浅，踩棉花感，并需要视觉补偿，常目视地面行走，在黑暗处则难以行走。检查时会发现震动觉、关节位置觉缺失，闭目难立（Romberg）征阳性。其共济失调体征与视觉有关，即闭眼时加重，睁眼时减轻。见于颅脑损伤、脊髓损伤等。

4.前庭性共济失调　前庭性共济失调是以平衡障碍为主，表现为站立或步行时躯体易向患侧倾斜，摇晃不稳，沿直线走时更为明显，改变头位可使症状加重，四肢共济运动多正常。此外有明显的眩晕、呕吐、眼球震颤。多见于梅尼埃病、桥小脑角综合征等。

二、发生机制

（一）病因

1.周围神经病变　如各种病因所致的周围神经炎。
2.脊髓后索性病变　如脊髓结核、亚急性联合变性等。
3.前庭迷路性病变　如前庭迷路炎症等。
4.小脑病变　如小脑出血、小脑梗死、小脑肿瘤、小脑炎症等。
5.大脑额叶、颞叶、顶叶、枕叶、胼胝体等部位病变　如出血、缺血、炎症、肿瘤等。

（二）病理机制

感觉性共济失调是由深感觉障碍引起。深感觉的传导是经周围神经传入感觉信息，经脊神经的后根、脊髓后索、丘脑至大脑皮质顶叶。在此径路中，任何部位的损害都可以出现共济失调。

小脑性共济失调是由小脑病变所致，不同的病变部位，其临床表现也不尽同。如损伤小脑蚓部时可出现姿势性小脑共济失调（静止时、站立时、步行或坐位时均不稳），而小脑半球损害时出现运动性小脑共济失调症（运动时，四肢协调运动障碍）。

大脑性共济失调主要损伤额叶、顶叶、颞叶、枕叶及胼胝体等部位，其程度相对较轻且持续时间较短。如额叶性共济失调较小脑性轻，主要是在站立或步行时出现。顶叶共济失调伴有深感觉障碍，旁中央小叶病变时可出现涉及症状及大小便障碍。

前庭迷路性共济失调主要以平衡障碍为主。静止与运动时均出现症状为其特征。与小脑性共济失调不同点为眩晕、眼震症状明显。

三、康复评定

（一）协调功能分级

根据协调活动的完成情况，可将协调功能分为5级。

（1）Ⅰ级：正常完成。

（2）Ⅱ级：轻度残损，能完成活动，但较正常速度和技巧稍有差异。

（3）Ⅲ级：中度残损，能完成活动，但动作慢、笨拙、明显不稳定。

（4）Ⅳ级：重度残损，仅能启动动作，不能完成。

（5）Ⅴ级：不能完成活动。

（二）协调评定的内容

在协调功能评定时，应依次检测以下内容。

（1）完成动作的时间是否正常。

（2）运动是否精确、直接、容易反向做。

（3）加快速度是否影响运动质量。

（4）进行活动时有无身体无关的运动。

（5）不看自己运动时是否影响运动的质量。

（6）受试者是否很快感到疲劳。

（三）协调评定方法

1. 观察法

（1）协调功能正常的依据。

（2）观察受试者的日常生活活动：并通过与健康人比较，判断受试者是否存在协调功能障碍。

2. 协调试验 协调试验分平衡性与非平衡性协调试验两类。

（1）平衡性协调试验：平衡性协调试验是评估身体在直立位时的姿势、平衡以及静和动的成分。其评定方法包括：双足站立（正常舒适位）；双足站立（两足并拢站立）；双足站立（一足在另一足前方）；单足站立；站立位，上肢交替地放在身旁、头上方或腰部；在保护下，出其不意地让受试者失去平衡；弯腰，返回直立位；身体侧弯；直线走，一足跟在另一足尖之前；侧方走和倒退走；正步走；变换速度走；突然停止后再走；环形走和变换方向走；足跟或足尖着地走；站立位睁眼和闭眼。

（2）非平衡性协调试验：非平衡性协调试验是评估身体不在直立位时静止和运动的成分。其评定方法：指鼻试验；指－他人指试验；指指试验；指鼻和指－他人指试验；对指试验；抓握试验；前臂旋转试验；反跳试验；轻叩手；轻叩足；指示准确；交替地跟－膝、跟－趾试验；趾－他人指试验；跟－胫试验；绘圆或横"8"字试验；肢体保持试验。

评分标准：5分：正常；4分：轻度障碍：能完成指定的活动，但速度和熟练程度比正常稍差；3分：中度障碍：能完成指定的活动，但协调缺陷极明显，动作慢、笨拙和不稳定；2分：重度障碍：只能发起运动而不能完成；1分：不能活动。

四、中医康复治疗

共济失调在古代中医无此病名，据其症状表现，可归属中医"颤病""骨摇"等范畴，与平衡功能障碍中医辨证及治疗方案基本相同，可参照使用。

五、中医康复治疗进展

1. 针灸治疗　共济失调进展头项针治疗共济失调的作用机制可能与改善血清血管内皮生长因子的表达有关，可运用头项针治疗共济失调。有学者针刺头部舞蹈震颤控制区、运动区、平衡区（督脉脑户穴旁开3.5cm处向下引一垂直线，长约4cm）及风池穴，结合体部后溪、申脉等穴治疗小脑性共济失调有明显疗效。透穴刺法（脑空透风池、玉枕透天柱、脑户透风府、风池透风池）治疗小脑性共济失调的机制，可能是针刺刺激达到一定的强度，产生生物电信号，作用于小脑，从而改善肢体功能，达到治疗目的。针灸疗法结合康复疗法，比应用单一疗法治疗小脑性共济失调，疗效更为显著。

2. 中药疗法　中药地黄饮子结合头项针的疗法疗效确切，且优于单纯疗法。中药在小脑性共济失调患者的治疗中起着一定的作用，可以辅助解决一些例如肝肾阴虚、气血不足等问题，为患者进一步治疗打好基础。

第七节　肌肉萎缩

肌肉萎缩是指横纹肌营养障碍，肌肉纤维变细甚至消失等导致的肌肉体积缩小，通常伴有肌力的减退。主要病因有：神经源性肌萎缩、肌源性肌萎缩、废用性肌萎缩和其他原因性肌萎缩等。

一、临床表现

常见的症状包括：肌肉萎缩、常常跌倒、肌肉功能发育迟缓，行走有障碍，无法使用某一种类的肌肉（依据不同类型的肌肉萎缩症而有所不同）如眼睑下垂、流涎等。具体表现如下。

（一）按肌萎缩程度分类表现

1. 轻度萎缩　肌纤维轻度下降，肌肉组织外观无明显凹陷，触摸肌肉组织松弛，肌无力，能做抗阻力运动。

2. 中度肌萎缩　肌纤维部分萎缩、缺失，肌肉组织外观凹陷，触摸纵向缩小，横向减少，肌无力明显，不能做抗阻力运动。

3. 重度肌萎缩　肌纤维组织大部分萎缩，相关的骨骼外露。肌肉组织仅存少量肌纤维，肌无力严重，患者丧失最基本的协调运动能力。

4. 完全萎缩　肌纤维组织完全萎缩，与其肌肉相关联的运动功能完全丧失。

（二）按病因及病变部位表现

1. 神经源性肌萎缩

（1）脑部病变：最典型的是脑血管病引起偏瘫，随着时间的延长出现患侧肢体肌萎缩，以远端明显，不呈进行性。顶叶病变时常在所支配的部位出现肌萎缩，多呈半身性。丘脑部病变常见偏身萎缩以上肢明显，并伴肌力减退、毛发增多、出汗等自主神经症状。

（2）脊髓前角细胞或脑干颅神经运动核病变：肌肉萎缩呈节段性分布，远、近端均可发生，以肢体远端是最为常见；一侧或双侧萎缩。若为慢性进行性疾病则可影响多节段，有时可脑干、脊髓同时受累，出现面肌、舌肌及肢体远端开始的肌肉萎缩。此类肌萎缩往往不伴感觉障碍，但有肌束颤动。

（3）神经根或神经干损害：多呈根性或干性分布。

1）前根病变：与脊髓前角的表现相似，肌萎缩呈节段性分布，无感觉障碍，常伴受累肌肉的抽动。

2）前、后根同时病变：肌萎缩伴有感觉和疼痛。

3）多神经根或神经丛病变：常出现以近端为主的肌萎缩。

（4）周围神经病变：肌萎缩按周围神经的分布范围，往往呈进行性，且伴有感觉障碍、血管运动障碍及局部营养障碍等。

2. 肌源性肌萎缩　肌肉萎缩不按神经分布，一般以近端即肢带部为主，常呈对称性，发展缓慢，以骨盆带和肩胛带肌萎缩最常见，少数为远端型，多伴有肌无力，无感觉障碍和肌束颤动，无神经系统其他阳性发现。多发性肌炎-肌皮肌炎有时会伴有肌痛。

3. 其他　如因制动或瘫痪使肌肉长期不运动所致的废用性肌萎缩及供应肌肉的血管栓塞致肌肉无菌性坏死而引动的缺血性肌萎缩等。

二、发病机制

下运动神经元的细胞体、轴索、神经末梢、神经肌肉接头和其支配的肌纤维，共同组成一个功能单元，其中任何部分的损害，都可引起肌肉萎缩。少数肌肉萎缩可由上运动神经元、脊髓前角或脑干运动神经核病变引起。

（一）主要病因

1. 中枢性病变　较少见病因。多因占位性病变、炎症、神经变性疾病、遗传性疾病、先天性中枢神经发育不全及各种创伤等，导致大脑、脑干运动神经核、脊髓、脊髓前角及其传导途径的病变，其中任何一个或组合病变，均可引起不同程度的肌肉萎缩。

2. 周围神经病变　为肌萎缩常见病因。多因损伤、炎症、肿瘤、中毒、变性、遗传性疾病及代谢性疾病等引起受累神经所支配的肌肉发生急性、亚急性或慢性失神经支配而导致肌肉萎缩。

3. 神经肌肉接头的病变　罕见。因重症肌无力、癌性、中毒（镁、有机磷、肉毒毒素）等原因引起运动终板的神经末梢变性致神经肌肉传递不能而出现肌肉萎缩。

4. 肌源性肌萎缩　最常见。多因遗传性肌病、炎症性肌病及代谢性疾病引起。

5. 失用性肌萎缩　多因各种疾病需要制动、或因病长期卧床等，使肌肉长期不运动而致肌肉萎缩。此类肌萎缩去除病因后并积极运动锻炼后，往往可恢复肌肉体积和肌力。

6. 缺血性肌萎缩　因炎症或损伤或空气、脂肪等栓子栓塞血管，可导致肌肉无菌性坏死而萎缩。

（二）发病机制

1. 神经源性肌萎缩常因以上病因导致的神经受损，引起神经兴奋冲动的传导障碍，神经末梢不能释放营养性物质，肌肉内糖原合成减慢，蛋白质分解加速，肌肉逐渐萎缩。另一方面，当下运动神经元任何部位损害后，其末梢部位释放的乙酰胆碱减少，交感神经营养作用减弱而致肌萎缩。

2. 肌源性肌萎缩是由肌肉本身疾病，导致肌肉细胞或肌纤维的坏死而致其萎缩。

三、康复评定

（一）肌力评定

肌肉本身、运动终板和下运动神经元疾患所引起的肌力变化（尤为肌力低下）的程度及范围常采用徒手肌力评定。

0级：无可测知的肌肉收缩。

1级：可触及肌肉有轻微收缩，但无关节运动。

1+级：可触及肌肉有强力收缩，但无关节运动。

2−级：去除肢体重力的影响，关节能活动到最大活动范围的1/2以上，但不能达最大活动范围。

2级：去除肢体重力的影响，关节能活动到最大活动范围。

2+级：去除肢体重力的影响，关节能活动到最大活动范围，如抗重力，可活动到最大活动范围的1/2以下。

3−级：抗肢体本身重力，关节能活动到最大活动范围的1/2以上，但不能达最大活动范围。

3级：抗肢体本身重力，关节能活动到最大活动范围。

3+级：抗肢体本身重力，关节能活动到最大活动范围，且在运动终末可抗轻度阻力。

4−级：能抗比轻度稍大的阻力活动到最大活动范围。

4级：能抗中等度阻力活动到最大活动范围。

4+级：能抗比中等度稍大的阻力活动到最大活动范围。

5−级：能抗较充分阻力稍小的阻力活动到最大活动范围。

5级：能抗充分阻力活动到最大活动范围。

（二）肢体围度（周径）测量

1. 上肢围度测量　患者坐位或站立位，双上肢在体侧自然下垂。

（1）臂围度：用皮尺绕肱二头肌肌腹或上臂最隆起处一周，其结果即为上臂周径，一般在用力屈肘时和上肢下垂放松时各测量1次。

（2）前臂围度：用皮尺在前臂最粗处测量。

2. 下肢围度测量

（1）大腿围度：患者仰卧位，大腿肌肉放松，从髌骨上缘向大腿中段量一距离（一般取髌骨上极向上5cm、10cm或15cm），然后测量其周径。

（2）小腿围度：患者仰卧位，屈膝，双足平放床上，用皮尺在小腿最粗处或腓骨小头下10cm处测量。

（三）躯体围度的测量

1. 胸围　患者坐位或站立位，双上肢在体侧自然下垂。用皮尺测量通过乳头上方（相当于第4肋间）和肩胛骨下角下方的围度（绕胸部一周）。对乳房较大的女性，可在乳头稍高的地方测量。测量分别在平静时、深呼气末和深吸气末时进行。

2. 腹围　患者卧位或站立位，双上肢在体侧自然下垂。取腋中线季肋下缘与髂脊上缘中1/2点处，用皮尺绕腹部一周。

3. 臀围　患者站立位，双上肢在体侧自然下垂。测量大转子和髂前上棘连线中间臀部最粗处。

4. 注意事项

（1）测量时，应充分裸露患者被测量的部位。

（2）使用标准皮尺，同一体位，同一测量部位，先测健侧，后测患侧，以便于比较。

（3）测量女性的躯体围度时，须先征得被测对象的同意，并须有女医护人员在场或女家属陪同。

四、中医康复治疗

（一）中医辨证要点

肌肉萎缩在中医属"痿证"范畴，是因外感或内伤，使精血受损，肌肉筋脉失养，以致肢体筋脉弛缓，软弱无力，不能随意运动或伴有肌肉萎缩的一种病证。《素问·痿论》指出本病的主要病机是"肺热叶焦"，将痿证分为皮、脉、筋、骨、肉五痿。在治疗上，《素问·痿论》提出"治痿独取阳明"的基本原则。金·张子和《儒门事亲》强调"痿病无寒"，朱丹溪承张子和之说，在治法方面又提出"泻南方则肺金清而东方不实……补北方则心火降而西方不虚……"。《景岳全书》指出痿证并非尽是阴虚火旺，认为"元气败伤则精虚不能灌溉，血虚不能营养者，亦不少矣"。肌肉失于濡养是痿病发病的主要病机。其发病原因与感受温热毒邪和湿热之邪有关，或素体脾胃虚弱、肝肾亏虚，因饮食不节、劳倦内伤而致；病位常涉及多个脏腑经络，主要与肺及脾胃肝肾有关；病性为本虚标实，起病急者多以邪实为主。病机重点为肺热叶焦、津液不布和湿热浸淫、经脉受阻，发病缓者多虚实互见，病久则以虚证多见，病机重点在脾胃肝肾亏虚。在病程中，因正气的盛衰和邪气的消长变化，常出现病机的转变，往往由实转虚或虚实夹杂，若毒邪炽盛，正不胜邪，可迅速出现脏气虚衰之证。痿证常见证型、治法、代表方如下。

1. 肺热津伤　治宜清热润燥，养肺生津。方选清燥救肺汤加减。
2. 湿热浸淫　治宜清热利湿，通利筋脉。方选加味二妙散加减。
3. 脾胃亏虚　治宜补脾益气，健运升清。方选参苓白术散合补中益气汤加减。
4. 肝肾亏损　治宜补益肝肾，滋阴清热。方选虎潜丸加减。
5. 脉络瘀阻　治宜益气养营，活血行瘀。方选圣愈汤合补阳还五汤加减。

（二）中医康复治疗思路

1. 中药汤剂　痿证的治疗，虚证宜扶正补虚为主，肝肾亏虚者，宜滋养肝肾；脾胃虚弱者，宜益气健脾。实证宜祛邪和络，肺热伤津者，宜清热润燥；湿热浸淫者，宜清热利湿；瘀阻脉络者，宜活血行瘀。虚实兼夹者，又当兼顾之。《内经》指出"治痿者独取阳明"，是指从补脾胃、清胃火，祛湿热以滋养五脏的一种重要措施。

2. 针灸对于痿证也有很好疗效。根据虚实给予选穴针刺。"各补其荥而通其俞，调其虚实，和其逆顺"是针刺治疗痿证的一个重要原则。

3. 避居湿地，防御外邪侵袭，提倡适当锻炼，如太极拳、五禽戏等，注意精神饮食调养，清心寡欲，避免过劳，生活规律，饮食宜清淡富有营养，忌油腻辛辣，对痿证康复亦具有重要意义。

（三）中医康复治疗方案

1. 辨证论治

（1）肺热津伤。

1）主症：肢体软弱无力，皮肤干燥，心烦口渴，溲短便燥，舌红苔黄，脉细数。

2）治则：清热润燥，养肺生津。

3）方药：清燥救肺汤加减。桑叶10g，麦冬10g，石膏先煎20g，沙参15g，杏仁10g，枇杷叶10g，麻仁20g，阿胶烊化10g，甘草5g。

4）临证参考：若身热未退，高热，口渴有汗，可重用生石膏，加银花、连翘、知母以清气分之热，解毒祛邪；咳嗽痰多，加瓜蒌、桑白皮、川贝母宣肺清热化痰；咳呛少痰，咽喉干燥，加桑白皮、天花粉、芦根以润肺清热。

（2）湿热浸淫。

1）主症：四肢痿软，身体困重，胸痞脘闷，小便短赤涩痛，舌红苔黄腻，脉细数。

2）治则：清热利湿，通利筋脉。

3）方药：加味二妙散化裁。黄柏10g，苍术15g，萆薢10g，防己10g，薏苡仁20g，蚕砂10g，木瓜15g，牛膝15g，龟板15g。

4）临证参考：若湿邪偏盛，胸脘痞闷，肢重且肿，加厚朴、茯苓、枳壳、陈皮以理气化湿；夏令季节，加藿香、佩兰芳香化浊，健脾祛湿；热邪偏盛，身热肢重，小便赤涩热痛，加忍冬藤、连翘、蒲公英、赤小豆清热解毒利湿；湿热伤阴，兼见两足掀热，心烦口干，舌质红或中剥，脉细数，可去苍术，重用龟板，加元参、山药、生地；若病史较久，兼有瘀血阻滞者，肌肉顽痹不仁，关节活动不利或有痛感，舌质紫黯，脉涩，加丹参、鸡血藤、赤芍、当归、桃仁。

（3）脾胃亏虚。

1）主症：肢体痿软无力，逐渐加重，食少，便溏，气短，面色不华，神疲乏力，舌淡，苔薄白，脉细。

2）治则：补脾益气，健运升清。

3）方药：参苓白术散合补中益气汤加减。党参20g，白术15g，山药15g，扁豆15g，莲肉10g，大枣5g，黄芪20g，当归10g，薏苡仁20g，茯苓15g，砂仁后下10g，陈皮10g，升麻10g，柴胡10g，甘草5g。

4）临证参考：脾胃虚者，易兼夹食积不运，当健脾助运，导其食滞，酌佐谷麦芽、山楂、神曲；气血虚甚者，重用黄芪、党参、当归，加阿胶；气血不足兼有血瘀，唇舌紫黯，脉兼涩象者，加丹参、川芎、川牛膝；肥人痰多或脾虚湿盛，可用六君子汤加减。

（4）肝肾亏损。

1）主症：肢体痿软无力，腰脊酸软，不能久立，或伴目眩发落，咽干耳鸣，遗精或遗尿，或妇女月经不调，舌红少苔，脉细数。

2）治则：补益肝肾，滋阴清热。

3）方药：虎潜丸加减。虎骨用狗骨、猫骨代15g，牛膝15g，锁阳15g，当归10，白芍15g，熟地15g，知母15g，黄柏10g，龟板15g，陈皮5g，干姜5g。

4）临证参考：若病久阴损及阳，阴阳两虚，兼有神疲，怯寒怕冷，阳痿早泄，尿频而清，妇女月经不调，脉沉细无力，不可过用寒凉以伐生气，去黄柏、知母，加仙灵脾、鹿角霜、紫河车、附子、肉桂，或服用鹿角胶丸、加味四斤丸；若症见面色无华或萎黄，头昏心悸，加黄芪、党参、首乌、龙眼肉，当归以补气养血；腰脊酸软，加续断、补骨脂、狗脊补肾壮腰；热甚者，可去锁阳、干姜，或服用六味地黄丸加牛骨髓、鹿角胶、枸杞子滋阴补肾，以去虚火；阳虚畏寒，脉沉弱，加右归丸加减。

（5）脉络瘀阻。

1）主症：四肢痿弱，肌肉瘦削，手足麻木不仁，四肢青筋显露，可伴有肌肉活动时隐痛不适，舌痿不能伸缩，舌质黯淡或有瘀点、瘀斑，脉细涩。

2）治则：益气养营，活血行瘀。

3）方药：圣愈汤合补阳还五汤加减。人参15，黄芪20g，当归10g，川芎10g，熟地15g，白芍15g，川牛膝15g，地龙10g，桃仁10g，红花5g，鸡血藤20g。

4）临证参考：若手足麻木，舌苔厚腻者，加橘络、木瓜；下肢痿软无力，加杜仲、锁阳、桑寄生；若见肌肤甲错，形体消瘦，手足痿弱，为瘀血久留，可用圣愈汤送服大黄蛰虫丸，补虚活血，以丸图缓。

2.中成药

（1）中药注射液。

1）活血化瘀类药。

当归注射液：肌肉或穴位注射。肌内注射，每次2ml，1次/日；穴位注射，每穴0.3~0.5ml，每次2~6穴，每日或隔日1次。多用于痿证见脉络瘀阻者。

丹参注射液：肌内注射每次2~4ml，一日1~2次；静脉滴注，每次10ml，用5%葡萄糖注射液100~500ml稀释后应用，1次/日。

2）补益类。

参麦注射液：肌内注射，2～4ml，1次／日。静脉滴注，10～60ml，用5%葡萄糖注射液250～500ml稀释后应用，1次／日。用于气虚或气阴两虚者。

参芪扶正注射液：静脉滴注，一次250ml，1次／日。用于气虚较甚者。

（2）口服中成药。虎潜丸：口服，成人每日3次，每次4～6粒，16岁以下儿童减半，饭后用温水吞服。作用：补益肝肾，滋阴清热。

3. 针灸治疗

（1）治则：肺热伤津、湿热浸淫者，清热祛邪、通行气血，只针不灸，泻法；脾胃虚弱、肝肾亏虚者，补益气血、濡养筋脉，针灸并用，补法。

（2）取穴：以手、足阳明经穴和夹脊穴为主。

1）上肢：肩髃、曲池、手三里、合谷、外关、颈、胸夹脊。

2）下肢：环跳、髀关、伏兔、足三里、丰隆、风市、阳陵泉、三阴交、腰夹脊。加减：肺热津伤加鱼际、尺泽、肺俞清肺润燥；湿热浸淫加阴陵泉、中极利湿清热；脾胃虚弱加脾俞、胃俞、章门、中脘补益脾胃；肝肾亏虚加肝俞、肾俞、太冲、太溪补益肝肾。

（3）操作：鱼际、尺泽针用泻法，或三棱针点刺出血；上肢肌肉萎缩手阳明经排刺；下肢肌肉萎缩足阳明经排刺；余穴均常规操作。

4. 推拿按摩

（1）作用：促进气血运行，利于康复。适宜脾胃虚弱、肝肾亏虚、脉络瘀阻者。

（2）方法。

1）上肢：拿肩井筋，揉捏臂臑、手三里、合谷部肌筋，点肩髃、曲池等穴，搓揉臂肌来回数遍。

2）下肢：拿阴廉、承山、昆仑筋，揉捏伏兔、承扶、殷门部肌筋，点腰阳关、环跳、足三里、委中、犊鼻、解溪、内庭等穴，搓揉股肌来回数遍。

5. 其他

（1）穴位注射：取上述穴位2～4个交替治疗。适宜肌痿无力者。

（2）运动疗法：八段锦、太极拳、五禽戏、气功等。适宜肌痿无力者。

（3）电针：上肢取肩髃、手三里，下肢取环跳、足三里，使用疏密波治疗。适宜肌痿无力者。

（四）临床经验分享及注意事项

1. 痿证虽有内外邪之分，但临床上尤其是康复科门诊及住院患者多为内伤所致或外邪已久，入里转为内伤，且以虚损证候为主。所以，虽分四型，但以脾胃亏虚及肝肾不足两型多见，且两型多合而为病，故多从脾肾两脏论治。

2. 针灸对虚损性病症具有良好疗效，可针刺艾灸脾肾二经以调理经脉之气。

3. 推拿按摩对本病也有较好的疗效。可局部也可循经推拿，既调经气、通血脉，又可生肌。

4. 内伤致病或慢性病例，病势缠绵，多需中西医结合康复治疗，适当主动及被动运动，对本症有较好的效果。

5. 对于急性期患者有热象或有明显肌肉疼痛者，不宜手法太重及大运动量训练，以免加重病情。

五、中医康复新进展

1. 痿证的中药方剂治疗　程悦耕报道程亦成用逐湿通络法治疗痿证，常用药物有：茯苓、蚕砂、薏苡仁、木防己、当归、茜草根、川牛膝、络石藤、独活、桑寄生等，健脾胃以运水湿，逐湿以治痿，多有疗效。于振宣等总结尚尔寿的治痿经验认为治痿当以平肝息风、补益肝肾、健脾益气、祛痰通络为法，并制复肌宁胶囊、复肌宁汤等系列方药，治疗多例进行性肌营养不良症、运动神经元病、重症肌无力等均满意疗效。李智报道治疗一肺热津伤足痿，给予清肺、养肺、生津的清燥救肺汤加减，20余剂而愈。王家渊报道王伯先治疗一痿证患者，方用地黄饮子加减，补益肝肾、填精健脑而获良效。熊禄等用自拟复痿汤通过健脾补肾、益气养血、活血通络的原则治疗41例假肥大型肌营养不良症（属痿证），总有效率达78.1%，取得一定临床疗效。王逢民运用马钱子辨病与辨证相结合治疗31例格林-巴利（属痿证）患者，收到满意疗效。

2. 痿证的针灸治疗　苏尔亮等针刺中脘、足三里、脾俞、胃俞、太白、气海用补法，治疗5岁患儿双下肢渐见痿弱不用，证属脾胃虚弱，针刺4天后，见效，1个月后步履稳健，诸恙悉除。武斌庭等应用梅花针循经叩刺皮部治疗痿证，部位以手足阳明经循经皮部为主，配以颈椎、骶椎两旁及华佗夹脊穴。一般顺经脉循行方向叩刺为补，逆经脉循行方向叩刺为泻，频率为每分钟70～90次，每日或隔日1次，10次为1疗程，疗程间隔3天。并列举3例典型病例，疗效满意。熊光天通过多年的临床实践，总结提出了一种针刺手法，即根据中医理论正确辨证，恰当选取与病证关系最为密切的1～2条经脉，亦可采用每次治疗时交替选取的方法。即滞针提拉针法，用于治疗痿证，获效满意。

第九章 药剂

第一节 药物制剂概述

药物制剂是指将具体剂量的药物根据临床需要制成某种剂型供临床应用的药品。本节主要介绍制剂的命名、处方、工艺以及生产管理要求等。

一、制剂命名

我国药物制剂的命名通常是将原料药通用名后缀以所采用的剂型，如氧氟沙星片、庆大霉素注射剂、尼莫地平片、硝苯地平缓释片、阿司匹林肠溶片等。也常采用商品名，如尼莫地平片称为"尼莫同"。过去曾把硝苯地平片称为"心痛定"、硝酸甘油片称为"消心痛"等。我国现已规定制剂商品名不能包括或暗示药效的内容，因此"心痛定"或"消心痛"等名称已不能采用，而"泰诺糖浆"、"泰诺片"、"白加黑"、"施惠达"等商品名可用。两种或两种以上药物制成的制剂可采用其中最主要的药物仍按上述方法命名，但在名称前冠以"复方"二字，如复方阿司匹林片、复方磺胺甲䐄唑（复方新诺明）片等。

药物制剂与药物原料一样，还应备以英文名、汉语拼音名，有时也采用拉丁名。

二、处方

处方是规定临床用药或制剂成分内容的书面文件。可分为医师处方和制剂处方，分述如下。

（一）医师处方

这类处方规定了临床用药的内容，是由有开写处方权的医师根据患者病情开写的，故称医师处方。医师开写的西药处方通常由一种或数种药品组成，可包括主药和辅助治疗药品，并在每种药品后注明用法用量。而中药处方除使用药厂生产的中成药品外，更多开写由若干中药材饮片（每种均写明剂量）组成的方剂，采用煎煮服用，中药处方中的药材种类可包括数种乃至数十种，每种药材按药性的重要程度归列为君药、臣药、佐药和使药。一些大医院药房为方便医师开写处方，将一些最常用的药品配伍处方给以简称，如"抗感冒Ⅰ号、Ⅱ号"，"抗菌Ⅰ号、Ⅱ号"等，医师只要开写这些简称，药房就可按规定配发药品，这种处方称为"协定处方"。协定处方通常只在小范围，主要在一所或本地区的数所医院内部流通有效。编写协定处方的人应是权威性医师或药师，具有法律性和严谨性，应定期予以检审和评价。

一些民间的单方验方可以作为医师开写处方时的参考和借鉴。

处方必须由具备开写处方权的正式医师开写，开写后应签名和标以日期。医师对处方内容负有法律责任。

（二）制剂处方

这种处方是规定制剂成分内容的书面文件，以提供工厂生产制剂或医院药房临时配制制剂的依据。药典、部颁标准所收载的药物制剂处方具有法律约束力，这种处方称为法定处方。工厂生产与出售的制剂，其处方必须是法定处方。医院药房调制的制剂处方，除法定处方外，也可以是本医院临床治疗多年、行之有效的医院内部协定处方，但医院应对这些处方和产品负法律责任，只限在本单位使用。

制剂处方的内容，一般列有主药、辅药（复方制剂中有），此外，还包括辅料和添加剂，如片剂中的填充剂、黏合剂、崩解剂、润滑剂以及一些液体制剂中的增溶剂、助悬剂、絮凝剂、乳化剂、pH调节剂、抗氧剂、阻释剂等，它们的作用是有助于制剂的美观成型和稳定，并有助于药效的发挥。制剂的辅料或添加剂是制剂研制中的关键成分，也是药剂学科研的一大瞩目点。目前，随着应用化学和高分子化学的发展，已有不少高分子辅料以及表面活性剂用作制剂辅料。对于液体制剂等，处方中还有溶剂。

制剂处方中的原料药物、各辅料和溶剂，均应按每制备一定数量（如1000片）分别标明药物及辅料等各组成成分的投用量，各原辅料均应为药用规格，若为注射剂，还需符合注射用规格。因此各原辅料也必须为法定的药典或部颁标准、地方标准所收载。

三、制剂工艺

所有药品的生产和包装均应当按照批准的工艺规程和操作规程进行操作并有相关记录，以确保药品达到规定的质量标准，并符合药品生产许可和注册批准的要求。我国现行药品生产实行GMP（药品生产质量管理规范）管理制度。传统的片剂工艺包括：原辅料的确定和称量→粉碎→混合过筛→制软材→制湿粒→烘干→整粒→压片→包衣（必要时）→检查→包装。传统的注射剂工艺则为：原辅料的确定和称量→溶解→过滤，灌封→灭菌→灯检→包装。由上可见，不同的剂型，生产工艺往往有很大区别；反之，对同一种剂型而言，即使是不同的药物品种，工艺过程多半也是相近的，但有时还需要根据原料药和辅料的一些特殊性质确定具体的特殊工艺细节，如遇水时理化性质极不稳定的药物制备片剂时宜采用干压法制粒、无水乙醇制粒或粉末直接压片；遇热不太稳定的药物，在湿颗粒烘干时应适当降低温度等。又如阿司匹林颗粒压片时，不能像一般片剂那样采用硬脂酸镁作润滑剂，因为镁离子会催化阿司匹林的水解等。因此，确定制剂工艺是制备每个具体制剂时必不可少的环节，生产厂将制剂处方及工艺写成详细的书面文字，并经审核、批准，生产过程中必须严格遵循，称为工艺操作规程（standard operation procedure，SOP）。2010年版《GMP》附录对于工艺操作规程的含义为："为生产特定数量的成品而制定的一个或一套文件，包括生产处方、生产操作要求和包装操作要求，规定原辅料和包装材料的数量、工艺参数和条件、加工说明（包括中间控制）、注意事项等内容"。随着各种制药设备不断向高效化、自动化与联动化发展，传统的制剂工艺也应视生产情况适时修改，达到工艺上省时、省力与高产优质的目的。产品工艺规程具有法律性，改变和修订时要有严格的手续程序进行报批或备案。

四、制剂的质量标准

由工厂生产的药物制剂出厂销售前，必须经过一系列有关检验，各项指标必须全部合格才能出厂销售（GMP 要求：除成品检验合格外，还必须经质量管理部审核批生产记录，并经质量受权人签批放行才能出厂销售）。这种针对具体药物制剂所制订的具体性状描述和检验项目，称为该药物制剂的质量标准，市售药品的质量标准必须执行或高于法定标准，应至少符合我国现行版《中国药典》所收载的制剂标准要求。但当现行版《中国药典》暂未收载时，也可参用符合由中国药品监督管理局等国家法定部门颁发的新药质量标准。

国外一些发达国家的药典，如美国药典、英国药典、日本药局方及欧洲药典等收载的药品质量标准，也具有一定的参考价值。特别是我国出口的药品必须按出口目的地国家的药典标准生产检验，以便向该有关国家或区域销售。但按国外药典的质量标准在我国销售的进口药品或在国内药厂仿制生产的这类药品，仍必须经我国食品药品监督管理审评中心专门审查与批准，方可在我国境内流通和使用。

药物制剂质量标准的内容一般可分为两大类别：一类是与制剂中所含原料药物及纯度有关的标准，如反映药物结构特征的必要鉴别项目、有关物质检查项目以及药物含量测定项目等；另一类是与剂型本身的要求密切相关的项目，如普通片剂的崩解度、溶出度，缓释片的释放度，分散片的分散均匀度，以及注射剂的澄清度，不溶性微粒检查，菌检和热原检查等。一些与制剂外观及形状有关的检查，如片剂的完整性、表面光洁度、硬度，注射剂安瓿封口处的密封和匀整性与印字质量等，这些基本要求一般不再逐一列入质量标准之内，但厂家质量检验部门在出厂前也应进行检查，以符合最低的标准要求。

制剂中药物的含量测定方法先应借鉴原料药物本身的测定方法，但有时因辅料或溶剂对测定方法有干扰，或因主药含量太低等，必须事先经萃取分离或浓集等手段，或者改用抗干扰性更大以及灵敏度更高的方法，如高效液相色谱法、气相色谱法、液质联用等。

五、新制剂的研制与审批

我国于 2007 年 7 月 10 日发布施行的《药品注册管理办法》（局 28 号令），其第二章第十二条对于新药申请概念作了如下规定："新药申请是指未曾在中国境内上市销售的药品的注册申请。对已上市药品改变剂型、改变给药途径、增加新适应证的药品注册按照新药申请的程序申报"。由此看来，新制剂的研究、开发、生产均属新药申报内容，必须符合新药申报要求。

我国药品注册管理办法根据我国的国情，将新药首先分为天然药物、化学药品和生物制品三大类。对于化学药品的新药，根据不同的研制要求，又分成 6 类如下。

（一）新药与新药分类

1. 一类新药　系指未在国内外上市销售的药品。

（1）通过合成或者半合成的方法制得的原料药及其制剂。

（2）天然物质中提取或者通过发酵提取的新的有效单体及其制剂。

（3）用拆分或者合成等方法制得的已知药物中的光学异构体及其制剂。

（4）由已上市销售的多组分药物制备为较少组分的药物。

（5）新的复方制剂。

（6）已在国内上市销售的制剂增加国内外均未批准的新适应证。

2. 二类新药　指改变给药途径且尚未在国内外上市销售的制剂。

3. 三类新药　指已在国外上市销售但尚未在国内上市销售的药品。

（1）已在国外上市销售的制剂及其原料药，和（或）改变该制剂的剂型，但不改变给药途径的制剂。

（2）已在国外上市销售的复方制剂，和（或）改变该制剂的剂型，但不改变给药途径的制剂。

（3）改变给药途径并已在国外上市销售的制剂。

（4）国内上市销售的制剂增加已在国外批准的新适应证。

4. 四类新药　指改变已上市销售盐类药物的酸根、碱基（或者金属元素），但不改变其药理作用的原料药及其制剂。

5. 五类新药　指改变国内已上市销售药品的剂型，但不改变给药途径的制剂。

6. 六类新药　指已有国家药品标准的原料药或者制剂。

（二）制剂研制需进行与申报的项目

每类新药研制时需要进行与上报审批的项目多寡不一。凡化学药品申请进行临床研究时，最多需上报30项资料，申请生产时则最多需上报22项资料（一类生产申报比较特殊，要求报全部资料32项之多）。以下项目的资料则是申请新制剂时必不可少的。

资料7：药学研究资料综述，即申请药物的药学研究（合成工艺、剂型选择、处方筛选、结构确证、质量研究和质量标准制定、稳定性研究等）的试验和国内外文献资料的综述。

资料8：原料药生产工艺的研究资料，包括工艺流程和化学反应式、起始原料和有机溶媒、反应条件（温度、压力、时间、催化剂等）和操作步骤、精制方法、主要理化常数及阶段性的数据积累结果等，并注明投料量和收得率以及工艺过程中可能产生或引入的杂质或其他中间产物，尚应包括对工艺验证的资料。

资料10：质量研究工作的试验资料及文献资料。

资料11：药品标准及起草说明，并提供标准品或者对照品。

资料12：样品的检验报告书。

资料13：原料药、辅料的来源及质量标准、检验报告书。

药用辅料在《中华人民共和国药品管理法》（简称《药品管理法》）中的定义：除了主要药物活性成分以外一切物料的总称，是药物制剂的重要组成成分。

国际药用辅料协会（IPEC）将辅料定义为：药物制剂中经过合理的安全评价的不包括有效成分或前体的组分，它的作用包括：在药物制剂制备过程中有利于成品的加工；提高药物制剂的稳定性、生物利用度和患者的顺应性；有助于从外观上鉴别药物制剂；改善药物制剂在贮藏或应用时的安全性和有效性。

药用辅料数在不同国家、地区的使用有较大的区别，我国约有543种药用辅料用于制剂中。它们是不同种类的化合物，从简单分子（水）到复杂的天然产物，半合成产品或合成产品的混合物，大致可被分为3类。第一类为被认可的辅料：源于食品工业（通常被认为是安全的：美国FDA列入GRAS）或者应用于制药工业中已经有相当长的时间；

第二类：新辅料，包括通过对已证实或已用于食品或化妆品工业的辅料进行结构修饰得来的材料；第三类：为新化合物，它们从未被用于制药领域。2010年版《中国药典》共收载132种药用辅料。

辅料标准由于历史原因，来源不一，标准参差不齐，需调研及进行大量实验室复核工作。主要依据标准有：①《药品管理法》第十一条；②《中华人民共和国药品管理法实施条例》；③《国务院对确需保留的行政审批许可的决定》。

资料14：药物稳定性研究的试验资料，包括影响因素试验、采用直接接触药物的包装材料和容器共同进行的稳定性试验。

资料15：直接接触药品的包装材料和容器的选择依据及质量标准。

资料27：非临床药动学试验资料及文献资料。包括所申请药物的体外和体内（动物）药动学（吸收、分布、代谢、排泄）试验资料和文献资料。

溶出度对于剂型选择、处方筛选、质量研究和质量标准制定、稳定性研究及体内吸收研究等具有重要指导意义。而药物制剂生物等效性试验已成为国内外药物仿制或移植品种的重要评价内容，也成为药物制剂开发研究中最有价值的评价指标而广泛应用。

（三）申报新制剂的4项主要内容

1. 处方工艺、辅料等的研究　同一原料制成不同制剂，其作用开始时间、强度、持续时间均有显著性差异；同一剂型，当辅料成分、工艺方法改变时，也会影响到作用强度与持续性。为此，制剂的配方及制备工艺和辅料规格、来源及其质量对制剂的药效影响很大，必须进行深入细致的研究。确定处方与工艺条件后，其他试验项目才有意义。

2. 稳定性试验　原料药物制成制剂后，稳定性常不如原料好，因此对制剂必须进行稳定性试验，包括自然存放和化学动力学试验结果。

化学动力学试验是加速试验的理论依据。该试验是在较高的温度条件下，用较短的时间获得的结果，推算出在室温条件下药剂能保持原有浓度（或含量）的90%所需的时间$t_{0.9}$。

溶液类（包括注射剂）制剂应用加速试验法求室温的稳定期在理论上较为成熟，在结果方面也比较可信。例如40℃加速试验3个月，大致可相当于室温25℃贮存2年。加速条件的确定是根据化学动力学原理推导出来的。

固体制剂的破坏规律比较复杂，但仍有若干方法可以采用，固体制剂中的辅料有时可影响药物的稳定性。例如硬脂酸镁可加速阿司匹林（乙酰水杨酸）的水解，蔗糖等易吸湿成分可严重影响一些药物的质量，因此，选用合适的辅料十分重要。我国新药审批办法规定应做高温、高湿度及光照等影响因素考察，通常可分别在不同温度（例如40℃、60℃）、不同相对湿度（例如RH为75%、92.5%等），以及强光照射下加速，定期取样，观察结果。

3. 溶出度试验　溶出度是指按照《中国药典》规定的方法，在一定时间内药物从固体制剂溶入介质的累计百分率。

溶出度是指药物从固体或半固体剂型中溶解、扩散到周围的溶出介质的速度和限度。溶出度是剂型释药规律的一种反映。不同剂型、不同制剂、处方组成以及生产工艺都可能改变释药规律。药物释出的快慢、数量和持续时间的长短均影响药物在体内的吸收及药效的发挥。一般的口服固体制剂可以通过控制剂型中药物的溶出度以获取预期的药效。溶出度可以用于评价或控制生产中制剂的内在质量。

一般认为对以下药物都需要进行溶出度试验：①难溶或难被吸收的药物；②治疗量与中毒量接近的药物；③要求速释、缓释或控释的药物制剂；④用于治疗严重疾病或急救用的药物等。因这些药物或其制剂的释药规律易波动，服用后容易发生生物利用度问题或影响药效。

通常剂型中药物释放的机制主要是依赖扩散作用，即释药的过程主要是扩散的过程，受Fick第一定律衍化而来的Noyes—Whitney方程制约。

鉴于缓控释制剂与普通制剂在溶出行为方面有较大不同，因此《中国药典》将缓控释制剂有别于普通制剂的溶出度测定，另外规定了"释放度测定法"，在细节上与溶出度测定有一些差别，详见《中国药典》附录。

4.生物等效性试验　生物利用度是反映药物制剂在人体内质量的一个重要指标，广义的生物利用度系指制剂中药物被机体吸收进入循环血的速度和程度。通常我们称的生物利用度仅指吸收程度，它是通过同一药物的两种制剂（受试制剂与参比制剂）相比而得出的数据。当参比制剂为同一药物的静脉注射制剂，求出的生物利用度称为绝对生物利用度，此时由于参比制剂百分之百进入体循环，所以绝对生物利用度事实上表明了受试制剂通过其自身用药途径给药后被吸收的完全程度；而当参比制剂为市售品，并得到临床正面评价的同一药物的同种剂型（或具有同一给药途径的相近剂型）的制剂时，求出的生物利用度称为相对生物利用度。相对生物利用度为80%~125%时，称为两制剂生物利用度等效。根据Dost相应面积定律，药物的吸收程度与血药浓度—时间曲线下面积（area under curve of blood concentration，AUC）成正比，所以常以受试制剂与参比制剂的AUC之比求生物利用度。当受试制剂与参比制剂不仅在AUC，且在C_{max}（血药浓度峰值）、t_{max}（达峰时间）等指标方面，经统计学检验两制剂间无显著性差异时，则称两制剂生物等效。由于生物利用度测试工作费时耗资，一般不列入药物制剂的质量标准中。但在新制剂的研究报批阶段，进行这项工作的意义很大。在我国，法定部门确认为与市售参比制剂具有生物等效性的试制口服制剂，容许免做临床验证进行生产报批。

总体上说，对于吸收速度受溶出速度限制的药物，其生物利用度与溶出度有较好的相关性。

以上就是申报新制剂的4项主要内容及其方法概要。对于固体制剂而言，溶出度和释放度是体外试验，但与生物利用度紧密相关，其目的是保证制剂的有效性。稳定性试验则是保证制剂贮存期内的稳定性。所有这些体内、体外试验都必须有优良的处方与工艺基础，才能获得满意的结果。原料、辅料是构成制剂的基础物料。原料的纯度、晶型、粒径、溶出度都与制剂质量关系密切。辅料的来源、纯度、高分子辅料的聚合度、分子量、溶解度、水溶液的黏度等也与制剂的质量密切相关。所以新制剂的开发研究申报要求是严格的，内容是全面的。必须以科学的态度、严谨的作风和实事求是的精神来对待这些要求。

六、制剂生产与质量管理的要求

药厂要组织药物制剂的工业化生产,需具备合理配置的生产厂房及与有关剂型相适应的生产车间(如片剂生产车间,注射剂生产车间,粉针剂生产车间,酊、水、糖浆剂生产车间等),各车间均需有相应的制药设备,如片剂车间的制粒机、烘箱、压片机、包衣机等,注射剂车间的配液罐、过滤装置、灌封机等。除以上硬件条件外,还需要具备高素质的管理和生产人员以及完善的管理系统。对于上述这些药厂生产药品必须具备的软、硬件条件,欧、美、日等许多国家的卫生管理机构均制定与颁发了本国的药品生产质量管理规范(GMP),在各自的国度内施行并具有法律意义。为了减少和避免国际贸易间不同国家相互认证对人力、物力和财力的消耗,现在国际上领先的药品生产管理规范(如 cGMP,为目前美国、欧盟和日本等执行的 GMP。世界卫生组织(WHO)也制定了 GMP,作为世界医药工业生产和药品质量要求的指南,也有助于加强国际医药贸易,实行监督与检查的统一标准。

我国也根据世界医药工业的发展要求,并结合本国的国情,于 1982 年由中国医药工业公司首次颁发了《药品生产管理规范》(试行本),此后历经多次修订,国家药品监督管理局于 1999 年 6 月 18 日颁布了《药品生产质量管理规范》(1998 年修订)。修订的药品 GMP 的实施,在提升我国药品质量、确保公众用药安全方面发挥了重要的作用,取得了良好的社会效益和经济效益。至 2010 年我国再次修订并发布了《药品生产质量管理规范(2010 年修订)》。2010 年版药品 GMP 共 14 章、313 条,该版药品 GMP 吸收国际先进经验,结合我国国情,按照"软件硬件并重"的原则,贯彻质量风险管理和药品生产全过程管理的理念,更加注重科学性,强调指导性和可操作性,达到了与世界卫生组织药品 GMP 的一致性。

GMP 总的要求是:所有医药工业生产的药品,在投产前,对其生产过程必须有明确规定,所有必要设备必须经过校验。所有人员必须经过适当培训。厂房建筑及装备应合乎规定。使用合格原料。采用经过批准的生产方法。还必须具有合乎条件的仓储及运输设施。对整个生产过程和质量监督检查过程应具备完善的管理操作系统,并严格付诸执行。

与 GMP 关系密切的药品安全试验规范(good laboratory practice,GLP),GLP 是在新药研制的实验中,进行动物药理试验(包括体内和体外试验)的准则,如急性、亚急性、慢性毒性试验、生殖试验、致癌、致畸、致突变及其他毒性试验等都有十分具体的规定,是保证药品研制过程安全、准确、有效的法规。

第二节 药物制剂的化学稳定性

药物制剂中药物的化学降解可导致药物含量的下降和有关物质的增加。前者可导致药品的疗效下降,而后者则可能导致有毒杂质(有关物质)的增加或引起颜色、顺应性等改变。因此,药物制剂有效期的确定应综合各项指标进行判断,通常以最先不符合要求的指标(既可以是含量,也可以是有关物质)出现时间作为失效期。

一、药物化学降解的途径

药物的化学稳定性是指药物发生降解，因药物结构的不同，药物制剂的降解途径包括水解、氧化、光解、异构化等。例如氯吡格雷可以发生水解和氧化反应。

（一）水解

水解反应是制剂最常见的降解途径之一。酯类药物（包括内酯类）、酰胺类（包括内酰胺类）药物、巴比妥类药物乙内酰脲药物、酰亚胺药物、Schiff 碱、含活泼卤素的药物（如酰卤等）、苷类及缩胺药物等的水溶液容易发生水解。

药物的水解可以受质子或氢氧根离子催化（专属酸或碱催化水解），也可以受广义（共轭）酸或碱催化，还可以由亲核试剂催化。药物的水解反应虽然是药物与水分子的双分子反应（二级反应），但是，由于水的浓度变化很小，可以视为常数，故当溶液中的 pH 一定时，药物的降解速度只与药物的浓度成正比，即伪一级反应。

1. 酯类药物的水解　酯类药物是典型的较容易水解的药物，其水解速度一般大于酰胺类药物。酯类药物的水解包括氢离子、氢氧根离子或水催化的水解。

酯类药物中无机酸酯和低级脂肪酸酯更易于水解。有机酯类药物的水解速度在结构上取决于基团 R1 及 R2 的电子效应和空间效应，如果 R1 和 R2 使碳原子的正电荷增加（如两个基团为吸电子基团），则必将增加水解的可能性，反之亦然。

一般情况下，酚酯比醇酯更易于水解，因为芳烃基为吸电子基，使碳原子的正电荷增加，而脂肪烃基与之相反。例如，乙酰水杨酸极易水解。

酯类分子中，同时存在亲核基团时，由于其催化作用，可以增大水解速度，而且随着亲核性的提高，使水解速度加快。因这类亲核基团多在反应中心附近，故将这种作用称之为"邻助作用"。例如，乙酰水杨酸极易水解，除上述原因外，还存在着邻位羧基负离子的邻助作用。

当酯类药物酯键附近存在大体积的基团时，因其空间障碍对酯键具有保护作用，减少药物的水解。例如，异丁酰水杨酸、1-乙基丁酰水杨酸比乙酰水杨酸稳定，是由于结构中酯羰基连接异丙基和二乙甲基，体积较大，因空间效应而降低水解速度，乙酰水杨酸、异丁酰水杨酸、1-乙基丁酰水杨酸的水解速度比为 100∶10∶1。

一般来说，结构类似的羧酸酯类药物的水解动力学常数类似，例如对羟基苯甲酸乙酯（尼泊金乙酯）与苯唑卡因的酯结构类似，其水解常数接近。因此，对于结构类似的羧酸酯类药物可以通过文献数据推断其稳定性，例如阿托品与东莨菪碱的水解动力学行为类似。

内酯是一种特殊的酯，首先其内酯结构可水解，继而与线性羧酸结构存在一定的平衡，如华法林和毛果芸香碱等。

甲基氨基酸酯是在药物结构设计中常用的酯，该类酯在弱酸性下较稳定，在强酸、碱性、中性条件下易于水解。磷酸酯是前体药物常用的酯，但该酯极不稳定，尤其进入体内后可以迅速被磷酸酯酶代谢。

2. 酰胺类药物的水解　酰胺类药物（RCONHR′）水解机制类似于酯类，但水解速率一般低于酯类药物，这是因为酰胺键是平面结构，电子离域化程度高，氮原子上取代基的斥电子效应使羰基碳的电子云密度高，正电荷降低，因而其水解的活性降低。例如，水杨酰胺比水杨酸甲酯稳定得多。酰胺类药物结构中的基团R、R′的电子效应和空间效应均对药物的水解性有影响。例如，氯霉素分子的二氯乙酰胺基中，两个强吸电子的氯原子使酰胺键羰基碳原子的正电荷增高，有利于亲核攻击，因此，氯霉素极易水解。

β-内酰胺不是平面结构而为刚性结构，电子离域化受到限制，因而比链酰胺更易水解。青霉素结构中各有一个链酰胺键和一个β-内酰胺环，在水溶液中β-内酰胺环易于开环，生成青霉酸，而链酰胺键不变。内酰胺环的水解性与环的大小有关，小环内酰胺（如青霉素）比大环内酰胺（如利福霉素）易于水解。另外，β-内酰胺的水解性也与环的状态有关，单环β-内酰胺环比并环β-内酰胺环更稳定，例如氨曲南（azetronem，菌克单）即是一个成功的单环β-内酰胺抗生素，性质稳定，由美国Squibb公司开发成功，是第一个单环β-内酰胺抗生素，也是唯一可以直接生产制成水溶液注射剂的β-内酰胺抗生素。并环的张力大小也影响水解性，例如并五元环的β-内酰胺比并六元环的β-内酰胺更易水解。

巴比妥类、乙内酰脲和酰亚胺药物作为特殊的酰胺类药物，更易于水解。

3. 其他类型药物的水解

（1）卤烃类药物：卤烃类药物如果卤原子连接在碳原子上时，一般较易水解，如氯霉素、克林霉素等；连接于氮原子上也易水解，如哈拉宗；连接在芳环上时则不易水解，如地西泮、氯氮䓬、氯丙嗪等。

（2）具有苷键及其类似结构的药物：氨基苷类抗生素具有苷键，能水解成苷和糖，如庆大霉素；阿糖胞苷、环胞苷和5-氮杂胞苷也可水解。

（3）具有缩胺类结构药物：具有缩胺类结构的药物也易水解，如碘解磷定。

（二）药物的氧化和光解

1. 氧化　任何一种药物都具有还原性，在加热和强氧化剂的条件下均可以被彻底氧化破坏。这里所述的氧化则是指温和条件下药物的氧化降解，主要是指药物的自氧化反应。自氧化反应是由空气中的氧气自发引起的自由基链式反应。药物的自氧化一般是自由基链式反应，可以分为4个阶段：自由基形成阶段、链反应形成阶段、链反应扩展阶段和链反应终止阶段。其中自由基形成阶段是药物在一定的条件下（光照射、过渡金属的催化氧化、引发剂等），碳氢键发生均裂，形成烃基自由基和氢自由基。

药物的自氧化趋势可以从其标准氧化电位值与氧的标准氧化电位值之间的比较来判定，即氧化电位大的药物易自氧化，特别是药物的标准氧化电位值与氧的标准氧化电位值相比，前者较大时，药物更易自氧化。化合物的氧化电位值受pH的影响，氧分子在酸性、中性、碱性溶液中的氧化电位值分别为：$-1.239V$、$-0.815V$、$-0.40V$，因此，药物的标准氧化电位的绝对值大于上述绝对值时，这种药物易于自氧化。例如，维生素C在pH 4.58、30℃时的标准氧化电位值为$-0.136V$，易于自氧化。

药物氧化与其结构有很大关系，酚类、烯醇类、芳胺类、吡唑酮类、噻嗪类等结构的药物都可能发生氧化降解。例如儿茶酚类药物如甲基多巴、肾上腺素等易氧化成醌。有些药物氧化后进一步发生反应，如5-氨基水杨酸氧化形成醌亚胺，后者进一步聚合形成有色物质。

近年来，含硫的化合物成为候选新药的热点之一，而含硫的化合物易于氧化，在制剂研究中应给予重视。例如硫醇比烯醇或酚类更易自氧化，且在碱性溶液中比在酸性溶液中更易自氧化。随着肽类或蛋白质药物的不断应用于临床，它们结构中硫醇的氧化性必将成为制备和贮运其制剂的障碍。

烃类药物可以发生自氧化。饱和烃类的自氧化活性与其碳原子的取代有关，叔碳＞仲碳＞伯碳。例如维生素 A 的自氧化，可发生在叔碳的 4′、8′、12′ 上。当饱和碳原子上连有吸电子基团时，氢的电子云转向碳原子，易发生自氧化，例如三氯甲烷自氧化生成光气，而乙醚自氧化产生过氧化物。

烯烃和芳烃比饱和烃易于自氧化，氧化发生在双键位置上。共轭烯烃的自氧化发生在 1,4－位上，形成过氧化物。

醛基的 C—H 键因碳原子上连有吸电子的氧原子，容易发生自氧化反应变成酸，例如乙醛首先形成少量过乙酸，过乙酸分解成乙酸自由基和羟基自由基，继而经链反应的形成、扩展，使乙醛逐渐氧化成乙酸。

一般情况下，醇类药物较为稳定，不易自氧化，但是，如果醇羟基的 β－碳原子上连有氧原子、氮基或羟基时，自氧化的可能性增加，如去氧皮质酮的羟基即可自氧化。另外，自氧化性的大小与碳原子的状态有关，叔醇＞仲醇＞伯醇。

烯醇与酚类药物一样极易自氧化，例如，维生素 C 在铜离子的浓度低达 10^{-9} mol/L 时仍然可被铜离子催化而氧化。

胺类药物也具有自氧化的可能性，常可以被氧化成 N－氧化物，如氮芥和吗啡。一般情况下，芳香胺比脂肪胺更易自氧化，例如，磺胺类药物的分子中含有芳伯胺基，能发生自氧化。

2. 光解 光解是指化合物在光的作用下所发生的有关降解反应，许多药物对光不稳定，如硝苯吡啶类、喹诺酮类等药物，都会发生光解。光解反应有以下特点：①温度对光解的速度影响较小（温度系数 1～1.8）；②药物浓度较低时，光解速度与浓度的关系呈一级动力学关系，高浓度时为零级动力学关系。

光解反应有不同的类型，光解产物往往比较复杂，例如氯喹（chloroquine）光解产物有 7 种。有时光解产物随后可以被氧化和（或）水解。

（三）异构化和消旋

如果一个药物的光学异构体或几何异构体之间的生理活性不同，在考虑稳定性时要注意是否有异构化反应发生。异构化分为光学异构化和几何异构化。

几何异构降解是指药物的顺反式之间发生了转变，使原异构体的含量及生理活性发生了变化。如维生素 A 的活性异构体是全反式，在 2,6 位形成顺式异构体后，生理活性下降。又如两性霉素 B 为反式构象，可以在产物中转化为无效且有毒性的顺式构象，即两性霉素 A，因此，USP 收载的两性霉素 B 质量标准中规定，两性霉素 A 的含量不得大于 5%。

光学异构降解是指化合物的光学特性发生了变化，一般是指化合物的光学异构体之间发生了相互的转变。例如，四环素在酸性条件下，4 位上的碳原子出现差向异构的转变，使活性下降。有时，光学异构体易于产生消旋或外消旋而活性下降，虽然这种过程往往是可逆变化，但当消旋体中某一种异构体进一步降解时则可以导致不可逆。例如依托泊苷由反式内酯转化为顺式内酯，后者进一步水解。

（四）其他降解途径

除上述几种主要的药物降解途径外，还有其他的一些降解途径。如聚合，即两个或多个分子结合形成复杂的分子。聚合是一种常见的降解，往往伴随于氧化或光解过程。例如氨苄西林浓水溶液在贮存中发生聚合作用，一个分子的β-内酰胺环裂开，与另一个分子反应形成二聚物。此过程可再继续下去形成高聚物，据认为高聚物是产生过敏反应的重要原因之一。塞替派在水溶液中易聚合并失效，可以用聚乙二醇作溶剂制成注射剂来避免。胰岛素在酸性条件下发生脱酰胺水解而生成单脱酰胺胰岛素，而在偏碱性条件下则会发生聚合现象，使紫外吸收特性发生变化，两者均使含量和活性下降。另外，一些药物可发生脱羧反应，例如对氨基水杨酸钠脱羧形成间氨基酚，并进一步生成有色氧化产物。

（五）药物-辅料和药物-药物相互作用

药物制剂中往往含有其他药物（如复方制剂）和辅料，药物-辅料和药物-药物间的相互作用将影响药物的稳定性。如下为常见的药物-药物、药物-辅料相互作用的例子。

1. 与亚硫酸氢盐的反应 亚硫酸氢盐是常用的抗氧剂，可以与肾上腺素等药物发生化学反应，亚硫酸氢根可以取代其羟基。

2. 含胺基药物与还原糖的反应 还原糖可以和伯胺、仲胺药物发生被称为Maillard反应的加成反应，使药品颜色加深。例如硫酸右旋美沙酚与乳糖制成的片剂可以发生反应而使颜色加深。

3. 酯交换反应 当酯类药物与含羟基的药物混合时，可以发生酯交换反应。例如，阿司匹林与可待因可发生酯交换反应。

二、影响药物制剂降解的因素及稳定措施

通过对药物降解动力学和降解机制的研究，处方工作者可以对影响药物制剂降解的因素作出相应的判断，进而在处方和工艺设计以及后续的包装贮运条件制订中避免或减少这些因素的影响，最终生产出稳定的药物制剂。

对于药物化学结构方面的因素，可以采用结构修饰或改造的办法，例如将药物制成前体药物来提高药物的稳定性，水解迅速的药物可以通过改变电子效应和空间效应来稳定。对于药物的物理结构方面的因素，例如因晶型产生的不稳定性可以通过重新选择稳定晶型来实现。但是化学结构的改变同时也可能带来生物效应的改变，稳定晶型因其水溶性小，也往往会导致生物利用度降低。因此，对于已有药物的稳定性问题，除非有特别的需要，通常建议采用制剂学方法，在不改变化学结构和物理结构的前提下，提高药物的稳定性。

（一）处方因素

处方是制剂稳定与否的关键。处方环境中的pH、缓冲盐的浓度、溶剂、离子强度、表面活性剂、赋形剂、附加剂等，都是一些经常影响稳定性的因素。

1.pH　处方的 pH 是影响制剂化学稳定性的重要因素，它无论对于药物的水解反应、氧化反应均有影响。

（1）pH 与水解反应速率的关系：如前所述，酯类、酰胺类、含活泼卤素的药物以及苷类和缩胺等药物均容易发生水解，尤以溶液状态为甚，许多药物以至于不能制备满足上市要求的水溶液制剂，如青霉素等抗生素就只能制备为粉针剂。即使在固体状态下，有些制剂不可避免地含有一定的水分，例如多肽/蛋白类药物的冻干制剂就可能因残留水分的存在而发生降解。药物除受水分子催化水解外，还可能受专属酸碱催化或广义酸碱催化水解，因此，处方的 pH 环境包括缓冲液的种类与药物水解速度密切相关。

（2）pH 与自氧化反应速率的关系：药物的自氧化取决于药物的标准氧化电位值，而标准氧化电位值则受 pH 的影响，因此，处方的酸碱性将影响自氧化药物的稳定性。自氧化的典型例子是醌自氧化形成氢醌。

有些药物经自氧化后仍有后续的水解反应，则 pH 对这些药物的降解速率影响更大，例如维生素 C 在酸性条件下，可逆地氧化成去氢抗坏血酸，而在碱性条件下，去氢抗坏血酸将进一步水解成 2,3-二氧古洛糖酸，再进一步氧化成草酸和 L-苏阿糖酸，使反应变为不可逆，所以，维生素 C 注射液的 pH 应偏酸为好。

综上所述，所有药物均有最适 pH 范围，无论易水解的药物还是易氧化的药物，必须调整 pH 至一定的范围，以确保药物的稳定。

2.广义酸碱催化　除了 [H^+]、[OH^-] 会催化一些药物的水解反应以外，一些广义酸碱也会催化药物的水解反应。能够给出质子的物质称为广义酸，能够接受质子的物质称为广义碱。药物受广义酸碱催化的水解称之为广义酸碱催化。

在处方中有时为了使药液的 pH 稳定，常使用一些缓冲盐，如 HAc、NaAc、NaH_2PO_4、枸橼酸盐、硼酸盐等，但它们作为广义酸碱往往会催化这些药物的水解。如醋酸盐和枸橼酸盐催化氯霉素的水解，催化青霉素的水解。因此在药物制剂处方设计时应加以考虑。如选择没有催化作用的缓冲系统，或者降低缓冲盐的浓度等。

3.溶剂极性对反应速率的影响　溶剂的极性对药物水解的影响已经被许多研究所证实，但其机制尚不清楚，目前习用过渡态理论解释和推断介质的极性对水解反应的影响。根据过渡态理论，反应速度取决于过渡态的浓度，这种浓度又取决于反应物与过渡态间的平衡。

根据溶剂极性改变对平衡的影响，即对过渡态浓度的影响，则可对反应的影响作出推断。如果反应物转变为过渡态的极性增大，则增加溶剂的极性可以稳定过渡态，增加反应速度。反之，减小溶剂极性，则可以减小反应速度。

4.金属离子对降解速率的影响　处方中加入的或原辅料中带入的金属离子，特别是重金属离子，对药物的稳定性有较大的影响。由于药物的自氧化反应往往属于自由基反应或自由基链反应。金属离子对自由基形成、链反应的形成及扩展均有催化作用。

催化自氧化的金属离子有铜离子、铁离子、钴离子和锰离子等。例如铜离子在 0.06×10^{-6} 时仍然对维生素 C、肾上腺素的自氧化有催化作用，从而导致其注射液颜色变深。

为了消除金属离子对药物自氧化反应的催化作用，应注意防止这些离子的引入。但是，微量的金属离子往往很难避免，如原辅料可能带入，生产设备也可能带入。必要时可以加入掩蔽剂（螯合剂）络合金属离子，降低游离的金属离子在溶液中的浓度和活性，增加药物的稳定性。添加的螯合剂应该人体相容性好，即本身生理惰性，对人体无毒。常用的有依地酸二钠（EDTA—2Na）和依地酸钙钠，后者适合pH<7的注射剂，可以防止依地酸二钠因络合血钙而导致的血钙下降，同时确保螯合剂又能与重金属离子络合。

5. 辅料的影响　处方中的基质及赋形剂等辅料对处方的稳定性也将产生影响，例如硬脂酸镁是一种常用的润滑剂，与阿司匹林共存时可加速阿司匹林的水解。其原因是，硬脂酸镁能与阿司匹林形成相应的乙酰水杨酸镁，溶解度增加，同时，硬脂酸镁具弱碱性而有催化作用。有研究表明阿司匹林单独的水解机制不同于阿司匹林和硬脂酸镁共存时的水解。所以在制备阿司匹林片时，因为考虑到主药的稳定性，故而选用滑石粉或硬脂酸而不用硬脂酸镁。又如糖类特别是乳糖、甘露醇可以和伯胺药物发生Millard反应。

由于药物在固体制剂中的降解很复杂，特别是在含有填充剂、润滑剂及黏合剂的片剂、胶囊剂中，很难对其中辅料的作用作出很肯定的解释。一般而言，辅料对药物稳定性产生影响的机制主要有以下几种：①起表面催化作用；②改变了液层中的pH；③直接与药物产生相互作用。

这些作用机制又与药物及辅料性质、结晶性和处方中水分有关。不仅药物的含水量会对固体制剂的稳定性有影响，辅料的吸湿性以及结合水的能力对固体制剂稳定性也会产生较大的影响。如卡托普利本身对热和湿都很稳定，而一些辅料会使之迅速氧化。研究发现，虽然淀粉比微晶纤维素、乳糖的吸湿性大，但使卡托普利的降解量却小于后两者，这可能与辅料和水的结合强度有关。Carstensen指出，固体药物的降解受湿度影响，但是任何一种物质在含有水分低于某一数值下，水分对药物的降解无影响，并将该值命名为临界含水量（高于此含水量药物可发生明显降解）。例如，使用不同含水量的微晶纤维素对维生素B1的稳定性进行研究，发现含水量达到一定值后，水能加速维生素B1的降解。

辅料及药物的几何形状对其稳定性也有影响。如有些研究表明，降低药物及辅料粒径，能减小降解速度。而在其他一些研究中，结果却完全不同。所以不能用简单的方法对固体药物的稳定性加以解释。

辅料会引起固体制剂液相中pH的变化，因此可能加速药物的分解，另一方面，也可为药物提供一个合适的pH环境，从而使药物的稳定性增加。有研究通过测定处方浆液的pH来估计其是否利于药物的稳定性。例如，实验证明二乙基三戊酮盐酸盐在其处方浆液pH为2.4～3.5的处方中稳定，而在处方浆液为pH>4的处方中不稳定。

表面活性剂在制剂中是一类常用的辅料。一些易水解的药物加入表面活性剂，可使其稳定性增加，这是因为表面活性剂可在溶液中形成胶束，形成了一种屏障，防止了一些催化基团，如OH-、H+的进攻。但有时表面活性剂的加入也会使稳定性下降，如吐温80使维生素D3的稳定性下降。

（二）非处方因素

除了制剂的处方因素外，外界因素与制剂的化学稳定性也有密切的关系，如温度、光线、空气、湿度等。而且这些非处方因素也是药品管理部门用于考察药品稳定性的主要条件。制剂在温度、光照、空气湿度条件下的稳定性，将决定药物制剂的储运条件和包装条件，同时也是确定药物有效期的重要依据。

1. 温度对制剂稳定性的影响　温度是外界环境中影响制剂稳定性的重要因素之一，对水解、氧化等反应影响较大，而对光解反应影响较小。一般来说，温度升高，药物的降解速度增加。温度对降解速度的影响可以用 van't Hoff 规则及 Arrhenius 指数定律来说明，这在前面已有叙述。

在制剂的制备过程中应特别注意一些需升高温度的工艺对药物稳定性的影响，如灭菌、加热溶解、干燥，特别是生物制品，对热非常敏感。可以通过降低温度、缩短受热时间，采用冷冻干燥、无菌操作等工艺，避免或减少温度对药物稳定性的不良影响。必要时应对制剂提出低温保存的要求，以确保其安全、有效。

升高温度可以加速药物降解，但冷冻条件也有可能发生双分子反应导致的药物降解。其原因是冷冻结冰的同时，非冰区域药物的浓度增加，加大了降解反应的可能性。例如尼泊金乙酯、丙酯的降解反应在 $-4 \sim -14℃$ 加速，但有时有些反应具有最大值，例如阿莫西林钠盐在 $-6℃$ 的降解速度大于在 $-4℃$ 和更低冷冻温度下的降解速度。

2. 光的影响　光是一种辐射能，辐射能量的单位是光子，光子的能量与波长成反比，光线波长越短，能量越大，因此紫外线更易激发化学反应。对光敏感的药物很常见，如二氢吡啶类钙拮抗剂，会因光照而产生光解反应。这类药物在生产中应避光操作，对于固体制剂可以采用合适的避光措施，如硝苯地平片采用包黄色薄膜衣避光，或采用深红色胶囊装填，同时，应包装于棕色瓶中，贮运过程中应避光。

光线对药物的自氧化反应的催化作用类似于重金属离子的催化作用，能促使或导致自由基的形成，从而形成自由基链反应，也能促使自由基链反应产物过氧化物的分解。例如氯丙嗪水溶液的自氧化与光照有关，避光放置时，氯丙嗪注射液的稳定性较好，而遇光则分解很快。

光线对药物稳定性的影响有两方面，即波长和光强度。药物往往在一定的波长下易于降解，例如，硝苯地平在 420nm 下有最大降解速度。在一定的波长下，药物的降解往往随光强的增加而增加，例如，硝普钠的降解速度随光强度的增加而加快。

3. 湿度和水分的影响　湿度和水分对固体药物的影响非常重要，水是化学反应的媒介。水进入固体制剂后，在表面形成液膜，分解反应在此发生。例如微量的水能加速阿司匹林、青霉素钠盐和氨苄西林的分解。降解反应的速度与环境的相对湿度成正比。

4. 空气（氧气）的影响　空气中的氧气常常是药物制剂不稳定的重要原因。特别是对于一些易氧化的药物，氧气会加速药物的氧化降解。空气可存在于药物容器的空间、溶解在药物的溶剂中或吸附在固体药物制剂的表面，从而影响药物的稳定性。氧气的存在是药物自氧化的必需条件，氧的分压对药物的自氧化速率有较大的影响，如肾上腺素的耗氧量、氧化速度随氧气的浓度增大而增大，因此，应该尽量去除溶液中的氧气、制剂及其包装中的氧气，以提高具有自氧化性的药物的稳定性。

消除氧气对液体制剂稳定性影响的一个重要办法是充入惰性气体，例如通入 CO_2、N_2，其中前者具有水溶性高的特点，有利于去除溶液中的氧气。但是，二氧化碳溶于水中形成碳酸，会导致溶液的 pH 发生变化，不利于易水解的药物，而氮气水溶性小，对溶液的酸碱性影响小，适用于易水解的药物。

另外，加入抗氧剂及其协同剂也是提高药物对氧的稳定性的重要措施。一些抗氧剂本身是强还原剂，如亚硫酸盐类首先被氧化，耗竭残留氧气而保护主药不被氧化。另一些抗氧剂是链反应阻化剂，能与游离基结合，中断反应。协同剂能增强抗氧剂的效果。如枸橼酸、酒石酸和磷酸等。

抗氧剂可以分为水溶性抗氧剂和油溶性抗氧剂，前者包括亚硫酸钠、亚硫酸氢钠、硫代硫酸钠、焦亚硫酸钠、硫脲、巯基乙酸、二巯丙醇、半胱氨酸、蛋氨酸、抗坏血酸等，油溶性抗氧剂包括没食子酸丙酯、氢醌、去甲双氢愈创木酸、对羟基叔丁基茴香醚（HBA）、二叔丁基对甲苯酚（BHT）和维生素 A。抗氧剂的标准氧化电位值 E0 必须比药物的标准氧化电位值 E0 大，只有这样才能有效保护药物。例如硫脲的标准氧化电位值 E0 为 −0.40V，大于肾上腺素的标准氧化电位值。此外，抗氧剂及其氧化产物均应无毒，不影响药物的质量，不应与主要活性成分药物有相互作用。亚硫酸钠的标准氧化电位值 E0 虽然比维生素 B1 标准氧化电位值 E0 大，本身无毒，但是能与药物发生相互作用而导致维生素 B1 的降解，故不能作为维生素 B1 的抗氧剂。

第三节 药物制剂的物理稳定性

一、研究制剂物理稳定性的意义

药物制剂的物理稳定性是指制剂在贮存过程中的物理变化，药物制剂的物理变化可能改变药物的外观，如固体制剂的风化或潮解，半固体制剂的粗化和液体制剂的分层、沉降、结块等，物理变化也可能影响药物制剂的功能，如固体制剂的崩解时限延长或溶出度下降等。例如，泡腾片在长期放置后发生硬结，使孔隙率减少，导致泡腾片崩解迟缓等。

药物在胃肠道介质中的溶解或释放是药物被吸收的第一步，是影响药物生物利用度的重要因素，药物固体制剂（散剂、颗粒剂、片剂、胶囊剂、丸剂或微丸等）的溶出度（或释放度）在保证制剂内外质量方面的重要性日益受到关注，因此，应在有效期内维持制剂溶出或释放性质在一定的限度内不变。溶出度或释放度的稳定性则是指固体制剂的溶出度（或释放度）随时间变化的程度。药物固体制剂在贮运过程中，不仅可能发生化学降解，而且也可能发生物理变化，其外观、晶型、含量、有关物质和含水量等均可能变化，这些改变都有可能改变固体制剂的崩解、溶出或释放行为。硝基呋喃妥因胶囊在 40℃、相对湿度 30% 放置 1 年后生物利用度明显降低，在 40℃、相对湿度 60% 放置 1 年后生物利用度显著降低。溶出度试验表明，后者的溶出度由原来的 60 分钟溶出标示量的 79.54% 降为 12%，说明药物溶出显著减慢可能是生物利用度降低的重要原因。

因此，研究药物制剂物理稳定性包括溶出与释放稳定性具有重要意义。越来越多的新技术如 DSC、原子力显微镜等已经被用于物理稳定性的研究。

不同剂型和制剂可以发生多种形式的物理变化，发生物理变化的原因也非常复杂，即使同类制剂产生物理变化的原因也不尽相同，但总的说来，引起制剂物理变化的原因可以归纳为药物、辅料、制剂处方以及外界环境等几个主要方面。

二、药物的影响

由于药物本身发生的物理变化使制剂的性状及功能发生变化，这类变化包括药物的晶型改变、结晶生长、升华等。原辅料的水溶性、亲水性、热性质对固体制剂的溶出度（释放度）稳定性也非常重要。例如，水溶性药物在高湿度条件下可能溶解，进一步重结晶成为稳定晶型，继而导致制剂的溶出度（释放度）发生变化。另外，放置过程中制剂可能因为药物吸湿而引起的结晶溶解或制剂潮解，改变制剂的崩解时限，同时放置过程中制剂中的结构、孔隙率等将变化，上述变化是放置时间、贮藏条件（特别是湿度）的函数。

多晶型现象在疏水性药物中较为常见，不同晶型由于其自由能不同，可以发生由亚稳晶型向稳定晶型的转化。疏水性药物有时制备成无定形以提高其制剂的溶出速度，继而提高药物的生物利用度，这对BCS Ⅱ类药物尤其有意义。然而，由于无定形的自由能高，易于转变成稳定晶型。例如采用无定形原料制备硝苯地平片，其生产之初的样品溶出较快，但在RH75%、21℃条件下放置，会发生明显的结晶型转化，溶出度随时间的延长而降低，这是因为在贮存后部分无定形药物转变为溶解度较低的结晶态，溶出的药物发生更迅速的结晶而从溶出介质中析出。

一些无定形向晶型的转化可以通过加入聚合物等抑制，例如在硝苯地平—聚维酮（PVP）固体分散体中加入羟丙基—β—环糊精可以抑制硝苯地平向稳定晶型的转化。选择制备工艺和控制生产条件可以影响制剂晶型转化的速度，在喷雾干燥过程中，如果喷雾干燥温度高于药物的玻璃化温度，则干燥产品的晶型转化速度减慢。在高于其玻璃化温度喷雾干燥得到的无定形呋塞米和多种大环内酯类药物的物理性质较为稳定。

另外，固体制剂在放置过程中，其中的药物结晶可能发生变化，多数情况发生结晶增长，有时也因药物吸湿溶解有结晶变小的情况。一些药物的固体制剂在放置中会出现类似有毛刺的结晶现象，而在采用微粉化或固体分散技术处理原料的制剂中，药物微粉或药物微晶聚集、生长和粗化则经常发生。类似的结晶生长现象可能发生在难溶性药物的溶液或混悬剂中，受温度或其他因素的影响，溶解的药物发生析晶，小粒子长大成大粒子等。一个在产品中出现结晶现象而影响应用的典型例子是由德国施瓦茨公司开发并在2006年上市的罗替戈汀透皮贴剂，对帕金森病的顺应性好，治疗优势突出，2007年7月获准进入美国市场，但由于在压敏胶中呈超饱和状态溶解的药物在贮运过程中形成雪花样结晶，可能影响透皮吸收效果，在2008年4月即被FDA要求召回，通过建立新的冷链运输存储与分销体系等措施减缓析晶过程，于2012年再获FDA上市批准。

另外，有升华特性的药物在制剂中遇高温可导致升华而使药物含量下降，例如硝酸甘油。有研究表明：加入某些辅料可以降低其升华的趋势，例如聚乙二醇可以降低硝酸甘油的升华。

三、辅料的物理变化与相互作用

在栓剂中普遍应用脂肪酸脂作为基质,而这类基质出现晶型转化影响制剂的应用也是很典型的例子。可可豆脂存在 α、β、γ 三种晶型,而只有 β 晶型最适合在体温 37℃左右发生软化熔融,从而与体液混合,但在贮运条件或生产条件不当时,可能得到另外两种晶型,软化温度降低或升高,影响制剂外观或药物的释放。

在片剂或胶囊剂中,虽然要求赋形剂等不得与药物发生相互作用,但是,事实上许多辅料会影响固体制剂的化学、物理稳定性。例如苯基保泰松片剂的填充剂为乳糖和微晶纤维素时,40℃、相对湿度90%放置14周后,溶出速度明显降低。差热扫描结果显示:在220℃下出现一个区别于药物和乳糖的吸热峰,提示药物与辅料发生了相互作用。通常,如乳糖、甘露糖制得的固体制剂易受高温、高湿的影响使其溶出度发生变化,而磷酸钙、纤维素类则变化小。

制剂中黏合剂与崩解剂的作用相反,前者为了增加物料的黏性,增加可压性,后者为了促进制剂的崩解,使制剂崩解成小颗粒,提高表面积,增加溶出速度。黏合剂对溶出速度的影响首先取决于处方中黏合剂的种类、性质、用量、储藏条件。含有高浓度黏合剂的制剂,暴露于高湿度下,一经干燥则易变为坚硬的片剂,降低溶出速度。当制剂中含有易胶化的物料时,在水中易形成一层黏胶屏障,阻碍药物的溶出。

崩解剂可以克服黏合剂对制剂溶出速度稳定性的影响,例如,325mg 的对乙酰氨基酚片,分别以 PVP 和预胶化淀粉作为黏合剂,其中预胶化淀粉同时兼具有崩解剂的作用,在 40℃、52%RH 条件下和 40℃、94%RH 条件下放置 8 周,结果表明两者的溶出速度明显降低,其中前者远大于后者。说明崩解剂可以在一定程度上降低黏合剂对制剂溶出速度的影响。事实上,当前者的处方中同时加入淀粉时,制剂溶出速度的变化大为降低。

Asker 等研究了分别以 PVP、明胶、PEG6000 为黏合剂的泼尼松片剂置于聚苯乙烯塑料瓶中,室温放置 18 个月后溶出速度的变化。结果表明:明胶为黏合剂时使片剂的溶出速度大为降低,20 分钟的溶出量由初始的 73% 降至 33%,PVP 为黏合剂的片剂溶出速度也有变化,但是小于明胶组,PEG6000 为黏合剂时的溶出量变化不明显。其原因是明胶在放置过程中发生聚合,使得明胶的水化速度下降,降低药物的溶出速度。

四、工艺因素的影响

理论上,应用特定的工艺及确定的工艺参数制备得到的制剂,其溶出度或释放度可以控制在一定范围内。但是在具体生产过程中,有时需要根据原辅料的性质、生产批量等对工艺参数进行适当的调整,从而影响制剂的溶出度(释放度)稳定性,特别是缓控释制剂。

为了控释的目的或增加制剂的化学稳定性或使改善外观,固体制剂(例如片剂、微丸等)往往要采用聚合物、蜡及其他材料包衣。在生产和贮藏过程中,湿度、热可能会导致包衣的性质发生改变,如皱皮,更为严重的是导致溶出速度的改变,这对于控释制剂是非常危险的。在以纤维素类衍生物(甲基纤维素、CAP、羟丙甲基纤维素等)为包衣材料的制剂中,包衣膜受湿度、热的影响会发生被称之为"热胶化"的现象,导致溶出速度(释放速度)下降。例如维生素 C 的甲基纤维素薄膜衣片,在高热、高湿度下放置一段时间后，溶出速度发生较大的变化。

一些采用高分子材料包衣的调释制剂在包衣结束后需要经过一个包衣膜老化的过程，包衣条件、包衣速度以及包衣后的干燥条件如温度是影响包衣老化时间及老化程度的重要因素，不同条件包衣及老化后，刚结束时与放置一定时间后测得的释放度的差异可能会很不一致。特别是采用水性包衣液包衣时，工艺对制剂的释放度稳定性影响很大。有些制成水性包衣液的高分子材料往往具有较高的玻璃化温度，加入增塑剂可以降低其成膜温度，使之容易成膜。成膜过程中，包衣液中的聚合物胶粒虽然相互合并，但是聚合物链的链运动并未终止，随着时间的进行仍然将进一步相互组合直到完全，从而导致随时间的延长，制剂的释放度发生变化。因此，采用水性包衣液包衣时，为了提高制剂的溶出度（释放度）在贮放时的稳定性，需要经过一个升温老化包衣膜的过程。该时间因包衣工艺及干燥温度不同可能是几分钟、几天甚至更长，而且与药物的溶解性质、衣膜处方、原辅料的比例等有很大关系。当然，有机溶剂包衣液包衣同样也要老化，只是条件可以稍低，这主要是在溶液中聚合物的状态与在胶粒中的状态不同。

以蜡类或脂肪酸脂类材料为主的骨架型缓控释制剂的一个很大缺点是，其释放度稳定性差，其原因是这类辅料往往将经过一个晶型转化的过程，从而导致制剂的释放度随时间而发生变化。因此，在选择蜡类作为骨架材料时，一定要考虑材料是否有多晶型，在生产及贮存条件下是否会发生晶型转化以及转化的速度。

糖衣片在高湿度、高温条件下，包衣的糖溶解，放回室温条件糖析出，使片剂变硬，降低溶出速度。有人研究了数种品牌的布洛芬糖衣片、薄膜衣片在37℃、RH75%下放置4周的溶出速度的变化，结果表明：糖衣片的溶出速度均显著下降，片间差异明显增大，而薄膜衣片变化较小。

五、包装的影响

长期以来，包装被作为次要因素而不为药剂工作者所重视，但越来越多的研究表明，包装在确保制剂的稳定方面具有与处方、工艺设计同样的重要性，包装的好坏会影响固体制剂的化学及物理稳定性。在包装中往往要加入干燥剂以降低包装中的湿度。

直接与药品接触的包装材料，由于其透气、透湿、透光等性质可能影响药物的物理及化学稳定性，例如复合膜类包装材料在用于含有冰片及挥发油等的中药制剂时，不同材料的上述性质不同，挥发性药物的含量在贮存时会有明显的区别，以双层或多层塑料—铝箔复合膜材较好。包装材料影响药品质量的另一方面问题是，材料中的添加剂如聚合物膜材中的增塑剂、抗老化剂以及其残留单体等，特别是与液体药物制剂直接接触时，可能迁移至药品中，造成质量的变化。

空心胶囊是胶囊剂的重要组成部分，但也可以看成是一种特殊的包装，广泛应用装填药粉、微丸、半固体制剂甚至液体，胶囊壳的崩解或溶蚀稳定性首先受胶囊壳的含水量影响。明胶是常用的制备空心胶囊的材料，在35℃左右溶于水。在相对湿度40%~60%时，胶囊壳中的含水量为13.6%~16.0%。含水量在12%~18%，胶囊壳的完整性较好，而低于12%胶囊壳变脆，高于18%则软化，导致内容物聚结成团，不易崩解，降低溶出速度。防止胶囊壳和内容物间发生水分迁移的一个简单办法是在装填胶囊内容物前，分别将胶囊壳和内容物置于相对湿度35%～60%的环境中饱和一段时间。例如，头孢类抗生素和青霉素类抗生素的胶囊剂易于吸湿，内容物成团，溶出度下降，制备胶囊时，采用这种办法可以克服。

明胶在放置时可能发生交联，反应可能来自明胶本身，导致溶出速度下降。这种情况往往由于胶囊壳生产厂家对明胶原料的选择及处方欠佳所致。

防止硬胶囊的溶出速度随储藏时间的延长而下降的有效办法之一是在处方中加入高效崩解剂（如羧甲基淀粉钠、交联PVP等）。罗红霉素胶囊由于储藏过程中内容物易吸湿而成团，75%相对湿度下放置3个月后，45分钟溶出度由初始的80%下降至25%，而加入羧甲基淀粉钠后溶出度稳定性大大增加。

空心胶囊由专门的企业生产批量供应给制剂企业，有国家制定的统一的质量标准。而软胶囊制剂的胶壳生产是在各个制剂厂完成的，与各个企业所用的明胶原料、胶皮处方以及加工条件等有很大关系。由于软胶囊胶壳中含有比硬胶囊壳高得多的水分，受水分及空气、光照等的影响，在贮运过程中明胶的老化现象十分明显，其崩解时限延长是许多软胶囊制剂存在的现象和有待解决的问题。在过去，多数软胶囊制剂仅要求检查崩解时限而无须进行溶出速度的试验，但是，随着对药物溶出度指标重视，对某些软胶囊品种也提出了溶出度检查要求，如美国药典中收录的硝苯地平软胶囊，应在人工胃液中采用溶出装置第二法，桨的转速为每分钟50转，20分钟的溶出量应不小于标示量的80%。其储藏应在相对湿度不大于50%的环境中。

第四节 中药、天然药物制剂和生物制剂的稳定性

一、中药、天然药物制剂的稳定性

中药、天然药物制剂中由于成分多，其稳定性比化学药物制剂更复杂。中药制剂的化学稳定性要研究制剂中独特成分的稳定性。所谓独特成分是指活性有效成分和有毒成分，例如含丹参的制剂中的丹参酮可以作为其有效成分，研究其变化的贮存期。一些中药中含有大量的花青素，可以进一步氧化聚合变成深色物质，例如在注射液的放置中可以出现沉淀导致毒性，一些中药放置中会产生鞣酸，可以与重金属发生作用，导致制剂的变性。另外，中药制剂中有些含有挥发油，有些含有低共熔点成分，在放置中可以挥发或融化，导致制剂的性状变化。

有时，中药制剂的化学成分不能明确界定，一些情况下甚至不能确定出其中的有效成分，而且其生物活性也难以明确地用现代药效模型表述出来。此时需要对其质量进行综合控制，例如结合光谱或色谱指纹图谱、特征性指标成分的化学测定和生物效价测定，植物药材质量控制和充分的生产全过程质量控制，以及植物药中间体的联合应用等，以保证植物药的特性、纯度、质量、规格或含量、效价和批与批生产的可重复性和一致性。

我国药品审评中心（CDE）于2008年颁布了《中药、天然药物稳定性研究技术指导原则》，为中药和天然药物的稳定性研究提供了依据。

从 FDA、ICH、化学药制剂稳定性的技术要求与中药、天然药物稳定性技术要求相比，稳定性试验的基本要求如对样品批数、生产规模、试验方法（加速、常温）、考察时间、研究的方式基本相同。化学药由于为单一成分，要求进行影响因素试验如：高温试验、高湿试验、强光照射试验。此外，根据药物的性质，必要时可设计实验，探讨 pH 与氧及其他条件对药物稳定性的影响，并研究分解产物的分析方法。创新药物应对分解产物的性质进行必要的分析。由于中药成分的多样性，美国 FDA 药品审评和研究中心（CDER）制定的植物药新药研究指南亦强调，应当充分考虑植物药产品的某些独特的性质。植物药通常制成混合制剂而应用，其化学成分通常不能明确地界定。在许多情况下，也不能确定出其中的有效成分，而且其生物活性甚至也难以明确地表述出来。因此，其临床前安全性和药学（chemistry，manufacturing and controls，CMC）申报资料将不同于合成药物或高度纯化的药物（因为它们的活性成分可以较容易地定性鉴别和定量测定）。

例如：在申请新药临床研究阶段或申请生产阶段，植物药中的活性成分可以不必明确（如果这是不可实现的话）。在这样的情况下，FDA 将依靠其他试验（例如光谱或色谱指纹图谱，特征性指标成分的化学测定和生物效价测定）、质量控制（例如 植物药材的严格质量控制和充分的生产全过程的质量控制）和过程有效性（特别是植物药中间体）的联合应用，以保证植物药的特性、纯度、质量、规格（或含量）、效价和批与批生产的可重复性和一致性。因此，中药稳定性的研究应结合中药特点，不能简单地以某一成分为指标，像化学药一样测定出有效成分的失效期，但可以针对药效、剂型特点进行研究。对有效成分、大类成分、指标成分，通过定性、定量多渠道进行研究，不一定全部列入标准。以上研究内容为保证药品的包装、储存、运输、工艺的稳定、产品的有效性提供了有意义的信息。

中药、天然药物制剂的稳定性研究实验设计应根据不同的研究目的，结合原料药的理化性质、剂型的特点和具体的处方及工艺条件进行。

1. 样品的批次和规模 影响因素试验可采用一批小试规模样品进行；加速试验和长期试验应采用 3 批中试以上规模样品进行。

2. 包装及放置条件 加速试验和长期试验所用包装材料和封装条件应与拟上市包装一致。

稳定性试验要求在一定的温度、湿度、光照等条件下进行，这些放置条件的设置应充分考虑到药品在贮存、运输及使用过程中可能遇到的环境因素。

稳定性研究中所用控温、控湿、光照等设备应能较好地对试验要求的环境条件进行控制和监测，如应能控制温度 ±2℃，相对湿度 ±5%，照度 ±500lx 等，并能对真实温度、湿度与照度进行监测。

3. 考察时间点 稳定性研究中需要设置多个时间点。考察时间点的设置应基于对药品理化性质的认识、稳定性变化趋势而设置。如长期试验中，总体考察时间应涵盖所预期的有效期，中间取样点的设置要考虑药品的稳定特性和剂型特点。对某些环境因素敏感的药品，应适当增加考察时间点。

中药制剂的稳定性是多因素综合作用的结果，如在制备、贮存过程中，成分化学结构、温度、空气湿度、pH、氧气、光线、电解质、工艺等对制剂的稳定性都会产生影响。

鉴于中药制剂稳定性是从制备到贮存全过程中各因素相互作用的结果,建议采用正交设计方法对中药和天然药物制剂包装、取样点、条件等进行稳定性研究,尤其在进行有效期的预测研究中,可以在较短的时间内发现孤立条件下难以察觉的各因素之间的相互作用规律。如灵芝蜂王浆为蜂乳制剂,在贮存过程中会出现絮状沉淀和分层而影响质量。林继晓等人通过实验认为,空气氧化加速絮状分层,电解质也可促使其凝聚。在探讨生产时,发现搅拌时间、皇浆加入混合液的温度、蜂蜜来源、pH等对稳定性均有影响时,采用正交试验,进行方差分析,结果表明pH对稳定性有极大的影响,其他因素则不显著。最后确定为选用半透明、带光泽、白色黏稠液体蜂蜜,将溶液pH调至3,搅拌2小时,混合液温度40℃时加入皇浆,产品质量较稳定。

4. 考察项目　一般情况下,考察项目可分为物理、化学和生物学等几方面。

稳定性研究的考察项目(或指标)应根据所含成分和(或)制剂特性、质量要求设置,应选择在药品保存期间易于变化,可能会影响到药品的质量、安全性和有效性的项目,以便客观、全面地评价药品的稳定性。一般以质量标准及《中国药典》制剂通则中与稳定性相关的指标为考察项目,必要时,应超出质量标准的范围选择稳定性考察指标。例如,有效成分及其制剂应考察有关物质的变化,有效部位及其制剂应关注其同类成分中各成分的变化等。

复方制剂应注意考察项目的选择,注意试验中信息量的采集和分析。为了确定药物的稳定性,对同批次不同取样时间点及不同批次样品所含成分的一致性进行比较研究是有意义的。

5. 分析方法　稳定性试验研究应采用专属性强、准确、精密、灵敏的分析方法,并对方法进行验证,以保证稳定性检测结果的可靠性。

目前新药申报提供的稳定性资料中只是按照制定的质量标准中有效成分或指标性成分、各制剂通则要求检查的指标、卫生学指标进行考察,而对含有对光、热不稳定成分及挥发性成分的产品,在进行稳定性考察时没有对这些成分进行重点考察,没有引起重视,质量标准中的检验指标没有真正反映药品的稳定性变化。由于中药的特殊性,很多药的有效成分尚不清楚,或仅了解一个或几个活性成分,而这几个活性成分并不能体现中药的全部药理作用。因此,在选择稳定性考察指标时,应以中医理论为指导,结合现代药理研究成果和化学分析技术,综合考虑进行选择。

(1) 现阶段中药制剂稳定性研究中以某一个或几个活性成分(有效成分)作为测定指标,同时按制剂通则要求进行检验是可行的。但几个成分中应以最不稳定的成分为指标,如对光、热不稳定的成分,挥发性成分等,测定的结果更能真实反映产品的稳定性。

(2) 对于有效成分为苷类,而质量标准中建立的含量测定方法为水解产物苷元的,此指标不能真实地反映出样品的稳定性,因此应建立苷的含量测定方法作为稳定性考察指标。

(3) 对于稳定性试验过程中产生的分解产物,对原成分的测定有干扰的含量测定方法,往往不能作为稳定性研究的测定方法。如黄芩苷的分解产物黄芩素对黄芩苷的紫外或比色测定方法有干扰,所以制剂中建立的黄芩苷的这些含量测定方法不能直接用于稳定性考察。应建立能排除干扰的实验方法来考察稳定性,以观察放置过程中黄芩苷是否降解。

（4）对于不能进行单一成分含量测定的制剂，应根据其中的活性成分（有效部位）如总黄酮、生物碱、苷、挥发油等的理化特性测定其稳定性变化。这类没有完全分离的总成分的稳定性研究可以作为考察研究项目，但在预测有效期时只能作为参考。有效期的确定还应以室温留样稳定性为准。

（5）对于药效指标比较明确的品种，若经过检测，所测成分的含量确已有变化（降低或有毒成分含量升高），建议进一步考察有效成分含量变化对药品安全性、有效性的影响。

二、生物药物制剂稳定性

生物药物制剂包括蛋白类制剂和核酸类制剂，由于后者较少，因此，本节仅讨论多肽/蛋白类制剂的稳定性。多肽/蛋白类制剂的稳定性包括化学稳定性、物理稳定性、微生物稳定性。其稳定性也可以通过加速试验预测。

（一）多肽/蛋白类制剂的化学稳定性

多肽和蛋白类药物的化学降解途径除水解、氧化、消旋和异构化外，较常见的降解还有脱氨基、双硫键形成/交换、双硫键消除等。

1.脱氨基　在中性和碱性条件下，多肽和蛋白类药物中的天冬酰胺残基通过环合酰亚胺而脱氨基继而水解形成相应的天冬氨酸或异天冬氨酸肽。促肾上腺皮质激素（ACTH）含38个氨基酸，在中性和碱性条件下其脱氨基符合伪一级动力学过程。研究表明，ACTH的脱氨基主要发生在天冬酰胺上，通过环合酰亚胺机制脱氨基。天冬酰胺也可以通过其他途径脱氨基，例如酸性条件下可以直接脱氨基。胰岛素中有两个天冬酰胺，一个为A-21，另一个为B-3，在酸性条件下易于脱氨基。含谷氨酰胺的多肽和蛋白类药物也可以脱氨基，但速度慢得多。

多肽和蛋白类药物脱氨基的限速步骤是环合酰亚胺的形成而不是其分解。同时，立体效应对脱氨基的影响较大，例如，当C-端有较大的空间障碍时，脱氨基反应将显著降低。

2.消旋和异构化　除脱氨基外，含L-天冬酰胺的多肽和蛋白类药物可以通过环合酰亚胺而消旋化，部分转化为D-天冬酰胺肽，也可以异构化为L-异天冬酰胺肽。

3.水解　在酸性条件下，含天冬酰胺的肽和蛋白质易于水解。分泌素在酸性条件下，其3位和15位的天冬酰胺可以水解。其他蛋白、多肽类药物如重组人集落因子刺激因子、重组人白介素、胰岛素均可以发生水解。

4.交联　半胱氨酸残基易于氧化形成双硫键，继而改变多肽和蛋白类药物的二级及三级结构。而含有双硫键的多肽和蛋白质可以通过巯基催化引起分子内和分子间交换，继而发生交联。双硫键可以发生β-消除，形成脱氢丙氨酸和过硫物。双硫键交换往往是导致交联的原因。

多肽和蛋白质双硫键的裂解以及其后的交联与其结构（无论一级和二、三级结构）无显著关系。溶菌酶、胰岛素等14种含双硫键的蛋白β-消除的半衰期相当。裂解导致分子内形成新双硫键，引起蛋白聚集。例如，牛血清蛋白和胰岛素的冻干粉均发生聚集，聚集速度取决于冻干粉中的水分残留。

蛋白和多肽的交联还可能来自蛋白中形成新的共价键。例如，核苷酶 A 冻干粉、重组肿瘤坏死因子冻干粉、胰岛素，均可以通过其结构中的赖氨酸、天冬氨酸、谷氨酸残基形成共价键。

5. 氧化 含半胱氨酸、蛋氨酸、组氨酸残基的多肽和蛋白易于发生氧化，例如半胱氨酸残基可以形成双硫键。又如甲状旁腺素、核糖酶等。氧化往往受金属离子的催化，如含蛋氨酸残基的多肽可以被 Fe^{3+} 催化变成蛋氨酸亚砜。

（二）多肽和蛋白类的物理稳定性

多肽和蛋白类药物的物理变化包括变性、聚集、吸附和沉淀等。

变性指药物的三维和（或）四维结构的改变，通常会导致生物活性的丧失。变性往往导致疏水基团暴露，进一步引起表面吸附、聚集和沉淀。变性还可以导致正常结构不易产生的化学降解。因此，在进行蛋白类药物的制剂研究时应避免变性。

聚集是指蛋白聚集成团，不易分散。如前所述，双硫键可以导致蛋白的交联，继而可以引起聚集。即使无共价键，蛋白中疏水键的形成也可以导致聚集。一般来说，聚集还可能源于化学降解，例如人生长素冻干粉可以发生聚集，包括非共价聚集和因蛋氨酸氧化和天冬酰胺脱氨基导致的共价聚集。疏水键消除剂盐酸胍可以破坏这种聚集。

影响蛋白类稳定性的因素主要包括处方因素和非处方因素。近年来有研究表明容器可以吸附某些蛋白，胶塞等物质也可以吸附水分导致蛋白降解。

水分对蛋白的稳定性具有较大的影响，含水量大的冻干粉可以导致蛋白药物的降解，例如核糖酶冻干粉中水分的增加可以导致其聚集速度的增加，但过低的水分也可能导致蛋白变性，水分必须保证蛋白中极性基团维持所需要的量。

一般认为，蛋白类药物在黏稠的玻璃态下最稳定，当蛋白质分子与邻近分子发生氢键作用时稳定性增加。因此，可以维持蛋白玻璃态和与蛋白发生相互作用的辅料可提高其稳定性。常用的这类辅料有蔗糖、乳糖、甘露醇、HP－β－CD 等。例如甘露醇可以稳定重组人抗 IgE 单克隆抗体。辅料的玻璃化温度在预测其对蛋白稳定性的影响方面具有重要意义，具有较高玻璃化温度的辅料对于稳定蛋白有利。多肽和蛋白类药物稳定性可以通过应用电泳法（如温度梯度凝胶电泳）、肽图谱法等研究。

第十章 神经内科护理

第一节 重症肌无力危象的护理

重症肌无力（MG）危象是指 MG 症状恶化，呼吸肌和（或）吞咽肌严重无力，呼吸肌麻痹导致呼吸困难，咽喉肌无力导致排痰无力，阻塞气道，不能维持换气功能，如不及时抢救将危及生命。这是 MG 的主要死因之一。需要气管插管或气管切开，呼吸机人工辅助呼吸。MG 危象是一种神经内科急诊情况，是 MG 最严重的并发症，发生率为 15%~20%，危及患者生命，需要立即识别，及时救治。感染、妊娠、分娩、药物使用不当可诱发，伴有胸腺瘤者更易发生危象。常需住入神经重症监护病房，以取得观察和处理。少数患者多次发生危象，不但危及患者生命，还给患者造成了极大的心理负担，同时也是对神经科医护人员的极大挑战。

一、疾病发生的机制与临床症状

（一）发病机制

1. 感染 感染是 MG 危象常见的诱发因素，占 40%。常为细菌性肺炎、病毒性上呼吸道感染和吸入性肺炎。

2. 药物 药物治疗的变化，如激素治疗起始阶段和减量、给药途径变化等可诱发 MG 危象。一些药物可能加重肌无力症状，导致危象发生，如氨基糖苷类抗生素和利多卡因等。

3. 胸腺瘤患者 MG 伴胸腺瘤患者症状重，危象发生率高（30%），是无胸腺瘤者（15%）的 2 倍。

4. 其他 正常生理情况如月经、怀孕和分娩，都能诱发危象。也有的肌无力的恶化是自发的，约 30% 危象患者无明显的诱发因素。

（二）临床症状

1. 肌无力危象 即新斯的明不足危象，常因感染、创伤、减量引起。呼吸肌麻痹、咳痰吞咽无力而危及生命。

2. 胆碱能危象 即新斯的明过量危象。除上述肌无力危象外，尚有乙酰胆碱蓄积过多症状如下。

（1）毒蕈碱样中毒：恶心、呕吐、腹泻、腹痛、瞳孔小、多汗、流涎、气管分泌物多、心率慢。

（2）烟碱样中毒症状：肌肉震颤、痉挛、紧缩感。

（3）中枢神经症状：焦虑、失眠、精神错乱抽搐等。

3. 反拗危象 难以区别危象性质而又不能用停药或加大药物剂量改善症状者，多在长期较大剂量治疗后发生。肌无力危象占 90% 以上。

二、救治依据

缩短 MG 危象时间的 10 项措施，可结合病情采取具体措施。

（1）实行保守的及早插管，以防止延迟插管可能发生的肺不张或加重肌无力。

（2）暂停溴吡斯的明，插管后药物可能导致分泌物增加和气道堵塞。

（3）尽早开始血浆交换治疗，留置深静脉置管。

（4）避免或停止使用加重肌无力的药物。

（5）使用大潮气量（15ml/kg）和高呼气末正压（5～15cmH2O）的通气策略，扩展塌陷的肺泡，防止肺不张。

（6）有明显肺塌陷者，积极进行纤维支气管镜治疗，清除滞留的分泌物和促进肺不张。

（7）保留经细菌培养证实治疗有效的抗生素。

（8）停止每天使用镇静药物，尽早实现自主呼吸功能锻炼。

（9）及时诊断和治疗可加重肌无力症状的低钾血症等。

（10）若经口或鼻留置气管插管达 2 周，应切开气管，减少无效腔和气管导管产生的并发症，有利于尽早撤机。

三、护理方法

（一）急救护理

当患者出现呼吸费力、胸闷等主诉时，需要立即监测血气分析结果，一旦出现二氧化碳潴留或氧分压降低，应积极行气管插管或气管切开并给予呼吸机辅助通气，保持患者的呼吸功能，无需等到动脉氧饱和度的明显下降。由于部分患者出现反复危象，危象持续时间大约为 2 周，故经鼻气管插管优于经口气管插管，这样可以提高患者的耐受程度，又不影响鼻饲饮食，可以较长时间的留置插管，否则就需要气管切开，给患者带来创伤，不利于患者的预后，应注意鼻窦炎发生。在呼吸机辅助通气时，可停用溴吡斯的明 72 小时，而后从小剂量开始逐渐加量，已达到合适患者的最佳剂量。

（二）病情监测

密切观察患者的病情，注意患者呼吸频率和节律的改变，观察有无呼吸困难加重、发绀、咳嗽无力、腹痛、瞳孔变化、出汗、唾液或喉头分泌物增多等现象；避免感染、外伤、疲劳和过度紧张等诱发肌无力危象的因素。一旦出现肌无力危象立即进行急救。

（三）用药护理

（1）溴吡斯的明的用药护理：溴吡斯的明是广泛应用的药物，成人用药需要自小剂量开始，且必须按时服用，一般为 15～60mg，在饭前 30～45 分钟给药，每 4～6 小时一次，并逐渐加量。溴吡斯的明最常见的不良反应时胃肠道反应，如腹痛、腹泻、唾液及喉头分泌物增多，偶见心动过缓。用药过量时，可能出现胆碱能危象，可用阿托品对抗。在患者出现感染、处于月经前或其他应激状况时，常需要增加药物剂量，故应及时发现并报告医生。

（2）免疫球蛋白冲击治疗的护理：免疫球蛋白冲击治疗是一种特异性治疗的有效方法。有效率高，无论急性或复发病例，其有效率达 75%～100%；显效快，一般剂量为400mg/d，大多数患者在用药3~5天见效，常于5天后起效；不良反应小，常见的不良反应有头痛、寒战、发热等。

（3）血浆置换的护理：血浆置换即应用正常人血浆或血浆替代品置换患者的血浆，是救治MG危象的一种有效方法，其作用机制是去除血液中的AChR-Ab和活性细胞因子。每天或隔天置换，大多数患者经2~3次血浆置换后开始好转。血浆置换常见并发症是低血压、电解质紊乱、血栓形成、感染等。故血浆置换前需减少降压药物并静脉补液以预防发生低血压；注意患者凝血功能，必要时药物预防深静脉血栓形成；血浆置换后，需要监测患者的电解质变化，及时纠正电解质紊乱以防止肌无力加重。

（4）严格掌握慎用或禁用的药物：对呼吸有抑制的药物应慎用如吗啡和镇静剂；抑制胆碱酯酶产生和释放的药物要禁用，包括氨基糖苷类抗生素、抗心律失常药物、肌松剂及含有镇静成分的中成药。

（四）做好下呼吸道感染的控制

做好机械通气的护理，及时吸痰，鼓励患者咳嗽和深呼吸，抬高床头30°，及时吸痰，清除口鼻分泌物，以保持呼吸道通畅。并定期增加胸肺部护理，给予振动排痰。肺不张在MG危象患者中发生率较高，必要时行纤维支气管镜检查与冲洗治疗严重的肺不张或肺叶塌陷。每周更换一次呼吸机外管路，做好呼吸机外管路的管理。做好手卫生，防止交叉感染。

（五）营养的支持

由于患者出现吞咽功能障碍，需要给患者留置鼻胃管，并持续泵入肠内营养，保证患者充足的营养供应状态，提高患者自身抵抗力。动态监测胃内残留液，如有胃潴留，可早期放置鼻肠管，以防止患者反流、误吸的发生。根据患者的病情，早期给予患者呼吸机撤离，当患者的肌无力症状好转、咳嗽反射明显，同时伴有血气分析指标正常时，可以考虑患者进行呼吸机撤离。

（六）加强语言沟通，做好心理护理

患者一般神志清醒，但由于其咽喉、舌肌等受累、气管插管或切开等致构音障碍，需要护士耐心倾听，不催促打断患者的表述。并为其准备纸笔、画板等交流工具，指导患者采用文字形式和肢体语言表达自己的需求。由于患者运动受限，生活自理能力下降，需要护士协助患者做好洗漱、进食、穿衣、个人卫生等生活护理，保持口腔清洁，防止外伤和皮肤压疮的发生。并指导患者充分地休息，避免疲劳。因为患者呼吸困难，担心会随时出现呼吸停止，容易产生紧张、害怕甚至死亡的恐惧心理。护士应耐心解释病情，详细告知药物治疗可改善症状，让患者了解只要积极地配合治疗，避免诱因，本病极少发生危象，预后较好，帮助患者掌握疾病的相关知识，树立战胜疾病的信心。

第二节 缺血缺氧性脑病的护理

缺血缺氧性脑病（hypoxic-ischemic encephalopathy，HIE）：是指因急性脑缺血缺氧造成的脑部损害和由此引发的一系列神经精神症状的一种临床综合征，新生儿多见、成人较少。引起成人缺血缺氧性脑病的原因有休克、CO中毒、癫痫持续状态等，临床最常见类型为心肺复苏后缺血缺氧性脑病。该病是指各种原因引起的心跳呼吸骤停的患者经心肺复苏后恢复自主循环后仍表现出明显的意识障碍以及其他神经系统功能受损症状的一种临床综合征。

一、疾病发生的机制与临床症状

心肺复苏后缺血缺氧性脑病是指因心脏停止工作后造成缺血缺氧引起的破坏性脑损伤，使得脑组织代谢异常和其他器官系统代谢、功能紊乱。因为其缺乏有效的代偿机制，所以不同于其他原因引起的缺血缺氧性脑病，心脏骤停后缺血缺氧性脑病的发病机制涉及微血管和脑实质损害等多个方面，其中线粒体功能损害、兴奋性氨基酸的神经毒性以及氧自由基作用等在其病理机制中可能有着重要的作用。

（一）心肺复苏后缺血缺氧性脑病病理生理变化过程

可分为3个阶段：原发性细胞损伤阶段，复苏期间能量恢复阶段，迟发性细胞损伤阶段。造成的脑损伤缺血缺氧性脑病的基本病理改变是脑水肿、脑坏死及颅内出血。

（二）常见临床表现

意识障碍；癫痫发作（急性肌阵挛、迟发性肌阵挛、癫痫部分性发作和强直–阵挛性发作）；认知功能障碍；肌张力异常。缺血缺氧性脑病致重症脑损伤表现为较长时间的昏迷，格拉斯哥昏迷评分（Glasgow coma scale，GCS）<8分。影像学表现：在发病5~7小时，部分患者头颅CT可表现为弥漫性脑水肿，8~18小时头颅CT可见脑白质广泛性低密度，而晚期（0.5~1年）头颅CT可表现为双侧脑白质对称性稍低密度影，脑沟增宽，脑室扩大。患者早期MRI可表现为：脑水肿改变、灰白质分界消失，大脑皮质层层状坏死，颅内出血；晚期头颅MRI可表现为：皮层下白质及深部白质脱髓鞘改变，选择性神经元坏死，广泛脑损害，脑萎缩、脑积水等。

二、救治依据

缺血缺氧至脑损伤后除了积极地治疗原发疾病和心肺功能支持外，针对缺血缺氧性脑病主要给予以下几种治疗方案：低温治疗，通过体表降温（冰毯）、血管内低温治疗、血液降温（静脉输注冰生理盐水）或药物降温（冬眠疗法）等方法将体温维持在33~36℃，持续24小时以上；接受高压氧治疗：压力为2~3ATA，持续时间为30~60分钟；接受抗自由基治疗：静脉使用抗氧化剂依达拉奉BID，疗程2周；钙拮抗剂：尼莫地平30mg，激素TID治疗：甲泼尼龙500mg加入生理盐水静脉输注，连续3~5天改为鼻饲泼尼松1mg/（kg·d）后逐渐减量，或地塞米松治疗，起始剂量10mg/d，逐渐减量。

三、护理方法

1.颅内压增高的护理

（1）卒中后昏迷患者在发病早期病情变化明显，脑水肿高峰发生在1周之内，故该时间段是评估的最佳时机。高峰期是救治的关键，如果不能控制发展，则脑干功能衰竭进入晚期。

（2）患者生命体征平稳后，抬高床头15°～30°，有利静脉回流，降低颅内压。给予患者翻身时动作要轻柔、缓慢，注意勿牵拉引流管，尽可能保持卧位舒适。

（3）意识、瞳孔的变化往往早于生命体征的变化，若患者出现意识障碍加深，提示有颅高压或脑疝的可能，应立即报告医生作相应处理。如瞳孔大小不等对光反射迟钝，或瞳孔中等散大对光反射迟钝，提示颅内压增高，特别是一侧瞳孔进行散大，对光反射迟钝或消失，是脑疝早期症状，应紧急脱水治疗或作相应处理。

（4）患者由于颅内压增高，均有不同程度头痛及呕吐症状。头痛的性质呈胀痛或搏动性疼痛，呕吐是头痛的伴发症状，头痛剧烈时出现喷射性呕吐。视神经乳头水肿是重要的客观体征，但其出现与颅内压增高发生发展的时间、速度和程度有关。

（5）不规则的呼吸类型是颅内压增高的特征，临床上常见的如潮式呼吸、抽泣样呼吸及双吸式呼吸等。

（6）血压进行性升高，脉搏慢而有力，常是颅内压增高所致，但当血压升高到一定程度仍不能保证脑组织血液供应时，便迅速下降，脉搏变得不规则，细弱而快。

（7）出现躁动不安者，应提高警惕，可能是颅内压增高或脑疝的预兆，观察躁动的原因，给予相应处理。

（8）ICP监测技术、脑疝急救技术、血肿穿刺技术、脑室穿刺及引流技术。

2.低温治疗的护理　低温治疗可降低脑组织耗氧量，减少乳酸堆积；保护血脑屏障，减轻脑水肿及降低颅内压；改善缺血后低灌注及防止过度灌注损伤；促进脑细胞结构和功能修复。低温采用冰毯、冰帽降温，控制核心体温（肛温32～34℃）。亚低温治疗初始及治疗过程中，控温冰帽及冰毯的设定温度为20℃，降温速度以每小时下降1℃为宜，患者体温降至32～34℃目标低温时，根据需要设定温度为20～25℃，维持2～3天。严密观察患者与冰毯、冰帽接触部位皮肤情况，防止发生冻伤。

使用探头测量肛温时，必须牢固地固定以防止意外脱落，并使用探头保护套以防交叉感染。动态观察监护仪末梢灌注的变化。评估患者末梢循环情况，注意患者肢体的保暖，并警惕寒战的发生。低温也可抑制心肌收缩，使心肌收缩力减弱，心输出量减少，应严密观察患者心率、血压情况，避免低温而诱发心律失常，低血压休克等。复温阶段一般需2～3天，是低温治疗的关键阶段，操作不当将导致脑细胞死亡，因此要逐级升温，每24～48小时升1℃，然后逐渐复温至正常水平。

3.高压氧治疗护理　高压氧用于治疗缺血缺氧性脑病，对于脑功能的恢复具有显著疗效。患者呼吸机辅助呼吸，病情危重，不适宜转运行高压氧治疗。可以选择正压通气间断高浓度给氧,给予及时的脑保护治疗，从而促进脑功能的恢复。间隔给予100%纯氧，每8小时一次，每次连续给氧时间120分钟。待患者病情平稳，脱机成功后再给予高压氧治疗。

4.脑保护药物应用及用药护理　除基础生命支持及亚低温治疗外，复苏药物也可能通过各种机制改善患者预后，应用脑细胞代谢药物胞磷胆碱，可促进神经细胞代谢功能，防止或减轻各种病理刺激对神经细胞造成细胞代谢功能紊乱。胞磷胆碱对呼吸、脉搏无影响，偶有一过性血压下降及给药后发热等，在护理过程中注意监测患者血压，血压波动较大时，需警惕药物副作用。

第三节 低钠性脑病的护理

低钠血症时临床常见的电解质紊乱，而受低钠血症影响最明显的靶器官是脑，其损害程度与预后密切相关。早在 1935 年就有低钠血症导致脑损害的报道，此后低钠血症性脑病的各种临床表现不断被报道。急性低钠血症（48 小时内迅速发生），通常可导致持久性脑损害。慢性低钠血症（48 小时以上缓慢发生）多发生在医院外，由于低钠血症发生缓慢而易被患者耐受，未经治疗的慢性低钠性脑病的死亡率高达 25%。

一、疾病发生的机制与临床症状

（一）低钠血症的发病机制

正常血钠浓度的维持主要取决于三方面的作用：口渴中枢对摄入水量的控制，下丘脑对抗利尿激素分泌的调节以及肾脏浓缩与稀释功能。临床常见的低钠血症原因有两类，一类是有效的循环血容量减少而继发 ADH 相对过多，另一类是 ADH 异常分泌或作用过强，两者均可导致体内水潴留而导致低钠血症。

（二）低钠性脑病的发病机制

低钠血症所致的血浆渗透压下降所形成"外低内高"的细胞内外渗透压梯度，为了重新获得稳定的渗透平衡，可通过细胞外水分内移或细胞内溶质外移实现。通常前一种机制迅速发挥作用，使细胞水肿不可避免。此时脑容量的微小变化可导致严重的中枢神经系统的损害，其他多数器官可能并无明显异常。如果轻度渗透压失衡纠正，细胞水肿不严重，则临床上不出现任何症状，但是细胞溶质外移是有限的，当严重渗透压失衡发生时，脑细胞水肿成为低钠性脑病的主要发病基础。

（三）临床表现

低钠血症的发生无性别、年龄差异，但低钠性脑损害的发生较多见于老年人、小儿和绝经前妇女。低钠血症可引起两种损害，即低钠性脑病和脑桥中央髓鞘溶解（补充血钠过快），而临床较多的是未经治疗的低钠性脑病。低钠性脑病分为早期、中、晚期，虽然分期是相对的，但是任何症状可出现在任何时期。重要的是不同的症状严重程度不同，并与脑水肿、颅内压增高、脑缺氧程度、病情进展快慢密切相关。

二、救治依据

无症状的低钠血症主要是以病因治疗为主，不必积极补充钠盐。如果血容量不足，应补充等渗盐水；激素缺乏的应在补充血容量的同时予以适当激素补充；药物肾脏水钠代谢障碍应药物减量或停药。限水治疗在理论上是可行的，但是限水治疗使血钠的浓度上升的速度有限，（每日很少超过 1.5mmol/L），因此限水治疗仅限于无症状低钠血症的治疗。

血钠 <120mmol/L 或低钠性脑病一旦出现，补充高张盐水是首选治疗方案。在心肾功能允许的状况下，可缓慢静脉注射 3%～5% 氯化钠（每 100ml 相当于钠、氯各

51～85mmol/L）。补钠量的计算：补钠量（mmol/L）=（142-所测血钠值）（mmol/L）×体重（kg）×0.2。1g氯化钠=钠离子17mmol/L，治疗过程中需要动态监测，直至血钠上升20mmol/L或血钠达到120～125mmol/L，症状逐渐消失。但是关于补钠的治疗方案尚存争议。

三、护理方法

（1）动态监测血钠、尿钠及中心静脉压，及时发现病情变化 低钠血症以烦躁、嗜睡等精神症状和意识障碍为首发症状，进而出现抽搐、昏迷，部分患者有腹胀、腹泻、恶心、呕吐等症状。当患者出现烦躁、意识症状加重时，报告医师，复查头颅CT，排除颅内血肿、脑水肿。按医嘱抽血、留取24小时尿液，监测血、尿钠的变化，同时请麻醉师行锁骨下静脉穿刺置管，监测CVP的变化，因此，测量CVP对中枢性低钠血症的进一步诊断具有重要意义。

（2）正确合理补液，纠正低钠血症。

（3）做好健康宣教，指导患者正确留取标本，为医师治疗提供依据 向患者及家属耐心解释，说明反复抽血化验和留取24小时尿液的目的和意义，取得患者及家属的合作。每日输液前按医嘱抽血测血清钠的浓度，并准确记录24小时进出量，以准确比较结果，了解血容量变化，及时修改治疗方案。

（4）注重基础护理，防止护理并发症的发生 保持床单平整干燥，加强翻身，防止压疮；不能进食者要留置胃管予以鼻饲；保持会阴部清洁干燥，做好留置尿管的护理，防止逆行感染。

第十一章 康复护理

第一节 脑性瘫痪患者的康复护理

一、概述

(一)概念

脑性瘫痪的全称为儿童脑性瘫痪综合征(简称脑瘫),是指从出生前到出生后1个月内因各种原因所致的一种非进行性脑损伤综合征。脑瘫发病率在发达国家约为2‰,我国为1.5‰~5‰,是小儿致残的主要疾患之一。本病主要表现为中枢性运动障碍及姿势异常,同时伴随智力低下、癫痫及视听觉、言语、摄食等障碍。

(二)临床分型及表现

根据损伤部位不同及运动障碍特点,本病可分为4型。

1. 痉挛型 脑瘫中最多见的一种,约占70%,主要病变在锥体束,其特征性症状和体征常到2岁才出现,主要表现为被累及肌肉张力不同程度增高,而出现病理性原始反射及限制性异常姿势,如上肢出现屈肌痉挛模式,下肢为内收、伸展痉挛,呈剪刀样姿势。

2. 手足徐动型 主要病变在锥体外系或基底核,约占20%,主要表现为全身肌张力在清醒、紧张时增高,安静时下降,上、下肢不自主运动、舞蹈样运动、手足徐动、震荡、扭转痉挛等。

3. 共济失调型 主要病变在小脑,但有时大脑也有异常,约占5%,主要表现为四肢动作过度,缺少稳定性和协调性,步行时步态蹒跚,意向震颤,但眼球震颤不明显,智能轻度障碍,临床上许多症状与手足徐动型相似。

4. 混合型 同时伴有两种或两种以上类型疾病的特征。

以上各型可根据病情严重程度和生活自理情况分为轻度(日常生活完全自理)、中度(日常生活部分自理)、重度(日常生活完全不能自理)。

二、康复护理评估

(一)一般状况评估

评估患者营养状态、头围、身长、体重,以及心肺、腹部的检查等。

(二)主要功能障碍及评估

1. 小儿发育水平障碍 正常小儿发育水平有一定的时间和顺序,如2~3个月时卧位能抬头,4~5个月能主动伸手触物,两手各握一玩具,6~7个月能单手或两手支撑坐起,8~10个月能爬,1岁能独自站立,1岁至1岁半能独立行走,2岁会跑,3岁会骑三轮车,4岁能爬梯子。脑瘫患儿在以上年龄阶段,一般达不到正常小儿发育水平或表现为主动活动减少。

2. 运动功能障碍

（1）肌张力。

1）姿势观察：观察小儿的体位和姿势。肌张力低下的患儿，仰卧位时上下肢常屈曲外展；而肌张力大的患儿，仰卧位时出现不对称的异常姿势，张力越高，姿势越异常。

2）触诊：触摸上下肢主要肌肉（肱二头肌、肱三头肌、腓肠肌、股四头肌等），手感柔软、松弛为肌张力低下；手感紧张、僵硬为肌张力增高。

3）被动运动：目前常用改良Ashworth分级法进行量化。

4）抱：抱患儿时感到下滑、沉重，表示肌张力低下；而感到强直、抵抗，则表示肌张力增高。

5）肢体活动范围：检查肢体活动范围可判断肌张力的大小。

（2）肌力：对不同年龄阶段的患儿，肌力评定的要求不尽相同。发育前期，患儿主动运动较少，对其进行肌力评定，其治疗意义不大，但当患儿会坐爬，甚至会站、走路，对其进行肌力评定有重要的实用价值。

（3）关节活动度：不同年龄小儿关节活动度范围见表5-6。

（4）运动能力障碍：运动发育是随着神经系统而发育的，小儿运动发育能准确地反映神经系统的发育情况，是客观评价中枢神经系统发育的依据。

1）头部控制能力：主要测试患儿头部空间位置抬起、保持直立、稳定性的能力。

2）翻身能力：主要测试患儿独自完成翻身动作和获得体位变化的能力。

3）坐位保持能力：主要测试患儿保持坐位能力及坐姿情况。

4）坐位平衡能力：主要测试患儿保持坐位后，在受到一定外力作用时的坐位维持情况。

5）爬行能力：主要测试患儿独自获得爬行能力及姿势的情况。

6）站立：主要观察患儿对抗重力的躯体的伸展能力。

7）行走：通过和正常小儿的行走发育规律对比，了解患儿的发育水平。

8）手功能：通过对小儿的手粗大抓握、精细动作、转移物品、双手协调及手眼协调等能力的评定，了解患儿手的屈伸、捏取及手眼的配合情况。

（5）反射：小儿反射的发育水平，反映了中枢神经系统发育的成熟程度，是脑损伤判断的一个客观依据。正常小儿原始反射、姿势性反射和自动反应见表5-7。

3. 知觉、感觉障碍　由于患儿年龄小，常伴有智力障碍，且检查困难，准确度差，故一般只做智力评定，不做详细的感知觉评定。正常新生儿有视觉感应功能，存在对光反射，但敏锐度差。其视觉只有在15~20cm处最清晰。大约到6岁时视深度充分发育，视力达到1.0。脑瘫患儿常见的视觉障碍有斜视、眼睑下垂、眼肌麻痹等。听觉由于出生时中耳鼓室未充盈空气且有部分羊水潴留，妨碍声音传导，故不太灵敏。出生后3~7天有明显改善，约4岁时基本完善。

4. 言语障碍　脑瘫患儿的言语功能障碍有发音障碍、共鸣障碍、语言发育迟缓。

5. 日常生活活动能力障碍　主要测试患儿生活自理的程度。

6. 智力障碍　脑瘫患儿智力障碍一般称为智力低下、智力落后、智力发育迟缓、智力缺陷、弱智等。

7. 体格发育障碍　通过对患儿体格发育的评定可以看出患儿比同龄小儿发育差别的

程度和发育滞后的时间，明确是否有畸形、挛缩等情况。

三、康复护理措施

（一）运动训练

由于患儿肌张力高低不平衡，在运动训练时，特别要注意患儿姿势的护理。

1. 正确的抱姿　使患儿头颈脊柱竖直，尽可能使两上肢及手保持正中位，双下肢屈曲分开。

（1）面对面抱法：对双上肢有一定肌张力的患儿，令其双手搂抱住抱者的颈部，两腿分开置于抱者胯部两侧，抱者双手托住患儿臀部，如患儿为低张型，则抱者将患儿两腿分开置于自己两胯部，一手托患儿臀部，一手由患儿腋下穿出托住患儿头颈部，并以前臂托住患儿背部。

（2）面对背抱法：抱者位于患儿的背后，一种是用双手及前臂从患儿腋下插向前方，抱住患儿两大腿内侧，使患儿两大腿弯曲，左右分开；另一种方法是将双手从患儿腋下插入至前方，然后用双手搂抱在患儿的胸腹部。

2. 适宜的卧姿　对患儿提倡采用侧卧位，可有效抑制全身伸肌痉挛及各种紧张性反射，有利于患儿双手放在胸前进行各种日常活动和游戏。为帮助患儿抬头，有利于患儿双手活动及增强双上肢支撑能力，应取俯卧位，胸下给一楔形垫，必要时康复护理人员可帮助患儿固定肘部或托起下颌，促使患儿抬头，便于游戏。

（二）日常生活活动训练

将正常儿童运动发育规律与日常生活活动训练结合起来。正常儿童运动发育规律是自上而下，由近及远。因此，对脑瘫患儿日常生活活动的训练和护理，重点是调整好姿势。

1. 头颈控制训练　如俯卧位时，令患儿俯卧于楔形垫上，头置于正中位，保持躯干呈一直线，两臂自然伸直，在楔形垫前，摆放一些色彩鲜艳的积木、玩具、球等，以吸引患儿的注意力，使患儿学会用眼观察，用手触摸。

2. 坐立训练　学会长腿坐位，保持膝伸直，两腿分开，高坐位时髋、膝、踝关节屈曲 90°。鼓励坐位完成进食、排便活动；坐位时，最好配给一活动的小平台，台上可放一些玩具，色彩要鲜艳，以利于患儿手的精细活动的恢复。

3. 穿、脱衣服训练　此项训练应协助康复治疗师进行，包括衣服的准备，可选用宽松、柔软、保暖性能较好的衣服，最好选用开衫；同时注意选择合适的体位，以利于穿脱的练习。

4. 翻身训练　翻身时，先将头转向欲翻侧，以带动身体完成翻转。然后再翻转躯干及肢体。

5. 爬行训练　指导患儿爬行，强化髋部控制，按照扶跪、直跪、分腿跪进行训练。

6. 站立行走训练　首先在控制好患儿姿势的前提下，进行安静状态的扶持下站立，每次 10～20 分钟；逐步变成独立站立；单腿支撑站立；最后进行双杠内行走训练。

7. 言语交流能力训练　重视开发患儿智力，鼓励患儿说话，耐心听患儿说话，以减轻患儿的心理压力，提高自信心。由于脑瘫患儿是一个特殊的群体，故对护理工作有着特殊的要求，除了正常的护理工作以外，还要利用一切机会帮助患儿学习文化、科学知识，促进患儿智能的发育。

（三）安全保障指导

对患儿及家属进行安全教育和有关疾病的健康教育，在治疗、护理、日常生活活动时，加强安全保护，防止坠床和跌伤等意外情况发生。进食时应保持安静，避免各种刺激，防止呛入气管引起窒息；对家居环境应增添各种防护措施，如在卫生间、过道等处安装把手，方便患儿转移，有利于患儿独立进行个人卫生处置，防止意外发生。

四、健康教育

脑瘫的康复治疗持续时间长、费用高，给社会、家庭带来很大负担。因此，应加强对脑瘫的宣教，以预防为主，同时做到早期发现、早期介入、综合处置、家庭参与、持之以恒。

（1）加强对高危新生儿（如宫内缺氧、难产、早产、窒息、颅内出血等）的监护，对有外伤史的患儿亦应加强监护，为早期诊断提供可靠的依据。

（2）采取护理措施预防关节挛缩畸形，防止意外损伤和并发症。

（3）为患儿创造良好的生活和治疗环境，注意纠正异常姿势，抑制异常肌肉痉挛的出现。通过游戏帮助患儿学会转移和平衡控制，并进行力所能及的日常生活活动自立训练和指导。

（4）加强健康教育，多鼓励，帮助患儿克服各种心理障碍，以便最大限度地减少残障，提高独立生活能力。

第二节 阿尔茨海默病患者的康复护理

一、概述

（一）概念

阿尔茨海默病（AD）是一组慢性进行性疾病，以记忆力、抽象思维、定向力障碍及社会功能减退为主要临床表现的中枢神经退行性疾病。本病分为3个阶段。

1. 第一阶段 1～3年，以近记忆下降为主要表现；进行记忆量表测试时，常可发现记忆的中轻度下降；存在立体、图形的视空间技能障碍；部分患者存在找词及命名语言功能异常；脑电图及头颅CT检查多正常或轻度改变。

2. 第二阶段 发病后2～10年间，近记忆明显下降，远记忆障碍逐渐明显；进行记忆量表测试结果为高度记忆障碍；MMSE分数明显下降；存在时间、场所、人物定向力功能障碍。情感变化逐渐明显，判断力、记忆力、理解力均明显下降；脑电图检查示中度异常（慢波明显增多）；头颅CT检查可见脑室扩大，脑沟和脑裂增宽、变深。

3. 第三阶段 发病8～12年，为全面性痴呆，极度的智能障碍；记忆量表测试已无法进行；可产生肢体和括约肌功能障碍；脑电图检查呈现全面的慢波，头颅CT示全脑萎缩。

(二) 病因

1. 遗传因素　本病具有家庭聚集性，40%的患者有阳性家族史，呈常染色体显性遗传及多基因遗传，在第21对染色体上有淀粉样变性基因。

2. 环境因素

(1) 铝的蓄积：本病患者的某些脑区的铝浓度可达正常脑的10～30倍，老年斑（sp）核心中有铝沉积。铝选择性地分布于含有神经纤维缠结（NFT）的神经之中，铝与核内的染色体结合后影响基因的表达，铝还参与老年斑及神经纤维缠结的形成。

(2) 病毒感染：许多病毒感染性疾病可发生在形态学上类似于本病的神经纤维缠结和老年斑的结构变化，如羊痒症、Creutzfeldt-Jacob病（C-J病）等，其临床表现中都有痴呆症状。

(3) 免疫系统功能障碍：老年人随着年龄增加，本病患病率呈明显升高，而增龄与免疫系统衰退、自身免疫性疾病增加有关。抗原-抗体复合物沉积形成淀粉样核心，可能导致神经变性和老年斑形成。

(4) 神经递质学说：神经药理学研究证实，本病患者的大脑皮质和海马部位乙酰胆碱转移酶活性降低，直接影响了乙酰胆碱的合成和胆碱能系统的功能，以及5-HT、P物质减少。

(5) 正常衰老：神经纤维缠结和老年斑也可见于正常人脑组织，但数量较少。只是在患本病时，这些损害超过了一定的"阈值"水平。

(6) 雌激素作用：长期服用雌激素的妇女，患本病的风险低。研究表明，雌激素可保护胆碱能神经元。

(三) 诊断

阿尔茨海默病诊断要求符合以下条件：患者起病年龄40～90岁，表现出进行性记忆丧失，此外包括至少1项神经心理学功能障碍，并且要除外其他可能导致痴呆的系统性或脑源性疾病。少部分痴呆患者起病可以突发（如外伤或脑卒中等），但多为缓慢性起病。大部分痴呆性疾病都呈进行性发展，只有少数情况下可以通过临床有效干预手段获得改善。

(四) 主要功能障碍

1. 认知功能损害

(1) 记忆障碍：是诊断本病的首先必备条件，主要表现为近记忆减退，达90.3%。患者在输入听信息上有困难，信息从短时记忆中很快消失，信息的储存和远记忆也受到损害。

(2) 言语障碍：主要表现为语言内容空洞、重复和累赘。患者述说能力损害通常比较明显，过多使用代词，且指代关系不明确，交谈时语言重复较多。

(3) 定向能力障碍：当患者出现人物、时间、地点三方面记忆下降时，就有可能出现定向能力障碍。在早期认知减退的情况下，个体的时间定向力受损会较地点定向力更为明显。视觉空间感知障碍表现为对空间结构的辨别障碍。

(4) 失认症：包括视觉失认、听觉失认、体感觉失认。视觉失认可表现为对物体或人物形象、颜色、距离、空间环境等的失认。视觉失认容易造成迷失方向、不能阅读、不能通过视觉辨别物品,严重时不能辨别亲友或自己的形象。听觉失认表现为对语音、语调、语意难以理解。体感失认主要指触觉失认,严重时患者不能辨别手中的物品,最终患者不知道如何穿衣、洗脸、梳头等。

(5)失用症:感觉、肌力、协调性运动正常,但是不能进行有目的性的运动。失用包括观念性失用、观念运动性失用、肢体运动性失用、结构性失用、穿衣失用。中期失用症状明显,患者逐渐出现用过卫生间后不能冲水,不能穿衣服和脱衣服,吃饭容易散落等失用现象,生活需要照顾。

(6)执行功能障碍:与额叶或有关皮质下通路功能障碍有关。执行功能包括动机、抽象思维、复杂行为的计划和组织等高级认知功能。执行功能障碍主要表现为日常生活和学习能力下降,组织、计划和管理能力减退。分析事物的异同、连续减法、词汇流畅性测验、连线测验等可反映。

2. 非认知性神经、精神损害 本病患者的行为和精神症状包括激越、激惹、幻觉、妄想、焦虑、淡漠和欣快等。其非认知症状发生率可达90%以上,有高度的异质性、易变性和危害性。

3. 继发性功能损害和并发症 包括肌力减退和肌肉萎缩,关节活动范围受限,软组织挛缩,平衡功能减退和跌倒,步行能力减退,全身耐力减退,吞咽及消化能力下降引起的营养不足,感染,压疮,肢体肿胀及血栓形成,骨、关节损伤及意外等。

4. 日常生活能力的减退 本病的早期患者日常生活功能完全不会受影响,但随着认知功能的下降,在认知功能层面上的日常生活能力受限。据统计,目前有2%~15%轻中度患者生活不能自理,严重影响患者及家属的生活质量,表现为自我意识下控制、处理日常生活的能力减退(吞咽、大小便控制、穿衣、洗漱等功能下降);在运动功能层面上日常生活能力受限,表现为继发功能受损后的日常生活能力减退(转移活动减少),到最终会出现全面功能下降而呈现木僵状态,完全依赖他人的照料。

二、康复护理评估

(一)总体认知功能评估

1. 简易精神状态检查 简易精神状态检查(mini-mental state examination,MMSE)简单易行,国内外广泛应用,是本病筛查的首选量表。该量表包括以下7个方面:时间定向力、地点定向力、即刻记忆、注意力及计算力、延迟记忆、语言、视空间。共30项题目,每项回答正确得1分,回答错误或答不知道评0分,量表总分范围为0~30分。分数越低,损害越严重。判定痴呆:文盲≤17分,小学≤20分,中学≤22分,大学≤23分。近年文献报道,将异常标准定位24分。有报道,MMSE 18~23分为轻度痴呆,16~17分为中度痴呆,≤15分为重度痴呆。

2. 蒙特利尔认知评估 蒙特利尔认知评估(montreal cognitive assessment,MoCA)覆盖注意力、执行功能、记忆、言语、视空间结构技能、抽象思维、计算力和定向力等认知领域,旨在筛查轻度认知功能障碍(MCI)患者。国外研究发现以26分为分界值,MoCA 评分区别正常老人和MCI,以及正常老人和轻度AD的敏感度分别为90%和100%,明显优于MMSE。但该表在国内尚缺乏公认的年龄和文化程度校正的常模。

3. 临床痴呆量表　临床痴呆量表（clinical dementia rating scale，CDR）是目前常用的对痴呆程度进行评定的量表，根据记忆力、定向力、判断及解决问题能力、社会活动能力、家庭生活及爱好、个人自理能力6个方面进行综合判断：0分为无痴呆，0.5分为可疑痴呆，1分为轻度痴呆，2分为中度痴呆，3分为重度痴呆。

4. 阿尔茨海默病评定量表认知部分　阿尔茨海默病评定量表认知部分（Alzheimer's disease assessment scale cognitive，ADAS-Cog）适用于轻中度患者的疗效评估，由12个条目组成，评定时间30~45分钟，包括词语回忆、命名、执行口头命令、结构性练习、意向性练习、定向力、词语辨认、回忆测验指令、口头语言能力、找词困难、口头语言理解能力及注意力。总分0分（无错误或无损害）至75分（严重损害），得分越高，表示认知功能损害越严重。有报道，ADAS-Cog分数增加≥4分者为病情恶化，下降≥4分者为进步。

5. 画钟试验　该测验操作简便，受文化程度、种族、社会经济状况等干扰因素的影响小，对本病患者检测的灵敏度和特异性高达90%，在临床与科研工作中越来越多被应用。评分标准有多种，但临床常用的为4分法，即总分为4分：完成一个闭合的圆圈1分，时间位置正确1分，12个数字完全正确1分，指针位置正确1分，正常值>2分。

（二）日常生活能力评定

临床评估中常用阿尔茨海默病协作研究日常能力量表（ADCS-ADL）、Barthel指数量表、Lawton工具性日常能力量表、社会功能问卷（FAQ）。

三、康复护理措施

（一）记忆训练

记忆训练主要包括即刻记忆训练、短时记忆训练、长时记忆训练。

1. 即刻记忆训练　训练环境要安静，康复护理人员读出一串随机动物或者植物的名称，让患者复述，从少到多，若能正确复述，就逐渐增加动物或者植物的名称。训练时间不宜太长，以免患者出现烦躁情绪，不配合训练。

2. 短时记忆训练　让患者看几件物品或图片，记忆后回忆，或者用积木摆一些图案给患者看，弄乱让患者按原样摆好。

3. 长时记忆训练　训练时结合患者日常生活活动，鼓励患者回忆过去的生活经历，认识目前生活中的真实人物和时间，以恢复记忆并减少错误判断。

（二）定向能力训练

康复护理人员可以在与患者接触时反复讲解一些生活的基本知识，并要求患者讲述日期、时间、上午和下午、地点、天气等，使患者逐渐形成时间概念；帮助患者认识目前生活中真实人物（如记忆亲人、护士、朋友）和事件；在病房或卧室设置易懂醒目的标志，使其认识病房或卧室、厕所位置。本病患者一般都有脱离环境接触的倾向，而且由于病理原因使部分大脑停止活动，故可予以实际定向疗法，即利用真实定向训练板，每天记录相关信息，反复做环境的定向练习，核心是用正确的方法反复提醒。在训练过程中鼓励患者尽量多谈论熟悉的人或事，并鼓励尽量自己完成饮食起居等日常活动，以保持同现实生活的接触和日常生活能力。

(三)失用症训练

本病患者失用早期在日常生活中能比较正常地使用日常工具,可以按要求进行简单的家务。康复护理人员针对患者的观念性失用训练,可选择一些日常生活中由一系列分解动作组成的完整动作来进行。例如,要求患者摆放餐具后吃饭、餐后收拾餐具、搞卫生,拿起牙刷后再拿起漱口杯刷牙。除了将分解的动作一个一个训练之外,如果患者不能完成下一个动作,要给予提醒或协助;若患者无法完成一套完整的动作,还要对某一个独立动作进行训练,这样做可以集中改善其中某个单项技能。由于步行失用症患者不能发起步行动作,但遇到障碍物却能越过,越过障碍物后即能行走。针对这样的患者进行训练时,可在患者前面设置一个障碍物,使其不能左右走和后退,只能向前,迫使患者跨越障碍物,诱发患者迈步。可以让结构性失用症患者按照平面图把它再画出来,从简单到复杂,循序渐进,或者要求患者重新布置床头柜上的物品位置,让患者把自己的私人常用物品进行有序排列和堆放等。

(四)思维训练

可根据本病患者智力评测结果,选择难易程度适当的智力拼图或编制图案进行训练以提高患者的逻辑联想能力和思维的灵活性。此外,可让患者进行卡片、图片归纳和物品分类,训练其分析和综合能力;让患者听或阅读报纸并讲述或指出相关内容,以训练其理解和表达能力。

四、健康教育

1. **饮食起居** 指导患者饮食起居要有规律。一般应早睡早起,定时进食,定时排便。饮食可多样化,但不可过饱。要做到高蛋白、高维生素、高纤维素、低脂肪、低胆固醇、低盐、低糖。常吃富含胆碱的食物,如豆类及其制品、蛋类、花生、核桃、鱼、瘦肉等;富含维生素B的食物,如贝类、海带等。

2. **运动训练** 指导家属让患者做一些适当的活动,如散步、打太极拳、做保健操或练气功。经常让患者听广播、读报纸,安排一定时间看电视。培养患者的兴趣爱好,如练字、画画、使用乐器、钓鱼等,保持乐观的心态,增强与人交往的能力,树立家属与患者战胜疾病的信心。

3. **智力训练** 鼓励患者多动脑,在康复护理人员和家属的指导下进行适当的益智活动,如下棋、打麻将、做算数小游戏等,活化大脑的细胞,防止大脑老化。

4. **心理康复指导** 鼓励患者积极参加社会活动,与家人建立良好的亲情关系。指导家属关心患者,平时注意观察患者的言谈举止,督促按时服药,按时复诊。

5. **家庭支持** 家庭照料者的基本护理原则:①回答患者问题时,语言要简明扼要;②患者生气和发怒时不要与其争执;③患者吵闹时应冷静予以阻止;④不要经常变换对待患者的方式;⑤患者功能明显减退或出现新症状时及时找医生诊治;⑥尽可能提供有利于患者定向力和记忆力的提示或线索,如日历、物品固定标注、厕所及卧室给予明显指示图;⑦给患者佩戴写有住址、联系人姓名、联系人电话的腕带或卡片。

第十二章 老年病护理

第一节 老年人呼吸系统疾病护理

一、老年肺炎

（一）概述

老年肺炎是指60岁以上的老年人终末气道、肺泡和肺间质的炎症，是老年人的一种常见病、多发病，可由理化因素、病原微生物等引起。老年人肺炎发病率和死亡率远远高于中青年人，肺炎的严重程度也随着年龄的增长而增加。老年肺炎易发于冬季，多为支气管肺炎。引发老年人肺炎的主要细菌有：肺炎链球菌、流感嗜血杆菌等。近年来，革兰氏阴性杆菌感染显著增多，大多为大肠埃希菌、克雷白杆菌、铜绿假单胞菌等。另外，老年肺炎常由多种病原体混合感染。

（二）临床特点

临床症状不典型，病情进展快，易漏诊，可无明显的寒战、畏寒、胸痛、发热、咳嗽等肺炎表现，而常以全身无力、嗜睡、精神异常、表情淡漠、意识障碍等精神症状为首发。或有较突出的消化道症状，如腹胀、恶心、呕吐、腹痛、腹泻等。少数患者发病突然，出现呼吸困难、血压下降、发绀、心率增快等症状。可发生电解质紊乱、心律失常、消化道出血、心力衰竭、低氧血症等并发症。

（三）常见类型

老年肺炎的常见类型有：①坠积性肺炎：多发生于长期卧床或久病体衰的老年人。由于老年人咳嗽反射减弱、膈肌与胸廓运动受限，分泌物随重力流向肺底所致；②吸入性肺炎：多见于假性延髓性麻痹、长期意识障碍、食管梗阻反流等老年患者；③局限性肺不张性肺炎：见于急性呼吸道感染和支气管癌；④革兰氏阴性杆菌肺炎：多为医院获得性肺炎，致病菌以肺炎杆菌、大肠埃希菌、铜绿假单胞菌、克雷白杆菌常见，且对多种抗生素耐药，病程长、预后差，死亡率高。

（四）治疗原则

主要包括：①控制感染，根据药物敏感试验结果、临床经验及老年人的体质情况合理选择抗生素，严密观察药物的不良反应，注意药物的毒副作用，预防二重感染；②促进排痰，适当补充水分以稀释痰液，可使用祛痰剂、超声雾化、翻身拍背、有效咳嗽等方法促进排痰；③纠正缺氧，可给予鼻导管或面罩吸氧；④防止误吸，做好进食护理和口腔护理，防止反复发生的吸入性感染，必要时留置胃管；⑤做好并发症和并存病的治疗和护理。

二、老年慢性阻塞性肺疾病

（一）概述

慢性阻塞性肺疾病（chronic obstructive pulmonary disease，COPD）是一种以气流受限为特征的肺部疾病，主要包括慢性支气管炎和阻塞性肺气肿。老年患者年轻时多有吸烟史。由于大部分患有肺气肿的老年人同时伴有慢性咳嗽、咳痰病史，很难将慢性支气管炎和阻塞性肺气肿的界限截然分开。当慢性支气管炎和（或）肺气肿患者肺功能检查出现气流受限并不能完全可逆时，即可诊断为COPD。慢性支气管炎是支气管及其周围组织的慢性非特异性炎症，为老年呼吸道常见疾病，发病率随年龄的增加而增高。阻塞性肺气肿是终末细支气管远端部分永久性异常扩张，并伴有肺泡壁和细支气管的破坏而无明显肺纤维化。多种因素导致慢性炎症持续存在，气道重塑，气道阻力增加，呼气流速受限，最终导致肺功能不断恶化，不少患者最终发展为慢性呼吸衰竭及慢性肺源性心脏病。

（二）临床特点

慢性咳嗽、咳痰、气短或呼吸困难、喘息、胸闷等。病程较长的老年人由于反复感染，多有消瘦、腹胀、食欲减退等症状。可出现桶状胸，呼吸浅快，重者可有缩唇呼吸等。可导致自发性气胸、慢性呼吸衰竭、慢性肺源性心脏病等并发症。

（三）治疗原则

治疗原则有：①防止反复急性发作；②减缓或阻止肺功能下降；③改善症状和活动能力，提高生活质量。治疗要点包括：①长期规律应用支气管舒张剂，可预防和减轻症状；②对于排痰困难者，可选用化痰药物；③长期家庭氧疗，可改善缺氧症状，提高生活质量；④急性发作期，应根据病原菌种类及药物敏感试验选择抗生素积极治疗。

三、支气管哮喘

（一）概述

支气管哮喘简称哮喘，是由多种细胞（如嗜酸性粒细胞、T淋巴细胞、肥大细胞、中性粒细胞、气道上皮细胞等）和细胞组分参与的气道慢性炎症。这种炎症使易感染者对各种激发因子具有气道高反应性，并引起气道缩窄。老年哮喘是指发生在60岁以上老年人的哮喘病。

（二）临床特点

典型临床表现为反复发作性的喘息、胸闷、咳嗽、呼气性呼吸困难伴有哮鸣音等。发病过程呈渐进性，病史长，部分患者有慢性支气管炎的病史，老年患者临床症状常不典型，易与慢性阻塞性肺疾病混淆，过敏因素和典型发作性喘息较少见，呼吸道感染是最常见的诱因。可导致气胸、纵隔气肿、肺不张、慢性支气管炎、肺气肿、肺源性心脏病等并发症。

（三）治疗原则

治疗原则是控制症状、防止病情恶化、防止气道阻塞、避免死亡。治疗要点包括：①脱离变应原：如有明确的引起哮喘发作的变应原，应立即使患者脱离变应原；②应用支气管舒张剂：包括β_2受体激动剂、茶碱类药物及抗胆碱药；③治疗气道炎症：应用糖皮质激素、白三烯拮抗剂及其他非糖皮质激素类抗炎药；④根据患者的具体情况，制定长期的治疗方案。

四、肺结核

（一）概述

肺结核是指结核分枝杆菌引起的肺部慢性传染性疾病。老年人由于机体各组织器官出现退行性改变，机体抵抗力下降，且肺组织弹性减弱，呼吸道分泌功能低下，使肺清除痰液和抵抗疾病的能力下降，容易受到感染而发病。有部分老年人发病为内源性复燃，即由过去感染结核后潜在病灶的结核杆菌再活化所致。

（二）临床特点

临床表现不典型，结核的特异性症状不明显，而慢性咳嗽、咳痰、食欲不振、呼吸困难、消瘦等非特异症状较多见。可导致自发性气胸、支气管扩张、慢性肺源性心脏病、骨及泌尿生殖器官等肺外结核等多种并发症。

（三）治疗原则

对老年肺结核的治疗，除了"早期、联合、适量、规律、全程"用药10字原则外，在选择抗结核药物时还应考虑对老年患者肝肾功能的不良反应，防止发生药物性肝肾损害、耳聋等。

五、护理评估

（一）健康史

1. 患病史　此次患病的起始情况和时间，既往患过何种疾病，病程经过、持续时间。既往检查、治疗经过和结果。用药情况，是否能正确使用吸入性药物。有无特殊治疗方法，如 COPD 患者是否有长期氧疗。是否对某些食物或药物过敏，支气管哮喘患者是否有明确的过敏源。

2. 生活史　婚姻状况、经济状况、家庭环境，有无污染或被动吸烟的状况。生活、工作、学习、睡眠等是否有规律，社会交往及日常活动量和活动耐力，有无不良生活方式。有无吸烟、酗酒以及量。

（二）身体评估

1. 一般状况　生命体征、营养状况、精神状况、饮食及食欲、排便、睡眠等情况是否发生改变，如慢性呼吸衰竭老人是否伴有食欲下降，哮喘老人是否有睡眠障碍等。

2. 症状与体征　此次患病的主要不适及病情变化，有无诱因、主要症状，如咳痰、咳嗽、呼吸困难、胸痛的特点及表现，症状加剧和缓解的相关因素或规律，有无伴随症状、有无意识障碍等。皮肤颜色有无异常、有无压疮、口唇甲床有无发绀、是否有强迫体位等。有无鼻翼扇动、鼻窦压痛、扁桃体肿大、牙龈红肿、气管移位、颈静脉怒张、淋巴结肿大等。有无呼吸音异常，以及干、湿啰音等。

3. 功能状态　是否有呼吸频率、节律和深度异常，是否有胸廓异常，例如桶状胸等。

（三）心理-社会状况

1. 心理评估　患者对疾病知识的了解程度。患者的性格特点和精神状况，是否存在焦虑、自卑、恐惧、抑郁等不良情绪。

2. 社会评估　患者家庭经济状况、文化、教育背景，患者的家庭成员对患者所患疾病的认识以及对患者关怀和支持程度。医疗费用的来源或支付方式，出院后继续就医的条件等。

（四）实验室及其他检查

1. 血液检查 包括血常规、血沉、生物学检查及血气分析等。
2. 痰液检查 生物学检查等。
3. 影像学检查 胸部 X 线检查、CT 等。
4. 其他 呼吸功能测定、支气管镜和胸腔镜检查及结果。

六、常见护理诊断及护理措施

（一）常见护理诊断

1. 体温过高 与感染有关。
2. 清理呼吸道无效 与气管、支气管感染、阻塞，分泌物增多、黏稠；无力咳嗽，创伤、疼痛不敢咳嗽；感知障碍等有关。
3. 气体交换受损 与肺部感染、肺气肿、慢性阻塞性肺疾病等有关。
4. 活动无耐力 与感染、发热、呼吸功能下降、机体缺氧、营养不良等有关。
5. 营养失调：低于机体需要量 与食欲减退、机体消耗增加等有关。
6. 有窒息的危险 与咯血、痰液黏稠、呕吐物、食物误吸等有关。
7. 焦虑 与健康状况的改变、疾病迁延、病情危重、经济状况、呼吸困难、害怕窒息、担心疾病预后等有关。
8. 舒适的改变：疼痛 与炎症波及胸膜、剧烈咳嗽、肿瘤牵拉或侵犯神经等有关。
9. 睡眠型态紊乱 与咳嗽、呼吸困难、不能平卧、疼痛等有关。
10. 知识缺乏 与对疾病的诱因、病因、治疗、预后及并发症等相关知识不了解，缺乏信息、缺乏指导等有关。

（二）护理措施

1. 创建适宜环境，合理安排休息与活动 为患者提供空气洁净、舒适、整洁、安静的休息环境，保持室内空气新鲜，注意通风，保持温湿度适宜，以充分发挥呼吸道的自然防御能力。急性期应卧床休息，以降低机体消耗。注意保暖，及时更换、添加衣物。加强皮肤及口腔护理。哮喘患者室内避免湿度过高、避免有过敏源，如刺激性气体、尘螨、花粉等。视病情安排适当活动量，活动以不感到疲惫、不加重病情为宜。冬季应注意保暖，避免直接吸入冷空气。活动无耐力者，应合理安排休息与活动量，调整日常生活方式，若病情允许，可有计划地进行适量运动，如室内走动、散步、快走、慢跑、体操、太极拳、集体舞、吹气球等，逐步提高活动耐力和肺活量。

2. 饮食护理 提供清淡易消化、高热量、高蛋白、高维生素饮食，多饮水。慢性咳嗽者，能量消耗大，应提供高蛋白、足够热量、高维生素饮食。每日至少饮水 1500ml，以保证呼吸道黏膜湿润和促进病变黏膜的修复，利于痰液的稀释和排除。保持良好的饮食习惯，避免油炸、辛辣的食物。

对于有低于机体需要量的营养失调患者，强化饮食护理的措施有：①鼓励患者进食，让患者了解营养支持对机体的重要性；②制定合理的饮食营养计划：为患者提供高蛋白质、高热量、高维生素的饮食，患者饮食中应有鱼、蛋、肉、牛奶、豆制品等蛋白丰富的食物，每天摄入一定量的新鲜蔬菜和水果，以补充维生素；③增进食欲：增加食品的种类，采用患者喜欢的口味和烹调方式，注意食物的色、香、味，患者进食时应细嚼慢咽，促进食物的消化和吸收；④营造良好的进餐氛围：鼓励患者家人与患者共同进餐，以促进食欲；⑤营养监测：督促患者合理膳食，定期测量体重，监测血浆白蛋白和血红蛋白等营养指标，从而判断营养状况是否改善；⑥对于食欲极差、进食困难、不能进食的老年人，必要时给予鼻饲饮食或静脉营养支持。

3. 病情观察与用药护理　密切观察病情变化，监测生命体征，遵医嘱正确用药并观察药物疗效及反应。老年患者不一定会出现高热，若出现发热，可采用物理降温。应用解热药物时，剂量要小，降温速度不宜过快，以免大汗导致虚脱加重病情。对于咳嗽咳痰者，应密切观察咳嗽咳痰情况，包括痰液颜色、量和性状及患者是否能自行咳出痰液。遵医嘱给予止咳祛痰药物、气管解痉剂、抗生素等，观察药物疗效及不良反应。指导患者勿滥用药物，如排痰困难者勿自行服用强镇咳药。对有呼吸困难者，应密切观察患者的呼吸状况，判断呼吸困难类型，有条件可以检测动脉血气变化、血氧饱和度，及时发现患者病情变化，并予以解决。

4. 保持呼吸道通畅　指导痰多黏稠、不易咳出的患者多饮水，也可遵医嘱每天进行雾化吸入，以达到湿化气道，稀释痰液的目的。指导患者有效地咳嗽，如晨起时咳嗽，排除夜间积聚在肺内的痰液，睡前咳嗽咳痰有利于患者睡眠。咳嗽时，患者应取坐位、头略前倾、双肩放松、屈膝、前臂垫枕，如有可能，应使双足着地，从而有利于胸腔扩展，增加咳痰的有效性。咳痰后恢复体位，进行放松性深呼吸。使患者得到充分休息，并给予口腔护理。促进有效排痰，护士或家属应协助给予胸部叩击和体位引流，有利于分泌物的排出，也可用特制按摩器协助排痰。对于无力咳出痰液、排痰困难、意识不清或昏迷者，可采用机械吸痰。

5. 氧疗和机械通气　呼吸困难伴低氧血症者，可给予氧疗。一般采用鼻导管持续低流量给氧，氧流量1～2L/min，应避免吸入氧浓度过高引起二氧化碳潴留。氧疗有效的判断指征：患者呼吸困难减轻，呼吸频率减慢，心率减慢，发绀减轻，活动耐力增强。对于严重的低氧血症、意识障碍、严重的呼吸形态异常、呼吸衰竭及血气分析有严重缺氧和二氧化碳潴留的慢性老年患者可使用人工呼吸机以纠正缺氧。

6. 呼吸训练　指导慢性阻塞性肺气肿的患者做缩唇呼吸、腹式呼吸、深呼吸等以训练呼吸肌。

7. 窒息的抢救与护理

（1）专人护理：对于痰液黏稠、咳痰无力，呕吐，咯血，有误吸危险的患者应安排专人护理，及时为患者清洁口腔内呕吐物和分泌物，尽量使患者保持侧卧位，或头偏向一侧，避免引起患者窒息。

（2）保持呼吸道通畅：痰液黏稠无力咳出者，可考虑经鼻腔或口腔吸痰。咯血时轻拍健侧背部，嘱患者将气管内积血和痰液轻轻咳出，保持气道通畅。不要屏气以免血液引流不畅，导致窒息。

（3）窒息的抢救：一旦患者出现窒息现象，应立即取头低脚高俯卧位，头偏向一侧，轻拍背部，迅速排出气道和口咽部的血块或分泌物，或直接刺激咽部以咳出血块或分泌物。必要时使用吸引器吸引，并给予高流量吸氧。做好气管插管或气管切开的准备工作，以及时解除气道阻塞。

（4）用药护理：对于年老体弱、肺功能不全者应用镇静剂和镇咳药后，要密切观察用药后的反应，及时发现病情变化，做好应急处理，以免发生窒息。

8. 心理护理　呼吸困难可引起患者的烦躁不安、恐惧，从而进一步加重病情，因此医护人员应陪在患者身边给予支持和鼓励，使其保持稳定的情绪，树立战胜疾病的信心。对于焦虑者，应正确评估老年人的心理状态，了解老人家庭状况、经济状况。帮助老年人了解、适应患病后的生活状态，了解目前病情及相关知识。与老人共同制定和实施康复计划，使之增强战胜疾病的信心。鼓励老年人散步、下棋、听轻音乐、打太极拳等，可培养养鱼种花等喜好，以分散注意力，减轻焦虑感。

七、健康指导

（一）饮食指导

帮助老年人制定合理的饮食计划，指导老人养成良好的个人饮食习惯。患有呼吸系统疾病的老年人日常饮食应注意：①饮食应以清淡易消化、高维生素、高蛋白、高热量食物为主，避免油腻辛辣等刺激性食物，提倡少食多餐，细嚼慢咽，在排痰后及进食前应用清水漱口，保持口腔清洁，以促进食欲；②补充适宜纤维素、水分，通常每天饮水1500ml以上，以保证呼吸道黏膜的湿润和促进病变黏膜的修复，利于痰液的稀释和排出；③避免引起便秘的食物，如干果、坚果、煎炸食物等，避免食用啤酒、碳酸饮料、豆类、萝卜等产气食品，防止便秘、腹胀而影响呼吸。

（二）用药指导

帮助指导老年人掌握自己所用药物的种类、名称、用法、用量、注意事项、主要不良反应及应对措施等，特别应指导老年人及家属掌握吸入剂的正确吸入方法，这是临床上老年人较常用的剂型，老年人对吸入方法的掌握也相对较弱。常用药物有糖皮质激素、支气管舒张剂、止咳祛痰药、抗生素等，其应用时的主要注意事项有如下几点。

（1）应用糖皮质激素时应注意肥胖、高血压、糖尿病、白内障、骨质疏松、继发感染及消化性溃疡等副作用，且宜饭后服用，以减少对消化道的刺激；不可自行减量或停药。

（2）大量使用吸入性 β_2 受体激动剂可引起心动过速、心律失常，长期使用可引起肌肉震颤。

（3）茶碱类药物可有恶心、呕吐等副作用。

（4）抗胆碱药物对于有前列腺增生伴有尿道梗阻的老年人易诱发尿潴留应慎用，常见的副反应有口干、口苦感等。

（5）可待因有中枢镇咳作用，可因抑制咳嗽而影响排痰，加重呼吸道阻塞，老年人应慎用，还可发生恶心、呕吐、便秘等不良反应。

（6）氨基糖苷类抗生素有肾毒性和耳毒性，老年人，尤其是肾功能减退的老年人应该慎用。

（三）氧疗指导

氧疗可以提高低氧血症老年人的生活质量和劳动能力，在家庭氧疗过程中应指导老年人及家属以下内容：①了解家庭氧疗的目的及必要性；②注意安全，供氧装置周围严禁烟火，防止氧气燃烧爆炸；③观察氧疗效果，如吸氧后呼吸困难得到缓解、心率减慢、发绀减轻，表明氧疗有效；④如出现意识障碍，呼吸过度表浅、缓慢，可能为二氧化碳潴留加重，应根据动脉血气分析结果调整吸氧流量；⑤保持吸入氧气的湿化，避免呼吸道干燥及气道黏液栓形成；⑥做好氧疗装置的管理，定期更换、清洁、消毒，预防感染。

（四）疾病预防指导

老年人由于机体抵抗力及抗病能力低下，易患呼吸道感染，且复发率高，指导老年人预防感染极为重要，主要内容包括：①呼吸系统常见疾病的病因及常见诱因，指导老人在生活中尽量避免受凉、注意保暖；劳逸结合、防止过度疲劳；②保持口腔清洁；室内定时通风换气，保持空气清新、阳光充足，温湿度适宜；③在疾病高发季节，少去人群密集的公共场所，防止交叉感染；④戒烟，避免接触吸烟人群和环境。

（五）坚持康复锻炼

老年人可通过适当体育锻炼来提高体力、耐力和抵抗力。让老年人了解康复锻炼的重要性，充分发挥老年人的主观能动性。与老年患者及其照顾者共同制定个体化康复锻炼计划。包括骨骼肌运动训练和呼吸肌运动训练。骨骼肌运动可进行步行、慢跑、太极拳及体操等，运动强度应在无呼吸困难的情况下接近老年人的最大耐受水平。呼吸功能锻炼包括：有效咳嗽、腹式呼吸、缩唇呼吸等。

1. 有效咳嗽的方法　训练方法包括：①患者尽可能采取坐位，先进行深而慢的呼吸5～6次，然后深吸气至膈肌完全下降，屏气3～5秒，继而缩唇，缓慢地通过口腔将肺内气体呼出，再深吸一口气后屏气3～5秒，身体前倾，从胸腔进行2～3次短促有力的咳嗽，咳嗽同时收缩腹肌，或用手按压上腹部，帮助痰液咳出；②对胸痛不敢咳嗽的老人，应避免因咳嗽加剧疼痛，如胸部有伤口，可用双手或枕头轻压伤口两侧，使伤口两侧的皮肤及软组织向伤口处皱起，可避免咳嗽时胸廓扩展牵拉伤口引起疼痛；③经常变换体位有利于痰液咳出。

2. 腹式呼吸的方法　患者可取立位、半卧位或平卧位，两手分别放于胸前和上腹部。用鼻缓慢吸气时，膈肌最大程度下降，腹肌松弛，腹部突出，手感到腹部向上抬起。呼气时用口呼出，腹肌收缩，膈肌松弛，膈肌随腹腔内压增加而上抬，推动肺部气体排出，手感到腹部下降。

3. 缩唇呼吸　病人闭嘴经鼻吸气，然后通过缩唇缓慢呼出，同时收缩腹部，吸气与呼气的时间比1∶2或1∶3。缩唇大小程度与呼气流量以能使距口唇15～20cm处，与口唇等高点水平的蜡烛火焰随气流倾斜又不至于熄灭为宜。

第二节 常见老年心血管疾病及护理

一、高血压

2017年AHA/ACC指南和"老年高血压的诊断与治疗中国专家共识（2017版）"公布，高血压被定义为≥130/80mmHg。

高血压在60岁以上人群发病率较高，心血管事件发生的绝对和相对危险也相应增加。收缩期血压比舒张期血压升高更能预测50岁以上人群的心血管病发病率和死亡率。血压与心血管事件风险之间的关系是强相关的、持续的、稳定的、独立的，并对其他风险因素具有病原学意义。血压越高，发生心肌梗死、心力衰竭、卒中和肾脏病变的危险性越高。还有证据表明，高血压与血管性痴呆及认知障碍相关。抗高血压治疗降低35%~40%卒中、20%~25%心肌梗死和50%以上心力衰竭的发生率。

（一）高血压的原因

1. 原发性 原发性高血压。
2. 继发性 占所有病例10%以下。

最多见于肾血管或肾脏疾病；内分泌原因如嗜铬细胞瘤或原发性醛固酮增多症少见于老年人。

（二）临床评估

病史和临床检查很重要。

（1）确定高血压原因。

（2）评估是否存在靶器官损害和心血管疾病，疾病的严重程度和治疗是否有效果。

（3）确定影响预后和治疗的其他心血管危险因素或合并症。

（三）病史

（1）询问用药史，包括处方药、非处方药和草药，因为某些药物会升高血压或影响降压药效果，如非甾体类抗炎药或COX-2抑制剂可导致血压升高。

（2）询问关于钠、酒精、饱和脂肪酸和咖啡因的摄入情况，因为这些会影响血压控制。

（3）询问心理社会和环境因素，这些也可能影响血压控制。

（4）询问糖尿病史，有无缺血性心脏病或心力衰竭症状，这些疾病可能与高血压并存，并且影响降压药的选择。

（四）体格检查

测量血压的方法必须规范，使用设备必须符合认证标准。测量应该使用汞柱血压计、标定过的非液式测压计或经过认证的电子血压计。必须使用合适的袖套以保证测量准确，袖套内的气囊大小至少要包裹上臂的80%。

开始测量前至少休息5分钟。老年人应该测量立、卧位血压，两次测量之间应间隔至少2分钟，计算两次或两次以上的平均数。测量前30分钟不可吸烟或摄取咖啡因。老年人肱动脉粥样硬化时，汞柱血压计袖套未能正确施压其上，可能出现假性高血压。如果袖套压力升高超过收缩压，桡动脉脉搏仍能触及则可以确认，说明很可能有严重动脉粥样硬化。

自测血压具有以下优点。
（1）鉴别持续性高血压和"白大衣"高血压。
（2）评估患者对降压药的反应。
（3）促进患者坚持治疗。
门诊血压监测有利于发现发病危险相对较低的患者，有助于发现对药物抵抗、降压药引起低血压症状、阶段性高血压和自主神经功能紊乱的患者。

（五）辅助检查
（1）常规辅助检查包括尿液分析和肾脏疾病相关的血液生化。
（2）十二导联心电图、X线胸片，以发现心脏肥大和相关改变。
（3）如果存在特定临床情况应考虑其他辅助检查。

二、直立性低血压

直立性低血压指从卧位转为立位时收缩压下降20mmHg或舒张压下降10mmHg以上。这种直立性血压下降可能不是立即发生，故可能需要站立2~3分钟后重复测量。尽管以上是直立性低血压的定义，但实际上血压下降和症状的严重程度并不总是一致。直立性低血压是一种常见问题，社区老年人发病率达10%~20%。随着年龄增长，人体血压的自我调节机制功能减退，容易发生直立性低血压。压力感受器敏感性降低、老化细胞β受体活性降低，结果应激或疾病状态下心血管反应减弱。老年患者可能直立时分泌抗利尿激素反应迟钝。应激状态下肾素和醛固酮水平较低，骨骼肌的泵效应也不足。老年人靠舒张末容量增加来维持心排出量，当静脉回流减少时危险性高。

根据血压和脉率变化，人体对直立性低血压的反应可归纳为3类：①血压下降同时脉搏加快是正常的生理反应；②血压下降但脉搏无加快或加快不足10次/分，提示血管迷走神经反射或自主神经系统功能障碍（神经源性）。应鉴别其为原发或继发疾病，前者如帕金森病、Shy-Drager综合征或多系统萎缩症，后者如糖尿病；③血压下降同时脉搏减慢则为血管迷走反射表现。

（一）影响直立性低血压的发生及其症状的因素
（1）体位改变的速度。
（2）一天中的时间（上午容易发生）。
（3）长期卧床（血压自我调节功能减退）。
（4）环境温度高（热天、暖气、热水澡）。
（5）胸内压升高（排尿、排便、咳嗽）。
（6）进食或饮酒。
（7）体力劳动。
（8）姿势和体位（向前弯腰、腹部受压、盘腿、下蹲、腓肠肌泵功能的作用）。
（9）药物。

增进记忆的3D：Drugs，药物；Dehydration，脱水（及血容量过低）；Dysautonomia，自主神经功能异常（与帕金森病、代谢性疾病如糖尿病相关的自主神经功能减退）。

(二)病史

(1)询问病人是否有与体位相关的头昏或晕厥,坐位或站位时发生,平卧后通常缓解。

如果直立性低血压病史较长,则发生晕厥的几率降低。直立性低血压可能是跌倒的主要原因。

(2)部分患者发生颈痛、头痛、站立不稳或心悸。

(3)仔细检查用药史,药物可能是直立性低血压的最常见原因。

老年人常服用多种药物,其相互作用进一步影响体位的作用。

(1)降低血压的药物包括:利尿剂、硝酸酯、β-受体阻断剂、钙离子通道阻断剂、血管紧张素转换酶抑制剂等。

(2)作用于中枢神经系统的药物也可能引起直立性低血压,这类药物包括:抗精神病药、多巴胺受体激动剂、单胺氧化酶抑制剂、三环类抗抑郁药和左旋多巴。

(3)治疗帕金森病的药物常使直立性低血压恶化,尤其在治疗开始阶段。多巴胺受体激动剂尤为突出。

(4)询问有无呕吐、腹泻或失血(黑便、血便)。老年人低血容量是直立性低血压的常见原因。

(5)询问可能导致自主神经疾病的糖尿病、饮酒或帕金森病史。

(三)体格检查

(1)血压测量对诊断起决定作用,诊断直立性低血压必须注意下列事项。

1)临床上由于时间不允许测量卧位和立位血压,或测量时站立时间不足2分钟,故直立性血压下降常不被发现。如果患者症状严重,站立困难,可以用坐位替代以检查体位改变的影响。

2)一天中直立性低血压可能发生波动,因为经过一夜的空腹,而且利尿剂和降压药常在早上服用,故上午最容易发生直立性低血压。血压应该在一天中多次测量,症状发生时也应测量血压。

3)测量血压的袖套大小要合适,位置要正确。测量不正确会导致高估或低估病情。

4)慢性自主神经功能障碍的患者常见卧位血压升高误诊为高血压。

(2)其他体格检查。

1)检查低血压的其他体征:例如,低血容量患者起立会伴随心动过速和血管收缩的反应如手足冰凉。消化道出血患者直肠指检可能发现黑便。

2)自主神经功能障碍的体征:例如,直立性血压降低不引起脉搏加快,眼部检查可能发现瞳孔缩小,皮肤检查可能发现无汗,括约肌张力可能下降。

3)帕金森体征:见于帕金森病、Shy-Drager综合征或多系统萎缩症。

4)过度血管扩张患者肢端暖红。

(四)辅助检查

诊断直立性低血压一般不需要实验室检查,但有时用于确定其病因,如鉴别是否神经源性。

在良好控制的条件下,患者可以接受倾斜试验检查。如果头高位倾斜确实引起低血压,则应该告知患者避免突然的头高体位。同样,安全前提下的颈动脉窦试验是确定颈动脉窦过敏症的最有效检查。

24小时动态血压监测系统在诊断和对治疗的评估中应用越来越多。

三、缺血性心脏病

缺血性心脏病在老年人中十分常见,70岁以上男性或女性人群患病率约60%。尽管患病率这么高,但老年人缺血性胸痛(心绞痛)发生率仅接近20%,其表现常不典型,例如表现为呼吸困难、精神错乱或衰弱,原因可能是老年人体力活动少、痴呆或较少见的神经病变导致的痛觉减退。

(一)病史

(1)询问患者有无胸痛,胸痛的特点、发作频率、诱因(如劳力)和缓解因素(如休息、硝酸酯),以及有无放射痛。切记,老年冠心病患者只有小部分发生典型缺血性胸痛。

(2)询问患者是否曾感觉难以解释的气短(呼吸困难),症状持续多久,影响程度(例如活动减少、精神不振加重)。老年人发生明显呼吸困难最常见原因是心脏或呼吸疾病,较少见代谢或心理原因。心肌缺血或梗死可能首先表现为心力衰竭引起的急性呼吸困难。

(3)询问有无突发的精神错乱或功能减退。

(4)询问心血管危险因素 如吸烟、高血压、高胆固醇、糖尿病、肥胖和家族史等。

(5)回顾既往心肌缺血表现和目前症状,同时询问冠状动脉旁路移植手术或介入治疗史。

(二)体格检查

尽管其他技术手段已很先进,但是包括心血管系统在内的体格检查仍然最重要。应特别注意以下检查:

(1)苍白(提示可能贫血)。

(2)心律失常(可能伴随或诱发心肌缺血)。

(3)可能难以控制的高血压、可能存在并影响治疗的低血压。注意检查直立性血压变化。

(4)检查45°卧位时的颈静脉压(JVP)。颈内静脉压最可靠,但是老年患者有时不容易测量。如果出现颈外静脉压力升高应谨慎解释,但如果手臂高举过颈时上肢静脉仍不萎陷则有意义。

(5)心前区听诊:主动脉硬化和主动脉狭窄作为整体疾病很可能难以区分。狭窄非常严重或明显脊柱后凸时,杂音可能不能传导至颈部。老年人二尖瓣关闭不全和主动脉狭窄的杂音可能难以鉴别,但是杂音最清楚的部位、传导的方向(主动脉狭窄向颈部,二尖瓣关闭不全向腋下)有助鉴别,即使存在一定程度脊柱后凸。杂音强度与瓣膜病变程度可能不成比例。心前区闻奔马律表明心室舒张末压力升高,存在心力衰竭。

(6)肺野听诊湿音提示心力衰竭。也可能出现支气管痉挛(心源性哮喘),尤其急性肺水肿时。

(7)对能站立患者检查踝周水肿,卧床患者检查骶部水肿。

（8）检查颈动脉杂音。

（9）检查足部脉搏是否存在。

（三）辅助检查

（1）血常规：潜在的贫血会加重心肌缺血和心力衰竭。

（2）静息心电图：可能存在无症状心肌梗死，表现为 ST 段改变——ST 段抬高性心梗（STEMI），非 ST 段抬高性心梗（NSTEMI）。ST 段压低还可能反映无症状心肌缺血，快速心律的心律失常可能减少冠脉血供，造成心肌缺血。

（3）肌酸激酶 MB 同工酶（CK-MB）和心脏肌钙蛋白 T 或 I：这些酶或标志物通常在心肌损伤 4 小时后升高。CK-MB 半衰期较短，为 3 日。肌钙蛋白有半衰期长的优势，但这也造成一周内再梗死的诊断困难。

（4）运动心电图或核素扫描：老年人常不能完成运动心电图，为了确诊有时需要在诱导缺血的负荷前、负荷中进行核素扫描。

（5）超声心动图：评价瓣膜和心室功能需要此项检查，尤其当瓣膜病变严重，可能加重心肌缺血时。其对某些药物治疗也有指导意义。例如，ACEI、硝酸酯降低血压可能加重主动脉狭窄的压力阶差，因此相对禁忌。

（6）如果可能，回顾既往心电图和超声心动图的结果，并与目前比较。新的缺血性心电图改变比旧的改变更有意义。新发心律失常可能伴随或诱发心肌缺血。既往超声心动图可能已经发现严重瓣膜病变，如前所述严重主动脉狭窄可能加重心肌缺血。

四、护理

（一）护理评估

1. 病史

（1）过去史：详细询问患者的基本信息。日常生活方式、活动状况，不适症状出现的时间，伴随着生理变化等。

（2）询问饮食、烟酒嗜好，服药情况：饮食品种，对食物的嗜好，及食物含钠盐量等。服药清单。

（3）询问与疾病相关的症状及体征：卧位，睡眠情况，胸痛性质、部位，生命体征，体重变化，水肿，评估患者的认知状态及对目前病情的认识。必要时询问其家属。

（4）危险因素的评估：家族史、年龄、家族性糖尿病、吸烟史、高血压史、高脂血症、肥胖、饮食习惯、不良生活方式或紧张的生活节奏，工作状况。

2. 体格检查

（1）测量身高、体重。

（2）血压：评估老年人血压时应注意：测血压应在进餐 1h 后，饮咖啡或吸烟半小时后；坐定或静息 5min 后。评估体位性低血压应先测坐位或静息时的血压，站立 3min 后再次测定。

（3）脉搏：检查动脉的搏动情况；评估脉搏搏动的强度和节律。动脉搏动消失或减弱，提示近端动脉阻塞或狭窄，或有动脉痉挛。此外，还应注意扪动脉的硬度，有无弯曲、结节、压痛和震颤，以确定有无动脉硬化、狭窄、血栓和炎症。

（4）静脉：观察颈静脉是否怒张。

（5）胸部：听诊确定异常心音、节律、呼吸音。心脏听诊之前询问老年人有无心律失常史。

（6）皮肤：视诊皮肤以判断皮肤颜色、光泽、有无水肿或脱水。测试皮肤温度以确定两臂和两腿的温度是否相同。检查四肢毛细血管灌注情况，评估肢体的感觉和运动功能。

3．实验室检查　包括血电解质、肝肾功能、心肌酶谱、白细胞计数等。24h 动态心电图（Holter）检查可以提供连续性的心功能信息。Holter 可用于检测阶段性或规律性活动后出现的心律失常。心脏运动试验可以评估冠状动脉功能，检查前做好宣教，并严密监护。冠脉造影用于检查冠状动脉病变，检查后鼓励老年患者多饮水以预防由于造影引起的不良反应如急性肾衰竭等。

（二）护理目标

经过护理干预患者能够达到如下几点。

（1）列出引起心血管疾病的危险因素。

（2）能阐述改变不良生活方式的重要性，调整饮食结构及降低饮食胆固醇比例。

（3）合理安排作息时间，参与适当的锻炼。

（4）能说出预防体位性低血压的措施。

（5）能描述循环系统疾病的症状，预防减轻并发症的方法。

（6）主诉活动障碍程度减轻，外周组织血液灌注良好；周期性跛行发作的间隔期延长，四肢温暖，疼痛减轻。

（7）活动耐力提高，最大限度的恢复自理，以满足日常生活的需要。

（8）描述服用药物的名称、用法、作用和不良反应，正确按医嘱用药。

（9）获得相应的心理及社会的支持，参与适当的社会活动。

（三）护理措施

1．休息　心力衰竭急性期，应该卧床休息．心力衰竭恢复期，应帮助和鼓励老年人适当活动。开始轻度运动，简单的肢体活动，散步，逐步提高活动耐受力，改善心脏功能。

2．饮食　忌暴食，宜少量多餐。控制钠盐的摄入，少食腌制食品，限制含咖啡因饮料。限制食物中胆固醇含量在 300mg/d 以下，对患有冠心病、高脂血症的老人饮食中胆固醇的摄入量应控制在 150mg/d 以内。老年人宜食用脱脂或低脂牛奶，少吃蛋黄。肉类以禽类、瘦肉、鱼肉和其他水产品为主；鱼肉、虾、海带、海蜇、海米、紫菜等富含优质蛋白质和不饱和脂肪酸及各种矿物质。

3．心理护理　以整体护理的原则，全面评估病情、心理以及家庭、社会等情况为着手点，对患者给予心理指导，耐心讲解治疗措施和愈后康复，解答患者的疑问，主动为患者解除思想负担，注意休息，避免劳累；保持心情愉快，避免大悲大喜，树立战胜疾病的信心。同时指导患者家属密切配合，给予患者最大的心理支持和经济支持，并在遵医嘱服药过程中起到协助监督的作用。

4．药物指导　详细指导用药剂量、时间、可能出现的不适及应对处理。老年人常服用多种药物，遵医嘱服药，定期复诊，不适随诊。

5. 病情观察 严密监测心电、血压、心率、呼吸等生命体征变化,发现异常及时报告医生,记录24h出入量,给予低盐低脂、清淡易消化富含维生素的半流质饮食或软食,指导患者多食用新鲜水果、蔬菜和粗纤维食物,尽量避免食用豆制品和牛奶,保持大便通畅,必要时可予灌肠通便,忌用力排便,以免加重病情。保证充足的睡眠。

6. 健康指导 心脏康复训练应在住院期即开始。在患者活动时,评估其心率、呼吸、皮肤颜色、倾听患者主诉。如果患者不能耐受活动立即停止。制订康复锻炼计划时与医生、理疗师共同协商,以利更好地对病人监测和指导。

第三节 消化系统疾病老年人的护理

随着机体老化,消化系统的组织结构及生理功能都会出现一系列的老化改变,器官功能退化,这些改变是老年人发生消化系统疾病的基础。

一、反流性食管炎

(一)概述

反流性食管炎是由于防御机制受损或减弱,使得胃、十二指肠内容物反流入食管所致的慢性症状群或黏膜损伤。肥胖、腹水、胃内压增大,胃的排空迟缓等对发病起促进作用。

(二)临床特点

老年反流性食管炎的主要临床表现特点为:①心前区烧灼感:多在进食后1小时左右发生胸骨后烧灼感,常常在屈曲、弯腰、咳嗽、用力排便、头低位时诱发或加重,服抑酸剂后多可缓解;②胸痛:胸骨后隐痛,酷似心绞痛,重者可有剧烈刺痛,放射到后背、胸、肩部;③吞咽困难:初期可出现间歇性吞咽困难,后期可在进食固体食物时于剑突处出现堵塞感或者疼痛感;④反流症状:可有反酸、嗝逆、反食等症状,反流物为胃内容物时呈酸味,若反流物含胆汁则呈苦味。反流常常伴有心前区烧灼感;⑤可导致食管狭窄、食管出血、食管穿孔等并发症。

(三)治疗原则

减少反流对食管黏膜的损害,并强化食管黏膜的防御功能。

二、食管裂孔疝

(一)概述

食管裂孔疝是指部分胃经正常横膈上的食管裂孔凸入胸腔所致的疾病。发病率随增龄而增加,67%的患者在60岁以后发病,裂孔疝的偶然发病率中,70岁以上者达70%。女性多于男性。分为滑动型食管裂孔疝、食管旁裂孔疝、混合型食管裂孔疝三种类型。

(二)临床特点

老年食管裂孔疝的临床表现特点为:①常见的症状为消化道症状,多为发作性,可表现为胸骨下段后方、剑突下疼痛,疼痛为灼热性、牵张性或顶堵样痛;②疼痛多在进餐或卧位时诱发或加重，伴嗳气、呃逆；③可有胸闷、憋气，部分患者胸痛酷似心绞痛；④可伴有胃食管反流症状及咽下困难；⑤巨大裂孔疝如果压迫心、肺、纵隔可产生气急、心悸、发绀等症状；⑥如扭转引起嵌顿时可出现梗阻、坏死及穿孔等严重情况；⑦可导致胃食管反流、消化道出血、梗阻、溃疡及穿孔等并发症。

（三）治疗原则

防止胃食管反流、促进食管排空，严重的裂孔疝需外科手术治疗。目前国外已开展的腹腔镜治疗，较适合老年人。

三、老年慢性胃炎

（一）概述

慢性胃炎是多种原因所引起的胃黏膜慢性炎性疾病。病程持续时间长，其发病率随着年龄的增长而逐步增加。据统计，50岁以后约有50%以上的人患有慢性胃炎。

（二）临床特点

老年慢性胃炎常无典型症状，甚至无症状，少数有上腹疼痛或不适，也可有食欲不振，恶心呕吐，反酸嗳气，上腹饱胀感等消化不良的表现，症状常常与进食有关。可并发营养不良、贫血、出血、癌变等并发症，且因老年人胃黏膜血管硬化并发出血时不易止血。

（三）治疗原则

首先要去除病因，避免刺激性的食物。必要时使用胃黏膜保护剂或抑酸剂。对于患有慢性胃炎的老年人要定期随访。

四、老年消化性溃疡

1. 概述 消化性溃疡主要是指消化道黏膜被自身消化液消化所形成的慢性溃疡。老年患者中，胃溃疡多于十二指肠溃疡，复发率高。

2. 临床特点 老年消化性溃疡的临床特点为：①症状不典型，仅有20%的老年患者有溃疡病典型症状；②约有35%的老年消化性溃疡患者无疼痛症状；③疼痛不典型，部位模糊，难以定位，呈不规则放射，可类似心绞痛；④可以吞咽困难为首发症状，也可以上消化道出血、穿孔、贫血等并发症为首发表现；⑤体重减轻也往往成为唯一或首发表现；⑥可出现严重出血、穿孔、梗阻、贫血等并发症。

3. 治疗原则 消除病因、控制症状、促进溃疡愈合，防止并发症是老年消化性溃疡的治疗目标。饮食治疗在溃疡病治疗中占有重要地位，应避免刺激性饮食，同时老年人戒烟限酒也很有必要。

五、老年胆石症

（一）概述

胆石症是由胆管或胆囊产生胆石而引起剧烈腹痛、黄疸、发热等症状的疾病，是一种常见的胆道疾病。胆石可由多种因素引起，主要病因是胆汁的成分改变、胆囊炎症、细菌感染、胆汁变为酸性、寄生虫、胆道梗阻、溶血、肝脏疾病、饮食结构的改变等。

（二）临床特点

老年胆石症的临床特点为：①单纯胆囊结石病例中约有 50% 为无症状者；②常见为消化不良症状，表现为嗳气、胃灼热及厌食油腻饮食；③饱餐或进食油腻饮食后可诱发胆绞痛，疼痛放射至右肩胛骨下方或右肩，常伴恶心、呕吐；④胆总管梗阻时可出现黄疸，并发感染时可有寒战、高热；⑤可发生胆管炎、急性胆囊炎、慢性胆囊炎、胆囊穿孔、急性胰腺炎等并发症。

（三）治疗原则

急性期宜先行非手术治疗，待症状控制后，进一步检查，明确诊断；如病情严重、非手术治疗无效，应在初步诊断的基础上及时进行手术治疗。治疗的目的在于缓解症状，减少复发，消除结石，避免并发症。治疗要点：控制饮食、缓解疼痛、抗炎利胆、胆道引流术、必要时手术治疗。

六、肝硬化

1. 概述　肝硬化是一种由于不同病因所引起的慢性、进行性、弥漫性肝病。病因在我国以病毒性肝炎为主。老年人肝硬化以继发性胆汁性肝硬化较为多见，也有部分老年人发生隐匿的、原因不明的肝硬化。

2. 临床特点　主要表现为食欲减退、上腹饱胀感、恶心、呕吐、腹泻、乏力、消瘦、脾大、腹水、出血倾向、食管胃底静脉曲张等肝功能减退及门静脉高压的症状。可发生上消化道出血、感染、肝性脑病、原发性肝癌、功能性肾衰竭、电解质和酸碱平衡紊乱、肝肾综合征等并发症。

3. 治疗原则　以消除病因及一般治疗为主。失代偿期则以对症治疗、改善肝脏功能和处理并发症为主。对有长期吸烟酗酒的老人应劝其戒烟、戒酒。同时注意定期检查肝功能情况，限制脂肪的摄入。

七、老年吸收不良综合征

（一）概述

吸收不良综合征是由于各种原因所引起的小肠对营养物质吸收障碍而造成的临床症候群。老年人的吸收不良综合征是由于老化所导致的胃肠动力异常、胃酸分泌减少、细菌过度生长以及各种疾病所引起的小肠消化吸收功能减退，致使小肠不能吸收足够的营养物质而引起营养缺乏的综合征。其主要是对脂肪、蛋白质、糖类、维生素和矿物质等营养物质的吸收障碍，最为突出的是脂肪吸收不良，大多数是多种营养物质吸收不良，但也有只是一种营养物质的吸收不良。

常见原因：①细菌过度生长，老年人由于胃酸分泌减少，低酸或胃酸缺乏易使胃内细菌增生；②胃肠黏膜萎缩，影响食物消化吸收；③小肠运动障碍；④小肠黏膜表面病变；⑤糖尿病自主神经病变；⑥各种消化酶分泌不足。

（二）临床特点

老年吸收不良综合征的临床特点为：①腹泻、体重减轻和营养不良为主要表现，腹泻可表现为脂肪泻、粪便量大、恶臭、油腻、不易冲掉；②排气过多，是由于未吸收的糖类经细菌作用发酵产气所致；③出血倾向，是由维生素 K 吸收不良所致；④夜盲症、角膜干燥，是由维生素 A 吸收不良所致；⑤维生素 D 和钙吸收不良可致手足搐搦、感觉异常、骨质疏松；⑥B 族维生素吸收不良可致口炎、口角炎、维生素 B1 缺乏病（脚气）等；⑦典型病例可表现为极度消瘦、营养不良、水肿、贫血外观、衰弱、皮肤粗糙、色素沉着、皮肤瘀点瘀斑、口腔溃疡、低血压、肝脾肿大等。

（三）治疗原则

主要包括：①病因治疗，积极治疗原发疾病；②对症治疗；③并发症治疗；④营养支持治疗，以改善低营养状态。

八、护理评估

（一）健康史

1. 患病史 患病的起始情况以及时间、诱发因素，症状的主要特点，既往检查、治疗经过以及结果，是否配合医生治疗，询问用药史，包括用过何种药物，剂量、用法以及治疗的效果。

2. 生活史 日常生活是否规律，睡眠质量，工作、学习、家庭压力是否过大。日常饮食习惯，进餐是否规律，每日食物的组成品种以及数量，进食时间以及用餐时间，对食物有无过敏，有无烟酒嗜好，喜好食物品种，排便习惯等。

（二）身体评估

1. 一般状况 包括生命体征、精神状况、意识状态、营养状况等。

2. 症状和体征 目前主要的症状和病情变化。皮肤黏膜有无黄染、蜘蛛痣、肝掌、出血倾向等表现。

3. 功能状态 腹部外形是否膨隆或凹陷，有无胃肠型和蠕动波，腹壁紧张度以及肠鸣音是否正常等等。

（三）心理–社会状况

1. 心理评估 患者对所患疾病的诱因、病因、治疗、预后等相关知识的了解程度。患者的性格和精神状态，有无悲观、焦虑、恐惧等负面情绪。

2. 社会评估 包括患者的家庭成员组成、家庭文化、经济状况。家属对患者所患疾病的认识，对其关怀的程度。医疗费用的来源及支付方式，就医的条件等。

（四）实验室及其他检查

1. 化验检查 包括血液、尿液及粪便检查，十二指肠引流液及腹水检查。

2. 脏器功能试验 例如胃液分析等。

3. 内镜检查 包括胃镜、肠镜、胆道镜、腹腔镜等。

4. 影像学检查 包括 B 超检查、X 线检查、CT、MRI 等。

5. 其他 活组织检查和脱落细胞检查及结果。

九、常见护理诊断及护理措施

（一）常见护理诊断

1. 舒适的改变：疼痛（腹痛） 与消化性溃疡、腹腔内外脏器的炎症、缺血、梗阻、胃肠道肿瘤、胃肠神经功能紊乱等有关。

2. 营养失调：低于机体需要量　与不能摄入食物、厌食、肠道吸收或代谢障碍等有关。

3. 有体液不足的危险　与消化道出血引起活动性体液丢失、腹泻、呕吐及液体摄入量不足等有关。

4. 便秘　与饮食不良、饮水不足、缺少运动、肠蠕动缓慢、恶性肿瘤及老化引起的胃肠道组织结构改变和功能减退等有关。

5. 活动无耐力　与脱水、出血、禁食、呕吐、营养不良等有关。

6. 体液过多　与肝功能减退、门静脉高压引起钠水潴留等有关。

7. 皮肤完整性受损的危险　与营养不良、水肿、皮肤干燥、瘙痒、长期卧床等有关。

8. 焦虑　与呕吐、腹痛、病程长、担心疾病预后等有关。

9. 知识缺乏　与对所患疾病的相关知识不了解，缺少信息、缺乏指导等有关。

（二）护理措施

1. 合理安排休息与活动　腹痛急性发作期，患者应卧床休息，可听音乐等以转移注意力，做深呼吸减轻焦虑，缓解疼痛。有体液不足时应卧床休息，变换体位时动作要慢，以免引起体位性低血压。肝硬化患者取平卧位有利于增加肝、肾的血流量，改善肝细胞营养，提高肾小球的滤过率。下肢水肿者，抬高下肢以利于减轻水肿。阴囊水肿者可用托带托起。大量腹水患者宜取半卧位，使膈肌下降，利于呼吸运动，减轻心悸和呼吸困难等症状，应避免剧烈咳嗽、打喷嚏、用力排便等使腹内压骤增的因素。

2. 饮食护理　避免暴饮暴食和进食刺激性食物，以免加重胃黏膜的损伤。对有水肿或腹水的患者应限制水钠的摄入：低盐或无盐饮食，进水量每日 1000ml 左右，宜少食含钠高的食物，例如咸菜、酱油、罐头、腌制品等。

对于有营养失调（低于机体需要量）的患者应注意：①选择营养价值高、软质、易于消化的食物，同时注意烹饪的方法，避免油炸；注意补充足够的维生素、热量以及蛋白质；②避免刺激性食物，例如浓茶、酒精、咖啡等；③宜选择低糖低脂的食物；④进食后避免立即平卧；⑤指导患者少食多餐，缓慢进食；⑥对于食欲极差、进食困难、不能进食的老年人，必要时给予鼻饲饮食或静脉营养支持；⑦营养状况评估：观察并记录每日进食量、次数以及品种，以了解摄入的营养素是否满足机体需要；定期测量体重，监测相关营养指标的变化。

3. 缓解疼痛　帮助患者认识和去除病因，以减少或去除诱发和加重疼痛的因素；指导患者掌握疼痛的规律和特点，并按疼痛特点使用缓解疼痛的方法。

4. 病情观察与用药护理　密切观察生命体征和尿量的变化，观察皮肤黏膜的颜色、弹性、有无脱水征。观察呕吐物的颜色、性质和量。准确记录 24h 出入量，测量腹围、体重，监测血清电解质和酸碱度变化，以便于及时纠正水电解质和酸碱平衡紊乱。适当运用利尿剂，同时注意维持水电解质酸碱平衡，利尿的速度不宜过快。使用胶体铋剂时，例如枸橼酸铋钾宜在餐前半小时服用，服药过程中可使牙齿舌头变黑，可用吸管直接吸入，有些患者用药后可出现黑便，停药后自行消失；使用抗菌药物时，应询问过敏史，注意有无慢性过敏；对胃肠道有刺激性的药物，宜在饭后半小时服用。观察用药后反应并及时与医生沟通。

5. 腹腔穿刺的护理要点　术前向患者说明注意事项，测体重、腹围、生命体征，同时排空膀胱避免误伤。老年人腹穿放液速度不宜过快，一次放液量不超过1000ml。术中密切观察患者面色及生命体征。术后用无菌敷料覆盖伤口，如有溢液用明胶海绵等渗液吸收敷料处理，术后缚紧腹带，以避免腹内压骤降。记录抽腹水的量、颜色及性状，及时送检。

6. 补液护理　对于非禁食的患者，经口补液，应少量多次饮用，以免引起呕吐。对于禁食者，需静脉补液，以保证机体的水电解质平衡，应根据患者的年龄及脏器功能情况调节补液速度。

7. 心理护理　给予患者心理支持，向患者解释疾病的起因、过程、采取的治疗措施及预后，帮助患者树立战胜疾病的信心。

十、健康指导

（一）饮食指导

饮食管理对消化系统疾病的老年人极为重要，良好的饮食习惯对消化道疾病的预防、治疗及预后起着决定性的作用。具体措施包括如下几点。

（1）尊重老年人的饮食习惯，指导老年人合理饮食，少食多餐，避免暴饮暴食或过饥过饱。

（2）不吃咸、少吃甜、脂肪限量、不偏食，不吃过烫食物，食物的温度宜温偏热。

（3）每日进餐定时定量，细嚼慢咽。

（4）食物的选择应易于消化和吸收。

（5）营养素搭配合理，多食新鲜蔬菜和水果，避免进食隔夜饭菜，选择优质蛋白，注意主副食合理、粗细兼顾。既满足老年人每日热量的需求，又可以摄入足够的维生素、无机盐和微量元素。

（6）食物的加工应细、软、松，既给牙齿咀嚼的机会又便于消化，烹调宜采取烩、蒸、煮、炖、煨等方式，尽量少用煎炒、油炸等方法，并注意色、香、味，既易消化又促进食欲。

（7）蔬菜宜用嫩叶，但不要过细，适当的食物纤维有利于大便通畅。

（8）老年人应不饮或少饮酒，因为酒精可以导致中枢神经系统的抑制和失调、损害肝脏及胃黏膜，同时不宜饮浓茶和咖啡。

（9）反流性食管炎的老人应尽量减少脂肪的摄入，给予低脂低糖饮食，最好以脱脂牛奶代替全奶，缓慢进食、不可过饱，避免进食对食管有刺激性的食物；胆石症的老人应选用低脂肪饮食；消化性溃疡的老人切勿暴饮暴食，要定时进餐，细嚼慢咽，避免急食。少吃纤维多、过冷或过热的食物及刺激性食物；患急性胰腺炎的老年人应暂禁食、胃肠减压，病情缓解后，从小量低脂低糖饮食开始逐渐增加至恢复正常饮食，避免刺激性强、产气多、高脂高蛋白食物，戒烟戒酒、避免暴饮暴食，养成良好的进食习惯，防止复发。

（二）自我识别消化道肿瘤

消化道肿瘤是老年人的常见病之一，早期发现、早期治疗意义重大。对患有慢性萎缩性胃炎、伴肠化生或不典型性增生、腺瘤性胃息肉及胃溃疡的老年人应在积极治疗的同时，加强随访，及时发现病情变化。对有以下症状者，应及时检查，以便尽早发现病情变化，早期诊断治疗：①老年人若在吞咽食物时偶感胸骨后停滞或异物感，有时影响进食者；②无胃肠道疾患而近期有胃肠不适，经门诊治疗无明显好转者；③既往有溃疡病史，近期疼痛变得不规律且呈持续性疼痛者；④有痢疾样脓血便、血便，大便急、有下坠感者；⑤原有慢性肝炎或肝硬化，出现消瘦、乏力、食欲不振，肝区胀痛或锐痛者。

第四节 老年人代谢与内分泌系统疾病及护理

代谢与内分泌系统是由众多组织、器官构成的复杂反馈系统，参与机体的很多生理过程。随着增龄，内分泌腺的形态及功能会发生相应变化，主要表现有：腺体萎缩、重量减轻，腺体实质细胞减少，间质组织增加，腺体分泌功能减退；中枢调节功能衰退，引起内分泌调节失常，腺体分泌功能改变；器官的激素受体亲和力降低，细胞酶的活性障碍。这些变化导致老年人机体代谢失常，各部分功能发生改变，患病的危险性增加。

一、糖尿病

（一）概述

老年糖尿病（diabetes mellitus，DM）是指年龄在60岁以上的老年人，由于体内胰岛素分泌不足或胰岛素作用障碍，引起内分泌失调，从而导致物质代谢紊乱，出现高血糖、高脂及蛋白质、水电解质等紊乱的代谢病是老年人的常见病和多发病，发病率约16%，老年糖尿病占所有糖尿病患者总数的40%以上，而且由于老年糖尿病临床表现不典型，轻者易漏诊，导致治疗不及时而使病情加重，重者病情变化错综复杂，治疗矛盾多、难度大、预后差，容易引起各种并发症，威胁老年人的健康和生命。

老年糖尿病以2型糖尿病为主，属多基因多因素的遗传病。发病主要与以下因素有关：①胰岛β细胞分泌的胰岛素减少，拮抗胰岛素的激素增多；②肥胖：占2型糖尿病的80%~90%，腹部肥胖比全身肥胖更容易降低胰岛素的敏感性；③高龄：年龄增加脂肪组织随之增加，贮存糖的肌肉组织则减少，导致葡萄糖被肌肉摄取、储存和代谢减少；④生活方式：缺少运动、饮食过精过细，这些因素共同使老年人更易患糖尿病。

（二）临床特点

老年糖尿病的发病缓慢、隐匿，症状多不明显或不典型。临床特点有：①仅1/4或1/5老年患者有多饮、多食、多尿及体重减轻；②并发症多，常因并发症或合并症发作就诊。主要有皮肤、呼吸、消化及泌尿生殖等系统的感染，同时神经、血管的病变可出现四肢末端麻木、疼痛或感觉异常、视力减退或失明和高血压、冠心病和脑卒中等，男性患者甚至可出现阳痿；③急性并发症死亡率高。高渗性非酮症性昏迷是老年糖尿病最常见的急性并发症，2/3的患者发病前无糖尿病史，仅以昏迷为首发临床表现，若诊治不及时，常危及生命；④疾病进展快。糖尿病加速其他系统疾病的发生和发展，与糖尿病慢性并发症相互影响，使病情复杂，易发生多器官功能衰竭；⑤易发生低血糖。

（三）治疗原则

老年糖尿病的治疗目的是控制代谢紊乱，保证必需的营养、维持胰岛的功能，及时发现和处理并发症，延缓疾病发展，以维持老年人的生活能力，提高生活质量。糖尿病治疗三基石为：饮食、运动和药物。

二、老年人高脂血症

（一）概述

高脂血症是指脂质代谢或运转异常而使血浆中一种或几种脂质高于正常的一类疾病。人体血脂成分主要有总胆固醇、甘油三酯、磷脂及少量的非酯化脂肪酸和极少量的脂溶性维生素和类固醇激素。因此，临床上高脂血症有三种类型：高胆固醇血症、高甘油三酯血症和混合型高脂血症。

（二）临床特点

脂代谢异常是多种因素综合作用的结果，遗传、饮食、饮酒、吸烟、活动减少、肥胖、年龄、激素、疾病及药物等因素使老年人体内的脂质转运和代谢过程的某些环节发生改变，加之老年人常有胰岛素抵抗，使脂质和脂蛋白在脂肪组织和血液中积蓄，造成血浆脂蛋白水平异常变化。临床上发现低密度脂蛋白胆固醇（LDL-C）水平升高，高密度脂蛋白胆固醇（HDL-C）水平降低是老年期动脉粥样硬化的危险因素之一。

（三）治疗原则

以合理膳食为主，强调适度运动，必要时辅以降脂药物维持血脂及脂蛋白在正常范围，并注意纠正可能引起脂代谢异常的各种潜在因素。目前常根据有无冠心病等动脉粥样硬化性疾病分别采取一级和二级预防措施。一级预防的目的是防治脂代谢异常、动脉粥样硬化的发生和发展。二级预防是对冠心病患者的动脉粥样硬化进行干预。

三、痛风

（一）概述

痛风是一种由于嘌呤代谢障碍和（或）尿酸排泄障碍所致的一组异质性慢性代谢性疾病。临床分为原发性和继发性痛风。痛风多见于40岁以上的男性，女性多在绝经以后患病，男女患病比例约为30∶1。患者常伴有高脂血症、高血压、冠心病、糖尿病和肥胖等。

（二）临床特点

痛风的实质是高尿酸血症，因尿酸生成增多或排除减少所致。痛风早期多无症状，急性发作多以关节炎、关节红、肿、热、痛为表现，疼痛以夜间为重，常因受寒、劳累、感染、创伤、手术、饮酒、进食富含嘌呤的食物，以及精神刺激等而诱发。关节受累最多的关节为趾和第一跖趾关节，其次是踝、手、腕、膝、肘、趾及足部其他关节。随增龄可出现痛风石沉积、痛风石性慢性关节炎和关节畸形，常累及肾引起慢性间质性肾炎和尿酸肾结石。

（三）治疗原则

尽早终止急性发作，防止复发；纠正高尿酸血症，防止尿酸盐沉积，减少痛风石和肾结石的形成。治疗措施包括控制嘌呤的摄入，限制热量摄入，控制体重；多饮水，避免急性发作的诱因；药物治疗以控制尿酸形成和减轻或消除症状。慢性期患者还可采用物理治疗法。

四、甲状腺功能减退

（一）概述

甲状腺功能减退简称甲减，是多种病因引起甲状腺激素合成分泌不足或生理效应不足所致的全身性疾病。老年人甲减患病率高于甲亢，女性多于男性。

（二）临床特点

随着年龄增长，甲状腺自身抗体增加，同时由于甲状腺功能退化，使老年人的甲减更易发生。起病隐匿，发展缓慢，自觉症状少且缺乏特异性，一般为体毛脱落、表情淡漠等代谢减慢和各系统功能低下的临床表现，常被理解为正常衰老而漏诊。

（三）治疗原则

包括甲状腺素代替治疗和对症处理。

五、护理评估

（一）健康史

1. 患病史及治疗史　本次疾病发生、发展经过，出现的症状，有无相应的诱因及伴随症状，重点关注饮食、排泄有无异常、体力有无减退、用药史及是否有甲状腺放射治疗史等。

2. 生活方式　饮食习惯、生活条件与环境等。

（二）身体状况

1. 一般状况　精神、意识、生命体征、体型等。

2. 专科情况　体重指数、皮下脂肪厚度等营养状况；多汗、水肿、毛发稀落、多毛等皮肤黏膜情况；满月脸、肢端肥大等。

3. 功能状态　主要包括日常生活能力、功能性日常生活能力和高级日常生活能力的评估。

（三）心理-社会状况

1. 心理评估　患病对生活的影响，是否适应角色的转变。

2. 社会评估　对疾病知识的了解程度，遵医行为是否良好；社会家庭的支持度。

（四）实验室及其他检查

1. 血液　如血糖、血脂、电解质、激素水平等，以了解内分泌系统各器官的功能。

2. 尿液　如尿3-甲氧基-4-羟基苦杏仁酸（又称香草基杏仁酸，Vanillyl mandelic Acid，VMA）、尿醛固酮等，为嗜铬细胞瘤的重要检测指标。

3. 影像学　X线、CT、MRI等，以了解内分泌系统各器官的形态及结构。

4. 超声波　显示肾、肾上腺及胰腺等内分泌器官的形态。

六、常见护理诊断及护理措施

（一）常见护理诊断

1. 营养失调：高于或低于机体需要量 与机体代谢异常、饮食习惯不佳、缺乏营养知识有关。

2. 活动无耐力 与肥胖、肌肉和神经能量供应不足、肌肉软弱无力、疼痛等有关。

3. 保持和维护健康的能力改变 与知识缺乏、缺乏对运动的正确认识和有效指导有关。

4. 潜在并发症：低血糖、高渗性昏迷 与知识缺乏、自我健康管理不佳有关。

5. 有皮肤完整性受损的危险 与周围神经病变出现肢体远端的感觉功能障碍，足的自主运动神经功能丧失、皮肤干燥水肿、足的运动神经病变、继发性胼胝形成、下肢血管供血不足有关。

6. 舒适的改变：疼痛 与痛风、高血尿酸钠沉淀在骨关节引起畸形、急性关节炎有关。

7. 便秘 与代谢率降低、组织消耗减少、活动量减少等有关。

8. 社交障碍 与精神情绪改变造成反应迟钝、冷漠有关。

9. 有跌倒的危险 与乏力或关节变形有关。

（二）护理措施

1. 活动与休息 生活有规律，注意劳逸结合。痛风患者应卧床休息，抬高患肢，一般应休息至关节痛缓解72h后开始恢复活动。

2. 维护老人安全 给予乏力的老年人必要的活动帮助，辅助老人使用适宜的助步器，如厕或外出时有人陪伴，常用物品的放置于方便取用处，消除环境中的障碍物，保持地面干燥，以保证老人的安全。

3. 病情观察与对症护理

（1）密切观察症状和体征：糖尿病患者注意观察有无高渗性昏迷的预兆（多尿、口渴、神经系统异常和目光呆滞），同时监测糖尿病对心血管系统、周围神经和自主神经系统的影响，如脑血管，冠状动脉和周围血管的损伤，四肢的麻木，足下垂和神经源性膀胱等。

（2）准确记录数据：正确记录患者的生命体征、体重、出入液量和热量的摄入，监测血清血糖和尿丙酮水平。

（3）观察患者皮肤情况：指导老年患者保持皮肤清洁，勤洗澡，用中性肥皂或沐浴露清洁皮肤，使用海绵擦洗身体，温水洗浴。洗澡后轻轻拍干，避免用力擦干，并涂擦润肤液，预防皮肤干燥，避免用含酒精或香料较多的乳液。

（4）疼痛的护理：具体措施包括：①倾听患者和家属对疼痛的描述，持续观察患者对疼痛的反应，检查疼痛部位，用疼痛评价工具测定疼痛的强度，同时与患者和家属讨论疼痛变化的原因；②卧床休息，抬高患肢；③遵医嘱使用消炎镇痛药，并观察用药效果。

（5）足部护理：具体措施包括：①检查足部：每天检查足部、趾部、脚掌和足跟，注意是否有受伤、感染，同时检查皮温及动脉搏动；②清洁足部：每天用不超过40℃的温水浸泡清洗足部5～10分钟，用软毛巾擦干，特别注意擦干趾缝间；③保护足部：

勿赤脚行走，防止异物刺伤皮肤。选择头部宽大、大小合适、透气性好、不挤压足趾、舒适的真皮或布鞋，穿鞋前排除鞋内沙粒，平整鞋底，以免伤及皮肤。穿新鞋第一天每半小时检查足部以便及时发现和处理受挤压处。选择吸水性好、透气性好、松软暖和的纯棉或纯毛袜子，袜口不宜过紧，以免影响血循环。避免穿束紧长筒袜、穿拖鞋。勤换勤洗袜子；④处理足部伤口：观察有无鸡眼、老茧、红肿、水肿、青紫和皮肤破溃等情况。足部有伤口要高度重视，及时规范处理，防止恶化。若有鸡眼、胼胝和足癣病者需及时就医，禁止自行处理，以免发生皮肤溃疡。

4. 心理护理 关心患者，鼓励患者表达自己内心的感受。耐心解答其各种问题，使患者理解本病经过合理的药物和非药物治疗病情可控制，解除患者思想顾虑，使其保持乐观情绪，树立战胜疾病的信心。

七、健康教育

（一）饮食指导

饮食控制对糖尿病老人尤为重要，要告诉老人饮食治疗是糖尿病最基本的治疗，可通过适当控制总热量和注重合理的饮食结构来实现。

（1）膳食热量的计算：热能的摄入应根据老人的身高、体重、体力活动量来计算。一般每天每千克标准体重 25～30kcal。

（2）热量的合理分配：最好按一日四餐或五餐分配，三餐热量分配比例为早餐1/5，中餐2/5，晚餐2/5；四餐的热量分配比例为早餐1/7，其余三餐为2/7。控制体重不应过于严格，需要考虑老年人的主观感觉，必要时可在两餐之间加少量水果。

（3）热能的来源：糖类、蛋白质和脂肪提供热能的比例分别是55%～65%、15%～20%和20%～30%。但应尊重老人的饮食习惯，避免过多变动。肥胖者减少脂肪和糖类的摄入，消瘦者则反之。如老人有肾功能损害，蛋白质的摄入量应用低值，并选用优质蛋白如牛奶、鸡蛋、瘦肉等。血脂增高的老人，应减少脂肪和富含胆固醇的食物，如蛋黄、动物内脏、肥肉，用植物油代替动物油。

（4）计算食物的用量：有条件者根据食物营养成分的含量确定各类食物量。也可以通过查表确定老年糖尿病患者的膳食组成。为合理选择不同种类的食物，可通过查阅食品交换表。

（5）痛风老人应限制嘌呤的摄入，每日控制在150mg以下（正常为600～1000mg）。避免摄入含嘌呤极高的食物，如动物内脏、肉汁、肉松、沙丁鱼等。限制摄入含嘌呤较高的食物，如鱼类、肉类、禽类等。适宜摄入几乎不含嘌呤的食物，如谷类、奶类、蛋类等。增加维生素B、维生素C、碱性食物如蔬菜水果等摄入。饮用水应以纯净水或碳酸饮料为好，以减少尿酸盐结晶。

（6）戒烟、禁酒、避免咖啡和辛辣调味品。鼓励病人多喝水，每天保持尿液在2000ml以上，以利于尿酸的排泄。

（二）用药指导

（1）不同作用的降糖药使用方法不同。如瑞格列奈应在餐前半小时服用，而盐酸二甲双胍片则可餐中或餐后服。普通胰岛素餐前半小时注射，而门冬胰岛素则注射后即可进餐。一般遵医嘱从小剂量开始，根据血糖值逐渐调整。注意药物的不良反应，使用二甲双胍的患者要警惕肾功能不全，正在用盐酸罗格列酮治疗的患者，观察有无体液滞留和心力衰竭的征兆。指导老人观察大便颜色的改变，定期监测大便潜血、血象，观察身体其他不适症状，发现问题及时就医。为了确保用药安全，使用胰岛素的患者和照护者必须视力良好，动作灵活和认知水平正常。

（2）患甲状腺疾病的老人在放射性碘治疗的前后一个月，禁用碘制剂或含碘丰富的食物或药物，如紫菜、海带、碘盐、海鱼和碘酒等。治疗期间遵医嘱服用β-受体阻滞剂，并严密观察有无心慌、气急等心力衰竭的症状。

（3）痛风老人需遵医嘱尽早服用秋水仙碱及非甾体类抗炎药，服药期间定期监测血象和肝肾功能，不可随意停药。禁止服用水杨酸类止痛药，因为此类药物可对抗促尿酸排泄药的作用。慢性期和发作间歇期应遵医嘱使用抑制尿酸合成的别嘌呤醇，一旦使用应长期坚持。

（三）预防和处理低血糖

（1）低血糖的识别：发生低血糖的常见症状有虚汗、眩晕、心慌、颤抖（尤其是双手）；双腿软弱无力；饥饿感明显；手足或嘴唇麻木或刺痛；视力模糊，眼冒金花；说话含糊不清；脚步不稳可发生跌倒；焦虑易怒；头晕头痛；精力不集中等。由于每个人低血糖的表现不尽相同，应注意与他人交流低血糖反应，以便及时发现。

（2）低血糖的处理：可服10~20g糖或喝一杯糖水，也可口服200g果汁，两勺蜂蜜，一杯饮料或牛奶，或1~2块糖。如症状不缓解，可多次服用，必要时就医给予静脉补充糖。

（3）有条件者必要时应每2小时监测血糖。

（4）预防：按时吃饭，不得以延迟吃饭时应预先吃些饼干、水果或巧克力等食物，或延迟降糖药的服用时间。保持运动量的恒定，超过平时运动量应及时补充食物。在发热或胃肠炎时可在医务人员的指导下增加主食量。忌空腹饮酒。外出时随身携带标识牌和必要的食物，标识牌上注明病名、可能出现的健康问题、处理方法等，以便发生问题时他人给予及时处理。

（四）指导运动

指导老人根据年龄、性别、饮食习惯、平时活动量、血糖水平、血压及是否接受药物治疗等，制定合理、可行的运动计划，选择适当的运动项目，确定运动次数、强度和运动量。肥胖者运动应考虑减肥的因素；高血压、心脏病、骨质疏松症或有并发症、身体状况不佳的老人，应选用低强度的运动，如散步、太极拳、家务劳动等。健康状况较好的老年人可选用中等强度的运动，如游泳、骑自行车、老年舞、乒乓球等。运动次数根据运动目的确定，至少每周运动4次，肥胖者可每天运动1~2次。

（五）教会老人及其家属使用血糖仪监测血糖并准确记录

指导老人记录血糖日记，同时观察进食、运动和药物对血糖的影响，找到合适进食和运动方式。

第五节 神经系统疾病老人的护理

神经系统对机体各器官系统进行调节，维持其协调性。随着机体的老化，神经系统在形态和功能上发生一系列的变化，并易转化为病理性改变，导致老年人容易出现一系列的神经系统疾病，如脑血管病、帕金森病、睡眠障碍等，严重威胁着老年人的健康，甚至生命。

一、短暂性脑缺血发作

（一）概述

短暂性脑缺血发作（transient ischemic attack，TIA）是指颈内动脉系统或椎－基底动脉系统一过性供血不足引起的局灶性神经功能障碍。TIA 好发于中老年人，表现为忽然出现的言语、运动、感觉障碍等局灶性症状，一般症状持续数秒至数小时，最长不超过24h，可反复发作，不留后遗症。

（二）临床特点

TIA 的临床特点取决于受累血管的分布。

（1）颈动脉系统 TIA：以发作性偏瘫或单肢轻瘫最为常见，主侧半球病灶可有失语；一过性单眼盲是颈内动脉分支眼动脉缺血的特征性症状。

（2）椎－基底动脉系统 TIA：以阵发性眩晕为最常见症状，常伴有恶心、呕吐；当小脑、脑干或大脑枕叶出现缺血时，则表现为共济失调、构音不清、吞咽困难等。患者在快速转头时突然出现双下肢无力而猝倒，但意识清楚，常能自行站起。

（三）治疗原则

病因治疗如控制高血压、冠心病、高血脂、糖尿病及戒烟限酒等；防复发治疗如抗血小板聚集和抗凝治疗；脑保护治疗如钙离子拮抗剂；必要时可采用外科手术治疗。

二、老年人脑梗死

（一）概述

脑梗死（cerebral infarction，CI）是指因脑部血液循环障碍，缺血、缺氧所致局限性脑组织缺血性坏死或软化；包括脑血栓形成和脑栓塞。脑梗死的发生率占脑血病疾病的60%~80%，是老年人致死、致残的主要疾病之一。

脑血栓形成（cerebral thrombosis，CT）是最常见的一种脑血管疾病，由于供应脑部血液的血管因动脉粥样硬化或其他原因形成血栓，使血管腔狭窄或闭塞，导致相应区域脑组织因急性供血不足或血流中断而发生软化坏死的疾病。脑血栓形成最常见的原因是脑动脉粥样硬化，其次是脑动脉炎、脑血管畸形、结缔组织病、真性红细胞增多症、血高凝状态等。脑血栓形成男性多发于女性；55岁以后每增长10岁，发病率增加1倍；吸烟、肥胖、身体活动少和服雌激素的老人也易发生脑血栓。

脑栓塞（cerebral embolism，CE）是由于异常的固体、液体或气体栓子沿血液循环进入脑动脉或供应大脑血液的颈部动脉，导致血流受阻，脑组织缺血坏死引起相应区域脑功能障碍的急性脑血管疾病。心源性栓子是脑栓塞最常见的原因，其产生原因主要有风湿性心脏病、亚急性细菌性心内膜炎、急性心肌梗死、心脏手术等。其次是主动脉弓及其分支动脉粥样硬化性斑块脱落形成栓子，创伤所致的气体或脂肪栓子等。栓子阻塞动脉后造成动脉远端急性供血障碍，引起缺血性梗死，栓子刺激引起广泛性血管痉挛，扩大缺血范围。

（二）临床特点

脑血栓形成和脑栓塞的临床特点分别是：①脑血栓形成之前大多数患者有非特异性脑供血不足的症状，如头昏、头痛、视物模糊等，1/4的患者有明确的TIA。多数患者在睡眠中或安静状态下发病，典型患者入睡前正常，次晨起床时发现偏瘫，半身感觉障碍等局灶性神经系统损伤。多数患者在发病后数小时或1~2天内症状达到高峰，患者一般意识清楚，具体临床表现取决于受累血管的分布和侧支循环的建立程度；②脑栓塞发病是脑血管病中最急的一种，多无诱因和前驱症状，病情常在数秒或数分钟达到高峰。若反复栓塞，病情在数天内呈进行性发展。患脑栓塞的老人常出现一过性不同程度的意识障碍，并有癫痫发作。栓塞性脑梗死的局灶性体征因受累的动脉不同有不同的临床表现。脑栓塞是一种急性病，需要紧急救助。

（三）治疗原则

稳定病情，预防或减少进一步的脑损伤；尽早恢复缺血区的血液供应，改善微循环；加强缺血细胞的保护治疗；防治脑水肿；加强监护和护理，防治并发症；治疗原发疾病，防止复发。

三、老年人脑出血

（一）概述

脑出血（intracerebral hemorrhage，ICH）是指脑实质内非创伤原发性出血，占急性脑血管病的20%~30%，多发生在大脑半球，约占80%。目前报道年发病率为（60~80）/10万人。高血压合并细小动脉硬化是脑出血最常见的病因，其次是颅内动脉瘤、动-静脉畸形急性破裂，严重的血液病、动脉炎、肿瘤、抗凝剂及溶栓药物也可引起脑出血。脑出血的发病率男性略多，冬春季易发；多在气候显著变化、情绪激动、兴奋、排便及用力时发病。脑出血的预后较差，死亡率高达45%~75%，存活者中80%~85%遗留神经功能损害，损害程度取决于出血部位、范围、出血量，以及入院时神经功能的障碍程度等。因此及时正确地处理是提高预后效果的重点。

（二）临床特点

脑出血通常发病突然，起病急骤，在数分钟或数十分钟内病情发展到高峰。临床症状因出血量和出血部位的不同而不同。老年人由于脑萎缩出血量少时头痛、呕吐症状可不明显。当出血量大时可引起急性颅内压增高，出现头痛、头昏、恶心、喷射性呕吐和不同程度的意识障碍，严重者还有鼾声呼吸，大小便失禁，面色潮红或苍白，全身大汗，高热，脉搏缓慢有力，血压急剧升高，呼吸频率、节律改变，瞳孔改变等全身症状。由于出血破坏不同部位的脑实质，老年人可出现局灶性脑损伤的症状和体征，包括瘫痪、半身感觉障碍、偏盲、失语等，具体症状和体征因出血部位而定。此外，大约有25%的患者出现癫痫发作，多发生于脑出血后72h内，严重者可迅速进入昏迷状态。

（三）治疗原则

急性期的治疗主要是降低颅内压，减轻脑水肿，调节血压，防止出血再发生及预防和处理并发症。恢复期治疗主要是加强功能锻炼，促进脑功能恢复，提高生存质量。

四、老年人帕金森病

（一）概述

帕金森病（Pakinson's disease，PD）又称震颤麻痹，是一种常见的中老年人神经系统进行性变性疾病，以静止性震颤、肌强直、运动迟缓和姿势步态异常为主要临床表现，主要病理改变是黑质多巴胺能神经元变性和路易小体形成。帕金森多见于中老年人，65岁以上人群的患病率约为1.7%，男性稍多，起病缓慢，呈进行性发展。

（二）临床特点

震颤多为首发症状，其次为步行障碍、肌强直和运动迟缓。震颤是该病的基本特征之一，早期出现在一侧肢体远端，手部震颤多见且明显。震颤在静止时出现，动作时减轻或停止，情绪紧张时震颤加剧，睡眠时消失。严重时头部也出现震颤，且合并运动性震颤。肌强直是本病最重要的症状之一，表现为主动肌和拮抗肌张力都增高，在被动运动中始终存在，故称为"铅管样肌强直"。合并有震颤时，在被动运动中常有齿轮运动感，又称为"齿轮样强直"。

运动不能是震颤麻痹致残的主要原因，分为：①启动困难和速度减慢：患者起步困难，步行缓慢，步距变小，步子越走越快，前冲不易停下，临床称为"慌张步态"；②动作多样性减少：主要是面部运动，如瞬目动作少、表情运动差，常被称为"面具脸"；③运动变换困难：即难以从一个动作转换到另一动作，加之始动困难，呈现出犹豫不决和步态凝固。

平衡和姿势障碍也是该病的主要表现，患病老人行走时步态不稳，常发生跌倒，转弯和上、下楼时更易发生。疾病后期，轻推老人就可出现站立不稳或失衡。老人行走时头前倾，躯干前曲，膝肘弯曲，臂外旋，手置于躯干前，手指弯曲，构成帕金森病特殊的姿势。此外，老人还可出现思维和智能障碍、自主神经功能紊乱、声音颤动、流涎、静坐不能、睡眠障碍等。

（三）治疗原则

以药物治疗为主。常采用的药物治疗方法有：抗胆碱能药物如盐酸苯海索和东莨菪碱；多巴胺代替疗法如左旋多巴、美多巴等；多巴胺能受体激动剂如溴隐亭等。目前手术治疗也逐渐在临床开展与应用。需长期服药，但因病因不明，治疗较困难。

五、护理评估

（一）健康史

1. 患病史　起病的方式，是突发性还是渐进性，是发作性还是持续性，有无明显的致病或诱发因素，主要症状，如头痛、抽搐、瘫痪、言语障碍等；每种症状发生的起始时间、前后顺序及严重程度；病情如何发展与演变，有无伴随症状。

2. 生活史　主要经历和生长发育史，包括出生地、居住地、职业、工种和工作能力，有无疫病接触史和地方病史。性格特点和生活方式，包括工作与学习、活动与休息、日常生活与睡眠是否规律。有无吸烟酗酒等特殊嗜好。

（二）身体状况

1. 一般状况　生命体征、营养状况、精神状况、有无意识障碍。

2. 症状与体征　有无头晕、头痛、复视、额纹及鼻唇沟变浅，言语、意识和活动障碍等症状和体征。

3. 功能状态　评估有无吞咽困难、饮水呛咳与关节活动不灵活等功能状态异常的情况。

（三）心理-社会状况

1. 心理评估　评估患者的心理状态，人际关系与环境适应能力。有无焦虑、恐惧、抑郁、孤独、自卑等心理障碍及其程度。

2. 社会评估　患者的家庭组成、经济状况、文化教育背景；家属对患者的关心、支持以及对疾病的认识程度；了解患者的工作单位或医疗保险机构所能提供的支持情况；患者出院后继续就医的条件，社区保健设施及继续康复治疗的可能性。

（四）实验室及其他检查

1. 血液检查　包括血常规、血脂血糖监测、乙酰胆碱受体抗体测定及血钾等。

2. 脑脊液检查　脑脊液压力测定，压颈试验，脑脊液常规、生化、细胞及免疫学检查等。

3. 影像学检查　磁共振成像、CT及X线等检查。

4. 其他　脑电图、肌电图、脑诱发电位及活组织等检查。

六、常见护理诊断及护理措施

（一）常见护理诊断

1. 躯体活动障碍　与神经肌肉受损、运动敏捷性降低、肌肉无力、偏瘫、肌张力增高等有关。

2. 生活自理缺陷　与认知、感知受损、神经肌肉受损有关。

3. 语言沟通障碍　与大脑皮质的病理性损伤和各种变性疾病如帕金森病致构音或运动过渡性发音障碍、精神性识别不能及失语等有关。

4. 营养失调：低于机体需要量　与咀嚼、吞咽困难有关。

5. 感知紊乱　与环境中的刺激改变、感官接受、传导和统合改变、机体内环境改变、外援性药物和心理应激有关。

6. 有肺部、泌尿系统和皮肤感染的危险　与长期卧床、活动减少、长期受压等有关。

7. 焦虑　与感受到健康、自我概念、角色、互动型态、社会经济状况甚至死亡的威胁，健康状况改变、角色功能改变、陷入危机、人际关系冲突、日常生活改变等有关。

8. 潜在并发症　肺炎、骨折等。

（二）护理措施

1. 合理安排活动与休息　根据评估结果确定需要补偿的功能并给予恰当的指导与帮助，通过功能训练和疾病护理保存老人残存的功能。

具体措施包括：①维持关节功能：保持关节的功能位和维持关节的正常活动范围。

正确使用支撑物如枕头、卷筒维持正常的肢体位置，用足托防止足下垂。每天做3次四肢关节的被动、主动运动及肌肉的活动，保持关节的正常活动范围和肌肉的张力，防止关节僵硬和肌肉萎缩；②定时更换体位：每2h改变一次体位，指导患者及家属掌握锻炼和翻身技巧；③尽早协助患者下床活动，训练老年患者的平衡与协调能力：用支撑物训练患者床上坐起，再训练独自坐起，用患侧手支撑身体使着力点为臀部以保持身体平衡。让患者学会用健侧脚抬起患肢，移至床边，然后双脚着地，辅助老人站立，同时训练老人上肢的功能和灵巧度。老人可用平衡木练习站立，重心移动、转身、迈步、行走。然后鼓励老人使用助步器练习走步。训练时要保证患者的安全。

2. 营养供给　评估老人的吞咽困难程度、咀嚼能力、食欲状况、食量并监测出入量，每周测量体重，评定老人的营养改变情况。病情许可时尽可能让老人坐位进食和饮水。协助老人进餐并保持其注意力集中，提供平衡膳食，注意疾病对饮食营养的特殊要求。

3. 病情观察　密切观察患者的生命体征、认知以及意识等情况，从而及早发现患者的病情变化，及时做出救治。

4. 沟通交流　护理人员先作示范指导家属与失语者沟通，如视线接触、倾听姿势、主动猜测、询问老人的需要等。当老人主动参与沟通时，应给予鼓励，并仔细倾听，尽力理解，给老人足够的时间组织语句，表达自己的意思，以减少挫折感。用"是""否"的简短问题与表达能力缺陷的老人进行交流。对识别不能者（不能凭感觉识别物体），可让患者练习将物品名称与影像结合说话，包括对实物或图片命名，也可让老人描述动作，或在语音提示下说话，或扩展句子等。同情和理解绝望老人，以温和、尊重的方式为老人提供护理。帮助老人正确评价所面临的情况和制定切实可行的目标。鼓励老人表达自己的情感，回忆过去的成就以证实其能力和价值。同情、理解家属因长期照顾患病老人在心理、生理上承受的压力，并给家属相关的信息支持和指导，使家属适应疾病不同阶段的发展状况，更好的帮助患者减缓行为退化。

5. 其他　为更好地提供护理，还可以采取以下措施：①鼓励患病老人运用尚存的感觉代替丧失的感觉功能。建立稳定、简单的环境及固定生活日程，指导老人使用熟悉的物品，减少照顾人员的更换，以减少对老人的刺激；②急性期从健侧接近老人，将呼叫设备放在老人健侧以方便其使用。在恢复期从患侧接近老人，刺激患侧，鼓励老人使用患肢。在老人手腕佩戴手表和手镯，以引起老人的注意。尽可能训练老人自己进食。用镜子给老人日常生活的视觉提示，鼓励老人取得进步，以增加其康复的信心；③避免膀胱过度充盈，尽量不留置导尿管。进行大小便训练，白天可每2h给老人使用便盆或尿壶一次。增加食物中的纤维素和腹部按摩，给予软便剂以预防便秘。

七、健康教育

（一）介绍疾病相关知识

给老人及其家属讲解有关疾病的相关知识。讲解时注意语言通俗易懂，用缓慢的语速、简单重复的短句讲解，直到理解。对表达能力缺陷的老年人用直接回答式提问，也可用身体姿势配合讲解帮助理解。如需转换话题，应提前使老人有思想准备。讲解所患疾病或诱发因素的相关知识如病因、诱发因素、临床表现及治疗护理方法等。

（二）预防再卒中

教导老人及家属重视再卒中和其他血管疾病的发生，告知患者预防再卒中的重要方法是在医生的指导下积极正确地控制原发疾病，如高血压、糖尿病、冠心病、肾脏疾病等，定期进行疾病监测，如监测血压、血糖、血脂水平等。

（三）坚持健康生活方式

指导老人及其家属改变生活方式，积极控制危险因素，包括：①戒烟、少量饮酒；②坚持适量运动，如打太极拳、散步、游泳，以促进血液循环保证大脑的血液供应，促进大脑新陈代谢，改善脑的营养状况；③合理平衡膳食，大脑对蛋白质、碳水化合物、卵磷脂及B族维生素、维生素C等的需要较其他器官多，因此膳食中适当增加鸡蛋、牛奶、鱼类、坚果类、新鲜水果和蔬菜。降低体重，控制饮食，减少脂肪、胆固醇的摄入量；严格限制食盐的摄入，每日不超过5g，同时补充足量的钾；④适当参加社会活动，积极参与社区健康教育活动，学习有关疾病和生活的新知识，保持对新鲜事物的敏感性，使大脑功能得到锻炼和不断开发利用；⑤调整生活安排，学会保持平静的心情，避免精神紧张和身体过度劳累。

（四）正确使用药物

指导老人及其家属正确使用药物，讲解各种药物的治疗作用、不良反应，指导老人及家属及时报告药物的不良反应，提高老人的药物依从性。指导老人正确使用各种药物。用于睡眠的药宜在睡前半小时服用。常用的安眠药指安定一类的药物，称为"抗焦虑药"，小剂量催眠，大剂量抗焦虑，这类药物的品种多，作用特点有所偏重，作用时间长短不等，对入睡困难者应选用短效类药物如三唑仑或中效类药如艾司唑仑、阿普唑仑等，而对于早醒者则应选用长效类药物，如氟西泮、地西泮、氯硝西泮等。如果睡眠障碍有好转可逐渐减量停药，突然停药影响药物疗效甚至会出现反跳现象。药效不好需换药时，应逐渐交替。镇痛药可在晚间上床时服用，以避免夜间因疼痛惊醒。利尿剂最好在白天使用，以减少晚间服用引起频繁起床排尿而影响睡眠。为避免摔倒，治疗帕金森病和抗抑郁的药宜在上床后服用。

第十三章 儿科护理

第一节 儿科常用护理技术

一、儿科一般护理技术

（一）一般测量法

1.体重、身高（长）、头围、胸围的测量

（1）体重测量：首先核准磅秤，宜在清晨，空腹、排空大小便后，只穿贴身衣裤，不穿鞋。

1）婴儿测量法：将盘式杠杆秤放置平稳，垫上一次性清洁巾，校正零点。撤掉衣服、包被、尿布等，将婴儿轻放于秤盘的中央，指针稳定时，准确读数。抱起婴儿，穿上衣服，兜好尿布，包好被。整理用物、做记录。

2）儿童测量法：1~3岁幼儿用坐式杠杆秤测量，将幼儿扶坐在秤坐的中央，两手放稳，准确读数。3岁以上用站式杠杆秤或成人磅秤测量，扶小儿站立于磅秤的中央，两手臂自然下垂，准确读数。整理用物、做记录。

（2）身高（长）测量。

1）身高测量：适于3岁以上儿童，用儿童身高计测量。

①让小儿脱去鞋、帽。扶小儿站立于测量台上，面向前方取正姿势，两眼平视前方，胸部稍挺起，腹部稍后收，两臂自然下垂，手指并拢，足跟靠拢，脚尖分开约60°，使足跟、臀部和枕保持在一平面，贴近测量杆。

②测量者手扶滑测板使之轻轻下移，直至头顶，并与测量杆成90°。读出身高值并记录。

③放下测量器的坐板，让小儿挺胸坐于坐板上，操作者手持滑测板下滑至头顶，测出坐高，并记录。

④扶下小儿，穿好鞋袜。

2）身长测量：适于婴幼儿，用卧式测量板或床测量。

①检查测量板有无裂缝、头板与底板是否垂直、足板是否歪斜。

②将清洁布铺于测量板上。

③脱去小儿的帽子、鞋袜，将婴儿抱放于或将幼儿扶上测量板。

④使小儿呈仰卧位，一人双手固定小儿头部，使头顶接触到头板，测量者站于小儿右侧，左手固定小儿双膝使双下肢伸直，右手移动足板至小儿双足底，读出刻度数并记录。

⑤抬起小儿双腿，推移滑动板至臀部，并紧压臀部测坐高，读出刻度并记录。

⑥扶起或抱下小儿，穿好鞋袜。

（3）头围测量。

1）使小儿取坐位、卧位或站位。

2）测量者站于小儿前方或右方。

3）用左手拇指将软尺零端固定于小儿头部右侧眉弓上缘处。

4）右手持软尺从头右侧绕过，经枕后结节最高处、左侧眉弓上缘回至零点。

5）将软尺紧贴皮肤，读出读数并记录。

（4）胸围测量。

1）让小儿脱去上衣，取仰卧位或站立位，双手自然平放或下垂，两眼平视。

2）测量者站立于小儿右方或前方。

3）用左手拇指将软尺零端固定于小儿右胸前乳头下缘，右手持软尺经右侧绕过背部、两肩胛骨下角下缘，再经左侧同一水平回至零点。

4）将软尺轻轻接触皮肤，并随呼吸而松紧，分别测出平静吸气末和呼气末的数值。

5）将吸气末与呼气末值平均，并记录。

2. 囟门、牙齿的观测

（1）前囟的观测：婴儿取坐位或卧位。测量者站于婴儿前方或右侧，用左手食中指先检查（轻触）前囟，并找出前囟对边中点。持软尺测量前囟菱形对边中点间距。准确读数并记录。

（2）牙齿的观测：婴儿取坐位或卧位。测量者站于婴儿前方或右侧，让婴儿张口，仔细观察牙齿，结合月龄或年龄观测牙齿是否萌出及有无异常情况。做好记录。

（二）儿童床使用

1. 目的　保持病室清洁、整齐、美观，准备舒适、整洁的床位。

2. 准备

（1）护士准备：评估床单位设施是否完好，床上用物是否洁净、齐全，小儿的年龄、一般状况，是否进食或食疗，儿童情况，观察臀部皮肤状况。操作前洗手。

（2）物品准备：儿童床（四周有栏杆，栏杆的高度为45～50cm，杆与杆之间的距离为7cm，两侧床栏杆都能上下拉动）、床垫、床褥、大单、毛毯或棉被、被套、枕芯、枕套、橡胶单及中单、床旁桌、床旁椅、床刷及刷套，将用物按使用的顺序放置。

（3）环境准备：室内整洁，温、湿度适宜，空气新鲜。

3. 操作步骤

（1）核对床号姓名。

（2）铺床，铺床时需要放下两侧床挡，铺完后拉起床挡。

（3）更换小儿床单。将物放置于床旁椅上，搬椅至床位，放下近侧床单，松开脏大单、橡胶单及中单，根据小儿情况更换尿布并协助排尿后，洗净双手；将能坐起的小儿抱至床尾与对侧床单的三角区内，暂用中单稍加约束于床单；将不能坐起的小儿用大毛巾将其暂时全身约束，横放于床位处；除去脏被套，放于床下横杆处，将棉被放于床旁椅上；将大床单从床头向床尾卷折至小儿身旁，扫净床褥，铺好床头的清洁大单、橡胶单及中单；抱小儿到铺好的清洁大单上，撤掉脏大单，并铺好床尾部的大单。转至对侧，同法铺好大单、橡胶单及中单；套好被套，将其盖在小儿身上，换好枕套放于床头，拉起床挡。床旁桌及床旁椅移回原位；整理用物，洗手。

4. 注意事项

（1）铺婴儿床时，被筒应小而紧，以达到保暖作用。

（2）更换小儿床单时，动作轻巧、迅速，注意安全，避免小儿着凉，小儿进食时或治疗时应暂停更单。床挡与床垫间不可宽于8cm，避免小儿陷入其中。

（三）红臀护理

1. 目的　保持儿童臀部皮肤清洁、干燥和舒适，预防皮肤破损和尿布性皮炎。

2. 准备

（1）护士准备：评估儿童情况，观察臀部皮肤状况；操作前洗手。

（2）物品准备：尿布、盛温开水的面盆、小毛巾、尿布桶、棉签、药物（紫草油、3%～5%鞣酸软膏、氧化锌软膏、鱼肝油软膏、康复新溶液、咪康唑霜等）、弯盘、红外线灯或鹅颈灯。

（3）环境准备：关上窗户，保持屋内适宜的温度和湿度。

3. 操作步骤

（1）携用物至床旁，放下一侧床栏，将尿布折好，放于床边备用。

（2）清洗臀部。轻轻掀开患儿下半身被盖，解开污湿尿布，用上端尚洁净处的尿布轻拭会阴及臀部，对折盖上污湿部分垫于臀下。用手（避免用小毛巾直接擦洗）蘸温水（禁用肥皂）清洁臀部，并用软毛巾吸干水分，取出污湿尿布，卷折放入尿布桶内。

（3）暴露或照射臀部。用清洁尿布垫于臀下，条件许可时将臀部暴露于空气或阳光下10～20分钟；重度臀红者可用红外线灯或鹅颈灯照射臀部10～15分钟，灯泡25～40W，灯泡距臀部患处30～40cm。

（4）局部涂药。暴露或照射后将蘸有油类或药膏的棉签贴在皮肤上轻轻滚动涂药，用后的棉签放入弯盘内。取出污染尿布，将污染部分卷折在内面，放入尿布桶。

（5）给患儿松兜尿布，整理衣服，盖好被子，拉好床挡，洗手，记录。

4. 注意事项

（1）重度患儿所用尿布应煮沸、消毒液浸泡或阳光下暴晒。

（2）暴露时应注意保暖，一般每日2～3次。

（3）照射臀部时必须有护士守护，避免烫伤；如是男孩用尿布遮住会阴部。

（4）根据臀部皮肤受损程度选择油类或药膏　轻度臀红者，用温水清洁皮肤后局部涂护臀霜、鞣酸软膏或紫草油，也可使臀部暴露于空气或阳光下10～20分钟，之后再涂药，每日2～3次；重度臀红者，可用红外线灯或鹅颈灯照射，灯泡25～40W，灯泡距臀部患处30～40cm，照射10～15分钟，每日2～4次。烤灯时应有护士守护患儿，避免受伤，烤灯后局部涂紫草油或康复新溶液。继发细菌或真菌感染时，先用0.02%高锰酸钾溶液洗净吸干，然后涂硝酸咪康唑霜，每日2次，用至局部感染控制。

（5）涂抹油类或药膏时，不可在皮肤上反复涂擦，以免加剧疼痛和导致脱皮。

（四）婴儿沐浴法

1. 目的　使婴儿舒适，皮肤清洁，并协助皮肤的排泄和散热，促进血液循环。

2. 准备

（1）护士准备：评估婴儿病情，观察全身皮肤状况；操作前洗手、穿防水围裙。

（2）物品准备：婴儿尿布、衣服、大毛巾被、小毛巾被及包布、系带、面巾1块、浴巾2块（擦浴时再加浴毯1条）、浴盆2个、盆套2个、婴儿磅秤；护理篮内有梳子、指甲刀、无菌棉签、消毒液状石蜡、75%乙醇、碘伏消毒液、2%～5%鞣酸软膏、爽身粉、婴儿皂或婴儿沐浴露、水温计；每个浴盆内放2/3温热水，洗时水温冬季38～39℃，夏季37～38℃，备水时水温高2～3℃，另外，备用水罐内放50～60℃热水备用。其他：必要时准备床单、枕套、磅秤等。

（3）患儿准备：盆浴于喂奶前或喂奶1小时后进行，以防呕吐或溢奶。

（4）环境准备：关闭病室内门窗，调节室温在26～28℃。

3.操作步骤

（1）抱小儿至盆浴处，将用品带至床旁，把准备更换的衣物按顺序摆好，澡盆放床旁凳上（有条件的放操作台上）。

（2）将盖被三折至床尾，脱去衣服，核对腕带，评估全身皮肤。用大毛巾包裹患儿全身，保留尿布。

（3）擦洗面部，用单层面巾擦眼（由内眦向外眦），更换面巾部位以同法擦另一眼，同时擦耳，最后擦面部，禁用肥皂，用棉签清洁鼻孔。

（4）擦洗头部，抱起婴儿，将左手托住婴儿枕部，躯干夹于护理者腋下，左手拇指和中指分别将双耳郭向前折，堵住外耳道，以防止水流入耳内。右手将沐浴露挤于手上，洗头、颈、耳后，用清水冲洗擦干，如较大婴儿，可用前臂托住婴儿上身，将下半身托于护理者腿上。

（5）盆底铺垫一块浴巾，以免婴儿滑跌入盆内，解开大毛巾，将尿布解开，取下放入尿布桶内，护士左手握住婴儿左臂靠近肩处使其颈枕于护理者手腕处，以右前臂托住婴儿左腿，用右手握住患儿左腿靠近腹股沟处使其臀部位于护理者手掌上，轻轻放于水中，用另一块浴巾洗。

（6）用右手抹肥皂按顺序洗颈下、臂、手、胸、背、腹、腿、脚、会阴、臀部，随洗随冲净。在清洗过程中，护士左手始终握牢婴儿，只在洗背部时，左、右手交接婴儿，使婴儿头靠在护士的右手臂上。注意观察皮肤情况，洗净皮肤皱褶处，如颈部、腋下、腹股沟、手、足指趾缝等。

（7）将婴儿移至另一浴盆内，净水清洗头部以下身体部位。

（8）洗毕，迅速将婴儿依照放入水中的方法抱出，用大毛巾包裹全身并吸干水分，检查全身各部位，给予相应的处理。在颈部、腋下皮肤皱褶处涂适量爽身粉，臀部涂护臀霜或鞣酸软膏，必要时用液状石蜡棉签擦净女婴大阴唇及男婴包皮处污垢。

（9）根据需要测体重、做脐部护理。

（10）穿好衣服，垫上尿布，必要时修剪指甲、更换床单。将婴儿送回母亲身旁，再次核对腕带。整理用物，洗手，记录。

4.注意事项

（1）动作轻快，注意保暖，减少暴露。

（2）勿使沐浴露或水进入耳、眼内。

（3）在沐浴过程中用温柔的语言与婴儿沟通。

（4）浴后新生儿脐带尚未脱离者用75%乙醇或碘伏消毒液螺旋式擦拭脐带和脐窝

2 次。尿布皮炎按臀红护理法护理。

（5）头顶部有皮脂结痂时，可涂液状石蜡浸润，次日轻轻梳去结痂，再清洗之。

（五）婴儿抚触法

1. 目的　增进婴儿与父母的情感交流，促进神经系统的发育，提高免疫力，加快食物的消化和吸收，减少婴儿哭闹，增加睡眠。

2. 准备

（1）护士准备：评估婴儿身体情况；操作前洗手。

（2）物品准备：平整的操作台、温度计、润肤油、婴儿尿布及衣服、包被。

（3）环境准备：关闭门窗，调节室温至 28℃。

3. 操作步骤

（1）解开婴儿包被和衣服。

（2）将润肤油倒入手中，揉搓双手，温暖后进行抚触。

（3）进行抚触操作时，动作开始要轻柔，慢慢增加力度，每个动作重复 4~6 次。头部抚触：两拇指指腹从眉间滑向两侧至发际；两拇指从下颌部中央向两侧向上滑动成微笑状；一手轻托婴儿头部，另一手指腹从婴儿一侧前额发际抚向枕后，避开囟门，中指停在耳后乳突部轻压一下；换手，同法抚触另外一侧。胸部抚触：两手掌分别从胸部的外下方，靠近两侧肋下处向对侧外上方滑动至婴儿肩部，交替进行。腹部抚触：双手指分别按顺时针方向按摩婴儿腹部，避开脐部和膀胱。四肢抚触：两手呈半圆形交替握住婴儿的上臂向腕部滑行，在滑行过程中，从近端向远端分段挤捏上肢；用拇指从手掌心按摩到手指，并从手指两侧轻轻提拉每个手指；同法依次抚触婴儿的对侧上肢和双下肢。背部抚触：使婴儿呈俯卧位，以脊柱为中线，两手掌分别于脊柱两侧由中央向两侧滑行，从背部上端开始逐渐下移到臀部，最后由头顶沿脊椎抚触到臀部。

（4）包好尿布，穿衣。

（5）清理用物，洗手，记录。

4. 注意事项

（1）保持环境安静，室内温度适宜，抚触时注意与婴儿进行语言和目光的交流。

（2）婴儿抚触最好在婴儿盆浴后进行，时间为 10~15 分钟。注意用力适当，避免过轻过重；避免在饥饿和进食后 1 小时内进行。

（3）抚触过程中注意观察婴儿的反应，如果出现哭闹、肤色改变、兴奋性增加、肌张力提高等，应暂停抚触，反应持续 1 分钟以上应停止抚触。

（六）全身约束法

1. 目的　限制患儿不得过多活动，以利诊疗；防止躁动不安的患儿发生意外。

2. 准备

（1）护士准备：评估患儿病情；做好家长说服、解释工作。

（2）物品准备：大毛巾或床单。

（3）环境准备：病床两侧拉上床栏。

3. 操作步骤

（1）全身约束法 1：折叠大毛巾（或床单），达到盖住患儿由肩至脚跟部的宽度；

将患儿放在大毛巾中间，以大毛巾一边紧紧包裹患儿手足，上端掖于对侧腋下，下端拉平压在身下；将大毛巾另一边紧紧包裹另侧手臂，经胸压于背下（如患儿过于活动时，可用布带围绕两臂打活结系好）。

（2）全身约束法2：折叠大毛巾（或床单），使宽度能盖住患儿由肩至脚跟部；将患儿放在大毛巾一侧，以其多的一边紧紧包裹患儿手臂，连同肩部从腋下经后背到达对侧腋下拉出，再包裹对侧手臂，压在身上；将大毛巾另一边包裹患儿，经胸压于背下。

4.注意事项　结扎或包裹松紧适宜，因过紧可损伤皮肤、影响肢体血液循环、限制胸廓运动，而过松则失去约束意义；保持患儿姿势舒适，并注意定时短暂放松，防止疲劳；约束期间，随时注意观察局部皮肤颜色、温度、血液循环和胸廓起伏状况。

（七）更换尿布法

1.目的　保持儿童臀部皮肤清洁、干燥和舒适，预防皮肤破损和尿布性皮炎。

2.准备

（1）护士准备：评估儿童情况，观察臀部皮肤状况；操作前洗手。

（2）物品准备：清洁尿布、尿布桶，必要时备面盆及温水、软毛巾、护臀霜；有尿布性皮炎者按臀部皮肤情况准备用物（棉签、弯盘、0.02%高锰酸钾溶液、2%~5%鞣酸软膏、氧化锌软膏、紫草油、康复新溶液、咪康唑霜、烤灯等）。

（3）环境准备：病室温湿度适宜，避免空气对流。

3.操作步骤

（1）携用物至床旁，放下一侧床栏，将尿布折好，放于床边备用。

（2）拉开儿童盖被，解开被大小便污染的尿布。

（3）手握住儿童的两脚轻轻提起，露出臀部；另一手用尿布洁净上端两角将会阴部及臀部从前往后擦净，并以此角盖上污染部分。

（4）取出污染尿布，将污染部分卷折在内面，放入尿布桶。

（5）将儿童抱起，一手托住儿童大腿根部及臀部，同侧前臂及肘部护住儿童腰背部，另一手用温水清洗臀部，用柔软毛巾吸干臀部，将儿童放回床上。

（6）握住儿童双脚并提起，将臀部略抬高，将清洁尿布的一端垫于儿童腰骶部，放下双脚，由两腿间拉出尿布另一端并覆盖于下腹部，系上尿布带。较大婴儿或尿量多者，可在三角形尿布上再垫一长方形尿片，女婴将加厚层垫在臀下，男婴将加厚层放在会阴部。

（7）整理衣服，盖好被子，拉好床挡。

（8）洗手，记录。

4.注意事项

（1）换尿布时，动作要轻快，避免暴露上半身。

（2）尿布包扎应松紧合适。

（3）对一次性尿裤过敏的儿童可选择透气、柔软、吸水性强的棉织品做尿布。棉布尿布清洁后应采用阳光下暴晒、煮沸或消毒液浸泡等方法进行消毒。

二、协助检查诊断的操作

（一）颈外静脉穿刺术

1. 目的　为3岁以下患儿或肥胖儿童静脉采血。

2. 准备

（1）护士准备：了解患儿病情、年龄、意识状态、心理状态；根据患儿的年龄做好解释工作；操作前洗手、戴口罩。

（2）物品准备：10mL注射器、消毒液、纱布、胶布、根据检验目的试管。

（3）患儿准备：侧卧位。

（4）环境准备：同股静脉穿刺法。

3. 操作步骤

（1）按全身约束法包裹好患儿，抱至治疗室。

（2）患儿侧卧，助手两手臂约束患儿躯干及上肢，一手扶头、一手扶肩，使患儿肩部与治疗台边沿相齐，头部垂直于治疗台边缘下，露出颈外静脉。

（3）操作者站在患儿头端，常规消毒皮肤后，右手持注射器沿血液回心方向刺入皮肤，当患儿啼哭使颈外静脉怒张时，将针头刺入血管，左手慢慢抽回血，如无血抽出，可将针头缓缓后退，抽到血液后固定针头，抽取所需血量后拔出针头。

（4）用无菌棉球压迫局部2～3分钟后用胶布固定，将针头取下，根据检验需要分别将血液注入相应的容器内。

（5）送患儿回病房。

（6）整理治疗室。

4. 注意事项　严重心、肺疾病患者不宜用此法。有出血倾向者穿刺时应谨慎，拔针后延长加压时间；助手应随时观察患儿面色及呼吸情况，发现异常立即停止穿刺；新生儿因颈项短小，操作较困难，一般不用此法。

（二）股静脉穿刺术

1. 目的　采静脉血标本，为诊断及治疗疾病提供依据。

2. 准备

（1）护士准备：评估患儿病情、年龄、意识状态、心理状态；根据患儿的年龄做好解释工作；操作前洗手、戴口罩。

（2）物品准备：10mL注射器、消毒液、纱布、胶布，根据检验目的试管。

（3）患儿准备：仰卧位，固定大腿外展成蛙型，以便暴露腹股沟区。

（4）环境准备：清洁、宽敞，操作前半小时停止扫地及更换床单。

3. 操作步骤

（1）将患儿仰卧于治疗台上，用小沙袋垫高穿刺侧臀部。用尿布包裹好会阴部，以免排尿时污染穿刺点。

（2）助手站在患儿穿刺对侧，用两前臂约束患儿躯干及上肢或用约束法约束之，使穿刺侧髋部外展45°并屈膝约90°，助手左手及前臂压住患儿左下肢，右手固定患儿的右膝关节处。

（3）操作者站在患儿足端或穿刺侧，用碘伏消毒操作者左手示指（包括甲沟）及患儿穿刺部位皮肤。

（4）在患儿腹股沟中、内 1/3 交界处，用左手示指触及股动脉搏动点后右手持注射器，在股动脉搏动点内侧 0.5cm 处垂直刺入，然后慢慢向上提针，边提边抽回血，有回血时固定针头，抽取所需血量后，拔出针头。

（5）棉球压迫针孔 5 分钟预防出血。如出血较多时，可更换棉球按压，并贴胶布固定。按检验目的放置血液。

（6）整理衣服，将患儿抱回病床。

（7）清理治疗室用物，标本及时送检。

三、协助检查治疗的操作

（一）小儿头皮静脉输液

婴幼儿的头皮静脉丰富，不滑动且易固定，且表浅易见，头皮静脉输液便于保暖，不影响患儿的肢体活动及其他诊疗和护理工作。常选用额上静脉、颞浅静脉及耳后静脉等。

1. 目的　补充水分、营养，维持体内水电解质平衡；使药物快速进入体内。

2. 准备

（1）护士准备：评估患儿病情、年龄、意识状态、对输液的认知程度、心理状态，观察穿刺部位的皮肤及血管状况；根据患儿的年龄做好解释工作；操作前洗手、戴口罩。

（2）物品准备：输液器、液体及药物；治疗盘准备：包括碘伏、棉签、弯盘、胶布（两条长、两条短）、头皮针、无菌巾、内放入已吸入生理盐水或 10% 葡萄糖的 10mL 注射器。其他物品：一次性备皮刀、污物杯、肥皂、纱布、治疗巾、肢体固定板，必要时备沙袋或约束带。

（3）患儿准备：为患婴更换尿布，协助患儿排尿，顺头发方向剃净局部毛发，并清洁局部头皮。

（4）环境准备：清洁、宽敞，操作前半小时停止扫地及更换床单。

3. 操作步骤

（1）根据医嘱将输液架带至床旁，为患儿选好静脉，更换尿布。工作人员洗手、戴口罩（对年长患儿及家长做好解释工作）。

（2）在治疗室内核对检查药液、输液器，按医嘱加入药物，并将输液器针头插入输液瓶塞内，关闭调节器。

（3）携用物至患儿床旁，核对患儿，再次查对药液，将输液瓶挂于输液架上，排尽空气。

（4）将枕头放在床沿，使患儿横卧于床中央，必要时全身约束法约束患儿。

（5）如两人操作，则一人固定患儿头部，另一人穿刺。操作者立于患儿头端，消毒皮肤后，用注射器接头皮针，排气后左手绷紧血管两端皮肤，右手持针在距离静脉最清晰点向后移 0.3cm 处将针头沿静脉向心方向平行刺入皮肤，然后将针头稍挑起，沿静脉走向徐徐刺入，见回血后推液少许，如无异常，用胶布固定。

（6）取下注射器，将头皮针与输液管相连接，调节滴速，并将输液皮条弯绕于患儿头上适当位置，胶布固定。

（7）整理用物，记录输液时间、输液量及药物。

4. 注意事项

（1）严格执行查对制度和无菌技术操作原则，注意药物配伍禁忌。

（2）针头刺入皮肤，如无回血，可用注射器轻轻抽吸以确定回血；因血管细小或充盈不全而无回血者，可推入极少量液体，如通畅无阻，皮肤表面无隆起、无变色现象，且点滴顺利时，证明穿刺成功。

（3）在穿刺中密切观察患儿的面色，有无发绀等全身情况（特别是危重患儿），切不可只顾操作而忽略了病情变化而发生意外。

（4）根据患儿病情、年龄、药物性质调节输液速度，观察输液情况，如输液速度是否合适，局部有无肿胀，针头有无移动、脱出，瓶内溶液是否滴完，各连接处有无漏液现象，以及有无输液反应。

（二）暖箱使用法

暖箱可以使患儿体温保持稳定，提高未成熟儿的成活率。适用于出生体重在2000g以下、高危或异常的新生儿，如新生儿硬肿症、体温不升等，以确保异常新生儿维持正常体温。

1. 目的　为患儿创造一个温度和湿度均相适应的环境，以保持患儿体温的恒定。

2. 准备

（1）护士准备：评估患儿的孕周、出生体重、日龄、生命体征、有无并发症等；评估常见的护理问题；操作前洗手。

（2）物品准备：婴儿温箱，检查其性能，保证安全，用前清洁消毒。

（3）患儿准备：穿单衣，裹尿布。

（4）环境准备：调节室温（高于23℃），以减少辐射散热。温箱避免放置在阳光直射、有对流风或取暖设备附近，以免影响箱内温度。

3. 操作步骤

（1）入箱前准备：打开注水槽，加入50℃蒸馏水至水位指示线，将干湿度计水槽也注满蒸馏水；通电源，打开电源开关，调预热温度28~32℃，预热时间2小时左右，当温度升到所需温度时，红、绿灯交替亮，如温度继续上升，报警指示灯亮，发出声响，应切断电源（硬肿症患儿预热至26℃，以后可根据需要每小时调高1℃）；据干湿度计温度读数，调整湿度控制旋钮（向右温度高），使两个读数相遇，这时读盘窗口指示的便是温度罩内实际湿度值。箱内湿度应维持在55%~65%。

（2）入箱后护理：将患儿仅包裹尿布或单衣，裸体放置暖箱内，根据体温调节箱温，并做好记录，在患儿体温未升至正常之前应每小时监测1次，体温正常后可每4小时测1次，注意保持体温在36~37℃，并维持相对湿度；一切护理操作均在箱内进行。如喂奶、换尿布、清洁皮肤、观察病情及检查等，可从边门或袖孔伸入进行，以免箱内温度波动。

（3）出暖箱的条件：患儿体重达2000g或以上，体温正常者；不加热的暖箱内，室温维持在24~27℃时，患儿能保持正常体温者；患儿在暖箱内时间超过1个月，体重虽不足 2000g，但一般情况良好者。

4. 注意事项 掌握温箱的性能，严格执行操作规程，定期检查有无故障，保证绝对安全；观察使用效果，如温箱发生报警信号，应及时查找原因，妥善处理；护理、治疗集中操作，避免过多开启温箱侧门、端门，以免影响箱温的恒定；工作人员入箱操作、检查、接触患儿前，必须洗手，防止交叉感染；保持温箱的清洁卫生，每天用消毒液擦箱内外，每周调换一次温箱，用过的温箱除用消毒液擦拭外，再用紫外线照射 30 分钟。

（三）光照疗法

光照疗法是治疗新生儿高胆红素血症的辅助治疗方法，主要作用是使未结合胆红素转变为水溶性异构体，易于从胆汁和尿液中排出体外。蓝色荧光灯有效波长为 420～470nm。灯管与患儿皮肤距离约 33～50cm。患儿入箱前须进行皮肤清洁，禁忌在皮肤上涂粉和油类；双眼佩戴遮光眼罩；全身裸露，只用长条形尿布遮盖会阴、肛门部，男婴注意保护阴囊。一般每两小时更换一次体位。血清胆红素＜171μmol/L（10mg/dL）时可停止光疗。蓝光灯管累积使用 1000 小时必须更换。

1. 目的 通过荧光照射治疗新生儿高胆红素血症的辅助治疗方法，主要作用是使未结合胆红素转变为水溶性异构体，易于从胆汁和尿液中排出体外。

2. 准备

（1）护士准备：评估患儿诊断、出生体重、日龄、生命体征、黄疸的范围和程度、胆红素检查结果、精神反应等；操作前戴墨镜、洗手。

（2）物品准备光疗箱：常采用 20W 或 40W 的蓝色荧光灯，其有效波长为 420～470nm，也可用绿光、冷光源、日光灯或太阳光，双面光优于单面光。灯管与患儿皮肤距离 33～50cm。遮光眼罩：用不透光的布或纸制成。

（3）患儿准备：患儿入箱前须进行皮肤清洁，禁忌在皮肤上涂粉和油类；剪短指甲；双眼佩戴遮光眼罩；脱去患儿衣裤，全身裸露，只用长条形尿布遮盖会阴、肛门部，男婴注意保护阴囊。

（4）环境准备：光疗最好在空调病室中进行。冬天注意保暖，夏天则要防止过热。

3. 操作步骤

（1）光疗前准备：清洁光疗箱，特别注意清除灯管及反射板的灰尘。接通电源，检查线路及灯光亮度，使箱温升至患儿适中温度 28～32℃，相对湿度 50%～65%。

（2）入箱：患儿全身裸露，用尿布遮盖会阴部，佩戴遮光眼罩，放入已预热好的光疗箱中，记录开始照射时间。

（3）光疗：使患儿皮肤均匀受光，并尽量使身体广泛照射。若使用侧单面光疗箱一般每两小时更换一次体位，可以仰卧、侧卧、俯卧交替更换。俯卧照射时要有专人巡视，以免口鼻受压影响呼吸。

（4）监测体温和箱温的变化：光疗时应每小时测体温 1 次或根据病情、体温情况随时测量，使体温保持在 36～37℃，根据体温调节温箱。若光疗时体温超过 38.5℃，要暂停光疗。

（5）出箱：一般情况下，血清胆红素＜171μmol/L（10mg/dL）时可停止光疗。出箱前，先将包裹患儿用的衣服预热，再切断电源，去除护眼罩，出箱后测体温、体重及验血，包裹好患儿回病房，做好各项记录。

4. 注意事项

（1）保证水分及营养供给：光疗过程中，应按医嘱静脉输液，按需喂奶，保证水分及营养的供给，记录出入量。

（2）严密观察病情：监测血清胆红素变化，以判断疗效；注意观察患儿精神反应及生命体征；注意黄疸的部位、程度及其变化，大小便颜色与性状，有无皮肤发红、干燥、皮疹，有无呼吸暂停、烦躁、嗜睡、发热惊厥等；注意吸吮能力、哭声变化。若有异常及时与医师联系，及时处理。

（3）保持灯管及反射板的清洁，并及时更换灯管。每天清洁灯管及反射板，蓝光灯管使用300小时后其能量输出减弱20%，900小时后减弱35%，2700小时减弱45%。因此，灯管累计使用1000小时必须更换。

（4）光疗箱的维护与保养：光疗结束后，关好电源，拔掉电源插座，将湿化器水箱内水倒尽，用消毒溶液擦净蓝光箱备用。

第二节 循环系统疾病患儿的护理

一、小儿循环系统解剖生理特点

（一）心脏胚胎发育

胚胎第2周形成原始心脏，分成心房、心室和心球三部分。在胚胎第8周房、室中隔完全形成，心脏成为四腔。所以心脏胚胎发育的关键时期是胚胎第2～8周，在此期间若受到不利因素的影响，容易形成先天性心脏病。

（二）小儿心脏、心率、血压的特点

1. 心脏　小儿心脏相对比成人大，随着年龄的增加，心脏重量与体重的比值下降。小儿心脏在胸腔的位置随年龄增长而变化。新生儿和2岁以下婴幼儿心脏多呈横位，心尖搏动在左侧第4肋间隙锁骨中线外1～2cm。2岁以后心脏由横位逐渐转为斜位，3～7岁时心尖搏动在第5肋间隙左锁骨中线处，7岁以后心尖搏动移到第5肋间隙锁骨中线内0.5～1.0cm。

2. 心率　小儿的心率较快，是由于小儿新陈代谢和交感神经兴奋性较高所致，年龄愈小，心率愈快。哭闹、体力活动、进食、发热或精神紧张心率可明显加速。一般体温每增高1℃，心率每分钟增加10～15次。新生儿每分钟平均心率120～140次，婴儿110～130次，2～3岁100～120次，4～7岁80～100次，8～14岁70～90次。

3. 血压　小儿年龄越小，血压越低。是由于小儿心搏出量较少，动脉壁的弹性好和血管管径相对较大所致。新生儿收缩压60～70mmHg（8.0～9.3kPa），1岁时70～80mmHg（9.3～10.7kPa）。2岁以上收缩压可按公式计算：

收缩压 = 年龄×2+80mmHg（年龄×0.26 + 10.7kPa）

舒张压为收缩压的2/3。收缩压高于此标准20mmHg（2.6kPa）为高血压，低于此标准 20mmHg（2.6kPa）为低血压。正常下肢血压比上肢高 20～40mmHg（2.6～5.3kPa）。小儿血压容易受外界因素的影响，如哭叫、体位变动、情绪紧张等可使血压暂时升高。故测血压时应让儿童保持安静，上臂与心脏处于同一水平。血压计袖带宽度以该小儿上臂长度的 2/3 为宜，过窄测得的血压偏高，过宽测得的血压偏低。

二、先天性心脏病的护理

先天性心脏病是胎儿时期心脏及大血管发育异常导致的心血管先天畸形，是儿童最常见的心脏病。发病率为活产婴儿的 6‰～10‰。临床主要表现为青紫、气促、呼吸困难，反复呼吸道感染、生长发育缓慢。可并发心力衰竭、亚急性感染性心内膜炎等。

（一）病因与发病机制

先天性心脏病的病因尚未完全明了。目前主要认为是由遗传和环境因素相互作用引起的。

1. 遗传因素　染色体异位与畸变、单一基因突变、多基因突变和先天性代谢紊乱等。
2. 环境因素　早期尤其是妊娠前 3 个月宫内感染、孕母接受大剂量放射线和服用药物史、宫内慢性缺氧、妊娠早期酗酒或吸食毒品等。

（二）临床表现

1. 室间隔缺损　室间隔缺损（VSD）是最常见的先天性心脏病。我国约占小儿先心病的 50%。可单独存在，也可与其他心脏畸形同时存在。根据缺损大小分为三型：①小型缺损，缺损直径＜0.5cm；②中型缺损，缺损直径为 0.5cm～1cm；③大型缺损，缺损直径＞1cm。

临床表现取决于缺损大小和肺循环的阻力。小型缺损无明显症状，生长发育不受影响，临床上多是体检时发现杂音。

中、大型缺损者：①影响生长发育，患儿消瘦、乏力、多汗、喂养困难；面色苍白，活动后心慌、气急，易患肺部感染和心力衰竭；②当哭闹、活动过度时，肺动脉高压出现右向左分流，出现持续性青紫；③肺动脉压迫喉返神经，引起声音嘶哑；④并发症：易并发支气管炎、支气管肺炎、充血性心力衰竭和亚急性细菌性心内膜炎。

2. 房间隔缺损　房间隔缺损（ASD）是小儿时期常见的先天性心脏病，女性较多见。

缺损小者可无症状，仅在体格检查时发现胸骨左缘有收缩期杂音。缺损大者：①体形瘦长、面色苍白、乏力、多汗、活动后气促和生长发育迟缓；②当哭闹、患肺炎或心力衰竭时，出现暂时性青紫；③易反复呼吸道感染，严重者早期发生心力衰竭。

3. 动脉导管未闭　动脉导管未闭（PDA）占先天性心脏病发病总数的 15%～20%。胎儿期动脉导管被动开放，是血液循环的重要通道，出生后逐渐闭合。若 1 岁后持续开放引起分流，称为动脉导管未闭。

分流量小可无症状，仅在体检时发现心脏杂音。分流量大者：①有喂养困难、消瘦、乏力、多汗、心悸、生长发育落后等表现；②易患呼吸道感染、充血性心力衰竭；③扩张的肺动脉压迫喉返神经引起声音嘶哑；④易并发充血性心力衰竭、心内膜炎、肺血管病变等。

4. 法洛四联症　法洛四联症（TOF）是存活婴儿中最常见的青紫型先天性心脏病。

由肺动脉狭窄、室间隔缺损、主动脉骑跨、右心室肥厚4种畸形组成。以肺动脉狭窄最重要。临床表现如下。

（1）青紫：是本病的主要表现，常见于毛细血管丰富的部位，如唇、指（趾）甲、球结膜等。哭闹、哺乳及活动后可出现气促及青紫加重。

（2）蹲踞现象：患儿在行走、活动时因气急而主动下蹲片刻后再行走或活动。

（3）杵状指（趾）：由长期缺氧，导致指、趾末端毛细血管增生扩张，局部软组织及骨组织增生肥大所致。

（4）缺氧发作：婴幼儿在吃奶、哭闹、情绪激动、贫血、感染时出现阵发性呼吸困难，严重者可引起突然昏厥、抽搐，甚至死亡。年长儿常诉头晕、头痛。

（5）并发症：脑血栓、脑脓肿及感染性心内膜炎。

（三）辅助检查

1. 胸部X线检查　室间隔缺损时，左右心室、左心房增大，以左心室增大为主；房间隔缺损时，右心房、右心室增大；动脉导管未闭时，左心房和左心室增大；法洛四联症时，右心室增大，呈"靴形"，即心尖圆钝上翘，肺动脉凹陷，肺野清晰。

2. 心电图　提示心房、心室增大或改变情况。

3. 超声心动图　既能明确诊断又无创伤的检查方法，反映心脏内部结构图像及分流量大小。

4. 其他　如心导管检查、心血管造影等，可以明确诊断，为决定手术方案提供依据，但有创伤。

（四）治疗原则

1. 内科治疗　维持正常活动，对症治疗，防治并发症，维持至手术年龄。缺损小者有自然愈合的可能，一般直径<3mm的房间隔缺损可于18个月内自然闭合。早产儿动脉导管未闭者，可口服或静脉注射吲哚美辛（消炎痛）以促进导管关闭。

2. 外科手术　是根治先天性心脏病的最有效措施。手术时间一般3~5岁。但对分流量大、症状明显者，力争早施行手术。

（五）护理措施

1. 一般护理

（1）休息：室内要空气新鲜，阳光充足，安静，温湿度适宜。适当活动，以不出现气促、明显乏力为度。避免患儿情绪激动和剧烈哭闹。病情严重者应卧床休息。法洛四联症的患儿出现蹲踞现象时，应让其自然蹲踞和起立，不能强行拉起。

（2）饮食护理：给予高热量、高蛋白和高维生素饮食，保证营养的需要。对喂养困难的患儿要耐心喂养，注意食物的搭配，可少量多餐。心功能不全有水肿者，适当限制钠盐的摄入。

2. 病情观察及并发症的监测

（1）防治心力衰竭：监测患儿生命体征及心脏杂音的变化。出现心率增快、呼吸困难、端坐呼吸、吐泡沫样痰、浮肿、肝大等心力衰竭表现时，立即置患儿于半坐卧位，给予吸氧，及时报告医生，进行治疗护理。

（2）防治脑缺氧发作：法洛四联症患儿应加强护理，减少对患儿的刺激，避免患儿剧烈活动、哭闹，保持粪便通畅。一旦出现缺氧发作，应立即给予胸膝卧位、吸氧，遵医嘱注射吗啡、普萘洛尔和碳酸氢钠等。

（3）防止脑血栓形成：青紫型先天性心脏病因代偿性红细胞增多，血液黏稠度增高，易形成血栓。要多饮水，保证液体的摄入。发热、多汗、吐泻时应注意增加液体摄入量，避免脱水。

（4）观察用药效果和不良反应：服用强心苷类药物后，须仔细复核药物剂量，密切观察药物的作用及有无毒性反应。毒性反应常为食欲减退、恶心、呕吐等消化系统表现和心动过缓或过速等心律失常表现及视力模糊等神经系统表现等。钙剂与洋地黄有协同作用，应避免同时使用。服用利尿剂后要观察患儿尿量的变化。预防感染，如做小手术时，应给予抗生素，防止心内膜炎的发生。

3. 心理护理　关爱患儿，态度和蔼，建立良好的护患关系。向家长及年长儿介绍病情和检查治疗经过，消除家长及患儿的焦虑、恐惧，树立信心，取得他们的理解和配合。

4. 健康指导

（1）向患儿家长讲解先天性心脏病的日常护理，合理安排生活，避免劳累。

（2）强调合理安排患儿的饮食，保证营养的需要，多食蔬菜水果，保持大便通畅。

（3）合理用药，定期复查。

（4）预防感染和其他并发症，维持心功能正常，使患儿能安全达到手术年龄。取得患儿和家属的配合。

三、病毒性心肌炎的护理

病毒性心肌炎是病毒侵犯心脏所引起的以心肌炎性病变为主的疾病。病变可累及心包或心内膜。可出现局灶性或弥漫性心肌间质炎性渗出，心肌变性或坏死，或导致不同程度的心功能障碍，是小儿较常见的心脏病之一。

（一）病因与发病机制

任何病毒感染均可引起心肌炎，能引起心肌炎的病毒有很多种，肠道病毒是引起病毒性心肌炎的最常见病毒，尤其是柯萨奇B组病毒感染最多见，其他还有腺病毒、脊髓灰质炎病毒、流感病毒、EB病毒、传染性单核细胞增多症病毒等。本病的发病机理尚不完全清楚。一般认为，与病毒及其毒素早期经血液循环直接侵犯心肌细胞有关，病毒感染后的变态反应和自身免疫也与发病有关。

（二）临床表现

轻重不一。病毒性心肌炎典型病例多在出现心脏症状前2～3周内有上呼吸道感染或其他系统病毒感染症状。主要为发热、周身不适、咽痛、肌肉疼痛、腹泻及皮疹等。轻症患儿一般无明显症状，心肌受累明显时，以乏力、活动受限、心悸为主，有心前区不适、面色苍白、胸闷、气短、多汗、头晕、食欲不振等。重症患儿起病急，可出现心力衰竭或突发心源性休克，死亡率高。部分患儿呈慢性过程，可逐渐演变成心肌病。体检可见心脏轻度增大、心率过速（或过缓）、第一心音低钝、奔马律、各种心律失常、心尖部轻度收缩期杂音。

（三）辅助检查

1. 心电图检查　可见严重的心律失常，包括各种期前收缩、心动过速、房颤或室颤、房室传导阻滞等。急性期常见 ST 段偏移，T 波低平、双向或倒置。心电图检查无特异性，动态观察临床意义较大。

2. 心肌酶检查　磷酸肌酶（CPK）及其同工酶（CK-MB）升高、乳酸脱氢酶（LDH）及其同工酶增高对心肌炎的早期诊断有提示意义。心肌肌钙蛋白的变化对心肌炎诊断的特异性更强，且比心肌酶更加敏感。

3. 病原学检查　可自咽拭子、咽冲洗液、粪便、血液中分离出病毒。从恢复期血清中检测到相应抗体。

4. 超声心动图　可显示房室扩大、心室收缩功能受损程度，探查有无心包积液以及了解瓣膜功能。

5. 胸部 X 线检查　心影正常或普遍扩大。

6. 心肌活体组织检查　仍被认为是诊断的金标准，但由于取样部位的局限性以及患者的依从性不高，应用仍有限。

（四）治疗原则

目前无特效疗法。

1. 急性期　卧床休息，一般应至热退后 3～4 周。

2. 药物治疗　若患儿处于病毒血症阶段，选用抗病毒药物治疗，如利巴韦林。

（1）改善心肌营养：给予大量维生素 C、辅酶 Q10、能量合剂治疗，保护心肌，改善心肌功能。应用 1，6- 二磷酸果糖（FDP）改善心肌细胞代谢，增加心肌能量。黄芪口服液对柯萨奇病毒有抑制作用，能增强心肌收缩力和改善心肌供血。

（2）抗心衰：应用地高辛，注意补充氯化钾，以避免洋地黄中毒。

（五）护理措施

1. 一般护理

（1）休息：给患儿提供安静、温暖舒适的环境，卧床休息至热退后 3～4 周，病情稳定后，逐渐增加活动量。心脏扩大或心功能不全的患儿，休息时间应至少 6 个月。待心功能改善、心脏恢复，再逐渐恢复运动量，以不出现心悸、气促为宜。婴儿避免剧烈的哭闹。

（2）饮食护理：宜高热量、高蛋白、高维生素、易消化、营养丰富的饮食，少量多餐，不要暴饮暴食。心力衰竭的患儿给予低盐饮食。

2. 病情观察及并发症的监测

（1）生命体征、神志等变化：密切观察呼吸频率、节律的变化，心率、脉搏强度、节律和频率，血压等的变化。胸闷、气促时遵医嘱吸氧。患儿出现脉搏频率比正常超过 50% 以上，或脉率不齐，及时报告医生并遵医嘱处理。

（2）发现并处理并发症：按时测量生命体征，定时巡视病房。观察记录尿量、血压变化，及早判断有无心源性休克的发生。如有胸部不适、胸闷、烦躁不安等症状时，应及时处理。

（3）观察用药效果和不良反应：心力衰竭的患儿，应控制输液速度和输液量；心源性休克者，遵医嘱及时补充血容量。应用洋地黄药物时要注意观察，若有恶心、呕吐、黄绿视等症状，应暂停用药，避免洋地黄中毒。

3. 心理护理　保持情绪稳定，安慰患儿，消除其紧张和焦虑情绪，使其保持最佳心理状态。

4. 健康教育

（1）向患儿和家长介绍本病的相关知识，使其认识到大多数患儿及时诊断并经过适当治疗，可完全治愈。使家长和患儿消除焦虑及恐惧心理。

（2）强调不要过于劳累，适当限制体力活动。

（3）增强体质，适量体格锻炼，积极预防上呼吸道感染和消化道感染。

（4）定期到医院复查，监测病情变化。

第三节　内分泌及遗传代谢性疾病患儿的护理

一、先天性甲状腺功能降低症的护理

甲状腺功能降低症简称甲低，是由于各种不同的疾病累及下丘脑－垂体－甲状腺轴功能，以致甲状腺激素缺乏；或者由于甲状腺素受体缺陷所造成的临床综合征。按病变涉及的位置可分为：原发性甲低，由于甲状腺本身疾病所致；继发性甲低，病变位于下丘脑或垂体，又称为中枢性甲低。患儿绝大多数为原发性甲低，根据其发病机制和起病年龄，又可分为先天性和获得性两类。

（一）病因与发病机制

1. 散发性甲状腺功能降低症

（1）甲状腺不发育、发育不全或异位：甲状腺不发育、发育不全或异位是造成先天性甲状腺功能减退的主要原因。约占90%，多见于女孩。患儿甲状腺在宫内阶段即因遗传或免疫因素造成不发育、发育不全或形成异位甲状腺，部分或完全丧失其功能。

（2）甲状腺激素合成障碍：多因为甲状腺激素合成和分泌过程中酶缺陷造成，多为常染色体隐性遗传。

（3）促甲状腺激素缺乏：亦称下丘脑－垂体性甲低或中枢性甲低，因垂体分泌甲状腺激素障碍而引起，常见于特发性垂体功能低下或下丘脑、垂体发育缺陷。

（4）甲状腺或靶器官反应低下：可由甲状腺组织细胞膜上的 GSα 蛋白缺陷，使 cAMP 生成障碍，而对 TSH 无反应；或是末梢组织 β-甲状腺受体缺陷，从而对 T3、T4 不反应。均为罕见病。

（5）母亲因素（亦称暂时性甲低）：母亲在妊娠期服用抗甲状腺药物或母亲体内存有甲状腺抗体，均可通过胎盘影响胎儿，造成暂时性甲低，一般3个月后好转。

2. 地方性先天性甲低　多因孕妇饮食中缺碘，致使胎儿在胚胎期即因碘缺乏而导致甲状腺功能低下，从而造成不可逆的神经系统损害。

（二）临床表现

症状出现早晚及轻重与患儿残留的甲状腺组织的多少及甲状腺功能低下的程度有关。无甲状腺组织的患儿，在婴儿早期即可出现症状。有少量腺体者多于6个月后症状明显，偶有数年之后出现症状者。主要临床表现有智力落后、生长发育落后、生理功能低下。

1. 新生儿期症状　胎儿期即少动，常为过期产儿。生理性黄疸持续时间达2周以上多是新生儿最早出现的症状，同时伴有反应迟钝、肌张力低下、喂养困难、前囟较大、后囟未闭、哭声低、声音嘶哑、腹胀、便秘、脐疝。患儿体温低、末梢循环差、四肢凉，皮肤可出现斑纹或硬肿等。

2. 典型症状　多数先天性甲低患儿常在出生半年后出现典型症状。

（1）特殊容貌：头大，颈短，毛发稀少，面色苍黄，皮肤粗糙、干燥，面部黏液水肿，眼睑水肿，眼距宽，眼裂小，鼻梁宽平，唇厚舌大，舌常伸出口外。

（2）生长发育落后：身材矮小，躯干长而四肢短小，上部量与下部量之比大于1.5，囟门闭合晚，出牙延迟，腹部膨隆，常有脐疝。

（3）生理功能低下：精神食欲差，安静少动，嗜睡、低体温、怕冷，脉搏呼吸均缓慢，心音低钝，肌张力低下，肠蠕动减慢，腹胀，便秘，第二性征出现晚。

（4）智力低下：动作发育迟缓，表情呆滞、淡漠，记忆力和注意力降低。

3. 地方性甲低　因在胎儿期缺碘而不能合成足量的甲状腺激素，以致影响到中枢神经系统的发育。临床表现为两组不同的综合征，可以相互交叉重叠。

（1）"黏液性水肿"综合征：以黏液性水肿为特征，有显著的生长发育和性发育落后、智能低下等，血清甲状腺激素降低，TSH增高。

（2）"神经性"综合征：以共济失调、痉挛性瘫痪、聋哑和智力低下为特征，身材正常，甲状腺功能正常或轻度降低。

（三）辅助检查

1. 新生儿筛查　此方法为患儿早期确诊、避免神经精神发育严重缺陷的极佳防治措施。采用出生后2~3天的新生儿干血滴纸片检测TSH浓度作为初筛，结果大于20mU/L时，再采集血标本检测血清T4和TSH以确诊。

2. 血清T3、T4、TSH测定　T3、T4下降，TSH增高。

3. 骨龄测定　手和腕部X线拍片可见骨龄落后于实际年龄。

4. 基础代谢率测定　基础代谢率低下。

5. 甲状腺扫描　甲状腺异位或先天缺如。

（四）治疗原则

本病应早诊断、早治疗，以减少对脑发育的损害，一般在出生3个月内即开始治疗者，不致遗留神经系统损害。一旦确诊，应终身服用甲状腺制剂。通常药物有合成的L-甲状腺素钠及甲状腺素干粉片。用药量应根据患儿甲状腺功能及临床表现进行适当调整。在治疗过程中注意随访，并监测智能和体格发育情况。

（五）护理措施

1. 一般护理

（1）保暖：应注意室内温度，根据气温适时增减衣服，避免受凉。

（2）饮食护理：指导正确的喂养方法，提供高蛋白，高维生素，富含钙、铁等的易消化食物。对吸吮困难、吞咽缓慢者要细心耐心喂养，不能吸吮者可滴管喂养或鼻饲，以保证生长发育所需。

2.病情观察及并发症的监测

（1）保持大便通畅：保证充足液体入量；多给予含粗纤维的水果、蔬菜，适当增加运动量；每日顺肠蠕动方向按摩腹部数次，增加肠蠕动；养成定时排便的习惯，必要时采用缓泻剂、软化剂或灌肠。

（2）提高自理能力：根据具体情况采用玩具、音乐、语言、体操和全身运动等形式加强智力、体力、行为训练，促进生长发育，帮助其掌握基本生活技能；加强患儿日常生活护理，耐心看护和引导，防止意外伤害发生。

（3）观察用药效果和不良反应：甲状腺制剂作用缓慢，用药1周左右方能达到最佳效力。服药后要密切观察患儿食欲、活动量、生长曲线、智商、骨龄以及血T3、T4、TSH的变化，以便随时调整药物剂量。用药剂量应随患儿年龄增长而逐渐增加，药量过小影响智力和体格发育，药量过大则可引起烦躁、多汗、消瘦、腹痛和腹泻等症状。在治疗过程中应定期随访，治疗开始时，每2周随访一次；血清TSH和T4正常后，每3个月随访一次。服药1～2年后，每6个月随访一次。

3.心理护理　与患儿家长共同制订患儿行为及智力训练计划，对患儿多鼓励、不歧视。

4.健康指导　重视新生儿筛查，强调早期诊断早期治疗的重要性，生后1～2个月开始治疗者可避免严重的神经系统损害。指导家长掌握患儿体温、脉搏、血压、体征的测量方法。

二、21-三体综合征的护理

21-三体综合征又称先天愚型或唐氏综合征，是人类最早被确定的常染色体疾病，也是小儿染色体病中最常见的一种。一般在活产婴儿中的发病率为1：600～1：1000。患儿体细胞内第21对染色体发生畸变，即第21对染色体呈三体型，故称为21-三体综合征。

（一）病因与发病机制

1.母亲妊娠年龄过大　母亲年龄愈大发病率愈高，可能与母体卵细胞衰老有关。孕母年龄20岁，发生率0.05‰，35岁时约为0.3‰，40岁以上时可高达2%～5%。

2.致畸变物质及疾病的影响　病毒感染（EB病毒、流行性腮腺炎病毒、风疹病毒及肝炎病毒等）、放射线、化学因素（抗代谢药物、抗癫痫药物、苯、农药等）均可导致染色体发生畸变。由于以上原因可使生殖细胞在减数分裂形成配子时或受精卵在有丝分裂时发生不分离，致使体细胞内存在额外的21号染色体，造成患儿体细胞内第21对染色体呈三体型。

（二）临床表现

1.智能落后　这是本病最严重最突出的临床表现。绝大部分患儿有不同程度的智能发育障碍，随着年龄的增加日益明显，智商通常在 25～50 之间，抽象思维能力较差。

2. 特殊面容　出生时即有特殊的面容，表情呆滞，头小而圆，头发细软而较少；前囟大且闭合延迟，眼裂小，眼距宽，眼外眦上斜，内眦赘皮；鼻梁低平，耳小异形，唇厚舌大，张口伸舌，流涎不止；颈短而宽。常呈嗜睡状，伴有喂养困难。

3. 皮纹特点　表现为通贯手，atd 角增大＞58°（我国正常人为 40°），第 4、5 指桡箕增多，第 5 指只有 1 条指褶纹等。

4. 生长发育迟缓　患儿出生时身长和体重均低于正常儿，生后体格、动作发育均迟缓，身材矮小，四肢短，骨龄落后；出牙延迟且顺序颠倒；肌张力低下，韧带松弛，关节可过度弯曲；手指粗短，小指向内弯曲。

5. 伴发畸形　约 50% 患儿可伴有先天性心脏病，其次是消化道畸形。免疫功能低下，易患各种感染性疾病；先天性甲状腺功能降低症、白血病的发病率明显高于正常人群；30 岁以后常出现老年性痴呆症状。

（三）辅助检查

1. 染色体核型分析　可分为标准型（占患儿总数的 95%）、易位型（占 2.5%～5%）和嵌合型（占 2%～4%）。

2. 分子细胞遗传学检查　用荧光素标记的 21 号染色体的相应片段序列的探针，与外周血中的淋巴细胞或羊水细胞进行原位杂交（即 FISH 技术），患儿细胞中可呈现 3 个 21 号染色体的荧光信号。

（四）治疗原则

尚无特殊的治疗方法，注意预防感染，对患儿可进行长期耐心教育训练以提高生活自理能力。

（五）护理措施

1. 一般护理

（1）皮肤护理：保持皮肤清洁干燥，患儿长期流涎，应及时擦干，并保持下颌及颈部清洁，以免皮肤糜烂感染。

（2）饮食护理：细心喂养患儿，协助吃饭、穿衣，定期洗澡，并防止意外事故。喂养时依据患儿实际吞咽能力，少量多餐，保证营养均衡。

2. 病情观察及并发症的监测

（1）监测病情：帮助家长制订教育训练方案，并进行示范，使患儿通过训练逐步生活自理，可从事简单劳动，提高生活质量。

（2）预防感染：患儿免疫力低下，易患感染，尤其是呼吸道感染。应保持空气新鲜，注意室内通风，避免接触感染者；注意个人卫生，保持口腔、鼻腔清洁，勤洗手，加强皮肤护理。

3. 心理护理　当家长得知孩子疾病时，常会难以接受，表现出忧伤、自责，应理解他们的心情，帮助他们面对现实，增强心理接受能力，树立信心。同时提供疾病的相关知识，使其尽快适应疾病的影响，并爱护和保护患儿的自尊心。

4. 健康指导　避免高龄妊娠，35 岁以上妇女妊娠后应做羊水穿刺检查。妊娠期间尤其早期应预防病毒感染，避免接触放射线和滥用药物。子代有先天愚型者，或姨表姐妹中有此病人，应及早检查子亲代的染色体核型。患儿常合并先天性心脏病，如出现哭声低下、多汗、活动量减少、青紫应及时就诊。鼓励家长定期随访和遗传咨询。

三、苯丙酮尿症的护理

苯丙酮尿症是由于苯丙氨酸代谢途径中酶缺陷所致的一种遗传代谢缺陷病。属常染色体隐性遗传。患儿肝细胞缺乏苯丙氨酸羟化酶，不能将苯丙氨酸转化为酪氨酸，导致苯丙氨酸及其酮酸蓄积，并从尿中大量排出。未能及时治疗的患儿可发生不可逆的脑损伤而导致智力低下，甚至惊厥发作。其发病率随种族而异，我国发病率约为1/11000。本病按酶缺陷不同可分为典型和非典型两种，绝大多数患儿为典型病例。

（一）病因与发病机制

苯丙酮尿症为常染色体隐性遗传病，患儿一对染色体中均有致病基因，双亲为表型正常的杂合子。在近亲婚配中，子代发病的风险增高。

1. 典型苯丙酮尿症　约占99%。因患儿肝细胞缺乏苯丙氨酸羟化酶，从而不能将苯丙氨酸转化为酪氨酸，导致大量苯丙氨酸在体内蓄积，同时产生大量苯丙酮酸、苯乙酸、苯乳酸等异常代谢产物，并从尿中排出，高浓度的苯丙氨酸及其异常代谢产物能导致脑损伤，致使患儿出现神经系统症状；尿中大量排出苯丙酮酸而出现苯丙酮尿，尿中出现苯乙酸而出现鼠尿臭味；同时由于酪氨酸生成减少，致使黑色素合成不足，患儿毛发、皮肤色素减少。

2. 非典型苯丙酮尿症　仅1%左右。由于四氢生物蝶呤缺乏，使苯丙氨酸不能氧化为酪氨酸，从而导致多巴胺、5-羟色胺等重要神经递质缺乏，加重神经系统的功能损害。

（二）临床表现

患儿出生时正常，一般3～6个月开始出现症状，并逐渐加重，1岁时症状明显。

1. 神经系统症状　以智能发育落后为主，早期可有行为异常，如兴奋、多动、精神萎靡等，少数表现为肌痉挛、腱反射亢进、惊厥发作，80%有脑电图异常。非典型苯丙酮尿症患儿的神经系统症状出现较早且较严重，常见肌张力降低、嗜睡、惊厥，如不及时治疗，常在幼儿期死亡。

2. 外观　生后数月因黑色素合成不足，毛发、皮肤和虹膜色泽变浅。皮肤干燥，常伴有湿疹。

3. 其他　可伴有呕吐、喂养困难。由于汗液尿液中有苯乙酸排出，呈特殊的鼠尿臭味。

（三）辅助检查

本病早期诊断治疗可避免神经系统的不可逆损伤，患儿早期症状不典型，必须借助实验室检测。

1. 新生儿筛查　可采用Guthrie细菌生长抑制实验半定量测定。
2. 尿三氯化铁试验和2,4-二硝基苯肼实验　一般用于较大儿和儿童的筛查。
3. 血游离氨基酸分析和尿液有机酸分析　可为本病提供生物化学诊断依据。
4. 尿蝶呤图谱分析　可以鉴别各型苯丙酮尿症。
5. DNA分析　近年来广泛用于苯丙酮尿症诊断、杂合子检出和产前诊断。

（四）治疗原则

该病是少数可治性遗传代谢性疾病之一，应力求早期诊断，早期治疗。一经确诊，立即给予低苯丙氨酸饮食，开始治疗的年龄愈小，效果愈好。主要是饮食疗法。

1. 低苯丙氨酸饮食　适用于典型苯丙酮尿症及血苯丙氨酸浓度持续高于 1.22mmol/L（20mg/dL）患儿。

2. 药物治疗　适用于非典型苯丙酮尿症，除饮食控制外，需给予 BH4、5-羟色胺等药物。

（五）护理措施

1. 一般护理

（1）皮肤护理：勤换尿布，保持皮肤清洁干燥，尤其是腋下、腹股沟等皮肤皱褶处，有湿疹时及时给予处理。

（2）饮食护理：给予低苯丙氨酸饮食，使摄入苯丙氨酸的量既能保证生长发育和体内代谢的最低需要，又能使血液中苯丙氨酸浓度维持在 0.12～0.6mmol/L（2～10mg/dL）。应尽早在生后 3 个月内开始治疗，超过 1 岁以后开始治疗的可以改善惊厥症状，但是智力低下是不可逆转的。苯丙氨酸是合成蛋白质的必需氨基酸，故不可完全缺乏，对婴儿可喂给特制的低苯丙氨酸奶粉。对幼儿添加辅食时应以淀粉类、蔬菜和水果等低蛋白质食物为主，忌用豆类、肉、蛋等含蛋白质高的食物。治疗期间应定期随访患儿血中苯丙氨酸浓度，同时监测生长发育情况。控制饮食应至少持续到青春期。

2. 病情观察及并发症的监测

（1）尿液、汗液及皮肤情况：观察尿液、汗液有无鼠尿味；观察皮肤颜色及湿疹情况。

（2）身高、体重等变化：按时测量身高、体重、头围等变化，了解生长发育情况。

3. 心理护理　及时给予家长情感支持，提供有关孩子养育、家庭照顾的知识。耐心开导，使他们尽快适应疾病带来的影响。

4. 健康指导　向家长讲述本病的有关知识，宣传所有新生儿出生数日后应做常规筛查；指导家长辨别尿的特殊气味；强调控制饮食的重要性，协助家长制订饮食治疗方案，提供遗传咨询，督促定期复查。

第四节　呼吸系统疾病患儿的护理

一、小儿呼吸系统的特点

（一）解剖特点

呼吸系统以环状软骨为界划分为上、下呼吸道。上呼吸道包括鼻、鼻窦、咽、咽鼓管、会厌及喉；下呼吸道包括气管、支气管、毛细支气管、呼吸性毛细支气管、肺泡管及肺泡。

1. 上呼吸道

（1）鼻：婴幼儿鼻腔相对短小，无鼻毛，后鼻道狭窄，黏膜柔嫩，血管丰富，因而易受感染，感染后鼻腔黏膜易充血、肿胀，引起鼻塞而致呼吸困难，影响吮乳。婴儿鼻腔黏膜与鼻窦黏膜相连续,且鼻窦口相对较大,故急性鼻炎时易致鼻窦炎,其中以上颌窦及筛窦最易感染。小儿鼻泪管短,开口瓣膜发育不全,上呼吸道感染时易引起结膜炎。

(2)咽:小儿的咽部相对狭小和垂直,咽鼓管较宽短、直,呈水平位,故鼻咽炎时易致中耳炎。扁桃体在4~10岁时发育达高峰,14~15岁逐渐退化,故扁桃体炎常见于年长儿,婴幼儿少见。

(3)喉:小儿喉部相对较成人长,喉腔较窄,呈漏斗形,软骨柔软,黏膜柔嫩而富有血管及淋巴组织,轻微炎症即可引起局部水肿,引起喉头狭窄,导致声音嘶哑和呼吸困难甚至窒息。

2.下呼吸道

(1)气管、支气管:婴幼儿气管、支气管相对狭窄;黏膜血管丰富;软骨柔软,缺乏弹力组织,支撑作用弱;黏液腺分泌不足,气道较干燥,纤毛运动差,不能有效地清除吸入的微生物,故易发生感染并易致呼吸道阻塞。由于右支气管粗短,为气管直接延伸,因此异物易进入右支气管,引起右侧肺不张或肺气肿。

(2)肺:小儿肺的弹力纤维发育差,血管丰富,间质发育旺盛,肺泡小而且数量少,致肺含血量相对多而含气量少,故易发生肺部感染,并易引起间质性炎症、肺不张、肺气肿等。肺门处有大量的淋巴结与肺脏各部分相联系,包括支气管、血管和几组淋巴结(支气管淋巴结、支气管分叉部淋巴结和气管旁淋巴结),当肺部有炎症时可引起肺部淋巴结炎症反应。

3.胸廓:婴幼儿胸廓较短,呈桶状,肋骨呈水平位,膈肌位置较高,使心脏呈横位;胸腔较小而肺相对较大,呼吸肌发育差,呼吸时胸廓运动不充分,肺的扩张受到限制,不能充分通气、换气,易因缺氧和二氧化碳潴留而出现青紫。小儿纵隔相对较大,周围组织松软、富于弹性,胸腔积液或积气时易导致纵隔移位。

(二)生理特点

1.呼吸节律与频率　小儿大脑皮质发育未成熟,呼吸调节功能不完善。所以,新生儿尤其是未成熟儿,以及出生后数月的婴儿,呼吸极不稳定,易出现呼吸节律不齐,甚至呼吸暂停。小儿代谢旺盛,需氧量高,但因呼吸系统发育不够完善,呼吸运动较弱,只能通过加快呼吸频率以满足生理需要,故小儿呼吸频率较快,且年龄越小呼吸频率越快。

2.呼吸类型　婴幼儿呼吸肌发育不全,呼吸时胸廓活动范围小而膈肌活动明显,呈腹膈式呼吸;随着年龄增长,呼吸肌逐渐发育,膈肌和腹腔脏器下降,肋骨由水平位逐渐倾斜,胸廓前后径和横径增大,出现胸腹式呼吸。

3.呼吸功能的特点　小儿肺活量、潮气量、气体弥散量均较成人小,而气道阻力较成人大,显示小儿各项呼吸功能的储备能力均较低,当患呼吸道疾病时,易发生呼吸功能不全甚至呼吸衰竭。

4.血气分析　婴幼儿的肺活量不易检查,但可通过血气分析了解血氧饱和度水平及血液酸碱平衡状态。

(三)免疫特点

小儿呼吸道的非特异性和特异性免疫功能均较差。新生儿、婴幼儿体内免疫球蛋白含量低,尤以分泌型 IgA 为低,同时体内其他免疫球蛋白(IgA、IgG)含量也较低,肺泡巨噬细胞功能不足,乳铁蛋白、溶菌酶、干扰素、补体等的数量和活性不足,故婴幼儿易患呼吸道感染。

二、急性上呼吸道感染的护理

急性上呼吸道感染(AURI)简称"上感",俗称"感冒",是小儿时期最常见的疾病,主要指鼻、鼻咽和咽部的急性感染。该病一年四季均可发病,以冬春季节和气候骤变时为多见,大多为散发,偶见流行,主要通过空气飞沫传播。

(一)病因与发病机制

由病毒引起者占 90% 以上,主要有呼吸道合胞病毒、流感病毒、副流感病毒、腺病毒、鼻病毒、柯萨奇病毒、单纯疱疹病毒、EB 病毒等。病毒感染后也可继发细菌感染,常见为溶血性链球菌、肺炎球菌、葡萄球菌及流感嗜血杆菌等。亦可为病毒与细菌混合感染。婴幼儿时期上呼吸道的解剖生理特点和免疫特点,是易患上呼吸道感染的主要原因;若患有维生素 D 缺乏性佝偻病、营养不良、贫血等则易致反复感染使病程迁延,出现严重症状;气候改变、环境因素及护理不当易诱发本病。

(二)临床表现

症状轻重不一,与年龄、病原体和机体抵抗力不同有关。年长儿症状较轻,以局部症状为主;婴幼儿大多病情较重,以全身症状为主。

1. 一般类型上呼吸道感染 常于受凉后 1~3 天出现症状。

(1)全身症状:大多数患儿有发热,体温可高可低,持续 1~2 天或 10 余天不等。重症患儿可出现畏寒、头痛、食欲减退、乏力。婴幼儿多有高热,常伴有呕吐、拒乳、腹泻、腹痛、烦躁不安,严重者甚至高热惊厥。部分患儿发病早期可有阵发性腹痛,有的类似急腹症,与发热所致的阵发性肠痉挛或肠系膜淋巴结炎有关。

(2)局部症状与体征:主要是鼻咽部症状,如鼻塞、流涕、喷嚏、流泪、咽部不适、发痒、咽痛等,亦可伴轻咳及声音嘶哑。新生儿和小婴儿可因鼻塞而出现张口呼吸或拒乳。体检可见咽部充血、扁桃体充血或肿大、颌下淋巴结肿大、触痛。肠病毒感染患儿可出现不同形态的皮疹。肺部体征阴性。

2. 特殊类型上呼吸道感染

(1)疱疹性咽峡炎:由柯萨奇 A 组病毒引起,好发于夏秋季。表现为起病急,高热、咽痛、厌食、呕吐、流涎等,体检可见咽部充血,咽腭弓、悬雍垂、软腭等处有疱疹,周围有红晕,疱疹破溃后形成小溃疡。患儿因疼痛而影响吞咽和进食。病程约 1 周。

(2)咽结合膜热:由腺病毒引起,好发于春、秋季。临床以发热、咽炎、结合膜炎为特征,可在集体儿童机构中流行。临床表现为高热、咽痛、一侧或双侧眼结膜炎,体检颈部、耳后淋巴结肿大。病程 1~2 周。

3. 流行性感冒(流感) 由流感病毒引起,可致大流行。感染中毒症状严重,表现为持续高热、寒战、头痛、乏力、呕吐、全身肌肉和关节酸痛等,可伴惊厥,甚至昏迷、休克等。易继发肺炎、心肌炎等,病程多超过 7 天。

4. 急性喉炎 大多数患儿可出现发热、咳嗽,重者畏寒、发热等全身症状较重。声音嘶哑是急性喉炎的主要症状,初期声音嘶哑多不严重,但很快严重甚至可失音。早期干咳无痰,晚期则有稠厚的黏浓痰咳出。小儿患者炎症累及声门下区时,出现"空空"样的咳嗽,且夜间加重,是小儿喉炎的重要特征之一。小儿急性喉炎吸气性呼吸困难最为明显。初期哭闹时喘息,较重者可有吸气性喉喘鸣,并出现胸骨上窝、锁骨上窝、肋间及上腹部软组织吸气期内陷等喉梗阻症状。因其呼吸功能差,喉及气管内分泌物不易排出,更易加剧呼吸困难。严重者面色苍白、呼吸无力,甚至窒息死亡。

5. 并发症　常见于婴幼儿,上呼吸道炎症可引起中耳炎、鼻窦炎、咽后壁脓肿、颈淋巴结炎、喉炎、支气管炎、肺炎等。年长儿若患链球菌性上呼吸道感染可引起急性肾炎、风湿热和心肌炎等疾病。有些常见的急性传染病,如幼儿急疹、麻疹、猩红热、流行性脑脊髓膜炎等,起病时症状与急性上呼吸道感染相似,故应注意当地流行情况,以便鉴别。

(三)辅助检查

1. 血液检查　病毒感染者白细胞计数偏低或在正常范围内,病毒分离和血清反应可明确病原菌;但在早期白细胞总数和中性粒细胞百分数可较高;细菌感染者则白细胞总数大多增高,严重病例有时也可降低,但中性粒细胞百分数仍增高。

2. 病原学检查　咽拭子培养可有病原菌生长。链球菌引起者血中抗链球菌溶血素"O"(ASO)滴度可增高。

3. 喉镜检查　喉炎行直接喉镜检查时见喉黏膜充血、肿胀,还可见声门下黏膜显著肿胀,向中间突出而形成一狭窄腔隙。

(四)治疗原则

以支持疗法及对症治疗为主,预防并发症。病毒感染者可选用利巴韦林(病毒唑)或中药,如病情较重有继发细菌感染或发生并发症者,可选用抗生素,如青霉素、头孢菌素类。如为溶血性链球菌感染或既往有肾炎或风湿热病史者,应用青霉素10~14天。

(五)护理措施

1. 一般护理

(1)休息:保持病室空气新鲜,注意通风换气,一般室温18~22℃,湿度50%~60%;注意卧床休息,减少活动。做好呼吸道隔离,患儿与其他患儿分室居住,接触者应戴口罩。

(2)饮食护理:少食多餐,鼓励患儿多喝温开水,给予高维生素,高热量,清淡易消化的流质、半流质饮食,不宜进食过烫、辛辣食物。

2. 病情观察及并发症的监测

(1)密切观察病情变化:保持安静,预防高热惊厥的发生,密切观察体温变化,加强巡视,发现患儿有兴奋、烦躁、惊跳等症状时立即报告医生并及时处理。对有可能发生惊厥的患儿应床边设置床挡,以防患儿坠床,备好急救物品和药品;注意咳嗽的性质、神经系统症状、口腔黏膜改变及皮肤有无皮疹等,以便早期发现麻疹、猩红热、百日咳、流行性脑脊髓膜炎等急性传染病。

(2)观察相关症状,做好对症护理。

1)鼻塞严重时应及时用消毒棉签蘸生理盐水清除鼻腔分泌物,用0.5%麻黄碱液滴鼻，每日2～3次，每日1～2滴，对因鼻塞而妨碍吸吮的婴儿，宜在哺乳前15分钟滴鼻，使鼻腔通畅，保证吸吮。

2）发热的患儿，每4小时测体温1次，并准确记录，同时给予物理降温或遵医嘱药物降温。

3）加强口腔护理，婴幼儿可用消毒棉签蘸生理盐水清洗口腔；年长儿可用淡盐水或复方硼酸溶液漱口，注意观察咽部充血、水肿、化脓情况，疑有咽后壁脓肿时，应立即报告医生，同时注意防止脓肿破溃后脓液流入气管引起窒息。

4）保持皮肤清洁，可用温热水擦浴，衣服被褥厚薄合适，以免影响机体散热，及时更换汗湿的衣被。

（3）观察用药效果和不良反应：使用青霉素等抗生素前应皮试，使用过程中注意观察有无过敏反应；麻黄碱滴鼻时应使患儿头部偏向一侧并稍仰，以免药物直接流入咽喉；使用退热剂时，应多饮水，以免大量出汗引起虚脱；热性惊厥的患儿使用镇静剂后，应观察止惊效果和药物的不良反应；抗病毒的中成药注射剂容易发生过敏反应，在输液中要密切观察。

3. 心理护理　多关心患儿的饮食起居，多与年长儿沟通，态度和蔼，动作轻柔，消除患儿的恐惧心理。多与家长沟通交流，解释该病的病程和预后，取得家长的配合。

4. 健康指导　指导家长掌握上呼吸道感染的预防知识和护理要点；在呼吸道疾病流行期间，经常开窗通风，避免去人多拥挤的公共场所；鼓励儿童加强体格锻炼，多进行户外活动；随气候变化及时添减衣服；鼓励母乳喂养，及时添加辅食；积极防治各种慢性病，按时预防接种。在集体儿童机构中，如有急性上呼吸道感染流行趋势，应早期隔离患儿，如有流行趋势，在室内用食醋熏蒸法消毒。

三、急性支气管炎的护理

急性支气管炎是指各种病原体引起的气管、支气管黏膜的急性炎症，常继发于呼吸道感染后，也常为肺炎的早期表现，或为一些急性传染病（麻疹、百日咳、伤寒、猩红热等）的一种临床表现。本病婴幼儿多见，且症状较重。

（一）病因与发病机制

凡能引起上呼吸道感染的病原体皆可引起支气管炎，但多数是在病毒感染的基础上继发细菌感染，常为病毒与细菌混合感染。较常见的致病菌有肺炎链球菌、溶血性链球菌、葡萄球菌和流感杆菌等。营养不良、特异性体质、免疫功能失调、佝偻病、慢性鼻窦炎等患儿常易反复发生支气管炎。气候变化、空气污染、化学因素和"三手烟"的刺激为本病的发病因素。

（二）临床表现

发病急缓不一。大多先有上呼吸道感染症状，以咳嗽为主，初为刺激性干咳，逐渐咳痰且有时带血。婴幼儿全身症状较明显，常有发热、乏力、食欲减退、呕吐、腹胀、腹泻等。肺部呼吸音粗糙，可闻及易变的散在干、湿啰音，一般无气促和发绀。婴幼儿可发生一种特殊类型的支气管炎，称为哮喘性支气管炎，也称喘息性支气管炎。系指婴幼儿时期以喘息为突出表现的支气管炎，患儿除有上述临床表现外，主要特点为：①多见于 3 岁以下，有湿疹或其他过敏史；②咳嗽较频繁，喉中痰鸣，并有呼气性呼吸困难伴喘息，夜间或清晨较重，听诊两肺布满哮鸣音及少量湿啰音；③有反复发作倾向，但大多数患儿随年龄增长而发作减少，至学龄期痊愈，但有少数患儿可发展为支气管哮喘。

（三）辅助检查

1. 血液检查　病毒感染者末梢血白细胞计数正常或偏低，细菌感染者白细胞计数增高。

2. 胸部 X 线检查　大多无异常改变，或有肺纹理增粗，肺门阴影增深。

（四）治疗原则

1. 控制感染　年幼体弱儿或有发热、痰多而黄，考虑为细菌感染时使用抗生素。如青霉素类、大环内酯类等。

2. 对症治疗　一般不用镇咳剂或镇静剂。可服用止咳糖浆和祛痰剂，对于刺激性咳嗽可用复方甘草合剂、急支糖浆等；有哮喘症状者可口服氨茶碱止喘，伴有烦躁不安时，可与镇静剂合用；也可行超声雾化吸入，常用药物有庆大霉素、利巴韦林、维生素 K1、糜蛋白酶等，雾化吸入 2 次/天，每次 20 分钟；喘息严重者可短期使用糖皮质激素，如口服泼尼松 3～5 天。

（五）护理措施

1. 一般护理

（1）休息：保持病室空气新鲜，温湿度适宜，患儿要适当休息，减少活动，增加休息时间，注意保暖；卧床时须经常更换体位，使呼吸道分泌物易于排出。

（2）饮食护理：保证充足的水分及营养供给。给予易消化、营养丰富的饮食，发热期间进食流质或半流质饮食为宜，多饮水。婴幼儿可在进食后喂适量白开水，以清洁口腔；年长儿应在晨起、餐后、睡前漱口，保持口腔清洁。

2. 病情观察及并发症的监测

（1）观察咳嗽、咳痰的情况：指导并鼓励患儿有效咳嗽；对咳嗽无力的患儿，经常更换体位，拍击背部，促使呼吸道分泌物排出，促进炎症消散，方法是五指并拢稍向内合掌，由下向上、由外向内地轻拍背部，边拍边鼓励患儿咳嗽；给予超声雾化吸入或蒸汽吸入，以湿化气道，消除炎症，促进排痰；若分泌物较多，可用吸痰器吸痰，及时清除痰液，保持呼吸道通畅。

（2）生命体征、神志等变化：按时测量生命体征，定时巡视病房，及时发现并处理并发症。密切观察体温和呼吸变化，若体温超过 38.5℃时，给予物理降温或遵医嘱给予药物降温，防止发生惊厥；若有体温升高、咳嗽加重，气促甚至出现呼吸困难、发绀等，应考虑是否病情加重发展为肺炎，应立即报告医生，按医嘱及时采取相应措施；对哮喘性支气管炎患儿，密切观察有无缺氧症状，若有呼吸困难、发绀，应给予氧气吸入，并协助医生积极处理。

（3）观察用药效果和不良反应：使用抗生素类药物如青霉素、红霉素等，注意观察药物的疗效及不良反应；口服复方新诺明后，应多喝水，利于药物排泄，减轻对肾脏的损害；口服止咳糖浆后不要立即饮水，以使药物更好地发挥疗效；由于茶碱类药物的吸收和排泄有较大的个体差异，用药过程中应注意监测血药浓度，密切观察临床反应，以免过量或不足。

3. 心理护理　护理人员要接受患儿的焦虑反应，应态度和蔼，多同患儿交流，安慰患儿及家长，消除其恐惧心理；适当解释病情和预后，根据治疗情况说明操作目的，取得患儿和家长的配合；帮助其减轻焦虑，提高其心理上的安全感。

4. 健康指导

（1）向家长讲解本病的病因和护理要点，指导家长及患儿适当参加户外活动，进行体格锻炼，增强机体对气温变化适应的能力。

（2）强调根据季节、气温变化增减衣服，避免受凉或过热，以防感冒。

（3）强调在呼吸道疾病流行期间，避免到人多拥挤的公共场所，以免交叉感染。

（4）积极预防营养不良、佝偻病、贫血和各种传染病，按时预防接种，增强机体的免疫能力。

四、支气管哮喘的护理

支气管哮喘简称哮喘，是由多种细胞（嗜酸性粒细胞、肥大细胞和T淋巴细胞）和细胞组参与的气道慢性炎症性疾病。这种慢性炎症导致易感个体气道高反应性，引起反复发作的喘息、咳嗽、气促、胸闷等症状。是儿童时期最常见的慢性呼吸道疾病，常在夜间或清晨发作或加剧，多数经治疗迅速缓解或自行缓解。近年来患病率有明显上升趋势。

（一）病因与发病机制

病因尚未完全清楚，发病机制复杂。与免疫、神经、精神、内分泌因素和遗传学背景密切相关。主要为慢性气道炎症、气流受限及气道高反应性。遗传过敏体质与本病有密切的关系，大多为多基因遗传病，70%~80%患儿发病于5岁以前，20%的患儿有家族史，多数患儿有婴儿湿疹、过敏性鼻炎和（或）食物（药物）过敏史；环境因素（呼吸道感染、过敏原接触、吸入或食入、气候变化等）为诱发性因素，气道对多种刺激因素，如过敏原、理化因素、运动和药物等呈现高度敏感状态，出现哮喘发作。

（二）临床表现

咳嗽、胸闷、喘息及呼吸困难，呈阵发性发作，以夜间和晨起为重。

1. 咳嗽和喘息　婴幼儿起病较缓，发病前1~2天常有上呼吸道感染；年长儿大多起病较急，且多在夜间发作。发作前常有刺激性干咳、喷嚏、流泪、胸闷等先兆症状，随后出现咳嗽、喘息，接着咳大量白色黏痰，伴有呼气性呼吸困难和喘鸣声。重者烦躁不安、面色苍白、鼻翼扇动、口唇及指甲发绀、呼吸困难，甚至大汗淋漓，被迫采取端坐位。

2. 哮喘危重状态　哮喘发作在合理应用常规缓解药物治疗后，仍不能在24小时内缓解，仍有严重或进行性的呼吸困难者，称为哮喘危重状态。

3. 体征　可见桶状胸、三凹征，听诊全肺可闻哮鸣音。哮喘严重时通气量减少，两肺几乎听不到呼吸音，称"闭锁肺"，是支气管哮喘最危险的体征。

（三）辅助检查

1. 胸部X线检查　急性期胸片正常或呈间质性改变，可有肺气肿或肺不张。

2. 肺功能测定　适用于5岁以上患儿。是诊断支气管哮喘的有利依据。表现为肺活量及第1秒用力呼气量均降低。

3. 过敏原测试　用变应原做皮肤试验有助于明确过敏原，是诊断变态反应的首要手段。血清特异性IgE测定可了解患儿过敏状态。

（四）治疗原则

坚持长期、持续、规范、个体化的治疗原则。

1. 去除病因　避免接触过敏原，去除各种诱发因素，积极治疗和清除感染病灶。

2. 控制发作　使用拟肾上腺素、茶碱类等支气管扩张剂及糖皮质激素解除支气管痉挛，达到控制哮喘发作的目的。吸入治疗为首选的方法。

3. 哮喘危重状态的治疗　给氧、补液、纠正酸中毒。早期、较大剂量全身应用糖皮质激素，严重的持续性呼吸困难者可给予机械呼吸。

4. 哮喘慢性持续期治疗　局部长期规范吸入糖皮质激素是目前控制哮喘最有效的首选药，常用的有布地奈德、丙酸倍氯米松等。全身性糖皮质激素可短期使用。

5. 预防复发　应避免接触过敏原，积极治疗和清除感染灶，去除各种诱发因素，吸入维持量糖皮质激素。控制气道反应性炎症是预防复发的关键。

（五）护理措施

1. 一般护理

（1）休息：保持室内空气清新，温湿度适宜，避免有害气味及强光的刺激。给患儿提供一个安静、舒适的环境以利于休息，取舒适体位。护理操作应尽可能集中进行，以保证患儿的休息。

（2）饮食护理：宜清淡，给予高热量、富含维生素及易消化食物。避免摄入海鲜类及辛辣的刺激性食物。不能进食者给予静脉补充营养。

2. 病情观察及并发症的监测

（1）哮喘发作情况：观察患儿有无咳嗽和喘息，维持呼吸道通畅，缓解呼吸困难，采取坐位或半卧位，给予鼻导管或面罩吸氧，及时调整氧流量；遵医嘱做好各项治疗和护理。

（2）生命体征、神志等变化：按时测量生命体征，定时巡视病房，及时发现并处理并发症。遵医嘱给予雾化吸入、支气管扩张剂和糖皮质激素；教会并鼓励患儿做深而慢的呼吸运动。如果患儿出现烦躁不安、端坐呼吸、哮喘危重状态等，应立即报告医生，按医嘱及时采取相应措施。

（3）观察用药效果和不良反应：教会患儿及家长选用长期预防与快速缓解的药物，正确、安全用药（特别是吸入技术），掌握不良反应的预防和处理对策；在适当时候及时就医，以控制哮喘严重发作。

3. 心理护理　护理人员要态度和蔼，多同患儿交流，哮喘发作时，守护并安抚患儿，鼓励患儿将不适及时告诉医护人员，尽量满足患儿合理的要求。允许患儿及家长表达感情；并发挥患儿的主观能动性。采取措施缓解患儿的恐惧心理。消除父母和患儿的焦虑。

4. 健康指导

（1）向患儿家长讲解支气管哮喘相关知识，指导他们以正确的态度对待患儿，指导呼吸运动。

（2）指导家长给患儿增加营养，增强体质，预防呼吸道感染。

（3）指导患儿及家长确认哮喘发作的诱因，避免接触可能的过敏原，去除各种诱发因素。

（4）教会患儿及家长对病情进行监测，辨认哮喘发作的早期征象、发作表现及掌握适当的处理方法，达到哮喘良好控制的目标。

五、肺炎的护理

肺炎是指各种病原体或其他因素所致的肺部炎症。临床上以发热、咳嗽、气促、呼吸困难和肺部固定的中细湿啰音为主要表现。一年四季均可发生，以冬春季及气候骤变时发病率为高。肺炎是婴幼儿时期的常见病，多由急性上呼吸道感染或支气管炎向下蔓延所致。

（一）分类

1. 病理分类　可分为支气管肺炎、大叶性肺炎、间质性肺炎等。小儿以支气管肺炎多见。

2. 病因分类　感染性肺炎，如病毒性肺炎、细菌性肺炎、支原体肺炎、衣原体肺炎、真菌性肺炎、原虫性肺炎等。非感染因素引起的肺炎如吸入性肺炎、坠积性肺炎等。

3. 病程分类　急性肺炎（＜1个月）、迁延性肺炎（1～3个月）、慢性肺炎（＞3个月）。

4. 病情分类　轻症肺炎、重症肺炎。临床上若病因明确，则按病因分类，否则按病理分类。

（二）病因与发病机制

引起肺炎的病原体主要为病毒和细菌。最常见的病毒为呼吸道合胞病毒，其次为腺病毒、流感病毒等；细菌以肺炎链球菌多见。低出生体重、营养不良、冷暖失调、维生素 D 缺乏、先天性心脏病者易患本病。病原体多由呼吸道入侵，也可经血行入肺。病原体入肺后，引起支气管黏膜水肿，管腔变窄，肺泡壁充血、水肿，肺泡腔内充满炎症渗出物，影响肺的通气和换气功能，导致低氧血症及二氧化碳潴留。由于缺氧，患儿呼吸与心率加快，出现鼻翼扇动和三凹征，严重时可产生呼吸衰竭。缺氧、二氧化碳潴留及病原体毒素和炎症产物吸收产生的毒血症，可导致循环系统、消化系统、神经系统的一系列改变以及酸碱平衡失调和电解质紊乱，严重时可发生呼吸衰竭。

（三）临床表现

支气管肺炎为小儿最常见的肺炎，多见于 2 岁以下婴幼儿。

1. 轻症肺炎　以呼吸系统症状为主，大多起病较急。

（1）发热：热型不一，发热程度不定，多为不规则发热，小婴儿及重度营养不良儿可不发热，甚至体温不升。

（2）咳嗽：次数较频，初为刺激性干咳，以后咳嗽有痰；新生儿可表现为口吐白沫。

（3）气促：多发生在发热和咳嗽之后，呼吸加快，每分钟 40～80 次，鼻翼扇动。重症者呈点头状呼吸、三凹征、唇周发绀。

（4）肺部体征：早期呼吸音粗糙，典型病例肺部可听到较固定的中细湿啰音，以肺底和脊柱旁为多，病灶较大者可出现肺实变体征，提示呼吸道内有分泌物，需要护理协助排出，保持呼吸道通畅。新生儿、小婴儿症状可不典型。

2. **重症肺炎** 常有全身中毒症状及循环、神经、消化系统受累的临床表现。

（1）循环系统：常见心肌炎、心力衰竭及微循环障碍。心肌炎可见面色苍白、心动过速、心音低钝、心律不齐，心电图显示ST段下移和T波低平、倒置。心力衰竭表现为呼吸突然加快（>60次/分），烦躁不安，面色苍白或明显发绀；心率增快（>180次/分），心音低钝，有奔马律；颈静脉怒张，肝脏迅速增大，尿少或无尿，颜面或下肢水肿等。

（2）中枢神经系统：表现为烦躁或嗜睡、精神萎靡；严重时出现颅内压增高，表现为呕吐、前囟膨隆、意识障碍、惊厥、脑膜刺激征阳性等，呼吸不规则，瞳孔对光反射迟钝或消失。

（3）消化系统：常见腹胀、纳差、呕吐、腹泻。中毒性肠麻痹时腹胀严重，肠鸣音消失。有消化道出血时，可吐咖啡色内容物，大便潜血实验阳性或柏油样便。

（4）并发症：若延误诊断或病原体致病力强，可引起脓胸、脓气胸、肺大泡等并发症，还可发生肺脓肿、化脓性心包炎等。

（四）辅助检查

1. **血液检查** 细菌性肺炎白细胞总数及中性粒细胞常增高，并有核左移，胞质中可见中毒颗粒。病毒性肺炎白细胞总数大多正常或降低，有时可见异型淋巴细胞。

2. **病原学检查** 鼻咽拭子、气管分泌物、痰液、气管吸出物、胸水、脓液及血液等做细菌培养和涂片，可明确病原菌。

3. **胸部X线** 支气管肺炎早期肺纹理增粗，以后出现大小不等的斑片状阴影，可融合成片，可伴有肺不张或肺气肿。若并发脓胸，早期肋膈角变钝，积液较多时，呈片状致密阴影，肋间隙增大，纵隔、心脏向健侧移位。

（五）治疗原则

应采取综合措施，积极控制感染，改善肺功能，防治并发症。

1. **控制感染** 使用原则为：早期、联合、足量、足疗程。重症宜静脉给药。根据不同病原体选用敏感抗生素，积极控制感染，其中青霉素为首选药物。抗病毒治疗目前尚无理想的药物，利巴韦林、干扰素及中药有一定疗效。

2. **对症治疗** 止咳、平喘、保持呼吸道畅通；纠正低氧血症、水电解质与酸碱平衡紊乱；对于中毒性肠麻痹者，应禁食、胃肠减压，皮下注射新斯的明。对有心力衰竭、感染性休克、脑水肿、呼吸衰竭者，采取相应的治疗措施。若中毒症状明显，或严重喘憋，或伴有脑水肿、中毒性脑病、感染性休克、呼吸衰竭以及胸膜有渗出者，可应用肾上腺皮质激素等。

3. **防治并发症** 对并发脓胸、脓气胸者及时抽脓、抽气；对年龄小、中毒症状明显、脓液黏稠经反复穿刺抽脓不畅者，以及有张力性气胸者进行胸腔闭式引流。

（六）护理评估

1. **健康史** 询问平时健康状况。既往有无发热、咳嗽、气促等，有无反复呼吸道感染史。了解发病前有无传染病接触史，出生时是否有早产及窒息史，家庭成员有无呼吸道疾病史，以及患儿的生长发育情况，目前所用药物及疗效，既往有无类似疾病及治疗情况等。

2. 身体评估　观察患儿目前神志、精神状态，有无气促，呼吸困难、鼻翼扇动、三凹症及唇周发绀等症状和体征，有无发热、咳嗽、咳痰、心跳过速、肺部啰音，以及有无循环、神经、消化系统受累的临床表现。

3. 辅助检查　了解胸部X线、病原学及血标本检查结果。分析化验结果，全面了解患儿病情，观察疾病进展情况。

4. 心理 – 社会评估　评估患儿及家长的心理情况，对疾病的病因和预防知识的了解程度，有无焦虑和恐惧及家庭经济状况。

（七）护理措施

1. 一般护理

（1）休息：保持病室空气新鲜，温湿度适宜，嘱患儿卧床休息，减少活动。根据病情患儿可取半卧位，或床头抬高30°～60°，以减少肺部瘀血和防止肺不张。被褥要轻暖，内衣宽松，穿衣不宜过多；勤换尿布，保持皮肤清洁。

（2）饮食护理：给予易消化、营养丰富的流质、半流质饮食，多饮水，少食多餐，以保证足够的营养，促进疾病恢复；避免油炸食品及易产气的食物，以免引起腹胀；避免过饱影响呼吸；哺乳喂食时防止呛咳引起窒息；重症不能进食者，给予静脉营养。

2. 病情观察及并发症的监测

（1）咳嗽及呼吸困难：及时指导和鼓励患儿进行有效咳嗽，根据病情采取合适体位并经常更换，翻身拍背，以利痰液排出；有呼吸困难、喘憋、口唇发绀、面色灰白等情况立即给氧，以改善低氧血症。一般用鼻导管法，氧流量为0.5～1L/分，氧浓度为40%；缺氧明显者宜用面罩给氧，氧流量为2～4L/分，氧浓度50%～60%。发现异常及时处理。若出现呼吸衰竭，则使用人工呼吸器。

（2）颅内压增高情况：观察意识、瞳孔及肌张力等变化，若患儿出现烦躁或嗜睡、惊厥、昏迷、呼吸不规则、肌张力增高等颅内压增高表现时，立即报告医师，协助抢救。

（3）高热情况：对高热者给予降温措施，观察意识、瞳孔及肌张力等变化，若患儿出现烦躁或嗜睡、惊厥、昏迷、呼吸不规则、肌张力增高等颅内压增高表现时，立即报告医师，协助抢救。

（4）肺水肿情况：如果患儿出现口吐粉红色泡沫痰时，提示肺水肿，立即给患儿吸入经20%～30%乙醇湿化的氧气，吸入时间控制在20分钟内。立即报告医生，按医嘱及时采取相应措施。

（5）心力衰竭情况：若患儿出现烦躁不安、面色苍白、气喘加剧、心率加速（幼儿＞160次/分，婴儿＞180次/分）、肝脏在短时间内急剧增大为心力衰竭的表现。应立即报告医师，给予氧气吸入并减慢输液速度，遵医嘱准备强心、利尿、镇静药物以备急用，以增强心肌收缩力，减慢心率，增加心搏出量，减轻体内水钠潴留，从而减轻心脏负荷。

（6）脓胸或脓气胸情况：若病情突然加重，出现剧烈咳嗽、烦躁不安、呼吸困难、胸痛、面色青紫、患侧呼吸运动受限等，提示并发脓胸或脓气胸，应立即配合医生进行胸穿或胸腔闭式引流。

（7）中毒性肠麻痹及胃肠道出血情况：观察患儿有无腹胀、肠鸣音是否减弱或消失、呕吐物的性状、是否有便血等，以及时发现中毒性肠麻痹及胃肠道出血，立即报告医生并共同抢救。

（8）观察用药效果和不良反应：正确留取痰液等标本，以指导临床用药；遵医嘱正确使用抗生素治疗，严格控制剂量，注意青霉素皮试和过敏反应的观察；做好静脉输液的相应护理；复方磺胺甲噁唑应饭后服用，多喂开水，观察尿液颜色、尿量，注意有无少尿、血尿，以免引起肾损害；喘憋患儿应用茶碱类药物时吸收和排泄有较大个体差异，应密切观察临床反应，以免过量或不足。

3. 心理护理　鼓励家长耐心陪伴劝导患儿，多同患儿交流；接纳患儿焦虑的反应，利用玩具、图书、电视等转移其注意力；向年长患儿解释治疗、检查的目的和过程，安慰患儿，增加其信心，以解除其恐惧心理，消除父母和患儿的焦虑。

4. 健康指导

（1）向患儿家长讲解疾病的有关知识和护理要点，指导家长合理喂养，合理添加辅食。适当开展户外活动，加强体格锻炼。积极预防佝偻病、贫血和各种传染病，按时预防接种肺炎球菌结合疫苗，增强机体的免疫能力。

（2）对易患呼吸道感染的患儿，在寒冷季节或气候骤变时，应注意保暖，避免着凉。在呼吸道疾病流行期间，减少外出，避免到人多拥挤的公共场所，以免交叉感染。

（3）向家长解释给患儿翻身、变换体位、拍背的意义，并为患儿家长示范拍背的方法，使家长能与护理人员配合。

（4）告知家长正确用药、坚持用药的重要性。在治疗过程中应按剂量用药、按时用药、按疗程用药才能保证疾病的彻底治愈。

第五节　造血系统疾病患儿的护理

一、小儿造血和血液特点

（一）小儿造血特点

1. 胚胎期造血　约从胚胎第3周开始出现卵黄囊造血，在卵黄囊的中胚叶出现原始血细胞。肝造血约从胚胎第8周开始，第5个月达到高峰期，为胎儿中期的主要造血部位。6个月后肝造血逐渐减退，于出生后4～5天完全停止。胎儿4个月时骨髓出现造血活动，直至出生2～5周后成为唯一的造血场所。

2. 生后造血

（1）骨髓造血：骨髓是生后主要的造血器官。婴儿期所有的骨髓均为红髓，全部参与造血。5～7岁后，黄髓逐渐增多，红髓逐渐减少。到18岁左右时，红髓仅限于椎骨、肋骨、胸骨、肩胛骨、骨盆及长骨近端等处。骨髓中的黄髓具有潜在的造血能力，当机体需要增加造血量时，黄髓可转变为红髓而恢复造血功能；但小儿在出生后头几年缺少黄髓，造血代偿潜力小，如需增加造血，就会出现骨髓外造血。

（2）骨髓外造血：婴幼儿期，当发生各种感染或贫血等需要增加造血时，肝、脾和淋巴结可恢复其胎儿期的造血功能，出现肝、脾、淋巴结肿大，同时外周血中可出现有核红细胞和（或）幼稚中性粒细胞，当病因去除后即恢复正常。

（二）小儿血液特点

1. 红细胞数和血红蛋白量　由于胎儿处于相对缺氧状态，故新生儿出生时红细胞计数和血红蛋白含量均较高，红细胞计数为$(5\sim7)\times10^{12}/L$，血红蛋白量为$150\sim220g/L$。生后随着自主呼吸的建立，血氧含量增高，红细胞破坏较多（生理性溶血），加上小儿生长发育迅速，循环血量迅速增加，红细胞生成素分泌不足，暂时性骨髓造血功能低下等，红细胞和血红蛋白量逐渐降低，至$2\sim3$个月时红细胞数降至$3.0\times10^{12}/L$左右，血红蛋白量降至$110g/L$左右，这一轻度贫血称"生理性贫血"。3个月后红细胞数和血红蛋白量缓慢增加，约12岁达成人水平。

2. 白细胞数及其分类　小儿出生时白细胞计数为$(15\sim20)\times10^9/L$，生后$6\sim12$小时可达$(21\sim28)\times10^9/L$，然后逐渐下降，婴儿期白细胞计数维持在$(10\sim12)\times10^9/L$，8岁后接近成人水平。出生时中性粒细胞多于淋巴细胞，中性粒细胞约占65%，淋巴细胞约占30%，之后随着白细胞总数的下降，中性粒细胞也下降，淋巴细胞比例上升，至生后$4\sim6$天两者比例相等（第一次交叉），以后整个婴幼儿期均以淋巴细胞占优势，约占60%，中性粒细胞降至35%，以后中性粒细胞比例上升，淋巴细胞比例下降，至$4\sim6$岁两者又相等（第二次交叉），7岁以后白细胞分类与成人相似。

3. 血小板　小儿血小板与成人相似，为$(150\sim250)\times10^9/L$。

4. 血容量　小儿血容量相对成人较多，新生儿血容量约占小儿体重的10%，平均为300mL；儿童占体重的$8\%\sim10\%$。

二、营养性贫血的护理

（一）小儿贫血的概述

贫血是指末梢血中单位容积内红细胞数和（或）血红蛋白量低于正常。小儿红细胞数和血红蛋白量随年龄不同而有差异，世界卫生组织指出：6个月至6岁小儿血红蛋白$<110g/L$，$6\sim14$岁小儿血红蛋白$<120g/L$为诊断小儿贫血的标准。我国小儿血液病学会对6个月以下婴儿暂定的贫血标准是：新生儿期血红蛋白$<145g/L$，$1\sim4$个月婴儿血红蛋白$<90g/L$，$4\sim6$个月婴儿血红蛋白$<100g/L$者为贫血。

1. 贫血分度　根据末梢血中血红蛋白量可将贫血分为四度：血红蛋白为$90\sim120g/L$属轻度；$60\sim90g/L$为中度；$30\sim60g/L$为重度；$<30g/L$为极重度。

2. 贫血分类　根据贫血产生的原因及发病机制可分为红细胞和血红蛋白生成不足所致的贫血，如营养性贫血、再生障碍性贫血、感染性急慢性病引起的贫血等，以及红细胞破坏或丢失过多所致的贫血，如溶血性贫血、遗传性球形红细胞增多症、红细胞葡萄糖-6-磷酸脱氢酶缺陷症、自身免疫性溶血性贫血等。根据形态学分类可依据红细胞平均容积（MCV）、红细胞平均血红蛋白量（MCH）、红细胞平均血红蛋白浓度（MCHC），将贫血分成大细胞性、正细胞性、单纯小细胞性和小细胞低色素性贫血四类。

（二）营养性缺铁性贫血

1. 概述 营养性缺铁性贫血（NIDA）是由于体内铁缺乏导致血红蛋白合成减少而引起的一种贫血，在小儿贫血中最多见。临床上以小细胞低色素性贫血、血清铁蛋白减少和铁剂治疗有效为特点。任何年龄均可发病，以6个月～2岁婴幼儿发病率最高，是我国儿童保健重点防治的"四病"之一。

2. 病因与发病机制 铁是合成血红蛋白的原料之一，当其缺乏时可使血红蛋白合成减少，而铁对细胞分裂、增殖影响较小，所以，营养性缺铁性贫血患儿的红细胞数量减少不如血红蛋白量减少明显。

（1）铁的储存不足：胎儿期最后3个月从母体获得的铁最多，足月新生儿体内的铁储量足够其生后4～5个月所需。而早产、双胎、胎儿失血和孕母缺铁等均可使胎儿储铁减少。

（2）铁摄入不足：食物铁供应不足是导致小儿缺铁性贫血的主要原因。人乳、牛乳、谷类等含铁量低，单纯乳类喂养，不及时添加含铁丰富的辅食，或偏食，均可造成铁摄入不足。

（3）生长发育快：婴儿期生长发育迅速，血容量增加较快，需铁量增加，如不相应添加含铁丰富的辅食就很容易造成缺铁。早产儿及低出生体重儿生长发育更快，更易发生缺铁。

（4）铁吸收、利用障碍：某些疾病如消化道畸形、慢性腹泻及反复感染等可致铁吸收障碍，不合理的食物搭配也可减少铁的吸收，影响铁的利用，如维生素C、果糖、氨基酸等可促进铁的吸收，植物纤维、茶、牛乳、咖啡、钙剂等可妨碍铁的吸收。

（5）铁丢失过多：肠息肉、膈疝、钩虫病等，可致慢性少量肠出血；服用未加热的鲜牛奶的婴儿，可因蛋白过敏而发生少量肠出血，致铁丢失过多。

3. 临床表现 婴幼儿表现为烦躁不安、易激惹或萎靡不振；年长儿可诉全身无力、头晕、眼前发黑、耳鸣，活动后出现气促、心悸、易疲乏。可出现注意力不集中，记忆力减退，理解力降低，学习成绩下降等情况。少数患儿可出现喜食泥土、墙皮、煤渣、纸屑等异食癖现象；亦可出现食欲减退、口腔炎、舌炎、舌乳头萎缩等消化系统症状。重者可出现呼吸加快、心率增快、心脏扩大甚至发生心衰。抵抗力低下，易发生感染。皮肤黏膜苍白，以口唇、口腔黏膜、甲床最明显。指甲薄脆、不光滑甚至出现反甲。因骨髓外造血而出现肝、脾、淋巴结肿大，年龄小、病程长、贫血严重者，肿大明显。

4. 辅助检查

（1）血象：末梢血红细胞数、血红蛋白量均低于正常，血红蛋白降低比红细胞数减少明显。外周血涂片可见红细胞体积较小且大小不等，中央淡染区扩大，为小细胞、低色素性贫血。网织红细胞数正常或轻度减少。白细胞、血小板多正常。

（2）骨髓象：可见红细胞增生活跃，以中、晚幼红细胞增生为主，各期红细胞体积均减小，胞质量少。粒细胞系及巨核细胞系一般无明显改变。

（3）铁代谢检查：血清铁（SI）降低至 $500\mu g/L$ 以下，总铁结合力（TIBC）增高至 $4500\mu g/L$ 以上，血清铁蛋白降低至 $14\mu g/L$ 以下，血清铁蛋白的检查可以准确反映体内储存铁的情况，可以作为判断缺铁的依据。

5. 治疗原则 治疗原则为祛除病因和补充铁剂。口服补铁经济安全、副反应小，多选用硫酸亚铁、富马酸亚铁、葡萄糖酸亚铁等。不能口服者，可用右旋糖酐铁肌内注射。重症贫血并发心力衰竭或明显感染者可输血，以输入新鲜浓缩红细胞为宜，贫血越重每次输血量应越少。

6. 一般护理

（1）休息：根据小儿活动耐力下降程度制订休息方式、活动强度及每次活动时间，随时调整活动强度。

1）轻、中度贫血患儿不必严格限制日常活动，故安排患儿喜欢且力所能及的活动，但要保证患儿充分休息，做适合个体的运动。

2）中度贫血患儿应卧床休息，给予吸氧，以减轻心脏负担，协助患儿日常生活，定时测量心率。

3）对易烦躁、激动的患儿，护理人员应耐心细致看护、抚慰，使其保持安静，各项护理操作应集中进行，避免因哭闹而加重缺氧。

（2）饮食护理：应给予高蛋白、高维生素、高铁质食品，动物食品的铁更易吸收。食用富含维生素C的食品有利于铁的吸收。提倡母乳喂养，及时添加含铁丰富的辅食，如动物的肝、肾、瘦肉、血及蛋黄、紫菜等。早产儿应于生后两个月开始补充铁剂预防。纠正不良的饮食习惯，避免挑食、偏食等。经常更换饮食品种，注意色、香、味的调配，增加患儿食欲，鼓励患儿进食。创造良好的进食环境，进食前不要安排过于剧烈的活动，不做引起疼痛、不愉快或不舒适的检查、治疗及护理。

（3）铁剂治疗：口服铁剂应从小剂量开始，逐渐加至全量，于两餐之间服用，减少胃肠道反应；可与稀盐酸和（或）维生素C（如各种果汁）、果糖等同服促进铁的吸收，禁与影响铁吸收的食品（如牛乳、茶、咖啡、钙剂等）同服；口服液体铁剂时，病人要用吸管吸服，服后漱口，防止牙齿染黑；服用硫酸亚铁几乎都会出现黑便，要向病人说明以消除顾虑。铁剂服用时间为：至血红蛋白正常后两个月停药。不能口服者，可采用深层肌内注射，注射部位宜轮换，注射后10分钟至6小时要注意观察不良反应。注射铁剂可引起过敏如面红、荨麻疹、发热、关节痛、头痛或局部淋巴结肿大，个别可发生过敏性休克。治疗有效者在用药3~4天后，网织红细胞开始上升，7~10天达到高峰，2~3周后下降至正常；1~2周后血红蛋白逐渐上升，临床症状逐渐好转；如服药3周内血红蛋白上升不足20g/L，应查找原因。

7. 病情观察及并发症的监测

（1）密切观察病情，防治并发症。注意观察患儿心率、呼吸、尿量等病情变化。若出现烦躁不安、呼吸急促、呼吸增快、面色发绀、肝脏大等心力衰竭的症状和体征时，及时通知医生，配合医生进行治疗。

（2）预防感染。

1）施行保护性隔离，与感染患儿分室居住，以免交互感染，避免到人群集中的公共场所。

2）做好口腔护理，一般每日2次，鼓励患儿多饮水，可起到清洁口腔的作用。

3）保持皮肤清洁，勤洗澡、勤换内衣，对重症贫血卧床的患儿，要注意勤翻身，更换体位，按摩受压部位，防止发生压疮。

8. 心理护理　护理人员要态度和蔼，多同患儿交流，告诉家长和患儿本病绝大多数预后良好，讲解相关知识，创造良好的休养环境，提供适合患儿的床上娱乐、学习用品，消除父母和患儿的焦虑。

9. 健康指导

（1）预防宣教：小儿缺铁性贫血预防的关键在于指导合理喂养，提倡母乳喂养。及时添加含铁丰富的辅食，如肝、肾、瘦肉、血、鱼、蛋黄及紫菜、木耳等。合理搭配食物品种，纠正挑食、偏食的不良习惯。早产儿出生后两个月开始补充铁剂预防。

（2）健康指导：加强孕期保健，孕期及哺乳期妇女多食含铁丰富的食物。指导家长掌握铁剂治疗的用药方法、服药时间、疗程观察等注意事项；对有异食癖的患儿应细心看护和耐心引导，避免训斥。年长儿学习成绩差者要多给予关怀、理解和鼓励。

（三）营养性巨幼红细胞性贫血

营养性巨幼红细胞性贫血是由于缺乏维生素 B12 和（或）叶酸引起的一种大细胞性贫血。除贫血的一般表现外，主要临床特点为神经精神症状；红细胞体积变大，骨髓中出现巨幼红细胞。用维生素 B12 和（或）叶酸治疗有效。多见于 2 岁以下婴幼儿。

1. 病因与发病机制　维生素 B12 和叶酸是核酸及核蛋白合成代谢所需要的物质，缺乏时可致细胞体积变大，形成巨幼变，使机体患巨幼细胞性贫血。人体所需的维生素 B12 主要来源于动物性食物，如鱼、蛋、奶及动物的肝脏、肾脏中，乳类制品在加工过程中叶酸被破坏，羊乳内叶酸明显不足。所以严格素食的孕妇、乳母可造成胎儿、婴儿出现维生素 B12 和（或）叶酸的不足；婴幼儿未及时添加辅食、年长儿偏食、素食、均可引起维生素 B12 和叶酸的缺乏。

（1）摄入量不足：妊娠期缺乏维生素 B12 和叶酸可使胎儿获得维生素 B12 和叶酸不足；生后单纯乳类（特别是羊乳）喂养，未及时添加辅食；年长儿挑食、偏食均可致缺乏。

（2）需要量增加：婴幼儿生长发育较快，尤其是早产儿、低出生体重儿生长发育迅速，对维生素 B12 和叶酸的需要量增加；严重感染致维生素 B12 消耗增加。

（3）吸收障碍：胃壁细胞分泌的糖蛋白（内因子）缺乏可引起维生素 B12 吸收减少；慢性腹泻、小肠病变等可致叶酸吸收减少。

（4）疾病或药物因素：维生素 C 缺乏可使叶酸消耗增加；严重感染可致维生素 B12 消耗增加；长期服用广谱抗生素、抗叶酸药物、抗癫痫药物等均可导致叶酸缺乏。

2. 临床表现

（1）一般表现：起病缓慢，大多呈轻度或中度贫血，皮肤、面色苍黄、虚胖，头发稀疏、细黄；口唇、睑结膜、指甲苍白；常有厌食、恶心、呕吐、腹泻等，易患口炎。肝脾多轻度增大，严重病例可有心脏扩大，甚至发生心力衰竭。

（2）神经精神症状：患儿可出现烦躁不安、易怒等症状。维生素 B12 缺乏者表情淡漠、目光呆滞、反应迟钝、少哭不笑、智力低下、动作发育落后，甚至出现行为倒退；重者肢体、躯干、头部或全身震颤，甚至出现抽搐、感觉异常、共济失调。精神神经症状是本病患儿的特征性表现。叶酸缺乏不发生神经系统症状，但可导致精神神经异常。

3. 辅助检查

（1）血常规检查：红细胞数和血红蛋白量均低于正常，但红细胞数减少比血红蛋白量降低更明显，血涂片可见红细胞大小不等，以大细胞多见，中央淡染区不明显。中性粒细胞呈分叶过多现象，网织红细胞、白细胞、血小板计数常减少。

（2）骨髓象：红细胞系统增生明显活跃，粒、红细胞系统均出现巨幼变，表现为胞体变大、中性粒细胞呈分叶过多；巨核细胞的核有过度分叶现象。

（3）血清维生素 B12 和叶酸测定：血清维生素 B12＜100μg/L（正常 200～800μg/L），叶酸＜3μg/L（正常 5～6μg/L）。

4. 治疗原则　祛除病因，改善喂养方法，及时添加富含维生素 B12 和（或）叶酸的食物，遵医嘱补充维生素 B12 和（或）叶酸是治疗本病的关键。同时加服维生素 C，恢复期加服铁剂。

5. 一般护理

（1）休息：根据患儿的活动耐受情况安排其休息与活动。一般不需卧床。严重贫血者适当限制活动，协助满足其日常生活所需。

（2）饮食护理：提倡母乳喂养；及时添加富含维生素 B12 的辅食，如动物肝、肾、瘦肉、蛋类及海产品等；给予富含叶酸的食物，如绿叶蔬菜、水果、酵母、谷类和动物肝、肾等。合理搭配患儿饮食，防止患儿偏食，养成良好的饮食习惯，注意食物色、香、味、形的调配，刺激患儿食欲，鼓励患儿进食。

6. 病情观察及并发症的监测

（1）监测生长发育：评估患儿的体格、智力、运动发育情况，对发育落后者加强训练和教育。

（2）防止患儿受伤：患儿震颤者、共济失调表现明显时，要有专人护理，以防受伤、发生意外；烦躁、震颤严重甚至抽搐者可按医嘱给予镇静剂。

（3）观察用药效果和不良反应：使用维生素 B12 和叶酸，连用数周至临床症状好转、血象恢复正常为止。重症贫血患儿合并心功能不全或明显感染者可输入红细胞。要同时加服维生素 C，以促进叶酸的利用，提高疗效。恢复期加服铁剂，防止红细胞增加过快时出现缺铁。一般用药 2～4 天后患儿精神症状好转、食欲增加，但神经精神症状恢复较慢。单纯维生素 B12 缺乏时，不宜加用叶酸治疗，以免加重神经精神症状。

7. 心理护理　护理人员要态度和蔼，多同患儿交流，告诉家长和患儿本病绝大多数预后良好，讲解相关知识，创造良好的休养环境，提供适合患儿的床上娱乐、学习用品，消除父母和患儿的焦虑。

8. 健康指导

（1）预防宣教：本病预防的关键在于及时补充维生素 B12 和叶酸。从孕期开始就应注意补充维生素 B12 和叶酸，以增加胎儿体内的贮存量。无论是母乳喂养还是人工喂养都应该按时添加富含维生素 B12 和叶酸的辅食。合理搭配食物品种，纠正不良饮食习惯、治疗慢性腹泻。不挑食、偏食。避免应用能造成维生素 B12 和叶酸缺乏的药物，并积极治疗相关疾病。

（2）健康指导：指导家长合理喂养患儿，婴儿应及时添加辅食，单纯羊乳喂养者加用叶酸。向家长指出维生素 B12 和叶酸缺乏不仅造成贫血，还会引起小儿智力与动作发育落后。同时要指导家长多给患儿以触摸、爱抚等，促进智能与体能的发育。

三、特发性血小板减少性紫癜的护理

特发性血小板减少性紫癜（ITP）又称自身免疫性血小板减少性紫癜，是儿童最常见的出血性疾病。临床上以皮肤、黏膜自发性出血、血小板减少、出血时间延长、血块收缩不良、束臂试验阳性为特征。

（一）病因与发病机制

目前认为本病是一种自身免疫性疾病。患儿在发病前 1~3 周常有急性病毒感染史，病毒感染使机体产生血小板相关抗体（PAIgG）。这种血小板相关抗体属抗血小板膜糖蛋白抗体。PAIgG 与血小板结合，或抗原-抗体复合物附着于血小板表面，导致单核-巨噬细胞系统对血小板的吞噬、破坏增加，从而引起血小板减少。感染可加重血小板减少或使疾病复发。

（二）临床表现

本病可分为急性型和慢性型。

1. 急性型　较常见，多见于 1~5 岁儿童。发病前 1~3 周常有急性病毒感染史，如上呼吸道感染。起病急，可有发热；以自发性皮肤黏膜出血为突出表现，多为针尖大小出血点，或瘀斑、紫癜，分布不均，以四肢多见；常有鼻出血、齿龈出血；偶见便血、血尿和颅内出血。出血严重者可伴贫血。肝脾偶见轻度肿大。病程多为自限性，80%~90% 患儿可自行缓解，于发病 1~6 个月内痊愈。10%~20% 患儿转变为慢性型。

2. 慢性型　病程超过 6 个月，多见于学龄期儿童。起病隐匿，出血症状较轻，主要为皮肤、黏膜出血，可持续性或反复发作出血，出血持续期和间歇期长短不一。约 1/3 患儿发病数年后自然缓解。反复发作者脾脏常轻度肿大。

（三）辅助检查

1. 血常规　血小板计数常 $< 20 \times 10^9/L$；出血多者可有贫血；白细胞计数正常；出血时间延长，血块收缩不良；血清凝血酶原消耗不良；凝血时间正常。

2. 骨髓象　骨髓巨核细胞数正常或增多，胞体大小不一，以小型巨核细胞为主；幼稚巨核细胞增多，核分叶减少，常有空泡形成、颗粒减少或胞浆少等现象。粒系和红系正常。

3. PAIgG 测定　含量明显增高。

（四）治疗原则

1. 预防创伤出血　急性期出血明显者卧床休息，忌用抑制血小板功能的药物如阿司匹林等。

2. 肾上腺皮质激素　常用泼尼松 1.5~2mg/（kg·d），分 3 次口服。严重出血者可用冲击疗法：地塞米松 1.5~2mg/（kg·d）或甲基强的松龙 20~40mg/（kg·d）静脉滴注，连用 3 天，症状缓解后改泼尼松口服。疗程一般不超过 4 周。停药后复发者，可再用泼尼松治疗。

3. 大剂量丙种球蛋白　丙种球蛋白 0.4g/（kg·d），静脉滴注，连用 5 天；或 1.0g/

（kg·d），静脉滴注 1~2 天，3~4 周后再给药一次。可与肾上腺皮质激素合用。

4. 输注血小板和红细胞　严重出血危及生命时可输注血小板。贫血者可输浓缩红细胞。另外，激素和丙种球蛋白治疗无效及慢性难治性病例可给免疫抑制剂治疗或行脾切除术。

（五）护理措施

1. 一般护理

（1）休息：血小板正常值为（100~300）×10^9/L，当低于 $50×10^9$/L 时应减少活动，避免磕碰。当低于 $20×10^9$/L 并出血严重时绝对卧床休息，防止身体外伤如跌倒、碰撞，保证睡眠充足，应加强安全防护。

（2）饮食护理：鼓励患儿进食高蛋白、高热量、高维生素的易消化半流质食物，禁止食用过硬、辛辣或粗糙食物。

2. 病情观察及并发症的监测

（1）出血情况：观察皮肤瘀点、瘀斑变化，监测血小板数量变化。对血小板极低者应严密观察有无出血情况发生。

（2）生命体征、神志等变化：监测生命体征，观察神志、面色，记录出血量。如面色苍白加重，呼吸、脉搏增快，出汗，血压下降提示失血性休克；若患儿烦躁、嗜睡、头痛、呕吐，甚至惊厥、昏迷、颈阻等提示颅内出血；若呼吸变慢或不规则，双侧瞳孔不等大，对光反射迟钝或消失提示可能合并脑疝。如有消化道出血常伴腹痛、便血；肾出血伴血尿、腰痛。

（3）止血：口、鼻黏膜出血可用浸有 1% 麻黄素或 0.1% 肾上腺素的棉球、纱条或明胶海绵压迫止血。无效者，请耳鼻喉医生会诊，以油纱条填塞，2~3 天后更换。严重出血者遵医嘱给止血药、输同型血小板。

（4）避免损伤：提供一个安全的家庭环境，忌玩锐利玩具，限制剧烈运动，以免碰伤、刺伤或摔伤出血。尽量减少肌内注射或深静脉穿刺抽血，必要时应延长压迫时间，以免形成深部血肿。禁食坚硬、多刺、煎炸的食物，防止损伤口腔黏膜及引起牙龈出血。保持大便通畅，防止用力大便时腹压增高而诱发颅内出血。

3. 心理护理　护理人员要态度和蔼，多同患儿交流，安抚关心患儿，鼓励患儿说出心理感受，介绍成功病例，耐心向患儿及家长解释该病的治疗和愈后等方面的知识。为患儿创造安静舒适的环境，减少不良因素刺激，鼓励亲情支持，增强其战胜疾病的信心。

4. 健康指导

（1）指导预防损伤，不玩尖利的玩具和使用锐利工具，不做剧烈的、有对抗性的运动，常剪指甲，选用软毛牙刷等。

（2）指导进行自我保护，忌服阿司匹林类或含阿司匹林的药物；服药期间不与感染患儿接触，去公共场所时戴口罩，衣着适度，尽量避免感冒，以防加重病情或复发。

（3）教会家长识别出血征象和学会压迫止血的方法，一旦发现出血，立即到医院复查或治疗。

（4）脾切除的患儿易患呼吸道和皮肤化脓性感染，且易发展为败血症。在术后 2 年内应定期随诊，并遵医嘱应用抗生素和丙种球蛋白，以增强抗感染能力。

第六节 消化系统疾病患儿的护理

一、小儿消化系统解剖生理特点

（一）口腔

足月新生儿出生时已具有较好的吸吮、吞咽功能；但早产儿则较差，易出现呛奶现象。新生儿及小婴儿唾液腺发育不够完善，唾液分泌少，口腔黏膜干燥，且血管丰富，故易受损而致感染。3个月以下小儿唾液中淀粉酶含量低，故不宜喂淀粉类食物。

（二）食管、胃

新生儿和婴儿食管呈漏斗状，贲门括约肌发育不成熟，常发生胃食管反流。婴儿胃呈水平位，幽门括约肌发育良好，易发生溢奶和呕吐。新生儿胃容量30~60 mL，1~3个月时90~150 mL，1岁时250~300 mL，5岁时700~850 mL，成人约2 000 mL。胃酸和各种酶的分泌均比成人少，且酶活力低，消化功能差。胃排空时间随食物种类不同而异，稠厚而乳凝块大的乳汁排空慢；水为1.5~2 h，母乳2~3 h，牛乳3~4 h；早产儿胃排空慢，易发生胃潴留。

（三）肠

婴儿肠道相对较长，黏膜血管丰富，有利于消化吸收。因肠系膜相对较长而且柔软，黏膜下组织松弛，升结肠与后壁固定差，易发生肠套叠、肠扭转。小婴儿尤其是未成熟儿肠壁薄，通透性高，屏障作用差，可引起全身性感染或变态反应性疾病。

（四）肝

年龄愈小肝相对愈大，但肝细胞发育尚不完善，易受各种不利因素影响而发生肝充血肿大和变性。肝细胞再生能力强，而肝脏结缔组织发育差，不易发生肝硬化。婴儿期胆汁分泌较少，对脂肪的消化、吸收功能较差。

（五）胰腺

生后3~4个月时胰腺开始发育，胰液随年龄而增多。6个月以内小儿的胰淀粉酶活性较低，新生儿及小婴儿的胰脂肪酶和胰蛋白酶活性均较低。婴幼儿时期胰液及其内含消化酶的分泌易受天气和疾病的影响而受抑制，导致发生消化不良。

（六）肠道细菌

胎儿消化道内无细菌。出生后数小时细菌经口、鼻或肛门侵入至消化道。一般情况下胃内几乎无菌，十二指肠和上部小肠也较少，以结肠和直肠细菌最多。肠道菌群受食物成分影响，单纯母乳喂养儿以双歧杆菌为主；人工喂养儿和混合喂养儿，肠内的大肠杆菌、嗜酸杆菌、双歧杆菌及肠球菌所占比例几乎相等。但婴幼儿肠道正常菌群脆弱，易受多种内外因素影响而致菌群失调，引起消化道功能紊乱。

（七）健康小儿粪便

1. 人乳喂养儿粪便 人乳喂养儿粪便呈金黄色，均匀糊状，偶有细小乳凝块，有酸味，不臭，每日2~4次。一般在添加辅食后次数减少。

2. 人工喂养儿粪便 人工喂养儿粪便呈淡黄色，较干厚，多成形，含乳凝块较多、较大，呈碱性或中性反应，量多，较臭，每日1~2次，易发生便秘。

3. 混合喂养儿粪便　混合喂养儿粪便与喂牛乳者相似，但质地较软、颜色较黄。无论人乳或牛、羊乳喂养，添加谷类、蛋、肉、蔬菜等辅食后，粪便性状逐渐接近成人。

二、口炎的护理

口炎是指由各种原因引起的口腔黏膜的炎症，如病变仅局限于舌、齿龈、口角，可称为舌炎、齿龈炎或口角炎。多见于婴幼儿，可单独发病，或继发于急性感染、腹泻、营养不良、维生素 B 或 C 缺乏等全身性疾病。大多数由病毒、细菌、真菌或螺旋体引起。食具消毒不严，口腔不卫生或由于各种疾病导致机体抵抗力下降等因素均有利于口炎的发生。

（一）临床表现

1. 鹅口疮　鹅口疮又名雪口病，为白色念珠菌感染所致的口炎。多见于新生儿、小婴儿、营养不良、腹泻、长期应用广谱抗生素或激素的患儿。使用污染的奶具、哺乳时奶头不洁均可导致感染，新生儿也可在出生时经产道感染。

本病特征是在口腔黏膜表面出现白色乳凝块状物，略高于黏膜表面，粗糙无光。起初呈点状和小片状，可逐渐融合成片，形似乳凝块，不易拭去，强行擦拭剥离后，局部黏膜潮红、粗糙，可有溢血。最常见于颊黏膜，其次是舌、齿龈、上腭。患处不痛、不流涎。轻者无全身症状，不影响吃奶，偶可累及咽、喉、食管、肠道、气管、肺等，出现呕吐、吞咽困难、声音嘶哑或呼吸困难。

2. 疱疹性口炎　疱疹性口炎亦称疱疹性齿龈口炎，由单纯疱疹病毒感染引起，全年可发病，1～3 岁小儿多见。该病传染性强，可在卫生条件差的家庭和集体托幼机构感染且容易传播。

起病时发热，体温达 38～40℃，齿龈红肿（齿龈炎），触之易出血。1～2 天后在齿龈、唇内、舌、颊黏膜等口腔黏膜上可见单个、一簇或几簇小疱疹，直径 2～3 mm，周围有红晕。疱疹迅速破裂后形成浅表溃疡，上面覆盖黄白色纤维素性渗出物，多个小溃疡可融合成不规则的较大溃疡，有时累及软腭及咽部，口角及唇周皮肤亦可有疱疹。局部疼痛，出现流涎、拒食、烦躁，颌下淋巴结肿大。发热可持续 5～7 天；溃疡 10～14 天愈合；淋巴结肿大 2～3 周消退。

3. 溃疡性口炎　溃疡性口炎主要是由链球菌、金黄色葡萄球菌、肺炎链球菌、绿脓杆菌或大肠杆菌等感染引起，婴幼儿多见。常继发于急性感染、长期腹泻等机体抵抗力降低时，口腔不洁更利于细菌繁殖而致病。

口腔各部位均可发生，常见于舌、唇内及颊黏膜处，可蔓延到唇及咽喉部。开始时口腔黏膜充血水肿，随后形成大小不等的糜烂或溃疡，上有纤维素性炎性渗出物形成的假膜，常呈灰白色或黄色，边界清楚，易拭去，遗留溢血的创面，但不久又被假膜覆盖，涂片染色可见大量细菌。局部疼痛、流涎、拒食、烦躁，常有发热，可达 39～40℃，局部淋巴结肿大。全身症状轻者约 1 周体温恢复正常，溃疡逐渐痊愈；严重者可出现脱水和酸中毒。白细胞总数和中性粒细胞增多。

（二）治疗要点

应保持口腔清洁；局部或全身抗感染；对症、支持治疗；治疗全身性疾病。

（三）护理措施

1. 口腔护理

（1）清洁口腔。

1）鼓励多饮水，进食后漱口，保持口腔黏膜湿润和清洁，减少口腔细菌繁殖。

2）鹅口疮者在哺乳前后用2%碳酸氢钠溶液清洁口腔；溃疡面用3%过氧化氢溶液或0.1%利凡诺溶液清洗，较大儿童可用含漱剂。

3）对流涎者，及时清除流出物，保持皮肤干燥、清洁，避免引起皮肤湿疹及糜烂。

（2）正确涂药：为了确保局部用药达到目的，涂药前应先将纱布或干棉球放在颊黏膜腮腺管口处或舌系带两侧，以隔断唾液；再用干棉球将病变部黏膜表面吸干净后方能涂药。涂药后嘱患儿闭口10 min，然后取出隔离唾液的纱布或棉球，不可立即漱口、饮水或进食。

2. 局部治疗

（1）鹅口疮局部涂抹10万~20万 U/mL制霉菌素溶液，每日2~3次。

（2）疱疹性口炎局部涂锡类散，预防继发感染可涂2.5%~5%金霉素鱼肝油。

（3）溃疡性口炎控制局部感染可涂2.5%~5%金霉素鱼肝油。

3. 饮食护理　补充足够的营养和液体，以高热量、高蛋白、含丰富维生素的温凉流质或半流质为宜，同时避免摄入刺激性食物。因疼痛影响进食者，于进食前局部涂2%利多卡因；对不能进食者，应给予肠道外营养，以确保能量与水分供给。

4. 监测体温　体温超过38.5℃时，给予物理降温或药物降温，并做好皮肤护理。

5. 健康教育

（1）向家长讲解口炎发生的原因、影响因素，避免粗暴擦伤口腔黏膜。

（2）宣传食具专用、清洁消毒的必要性。

（3）纠正患儿吮指、不刷牙等不良习惯，培养儿童进食后漱口的良好的卫生习惯。

（4）宣传均衡营养对提高机体抵抗力的重要性，培养良好的饮食习惯。

（5）讲解并示范口炎发生后饮食及局部涂药的护理方法。

三、小儿腹泻的护理

小儿腹泻或称腹泻病，是一组由多病原、多因素引起的以大便次数增多和大便性状改变为特点的消化道综合征，严重者可引起脱水和电解质紊乱。本病为儿科常见病，对儿童的健康危害极大，可造成小儿营养不良、生长发育障碍和死亡，是我国儿童保健重点防治的"四病"之一。以6个月~2岁发病率最高，其中1岁以下者约占半数。一年四季均可发病，夏秋季发病率最高。

（一）病因

1. 易感因素　婴幼儿易患腹泻与下列因素有关。

（1）胃酸和消化酶分泌不足，酶活性低，对食物质和量的变化耐受力差；消化道负担较重，在受到不良因素影响时，易引起消化道功能紊乱。

（2）胃内酸度均较低，排空快，对进入胃内细菌的杀灭能力弱；胃肠道分泌型免疫球蛋白（sIgA）水平低；肠道正常菌群脆弱，易受内外因素的影响，而患肠道感染。

（3）人工喂养儿不能获得一定的免疫成分，且食物易被污染，故肠道感染发生率高。

2.感染因素

（1）肠道内感染可由病毒、细菌、真菌、寄生虫引起。

1）病毒感染：80%由病毒感染引起，以轮状病毒最为常见。

2）细菌感染（不包括法定传染病）：以致腹泻大肠杆菌为主要病原菌，包括致病性大肠杆菌（EPEC）、产毒性大肠杆菌（ETEC）、侵袭性大肠杆菌（EIEC）、出血性大肠杆菌（EGEC）和粘附-集聚性大肠杆菌（EAEC）。其他有空肠弯曲菌、耶尔森菌、沙门氏菌、变形杆菌、金黄色葡萄球菌等。

3）真菌感染：小儿以白色念珠菌多见。

4）寄生虫感染：常见为蓝氏贾第鞭毛虫、阿米巴原虫和隐包子虫等。

（2）肠道外感染的病原体（主要是病毒），也可同时感染肠道。

3.非感染因素

（1）饮食因素：饮食质和量的变化太快或不适宜；过敏因素；原发性或继发性双糖酶缺乏，乳糖酶的活力降低，肠道对糖的消化吸收能力下降，使乳糖积滞引起腹泻。

（2）症状性腹泻：发热及病原体毒素的作用使消化功能紊乱而并发腹泻。

（3）气候因素：腹部受凉导致肠蠕动增加；天气过热消化液分泌减少等，都可使消化功能紊乱而引起腹泻。

（二）发病机制

导致腹泻发生的机制包括肠腔内存在大量不能吸收的具有渗透活性的物质；肠腔内电解质分泌过多；炎症所致的液体大量渗出以及肠道运动功能异常。临床上往往是多种机制共同作用的结果。

1.感染性腹泻

（1）病毒性肠炎：病毒侵入肠道后，在小肠绒毛顶端的柱状上皮细胞上复制而使小肠绒毛细胞发生空泡变性、坏死、脱落，遗留不规则的裸露病变，导致小肠黏膜回收水、电解质能力下降；分泌双糖酶不足，活性降低；上皮细胞钠转运的功能障碍，使肠液的渗透压增高出现渗透性腹泻。

（2）细菌性肠炎。

1）肠毒素性肠炎：产生肠毒素的细菌（如产毒性大肠杆菌、霍乱弧菌）侵入肠道后，在肠腔内繁殖并粘附于小肠上皮细胞刷状缘上，向肠腔释放不耐热肠毒素和耐热肠毒素，两者分别与小肠黏膜上皮细胞上的受体结合后，激活腺苷酸环化酶和鸟苷酸环化酶，此二酶分别使三磷酸腺苷（ATP）转化为cAMP（环磷酸腺苷）、三磷酸鸟苷（GTP）转化为cGMP（环磷酸鸟苷），后两者可抑制肠上皮细胞吸收钠和水，同时促进氯的分泌，使小肠液总量增多，超过结肠吸收的限度而致分泌性腹泻。

2）侵袭性肠炎：各种侵袭性细菌（如志贺菌属、沙门菌属、侵袭性大肠杆菌、空肠弯曲菌、耶尔森菌和金黄色葡萄球菌等）直接侵入小肠或结肠黏膜，引起肠黏膜充血、水肿，炎性细胞浸润引起溃疡和渗出等病变而致渗出性腹泻。

2.非感染性腹泻 非感染性腹泻为消化系统功能紊乱所致。饮食不当后，食物不能被充分消化吸收而积滞于小肠上部，使肠腔内局部酸度降低、细菌上移和繁殖，使食物发酵和腐败，分解产生的短链有机酸使肠腔内渗透压增高，并与腐败性毒性产物一同刺激肠壁而使肠蠕动增加而引起腹泻。毒性产物被吸收进入血循环后，可出现不同程度的中毒症状。

（三）临床表现

不同病因引起的腹泻常具有相似的临床表现，同时各有其特点。按病程长短分为急性腹泻（病程＜2周）、迁延性腹泻（病程在2周~2个月）、慢性腹泻（病程＞2个月）；按病情轻重分为轻型腹泻、重型腹泻。

1. 急性腹泻的共同临床表现

（1）轻型腹泻：起病可急可缓，以胃肠道症状为主，主要表现为食欲不振，偶有恶心、呕吐。大便次数增多，在10次/日以下；每次量少，呈黄色或黄绿色，糊状或蛋花样稀便，有酸味，常见白色或黄白色奶瓣和泡沫，可混有少量黏液。排便前常因腹痛而哭闹不安。一般无脱水及全身中毒症状。

（2）重型腹泻：起病急，胃肠道症状重，常伴有呕吐，甚至进水即吐。大便次数明显增多，10次/日，至数十次，量多，呈黄绿色水样便或蛋花汤样便，可有少量黏液，少数患儿也可有少量血便。还有明显的脱水、电解质紊乱（见本章第四节）及全身中毒症状如高热、烦躁、精神萎靡、嗜睡甚至昏迷、休克。

2. 几种常见急性感染性肠炎的临床特点

（1）轮状病毒肠炎：好发于秋冬季，以秋季流行为主，又称秋季腹泻。多见于6~24个月的婴幼儿，潜伏期1~3天。起病急，常伴有发热和上呼吸道感染症状，病初先有呕吐，随后大便次数多、量多，呈黄色或淡黄色，水样或蛋花汤样，无腥臭味，常并发脱水、电解质紊乱、酸中毒。大便镜检可有少量白细胞，感染后1~3天即有大量病毒从大便中排出。本病为自限性疾病，数日后呕吐渐停，腹泻减轻，不喂乳类的患儿恢复更快，3~8天自行恢复。

（2）侵袭性细菌引起的肠炎：其特点为引起志贺杆菌性痢疾样病变。全年均可发病，多发生在夏季，起病急，高热、中毒症状明显，甚至昏迷、休克，腹泻频繁，可排出痢疾样黏液脓血便，腥臭，常伴恶心、呕吐、腹痛和里急后重，大便镜检见大量白细胞和数量不等的红细胞，大便培养可找到致病菌。

（3）出血性大肠杆菌肠炎：开始为黄色水样便，后转为血水便，有特殊臭味，伴腹痛，大便镜检有大量红细胞，一般无白细胞。

（4）抗生素诱发的肠炎。

1）金黄色葡萄球菌肠炎：表现为发热、呕吐、腹泻、不同的中毒症状、脱水、电解质紊乱，大便特点为暗绿色、量多、黏液多，少数为血便，镜检有大量脓细胞和成簇的 G^+ 球菌。

2）真菌性肠炎：多为白色念珠菌所致，常并发于其他感染，可伴鹅口疮，病程迁延。大便次数增多，黄色稀便，泡沫较多带黏液，有时可见豆腐渣样细块（菌落），大便镜检有真菌孢子和菌丝。

3. 迁延性腹泻和慢性腹泻 表现为腹泻迁延不愈，病情反复，大便次数和性质极不稳定，无全身中毒症状，水、电解质紊乱不明显。由于营养不良儿腹泻时易迁延不愈，持续腹泻又加重了营养不良，形成恶性循环，最终引起免疫功能低下，继发感染，导致多脏器功能异常。

（四）实验室和其他检查

1. 血常规　白细胞总数及中性粒细胞增多常提示细菌感染，降低常提示病毒感染。

2. 大便检查　大便常规镜检无或偶见白细胞者，常提示侵袭性细菌以外原因引起；有较多的白细胞者，常由各种侵袭性细菌感染引起；大便培养可检出致病菌。大便涂片发现念珠菌孢子及假菌丝，有助于真菌性肠炎的诊断。疑为病毒感染者应作病毒学检查。

3. 血液生化检查　测定血清钠、钾，及血气分析。必要时查血钙和血镁。

（五）治疗要点

包括调整饮食，应强调继续进食；预防和纠正水、电解质和酸碱平衡紊乱；合理用药；加强护理；预防并发症的发生。

（六）护理措施

1. 控制腹泻、防止继续失水

（1）调整饮食：除严重呕吐者暂禁食 4~6 h（不禁水）外，均应继续进食。

1）母乳喂养者继续哺乳，可暂停辅食。

2）人工喂养者，可用牛奶加等量米汤稀释，或用已习惯的饮食，由稀到稠、由少到多逐步过渡到正常饮食。

3）病毒性肠炎多有双糖酶缺乏，不宜用蔗糖，可暂停乳类喂养，改为豆制代用品或发酵奶，腹泻停止后，继续给予营养丰富的饮食，并每日加餐 1 次，共 2 周，以弥补正常生长之需。

4）对牛奶、大豆过敏者可改用其他饮食。

对少数严重患者口服营养物质不能耐受者，应加强支持疗法，必要时全静脉营养。

（2）控制感染：对细菌感染，根据药敏试验选用针对病原菌的抗生素。必须严格消毒隔离，护理患儿前后认真洗手，防止交叉感染。

2. 纠正水、电解质紊乱及酸碱失衡　如下述。

3. 维持皮肤完整性　应选用柔软棉布类尿布，勤更换；每次便后用温水清洗臀部并吸干。局部皮肤发红处涂以 5% 鞣酸软膏或 40% 氧化锌油并按摩片刻，促进局部血液循环，或局部用灯光照射；避免使用不透气塑料布或橡皮布。女婴应注意会阴部的清洁，预防上行性尿路感染。

4. 严密观察病情　观察记录呕吐、大便量及尿量情况，观察前囟、眼窝、皮肤弹性情况；监测生命体征、精神状况、肌张力及腹部等情况，可随时发现高热、酸中毒、低血钾，并给予及时处理。

5. 健康教育

（1）宣传母乳喂养的优点，指导合理喂养、添加辅食和断奶，防止过食及饮食结构突然变动。

（2）注意饮食卫生，食物新鲜、食具消毒，教育儿童饭前便后洗手，勤剪指甲。

（3）适当户外活动，增强体质；防止受凉或过热，预防和及时治疗营养不良、佝偻病；避免长期滥用广谱抗生素。

四、腹泻患儿体液紊乱的液体疗法及其护理

（一）小儿体液平衡特点

1. 体液的总量和分布　体液分布在血浆区、间质区和细胞内区，在血浆区、间质区的为细胞外液，在细胞内区的为细胞内液。按体液占体重的百分比计算，体液总量及分布与年龄有关。

小儿体液总量和分布的特点为：年龄越小，体液总量所占比例越大，间质液所占比例越大；间质液比例高是造成小儿体液总量增多的主要原因。血浆和细胞内液的比例基本稳定，与成人近似。

2. 体液的电解质组成　小儿体液电解质的组成和浓度与成人相似，通过机体的调节处于动态平衡，保持相对稳定，维持细胞内外液的渗透压基本相等。但生后数日内的新生儿受进奶量、环境温湿度、缺氧等多种因素影响，血钾、磷、氯、乳酸偏高，而血钠、钙、碳酸氢盐偏低，故容易发生代谢性酸中毒。

3. 水代谢的特点

（1）水的需要量多、交换率高：水的需要与新陈代谢、摄入热量、食物性质、经肾排出的溶质量、不显性失水、活动量有关。小儿生长发育快、新陈代谢旺盛；摄入热量、蛋白质和经肾排出的溶质量均高；体表面积大、呼吸频率快，故不显性失水多；细胞、组织增长须蓄积水分。按体重计算，年龄越小，每日需水量相对越多。

机体主要通过肾脏排出水分，其次是经皮肤和肺的不显性失水以及消化道排出水分，另有少量水储存供新组织增长。小儿新陈代谢旺盛、尿量多，小儿体表面积大、呼吸频率快，不显性失水较成人多，而且不受体内水分多少的影响，小儿排泄水的速度较成人快。年龄越小，水的出入量越多，婴儿每日水的交换量为细胞外液量的1/2，而成人仅为1/7，故婴儿体内水的交换率为成人的3～4倍。因此，婴儿对缺水的耐受力差，若不能及时满足小儿机体对水的需求，容易出现脱水。

（2）体液调节功能较差：正常情况下水的排出量主要由肾脏的浓缩和稀释功能来调节的。小儿年龄愈小，肾脏的浓缩功能愈不成熟，新生儿及小婴儿只能使尿液浓缩到700 mmol/L（比重1.020），而成人可达1 400 mmol/L（比重1.035），因此小儿在排泄同量溶质时所需水量较成人为多，若水分供应不足，则可导致代谢产物滞留和高渗性脱水；但小儿肾脏的稀释功能不成熟，肾小球滤过率低，水的排泄速度慢，若水的摄入量过多，易引起水肿和低钠血症；肾脏排钠、排酸、产氨能力均差，易发生高钠血症和酸中毒。

（二）水、电解质和酸碱平衡紊乱

1. 脱水　脱水是指水分摄入不足或丢失过多所造成的体液总量尤其是细胞外液量的减少。除失水外，还伴有钠、钾等电解质的丢失。体液减少的多少可用脱水程度来表示，丢失水与电解质的比例可用脱水性质来表示。

（1）脱水程度：脱水程度是指患病以来累积的体液丢失量。根据对前囟、眼窝、皮肤弹性、循环情况、尿量等综合分析、判断，将脱水分为轻、中、重三度。

（2）脱水性质：脱水性质是指现存体液渗透压的改变。不同原因引起的脱水，其

失水与电解质的比例不同,导致体液渗透压发生了不同改变。将脱水性质分为等渗性脱水、低渗性脱水和高渗性脱水三种类型,其中等渗性脱水最多见。由于决定细胞外液渗透压的主要成分是钠离子,根据血清钠测定、病史、临床表现特点判断脱水的性质。

2. 代谢性酸中毒 代谢性酸中毒是指因代谢紊乱,使血浆中 HCO_3^- 的量减少或 H^+ 增高引起的一种酸碱平衡紊乱,是小儿最常见的酸碱平衡紊乱。

(1)常见原因。

1)腹泻造成体内碱性物质大量丢失。

2)进食不足、体内产生过多的酮体,使酸性代谢产物增多。

3)脱水时血容量减少,使组织缺氧,造成乳酸堆积。

4)脱水时肾血流不足,尿量减少,酸性产物堆积。

(2)临床表现:根据血 HCO_3^- 的测定结果不同,将酸中毒分为轻度(18~13 mmol/L)、中度(13~9 mmol/L)及重度(<9 mmol/L)。中、重度脱水常合并中、重度酸中毒。轻度酸中毒的症状、体征不明显,多通过血气分析发现。中度酸中毒可出现精神萎靡或烦躁不安,呼吸深长,心率加快,口唇呈樱桃红色等典型症状。重度酸中毒症状、体征进一步加重,并出现恶心呕吐、昏睡或昏迷、心率转慢,心输出量减少,血压偏低。新生儿及小婴儿呼吸改变不典型,可仅出现精神萎靡、拒奶、面色苍白等一般表现。

3. 低钾血症 血清钾浓度低于 3.5 mmol/L 时称为低钾血症。

(1)常见原因。

1)呕吐腹泻时钾大量丢失,造成低钾。

2)摄入不足。

3)肾保钾功能差。

4)当 pH 升高时钾向细胞内转移。

(2)临床表现:当血清钾低于 3 mmol/L 时,可出现以下典型症状。

1)神经肌肉兴奋性降低,可四肢无力、腹胀,严重者发生呼吸肌麻痹、腹壁反射减弱或消失、肠鸣音减弱或消失。

2)心功能改变,心肌收缩力降低,可出现心律失常、第一心音低钝、心排出量下降,甚至发生心力衰竭;心电图显示 T 波增宽、低平、倒置或双向、Q-T 间期延长、ST 段下降,出现 U 波(>0.1 mV),在同一导联中 U 波>T 波。

3)长期低钾可致肾小管上皮细胞变性,浓缩功能降低,出现夜尿、多尿、口渴、多饮。

4. 低钙和低镁血症 由于进食少、吸收不良和腹泻、呕吐丢失钙、镁,患儿体内多有钙、镁减少,尤其是腹泻较久、营养不良或有活动性佝偻病的患儿更多见。但在脱水和酸中毒时,由于血液浓缩,患儿可不表现出相应的症状。随着脱水和酸中毒被纠正,血清钙低于 1.75~1.88 mmol/L 时,可出现低钙症状,表现为惊厥、喉痉挛、手足搐搦。当出现震颤、手足搐搦或惊厥而用钙剂治疗无效时,应考虑低镁血症。血清镁低于 0.74 mmol/L 时可确诊。

(三)液体疗法常用的溶液和配制

1. 非电解质溶液 常用 5% 葡萄糖溶液为等渗液,10% 葡萄糖溶液为高渗液,输液时被视为无张溶液。用于补充水分和部分热量,纠正高渗状态。

2.电解质溶液 用于补充所丢失体液、电解质,纠正水、电解质和酸碱平衡紊乱。

(1)0.9%氯化钠溶液(生理盐水):含 Na^+ 及 Cl^- 各 154 mmol/L,与血浆离子渗透压相似,为等渗液。但 Cl^- 的含量较血浆 103mmol/L 高 1/3,当大量输入时可使血 Cl^- 升高而有加重酸中毒的危险。

(2)复方氯化钠溶液(Ringer 溶液):含 0.86%氯化钠、0.03%氯化钾、0.03%氯化钙,亦为等渗液。其作用和缺点与生理盐水基本相同,但可防止低血钾、低血钙。

(3)碱性溶液:用于纠正代谢性酸中毒。

1)碳酸氢钠溶液:可直接增加缓冲碱。一般将 5%碳酸氢钠溶液(高渗溶液)稀释 3.5 倍,使成为 1.4%等渗溶液时使用。

2)乳酸钠溶液:须在有氧情况下,经肝脏代谢而起作用,显效缓慢。11.2%乳酸钠溶液稀释 6 倍为 1.87%的等渗溶液。

(4)氯化钾溶液:用于钾的补充。常用 10%氯化钾溶液,静脉滴注时须严格掌握浓度,稀释成 0.2%~0.3%,禁忌静脉直接推入,以免造成心肌抑制。

(5)混合溶液:临床应用液体疗法时,常将各种等张溶液按不同比例配置成混合溶液,以满足患儿不同病情的需要。

(6)口服补液盐(oral rehydration salts, ORS):口服补液盐为世界卫生组织推荐的一种溶液,由氯化钠 3.5g、碳酸氢钠 2.5g、枸橼酸钾 1.5g、葡萄糖 20.0g 加水至 1 000mL 制成,其电解质的渗透浓度为 220mmol/L(2/3 张)。临床用以治疗急性腹泻合并脱水。

(四)腹泻患儿的液体疗法

液体疗法的目的是纠正水、电解质及酸碱平衡紊乱,恢复并维持体液的正常容量和成分,以维持机体的正常生理功能。

1.口服补液 ORS 液口服可用于腹泻时预防脱水,或用于轻、中度脱水而无循环衰竭者。轻度脱水口服补液量 50~80mL/kg,中度脱水 80~100mL/kg,于 8~12h 内将累积损失量补足;脱水纠正后将余量稀释 1 倍,按病情随意口服。

2.静脉液体疗法 用于中、重度脱水及呕吐、腹胀严重的患儿。补液时应考虑:①满足三方面的需要,即累积损失量、继续损失量和生理需要量;②分步进行;③每一步应"定量、定性、定速";④按照"先盐后糖、先浓后淡、先快后慢","见尿补钾、见酸补碱、见惊补钙"原则;⑤根据病情,灵活应用。

(1)补充累积损失量:指补充发病以来水和电解质总的损失量。

1)定量:根据脱水程度决定补液量。轻度脱水约 50mL/kg,中度 50~100mL/kg,重度 100~120mL/kg。婴幼儿给予计算量的 2/3,学龄前及学龄小儿给予 3/4。

2)定性:根据脱水性质决定补何种液体。低渗性脱水补 2/3 张含钠液;等渗性脱水补 1/2 张;高渗性补 1/3~1/5 张。暂时不能明确脱水性质时,先按等张性脱水补充。

3)定速:根据脱水程度,原则为先快后慢。对有循环障碍者,先扩容,给 20mL/kg 的等张含钠液,于 30~60min 内输入,其余的累积损失量于 8~12h 内输入,每小时 8~10mL/kg。对高渗性脱水患儿的输液速度应稍慢。

(2)补充继续损失量:补液开始后,继续呕吐、腹泻所损失的液体量,应按实际损失量予以补充。一般按每日 10～40 mL/kg 计算，用 1/3～1/2 张含钠液，在累积损失量输入完后，与生理需要量共同于 12～16 h 内均匀滴入，每小时约 5 mL/kg。

（3）补充生理需要量：补充当日基础代谢所需的热量、液量及电解质。每天补液量为 70～90 mL/kg，用 1/4～1/5 张含钠液。

以上为第 1 天补液。临床实际 24 h 补液总量以轻度脱水 90～120 mL/kg、中度脱水 120～150 mL/kg、重度脱水 150～180 mL/kg 较实用。

第 2 天及以后的补液主要补充继续损失量和生理需要量，继续补钾。若能口服，可口服。口服量不足者经静脉在 24 h 内均匀补给。

3. 纠正电解质和酸碱平衡紊乱

（1）纠正酸中毒：脱水患儿合并酸中毒者，在纠正脱水过程中酸中毒基本可纠正。对重度酸中毒患儿可根据血气分析结果，补充碱剂。用 CO_2 结合力（$CO_2 CP$）检测结果计算：

5% 碳酸氢钠溶液 mmol 数 =（22- 测得的 $CO_2 CP$ 值）mmol/L × 0.6 × 体重（kg）5% 碳酸氢钠 1 mL=0.6 mmol。得出计算结果后，先给总需要量的 1/2，再根据病情变化、治疗后的反应调整剂量。多数患儿未经全量碱性溶液治疗即可恢复。

无条件进行血气分析，可临时以提高血浆 HCO_3^- 5 mmol/L 计算，1.4% 碳酸氢钠或 1.87% 乳酸钠 3 mL/kg 可提高 HCO_3^- 约 1 mmol/L，必要时可间隔 2～4 h 重复应用。

（2）纠正低钾血症：轻症者可口服氯化钾，每日 3～4 mmol/kg（200～300 mg/kg）。重度患儿须静脉补钾，补钾应注意：①按"见尿补钾"的原则；②每日剂量为 4～6 mmol/kg（300～450 mg/kg）；③浓度在 40 mmol/L（0.3%）以下；④静滴全天总钾量，应均匀安排在全日静脉所需液体中，时间不短于 8 h，速度应每小时小于 0.3 mmol/kg；⑤补钾持续时间，一般需 4～6 天；⑥在治疗期间应严密观察病情，监测血清钾的浓度。当患儿能经口进食时，尽快停止静脉给药途径，而改为口服。

（3）纠正低钙、低镁血症：出现低钙症状时可用 10% 葡萄糖酸钙（每次 1～2 mL/kg，最大量 ≤ 10 mL）加等量葡萄糖溶液稀释后静脉注射。低镁者可用 25% 硫酸镁（每次 0.1 mg/kg）深部肌内注射，每 6 h 注射 1 次，每日 3～4 次，症状缓解后停用。

（五）几种特殊情况的静脉液体疗法

1. 婴幼儿肺炎伴腹泻时液体疗法 一般肺炎无明显脱水和电解质紊乱，重症肺炎伴腹泻补液原则与婴幼儿腹泻相同。但液体总量和钠量要相应减少约 1/3，速度应减慢。

2. 营养不良伴腹泻时液体疗法 因多为低渗性脱水，补液总量比一般腹泻应减少约 1/3，含钠量应高，给 2/3 张含钠液，于 24 h 内均匀输入。注意及早补钾、补钙。

3. 新生儿疾病的液体疗法 新生儿心肺功能不完善，肾脏对水、电解质、酸碱平衡的调节功能差，总量和速度均应控制，用 1/5 张含钠液，于 24 h 内均匀输入。一般不必补钾。

（六）腹泻患儿液体疗法的护理

1. 与患儿及家长取得合作 向患儿家长解释补液目的，以取得合作；对不合作的患儿可给予镇静剂。

2. 合理安排 24 h 输液量 根据病情及输入液体的性质，遵循"急需先补、先快后慢、见尿补钾"的原则分期分批输入。

3.严格掌握输液速度　明确每小时的输入量，计算出每分钟输液滴数，并随时检查，防止输液速度过速或过缓。

4.密切观察病情

（1）密切观察生命体征：若出现烦躁不安、脉率增快、呼吸加速等，应警惕是否有输液量过多或者输液速度太快而发生心力衰竭和肺水肿等情况。

（2）观察脱水情况：注意患儿的意识状态，有无口渴，皮肤及黏膜干燥和眼窝及前囟凹陷的恢复情况，尿量多少，呕吐及腹泻次数及量等，比较治疗前后脱水的变化以及掌握继续损失量。

（3）观察酸中毒表现：注意患儿面色及呼吸改变，小婴儿有无精神萎靡，以及酸中毒纠正后有无低钙表现。

（4）观察低血钾表现：注意观察患儿面色及肌张力改变，有无心音低钝或心律不齐、腹胀、腱反射减弱或消失等。按照"见尿补钾"的原则，严格掌握补钾的浓度和速度，绝对不可静脉推入。

5.计算并记录24 h液体出入量　24 h液体入量包括静脉输液量、口服液体量及食物中含水量；出量包括尿量、呕吐量、大便丢失的水分和不显性失水。

第十四章 影像护理

第一节 食管癌食管支架植入术的护理

食管癌是消化系统发病率较高的肿瘤之一。好发于 40 岁以上男性。

病理上食管癌大多发生于黏膜上皮，95%以上为鳞癌，少数为腺癌、小细胞未分化癌和肉瘤。病变的不同时期又分为不同类型。

早期分型：①隐伏型；②糜烂型；③斑块型；④乳头型或隆起型。

中晚期食管癌大体分型：①髓质型；②蕈伞型；③溃疡型；④浸润型。以髓质型最多。

早期食管癌症状不典型，中晚期表现为渐进性吞咽困难、胸背部疼痛、呕吐。当转移或有并发症时可出现颈部淋巴结肿大、声音嘶哑、穿孔、呛咳及消化道出血等症状。早期发现、早期诊断、早期治疗是治愈食管癌的关键。实际上就诊时大多数患者已属中晚期。针对患者的不同病期分别采用手术、放疗、化疗和中医中药等综合性治疗是临床常用的治疗中晚期食管癌的方法。目前，在缓解症状、改善生活质量和延长生存期方面，介入治疗已成为中晚期食管癌患者的一种有效治疗方法。食管癌的常见介入治疗方法有：食管支架植入术。

食管支架植入术是经口咽部送入扩张管，对狭窄的食管或贲门进行扩张并植入内支架，达到改善患者进食状况，保证正常营养摄入，提高患者的生活质量的目的。手术简要步骤如下。

（1）患者取仰卧位，口部放开口器。

（2）在 X 线透视下经咽送入导管导丝，先以导丝通过狭窄处，并跟上导管至胃内，注入对比剂确认位置。

（3）退出导管，换入超硬导丝，沿超硬导丝放入球囊导管，确认球囊导管两端的金属标记，使球囊骑跨在食管狭窄处，从病变远端开始使用 15%低浓度对比剂进行球囊扩张，如此反复数次，至球囊扩张非常容易为止。

（4）球囊扩张后，经导管插入交换导丝，退行球囊导管，沿交换导丝送入支架推送器，准确定位后释放支架，使支架紧贴食管壁。

（5）完成支架植入后，口服碘对比剂，观察支架开放及食管通畅情况。

一、适应证与禁忌证

1. 适应证

（1）不能手术切除的中晚期食管癌，患者高龄或拒绝手术治疗者。

（2）食管癌伴远处转移者。

（3）手术切除后残留癌灶及术后复发者。

（4）配合放疗以获得协同作用。

（5）出现食管气管瘘或纵隔瘘，可用于带膜支架放置后进行灌注化疗。

（6）手术切除前行灌注化疗，增加切除机会。

2. 禁忌证

（1）严重的心、肝、肾等重要脏器疾患，全身广泛转移、恶病质、不能耐受手术者。

（2）严重凝血机制异常及对造影剂过敏者。

（3）主动脉弓附近的大溃疡型食管癌。

（4）食管气管瘘形成肺部感染的急性期，待感染控制后再进行，为相对禁忌证。

（5）食管动脉与脊髓动脉共干或吻合者，为相对禁忌证。

二、术前护理

1. 健康评估　评估患者的年龄、职业、饮食习惯，既往史有无高血压、糖尿病等。观察及评估全身情况，有无体重减轻、消瘦、贫血、脱水、衰弱。有无吞咽困难及程度。有无疼痛，疼痛的性质及部位。是否合并呼吸道症状，有无胸闷、气促、咳嗽、咳痰症状。

2. 术前检查　三大常规、肝功能、肾功能、电解质、凝血常规、输血前四项、心电图、X线片、食管CT等。

3. 饮食指导、心理护理

（1）指导患者进食高热量、高蛋白、丰富维生素的流质或半流质饮食。

（2）若患者仅能进食流质，而营养情况较差，可遵医嘱补充液体、电解质或提供肠内、肠外营养。

（3）对吸烟者，术前劝其戒烟，指导其进行有效咳痰和腹式呼吸训练。

（4）予以心理护理，向患者讲解手术的原理和大致过程，介绍治疗成功的案例，以减轻患者心理负担。

4. 术前准备

（1）保持口腔卫生。

（2）术前4小时禁食禁饮，遵医嘱术前30分钟应用镇静药或肌内注射山莨菪碱，以减少消化液分泌。

（3）术前准备：备急救药品、麻醉药、吸痰器、手术器材。

三、术中配合

（1）协助摆放患者体位，嘱患者放松，配合治疗。不随意移动双手，以免污染消毒区。

（2）连接氧气装置，心电监护仪监测患者心率、心律、血压、血氧饱和度等情况。注意观察患者疼痛情况，如果出现较为剧烈的疼痛立即告知医生，停止操作，严密观察病情变化。

（3）帮助医生固定好导丝，递送合适的支架植入系统。

（4）支架植入后，观察患者反应15分钟，如无不适主诉，可护送患者返回病房。

四、术后护理

1. 床旁交接　手术室护士向病房护士交接，包含手术过程中的用药、手术过程中出现的问题以及手术后应注意的情况等。

2. 术后处置

（1）术后绝对卧床休息6小时，卧床休息24小时，密切观察病情，监测生命体征。

（2）支架植入术当天，口服生理盐水100mL+庆大霉素16万U以消除在食管扩张成形术以及支架植入过程中引起的咽部食管炎症反应。

（3）观察术后食管是否通畅，术后当天禁食6小时后进温热流质，忌冷食。

3. 病情观察与对症处理

（1）术后疼痛：造成疼痛的原因主要是手术创伤和支架膨胀支撑，其中晚期肿瘤的癌性疼痛也是不容忽视的因素。因此术前充分准备，适应证选择恰当，支架选择合适，操作精确熟练及术后综合治疗，是减轻疼痛的有效措施。疼痛剧烈者，遵医嘱适当运用哌替啶、曲马朵等镇痛药。

（2）术后出血：主要是因支架边缘与食管黏膜磨损所致。因此对食管、贲门癌患者应尽可能使用柔软型两端呈球头状的支架，以减少磨损和切割，尤其是放疗后患者，因放疗后纤维瘢痕组织脆性增大，磨损概率增高，更易出血。应密切观察生命体征变化，遵医嘱给予止血药物。

（3）支架移位：多发生在手术6小时后进食者，镍钛合金支架是温度记忆支架，植入后完全膨胀有一个过程，若在这段时间进食，由于食管蠕动的增强及食物冲拉，处于未完全膨胀而稳定性较差的支架，移位的概率将大为增加。

（4）再狭窄：发生率约为4%。大部分再狭窄是由于肿瘤继续生长所致，因此术后放疗、化疗就显得必不可少。术后包括放疗、化疗在内的综合治疗，可以抑制肿瘤的生长，延长生存期。

（5）食物嵌顿：系因患者术后进食不注意所致，患者术后1个月内进食原则必须是"稀、烂、碎"。

（6）支架破裂致食管气管瘘：主要是支架断离的金属丝横行向前刺入气管内，致瘘形成，这应与支架质量有关。一旦发生破裂，必须将原支架取出，新植入一带膜支架。

（7）反流性食管炎：反流性食管炎是食管癌手术后常见的并发症，主要表现为每餐后身体前屈或夜间卧床睡觉时有酸性液体或食物从胃、食管反流至咽部或口腔，伴有胸骨后烧灼感或疼痛感、咽下困难等症状。患者应注意少量多餐，吃低脂饮食，可减少进食后反流症状的频率。避免餐后立刻平卧。就寝时床头整体宜抬高10～15cm，对减轻夜间反流是个行之有效的办法。尽量减少增加腹内压的活动，如过度弯腰、穿紧身衣裤、扎紧腰带等。

五、出院指导

1. 休息与锻炼　保证充分睡眠，劳逸结合，逐渐增加活动量，同时注意掌握活动量。

2. 饮食指导　少量多餐，细嚼慢咽，由稀到干，避免进食刺激性食物与碳酸饮料及含亚硝酸盐量过高的食物；避免进食过快、过量、过烫、过冷及硬质食物。餐后取半坐卧位，及时漱口，观察进食后的反应。同时告诫患者戒烟、戒酒。

3. 心理指导　指导患者正确地面对现实，转移对自己身体症状的过分关注，保持心情愉快。

4. **专科自我护理** 指导患者若出现进食困难、梗阻、呕吐、黑便、疼痛加重等症状，应及时就医，查明原因。

5. **定期复查** 遵医嘱定期复诊，坚持后续治疗。

第二节 胃癌动脉灌注化疗栓塞术的护理

胃癌起源于胃壁黏膜上皮细胞，可发生于胃的各个部位（胃窦幽门区最多，胃底贲门区次之，胃体部略少），可侵犯胃壁的不同深度和广度。癌灶局限在黏膜内或黏膜下层的称为早期胃癌，侵犯肌层或有转移到胃以外区域者称为进展期胃癌。肉眼或胃镜观察胃癌有多种形态，如表浅型、肿块型、溃疡型、浸润型、溃疡癌（为慢性胃溃疡癌变）。显微镜放大观察癌细胞有多种类型（组织学分类），如腺癌（约占90%，包括乳头状腺癌、管状腺癌、黏液腺癌、印戒细胞癌）、腺鳞癌、鳞状细胞癌、未分化癌、类癌。胃癌是我国常见的恶性肿瘤之一，几乎接近全部恶性肿瘤死亡人数的1/4，且每年还有2万以上新发的胃癌患者，在我国其发病率居各类肿瘤的首位。中国的胃癌发病率以西北最高，东北及内蒙古次之，华东及沿海又次之，中南及西南最低，每年约有17万人死于胃癌。

动脉灌注化疗栓塞术是采用Seldinger技术股动脉穿刺，在导丝引导下导入导管，经DSA（或其他X线影像监视设备）监视，将导管头插入腹腔动脉，先行腹腔动脉造影，了解肿瘤血供情况，根据造影情况使用栓塞剂对肿瘤血管进行栓塞或药物灌注。

一、适应证与禁忌证

1. 适应证

（1）拒绝外科手术的患者。

（2）外科手术不能切除的患者，可以改善生活质量，延长生存期。

（3）胃癌根治切除术或姑息切除术前、术后的辅助治疗。

（4）癌性溃疡伴大出血者。

（5）术后复发不能或不愿意再次手术者。

（6）合并消化道、吻合口出血，保守治疗无效者。

（7）与靶向药物、生物治疗等措施联合实施，以提高疗效者。

2. 禁忌证 胃癌的介入治疗，无绝对的禁忌证，但一般以下几种情况不鼓励行介入术：①心、肺、肝、肾功能不全患者；②凝血功能障碍患者；③全身广泛转移者；④全身衰竭，恶病质状态者；⑤伴有严重感染者。

二、术前护理

1. 健康评估

（1）详细了解患者的基本情况：如年龄、职业、饮食和生活习惯；了解患者的既往史、过敏史、疾病的发展情况。

（2）患者有无心情焦虑、恐惧、烦躁、悲观等。

（3）监测生命体征，观察患者有无上腹或胸骨后疼痛、嗳气、反酸、食欲不振，有无呕血和黑便,有无消瘦和体重下降,既往有无慢性萎缩性胃炎、胃溃疡、胃息肉等病史。如有异常及时告知医生。

2. 术前检查　术前应常规完善血常规、凝血常规、肝功能、肾功能、电解质、心电图、X 线片及胃镜、CT 或 MRI 检查,以明确病变部位、范围,排除治疗禁忌。并向患者讲明术前各项检查的意义及必要性。

3. 心理护理与饮食指导

(1)术前应禁食 4 小时(若有消化道梗阻,则禁食 12 小时)。

(2)患者在心理和躯体上受到双重折磨,此时最需要亲人、朋友、医护人员的关怀和体贴。护士应根据患者的心理特点及入院后评估结果,进行认真分析,实施有效的心理疏导及松弛疗法,以减轻心理压力,满足其心理需求。向患者及家属有针对性地介绍介入治疗的目的、意义、方法、可能出现的并发症、药物的不良反应及防范措施与注意事项,使患者很好地配合治疗,以利于手术顺利进行,并减少术中和术后的并发症。

4. 术前准备

(1)检查双侧股动脉和足背动脉搏动情况,以便术前术后对比。

(2)器械及药物准备:按照医嘱准备好需要的器材及药物。如化疗药、止吐药、2%利多卡因、地塞米松、肝素等。

(3)指导患者床上大、小便训练,进手术室前排空膀胱。

三、术中配合

(1)协助医生完成术前常规准备,如协助患者取平卧位,两手放于身体两侧。连接心电监护、开通静脉通路,打开手术包,协助医生穿手术衣,准备肝素、利多卡因等常用药物。

(2)密切注意生命体征,观察患者面色、意识变化。并询问患者在灌注过程中有无异常不适感觉。发现异常,及时通知医生,并配合医生救治。

(3)介入治疗完成后,再次对患者进行全面的检查,包括生命体征、术侧肢体敷料包扎情况、足背动脉搏动情况,并与术前检查结果比较,以排除因栓塞可能导致的并发症。

(4)手术结束,压迫止血包扎后,平车送患者回病房。

四、术后护理

1. 床旁交接　手术室护士向病房护士交接,了解手术麻醉方式、术中具体用药情况及出血量情况,查看穿刺部位有无出血及血肿,检查双下肢足背动脉搏动、色泽、皮温情况等。

2. 术后处置

(1)术后患者需卧床休息 24 小时,穿刺侧下肢伸直制动 12 小时,予以沙袋压迫伤口 6 小时。

(2)介入手术治疗后,疼痛、呕吐、发热等反应比较大,往往使患者焦躁、痛苦、绝望,所以医护人员要尽力为患者创造一个良好的环境。特别要重视与患者建立信赖关系。临床实践表明，医护人员的语言是良好的安慰剂，应耐心诚恳地回答患者及家属提出的问题，举一些治疗成功的病例去鼓励患者。

（3）胃癌介入术后患者进食量应由少到多、由稀到稠，逐渐适应，如饮水、米汤、牛奶、稀饭过渡到普食，进食时要细嚼慢咽，注意少食多餐。多补充蛋白质、热量、维生素以及铁剂，原则上以易消化吸收、无刺激性为主。

3. 病情观察与对症处理

（1）做好病情观察，监测心率、心律、血压、体温、呼吸、血氧饱和度的变化，并及时做好记录。询问患者有无不适主诉。注意患者有无介入术后常见并发症的一些前期表现，如发热、疼痛、消化道反应、出血等。观察患者有无大便及大便的颜色。有异常及时通知医生处理。

（2）检查穿刺肢体的足背动脉搏动、皮温，穿刺点压迫部位有无渗血。穿刺肢体若出现皮温降低、足背动脉搏动消失、肢体肿胀，应适当放松穿刺点的压迫，以防出现下肢的缺血和深静脉的血栓形成。

（3）并发症护理。

1）胃肠道反应：由于化疗药物对胃肠道黏膜的直接损害，而使患者出现恶心、呕吐和胃黏膜损伤，可遵医嘱使用止吐药，胃黏膜保护药等。呕吐严重时，可将患者头偏向一侧，以防呕吐物吸入气管而窒息，鼓励患者多进食清淡易消化食物，一般2~3天后症状可缓解。

2）出血、穿孔：有两种原因，即化疗药物的损伤及动脉栓塞后局部缺血造成胃黏膜破溃，应激反应造成胃黏膜糜烂。通常以轻微出血较多见，不一定出现黑便，大便隐血可呈阳性，严重者可引起穿孔。术后应观察患者有无腹痛、呕血、黑便、血压变化等，如有异常立即报告医生进行处理。

3）急性胰腺炎：化疗药物经胰十二指肠动脉或脾动脉的胰背动脉分支进入胰腺组织，可致急性胰腺炎，但较少发生。一旦怀疑应予以禁食，查血、尿淀粉酶，遵医嘱用药，并与患者及家属及时沟通，消除其顾虑。

五、出院指导

1. 休息与锻炼　注意休息，保证充足睡眠，保持心情舒畅，避免劳累及受凉。合理活动，有助于减轻胃肠道胀气，增进食欲。选择可耐受的活动如散步、打太极拳等。

2. 饮食指导　饮食要有规律，少食多餐，宜清淡饮食，避免生、冷、硬、辛辣、酒等刺激性食物，多食新鲜蔬菜及水果，少进咸菜和腌制食物，不食霉变食物。

3. 心理指导　要保持良好的心态，积极配合治疗。

4. 专科自我护理

（1）遵医嘱服助消化药及抗贫血药。

（2）保持大便通畅，并观察有无黑便、血便，发现异常及时就诊。

（3）如有腹痛、反酸、嗳气甚至恶心、呕吐者及时就诊，及早治疗。

5. 定期复查　出院后按治疗方案坚持服药，按时来院复查，行下一疗程的治疗，以巩固疗效。

第三节 胃、十二指肠支架植入术的护理

胃、十二指肠支架植入术是利用穿刺、导管、球囊导管扩张形成和金属内支架植入等技术，使狭窄、闭塞的胃、十二指肠扩张、再通，解决传统手术盲区的一种治疗方法。

一、适应证与禁忌证

1. 适应证

（1）恶性肿瘤浸润压迫引起胃、十二指肠管腔狭窄闭塞或术后肿瘤复发浸润所致的狭窄。

（2）胃、十二指肠良性狭窄：如手术后的胃、十二指肠吻合口狭窄、幽门梗阻等。

2. 禁忌证

（1）严重心肺功能不全和严重凝血功能障碍者及内镜禁忌者。

（2）门静脉高压所致食管、胃底重度静脉曲张出血期。

二、术前护理

1. 健康评估

（1）详细了解患者的基本情况：如年龄、性别、职业、饮食和生活习惯；了解患者的既往史、过敏史、疾病的程度、发展状况等情况。

（2）注意观察患者有无腹痛、呕血及黑便症状，有异常及时报告医生处理。

（3）观察患者有无心情焦虑、恐惧、烦躁、悲观等。

2. 术前检查　协助完善血常规、凝血常规、肝功能、肾功能、电解质、心电图、X线片、CT或MRI等检查，以明确病变部位、范围。并向患者讲明术前各项检查的意义及必要性。

3. 心理护理、饮食指导

（1）了解患者的心理状态，消除其疑虑和恐怖心理，减少紧张、焦虑情绪，使其积极配合治疗。

（2）食物应新鲜易消化，少食多餐，尽量选择适合患者的口味。

4. 健康教育　护士应了解手术具体操作过程，向患者解释手术的目的、意义，简要说明手术操作过程以及患者在术中需要配合医生的事项，指导并训练患者屏气及平静呼吸等动作，取得患者的理解、合作。

5. 术前准备　术前插入胃管，持续胃肠减压1～2天，禁食6小时。术前遵医嘱肌内注射地西泮5～10mg，阿托品0.5mg。教会患者张口呼吸、吸气动作，指导患者学会卧位的配合。检查口腔，去掉义齿，必要时拔去松动牙齿。做好口腔护理，保持口腔清洁。

三、术中配合

（1）协助摆放患者体位。嘱患者放松，配合治疗。不随意移动双手，以免污染消毒区。

（2）连接氧气装置，心电监护仪监测患者心率、心律、血压、血氧饱和度等情况，注意观察患者疼痛情况。如果出现较为剧烈的疼痛立即告知医生，停止操作，严密观察

病情变化。

（3）帮助医生固定好导丝，递送合适的支架植入系统。

（4）支架植入后，观察患者反应15分钟，如无不适主诉，可护送患者返回病房。

四、术后护理

1. 床旁交接　向手术室护士了解手术是否顺利，植入支架的类型，患者生命体征是否平稳。

2. 术后处置

（1）术后嘱患者平卧12～24小时。术后第2天可适当下床活动，避免剧烈运动，以防止引起支架移位。

（2）饮食指导是支架植入术术后护理的重点。术后禁食12小时，明确梗阻已解除者可进食流质，以后循序进固体食物。宜少食多餐，养成每天排便的习惯，避免便秘。告诉患者和家属注意营养和饮食的调理，禁食冷饮，冷食易导致支架收缩而发生滑脱。避免进食刺激性强的食物，如辣椒、姜、蒜、酒等。避免暴饮暴食，防止食物反流。进食时要细嚼慢咽，勿一次吞入较多食物，避免进食高纤维食物。饭后服数口温开水，冲洗留置支架的食物残渣，防止食物积累堵塞支架内腔。

3. 病情观察与对症处理

（1）严密监测患者心率、心律、血压、血氧饱和度等情况，注意观察患者疼痛情况。如果出现剧烈的疼痛立即告知医生，酌情予以镇痛药治疗。

（2）支架移位：是胃肠道内支架植入后较早期出现的并发症。术后注意观察有无反复呕吐、不能进食等支架移位的症状。发现支架移位后可取出支架重新放置，若未及时发现可造成支架脱落。

（3）腹痛：是胃肠道狭窄或梗阻内支架植入后较多见的并发症。金属内支架放置后数小时内出现不明原因的腹痛多为对支架不适应。疼痛可持续1～2周，不需要特殊处理，必要时给予止痛药。腹痛严重时密切观察患者生命体征并向医生汇报，及时排除穿孔等并发症。长时间不能忍受者可考虑取出支架。

（4）胃食管反流及出血：多发生在食管下段胃贲门部支架，且非常容易继发出血。因支架在食管下段贲门部位扩张，使正常的贲门功能失效，使含大量胃酸的胃内容物反流，造成食管下段的黏膜受损糜烂甚至出血。对食管下段和贲门部位使用内支架的患者，常规要采取抗反流1个月。术后常规口服庆大霉素针剂16万U，必要时可口服凝血酶6000～8000U防止出血。出血量少者不需要特殊处理，出血量多者，可静脉滴注止血药或经内镜在出血点表面喷洒凝血酶等止血药。如患者出现恶心、呕吐、便血，立即向医生汇报。

（5）胃肠道再狭窄：根据原发病变又分良性再狭窄和恶性再狭窄。良性再狭窄主要是肉芽组织增生和使用不带膜支架所致。恶性再狭窄主要是肿瘤组织过度生长所致。术后注意观察胃肠道梗阻症状的解除情况，有无腹胀、狭窄导致再次梗阻的症状。在狭窄发生后可经原有支架再套入支架或胃镜下进行热极烧灼或微波治疗。

（6）肠穿孔：不多见，但操作不当或病变部位薄弱，肠内压力增高可导致肠穿孔。

术后应注意观察胃肠道是否通畅，如不通畅，应给予胃肠减压。密切观察有无腹膜炎及腹腔积液情况。导丝引起的肠道穿孔一般可以自愈，无须特殊处理，如穿孔较大可植入带膜支架行瘘口封堵术。

五、出院指导

1. 休息与锻炼　注意休息，适量活动，避免劳累受凉。
2. 饮食指导　宜少食多餐，进食时要细嚼慢咽，避免进食高纤维食物，不进食过硬、过冷、过热的食物。戒烟、酒，保持大便通畅。
3. 心理指导　保持良好心态，积极治疗。
4. 专科自我护理　出现不明原因的恶心、呕吐、便血或腹痛应及时就医。
5. 定期复查　遵医嘱定期复诊，定期随访。

第四节　肝血管瘤介入栓塞治疗的护理

肝血管瘤是肝脏最常见的良性肿瘤，临床以海绵状血管瘤（CHL）最常见，国内外学者普遍认为其为先天性血管畸形，而非真性肿瘤。其发病率为0.4%～7.3%，约占肝脏良性肿瘤的41.6%。可分为4种类型：海绵状血管瘤、毛细血管瘤、血管内皮细胞瘤、硬化性血管瘤，成人中以肝脏海绵状血管瘤发生率最高，婴幼儿则以血管内皮细胞瘤为多见。肝血管瘤一般无临床症状，体积较大的血管瘤可引起肝区疼痛，触诊可触及肝肿块。超声检查血管瘤呈局灶性高回声区，CT平扫时病灶呈低密度区，造影后呈特征性增强，即在几分钟内由周围向中央增强。MRI T2加权像呈高信号的"灯泡征"。通常依据上述影像学检查方法即可做出诊断，很少采用血管造影技术进行诊断。绝大多数病例肿瘤生长缓慢，症状轻；临床上不需要特殊治疗。而少数巨大血管瘤或位于肝脏边缘（邻近肝包膜）的相对大的血管瘤因撞击可引起破裂出血而造成患者死亡，所以应引起重视，采取积极的治疗，控制其发展。

传统治疗方法以外科手术为主，但存在创伤大、花费高、不良反应大的缺点。随着介入放射学的发展，介入治疗已成为对手术无法摘除的肝巨大血管瘤（直径＞5cm）、邻近肝门或大血管等特殊位置的肝血管瘤理想治疗方法。肝血管瘤的介入治疗方式主要是肝动脉栓塞（HAE）。

肝血管瘤介入栓塞治疗是指采用经皮穿刺动脉，从股动脉内将导管插进肝动脉，先行肝动脉造影，再根据造影所见，确认肝血管瘤供血动脉，将导管超选择插管致肿瘤靶血管，并注射适量的药物和栓塞剂，来进行硬化栓塞治疗。

一、适应证与禁忌证

1. 适应证

（1）＞5cm的肝血管瘤，不论部位、范围、数量均可。＜5cm的血管瘤可不考虑治疗，但在瘤体位于肝脏边缘或瘤体对周围邻近器官有压迫症状时，则考虑进行栓塞治疗。

（2）肝血管瘤破裂出血者。

（3）肿瘤有增大趋势者或肿块位于肝包膜下有可能在外力下破裂者。

2. **禁忌证** 肝动脉栓塞治疗肝血管瘤无绝对禁忌证，但严重肝、肾功能不全者慎用，其次有严重出血倾向并不能纠正，有明显精神障碍者禁忌。

二、术前护理

1. **健康评估** 按《入院患者护理评估单》对患者基本情况进行评估，如年龄、性别、饮食、职业、居住环境、饮食习惯、吸烟史、既往史，有无家族史、乙型病毒性肝炎病史等。评估患者有无上腹部隐痛或不适、吞咽困难、黄疸、畏寒、发热、恶心、呕吐等症状。有无肝功能异常等现象。

2. **术前检查** 协助患者完成三大常规、肝功能、肾功能、凝血功能、输血前四项、甲胎蛋白、心电图、X线片、腹部超声及CT检查等。

3. **心理护理、饮食指导** 做好解释工作，让患者对此项手术有正确的认识，帮助患者消除紧张、恐惧心理，向患者介绍手术方法和过程，指导患者以良好的心态配合治疗，并注意与患者家属进行有效沟通。食用易消化的食物，避免术后便秘导致腹压增高引起穿刺处出血。

4. **术前准备**

（1）指导练习床上大便、小便、翻身及咳嗽以便适应术后卧床休息。

（2）指导患者术前1天更衣，进手术室前排空大、小便。

（3）必要时遵医嘱做好穿刺区局部皮肤备皮工作。

（4）术前4小时禁食禁饮，遵医嘱术前30分钟应用镇静药。

（5）术前药品准备：备急救药品、麻醉药、栓塞剂、化疗药物、造影剂。

三、术中配合

（1）协助医生完成术前常规准备，如摆正患者体位、连接心电监护仪、开通静脉通道、准备药物、协助医生穿手术衣。

（2）选择性的插管以高压注射器注射对比剂时，患者常感觉全身发热，放射至会阴部，并有排尿感，此时及时告知患者，使之消除恐惧心理。

（3）当用超液态碘油加平阳霉素乳剂栓塞血管瘤，以及用明胶海绵颗粒或条栓塞肝血管瘤供血动脉时会有肝区胀痛、饱胀等不适，及时告知患者产生的原因，取得患者的理解和配合。

（4）术中随时观看心电监护仪，密切注意生命体征的变化，观察患者面色、意识变化。并询问患者在灌注过程中有无异常不适感觉。发现异常，及时通知医生，及时配合医生救治。

（5）术毕，加压包扎后，应观察足背动脉搏动，告知患者应制动穿刺侧下肢的注意事项。

四、术后护理

1. **床旁交接** 责任护士与手术室护士床旁交接病历资料和患者术中情况：手术名

称及方式、生命体征变化、术中出血、穿刺侧肢体足背动脉、皮肤颜色、温度、穿刺点出血、渗血情况。

2. 术后处置

（1）体位：术后穿刺侧肢体伸直制动 12 小时，卧床休息 24 小时。

（2）术后每 6 小时观察 1 次体温、脉搏、呼吸、血压的变化。

（3）穿刺点的护理：局部沙袋加压 6 小时，观察穿刺点有无渗血和血肿，有活动性渗血时应重新包扎。

（4）密切观察下肢血运，双手同时触摸双侧足背动脉，观察搏动情况。观察下肢皮肤的颜色、温度、感觉，经常询问患者有无下肢麻木、疼痛。

（5）如术后无须禁食，鼓励患者进食高蛋白、高热量、高维生素饮食，以增加机体抵抗力，促进康复。

3. 病情观察与对症处理

（1）腹痛：无水酒精及碘油等栓塞剂注入肝血窦造成血窦内皮坏死和广泛血栓形成，导致术后有不同程度的疼痛，持续时间不等。应关心患者，予以心理护理；遵医嘱给予镇痛药。

（2）栓塞综合征护理。

1）发热：由术后肿瘤组织坏死吸收或继发感染而引起，体温 38.5℃以下，无自觉不适者，予以物理降温，38.5℃以上者，报告医生，可用冰敷、乙醇擦浴或遵医嘱予以药物降温。

2）胃肠道反应：为栓塞剂反流进入胃和十二指肠的供血动脉所致，手术前后，可遵医嘱使用甲氧氯普胺或昂丹司琼等镇吐、护胃药，有助于减轻症状。

3）腹痛、腹胀：肿瘤组织栓塞坏死，肝脏体积增大，牵拉包膜而引起，疼痛较重者可遵医嘱使用曲马朵、盐酸哌替啶等药物镇痛。

4）肝功能损害：栓塞术后对正常肝脏细胞的破坏作用，使肝功能酶出现一过性升高，一般于 1~5 天内达高峰，1~3 周可恢复至治疗水平或正常。术后遵医嘱予以护肝治疗。

5）呃逆：较少见，可持续数天至数周，遵医嘱予以氯丙嗪或针刺足三里等穴位可缓解。

6）肢体麻木：常由股动脉穿刺损伤伴行于血管的神经所致，注意观察，3~5 天后即可恢复。

五、出院指导

1. 休息与锻炼　注意休息，应避免外力碰撞，忌剧烈体能运动或较强的体力劳动等，以免增加腹腔压力，引起瘤体破裂出血。

2. 饮食指导　可给予高热量、高蛋白、高维生素、低脂饮食，少量多餐，同时戒烟酒。尽量多吃蔬菜、水果，保持大便通畅，防止便秘。因为经常便秘，可加重腹胀、嗳气等症状，严重便秘时用力排便，有发生巨大瘤体破裂的危险。

3. 心理指导　保持心情舒畅，切忌大怒暴怒，勿有太重的心理负担，可以做一些低强度运动，增强自身抵抗力。

4. 专科自我护理

（1）遵医嘱口服改善肝功能药物。

（2）保持大便通畅，并观察有无黑便、血便，发现异常及时就医。

（3）如有腹痛、反酸、嗳气甚至恶心、呕吐者及时检查，及早治疗。

5. 定期复查　一般术后1个月复查肝功能等，3个月到半年复查B超或CT，以后定期复查或遵医嘱，不适随时到医院就诊。

第五节　肾癌肾动脉栓塞术的护理

肾癌又称肾细胞癌或肾实质癌，是最常见的肾脏实质恶性肿瘤，占全身肿瘤的3%，占肾恶性肿瘤的80%～90%，多见于40岁以上，50～70岁为高发年龄组，男女比例为2∶1。根据显微镜结构可分为透明细胞癌和颗粒细胞癌，其中透明细胞癌约占85%。在病理学上除少数因肾皮质腺瘤恶化而形成外，多来源于肾小管上皮细胞，故又称肾癌。肾癌可发生于肾的任何部位，但多见于肾的两极，尤以上极为多见，少数侵及全肾。

有学者在1990年提出吸烟与肾癌的关系，戒烟者比不吸烟者患肾癌的危险性高2倍，重度吸烟者较轻度吸烟者发病率更高。吸烟时间长短与患病率直接相关，并认为吸烟者尿内各种诱变活性物质含量增高；烟草中的二甲基亚硝基胺导致肾癌，虽然未得到临床证实，但动物实验中已使家兔诱发了肾癌，因而他们认为吸烟习惯加上其他危险因素如酗酒、职业接触等，可进一步增加发生肾癌的危险性。肾癌早期常无症状，其3大临床症状为血尿、腹部肿块和肾区疼痛。间歇性无痛性血尿说明肿瘤浸润血管或侵及肾盂肾盏。

肾癌目前采用的分期标准法为Robson分期法。

Ⅰ期：肿瘤局限在肾内，无肾周围脂肪、肾静脉、局部淋巴结的侵犯。

Ⅱ期：肿瘤侵犯肾周围脂肪，但局限于肾周围筋膜内，未侵及肾静脉及局部淋巴结。

Ⅲ期：肿瘤已侵及肾静脉、局部淋巴结，甚至下腔静脉。Ⅳ期：肿瘤远处转移。

手术切除是治疗肾癌的首选方法，其他激素疗法、化疗和免疫治疗等效果均不理想，20世纪70年代化疗栓塞开始应用于临床，介入治疗肾癌用于术前栓塞和无手术指征的患者姑息治疗。肾癌姑息治疗是指通过栓塞阻止肿瘤的供血，使之广泛坏死，缩小，同时经动脉灌注化疗药，提高局部药物浓度，增加化疗药在肿瘤组织的首过效应而发挥治疗效果。肾癌术前行肾动脉栓塞治疗，可使肿瘤明显缩小、有利于手术剥离、减少术中出血，缩短手术时间，并可减少肿瘤细胞扩散，提高手术成功率和治愈率。

肾动脉栓塞术是在肾动脉造影的基础上超选择性插管，经导管注入栓塞剂，达到止血、阻止肿瘤供血、缓解疼痛和改善全身症状的目的。

通常在局麻下采用Seldinger技术股动脉穿刺进腹主动脉造影和（或）选择性肾动脉造影，必要时对肿瘤区域动脉超选择性插管造影，在观察肿瘤的血管造影表现及肾静脉与下腔静脉情况和非靶侧肾的情况后，进行肾动脉及肿瘤相关血管的选择性与超选择性准确置管，进行灌注化疗和栓塞。

一、适应证与禁忌证

1. 适应证

（1）肿瘤已突破肾包膜而无远处转移者，做术前栓塞。

（2）不宜手术的肾癌，做姑息性治疗。

（3）肾肿瘤引起的出血。

（4）肿瘤性肾动静脉瘘的栓塞治疗。

2. 禁忌证

（1）严重心、肺、肝、肾功能不全的患者。

（2）严重的泌尿系感染者。

（3）凝血功能障碍，无法纠正者。

（4）对造影剂过敏者。

二、术前护理

1. 健康评估　患者的基本情况：如年龄、性别、饮食、职业、居住环境、饮食习惯、吸烟史、既往史，有无家族史等，监测生命体征。评估有无血尿、腹部肿块和肾区疼痛。

2. 术前检查　协助患者完成三大常规、肝功能、肾功能、凝血功能、输血前四项、心电图、X线片、腹部超声及CT检查等。

3. 心理护理　肾癌患者常表现为恐惧、焦虑、绝望，对治疗缺乏信心。因此，护士应通过多种方式向患者介绍栓塞治疗的目的、方法、疗效及成功病例，使患者消除疑虑和紧张心理，树立战胜疾病的信心，并能积极配合治疗、护理。

4. 饮食指导　宜进食高蛋白、高热量、高维生素、低脂肪、易消化的饮食。

5. 术前准备　术前协助、指导患者做好各项辅助检查，训练床上大、小便，遵医嘱饮食或术前4小时禁食。详细地向患者说明手术的优越性、目的及意义，操作过程，配合要点，术中可能出现哪些不适，如何克服。以真诚热情的态度关心患者，消除其紧张、恐惧心理，使之能更好地配合手术进行。

三、术中配合

（1）核对患者资料，与患者亲切交谈，以缓解其紧张情绪。

（2）按手术要求采取平卧位，双手放于身体两侧，充分暴露脐水平以下、大腿1/2水平以上的部位，注意保暖。连接心电监护，开放静脉通道，准备好肝素、利多卡因等常用药品。备好常用器材和物品。观察双侧足背动脉搏动情况，并做好记录。

（3）打开手术包，协助医生穿手术衣、消毒皮肤、铺无菌手术单，及时递送手术所需器械。

（4）常用化疗药物为顺铂、表柔比星、丝裂霉素等；常用的栓塞剂为无水乙醇、明胶海绵、金属弹簧圈、栓塞微球颗粒等。

（5）经股动脉插管后行动脉造影，然后进行栓塞和化疗，协助医生将化疗药缓慢注入，栓塞后再行肾动脉造影，了解栓塞情况。

（6）栓塞治疗时可能出现组织缺氧性疼痛，对轻微疼痛者应给予安慰、鼓励；对疼痛程度较重者,根据医嘱给予哌替啶等药物,以减轻患者的痛苦。

(7)术中注射对比剂时,应密切观察患者有无过敏反应,一旦发生过敏反应应立即停止注射,并静脉注射地塞米松、盐酸肾上腺素等药物。

(8)治疗结束拔除导管、动脉鞘,穿刺点压迫止血,伤口无渗血后用无菌纱布和绷带加压包扎。

四、术后护理

1. **床旁交接** 手术室护士将患者用平车送至病房,与病区护士交接术中情况,病历资料及护理记录。病区护士查腹股沟处伤口敷料有无渗湿,绷带松紧是否适宜,伤口周围皮下有无血肿、青紫。

2. **术后处置**

(1)患者术毕安返病房后告知患者平卧休息24小时,术侧下肢伸直制动12小时,股动脉穿刺处用0.5kg重的沙袋压迫6小时。密切观察穿刺处敷料有无渗血、皮下有无血肿;足背动脉的搏动及肢端血运情况。指导患者术侧距小腿关节活动,可间断短时往术侧翻身30°,以减轻腰背部不适,预防压疮。

(2)告知患者术后可能出现的症状、原因及解决方法。

(3)观察生命体征,观察尿量、颜色、性状并做好记录,以了解健侧肾的代偿功能。谨防肾损伤,嘱患者多饮水,以促进毒素和造影剂的排出,减少毒副作用。

3. **病情观察与对症处理**

(1)发热:为肾动脉栓塞后常见反应,是坏死肿瘤组织被吸收所致。向患者解释体温升高的原因,消除顾虑,发热轻者无须处理,体温超过38.5℃遵医嘱给予药物或物理降温,并做好生活护理,预防感冒。为排除发热是为继发感染所致,及时为患者做血常规检测,必要时抽血做细菌培养及药敏试验,遵医嘱使用抗生素。

(2)腰部疼痛:由肾肿瘤栓塞后缺血或痉挛所致,栓塞开始时即可出现,一般持续3~7天,疼痛与栓塞程度成正比。做好疼痛评估,观察并记录疼痛性质、程度、发作规律,动态观察疼痛的变化,遵医嘱给予止痛药,指导患者使用放松技巧,减轻疼痛。

(3)恶心、呕吐:因栓塞剂和化疗药物刺激所致。术后合理调整饮食,多进食高蛋白、高热量、高维生素、低脂肪、易消化的食物,少量多餐,遵医嘱给予止吐药物,防止水、电解质紊乱;做好口腔护理;注意观察呕吐物性质、颜色,防止消化道出血。

(4)异位栓塞:栓塞剂误入其他血管,可造成下肢坏疽、肠坏死、对侧肾和肺栓塞等(肺栓塞是栓塞剂通过较大的动静脉交通支所致)。护士应注意观察患者有无原因不明的腹痛,下肢疼痛,感觉异常等。有无胸痛,呼吸困难。及时报告医生,对症处理。

(5)肾衰竭:大量使用造影剂可导致急性肾衰竭,术前应了解健侧肾功能情况,尽可能减少造影剂用量。

(6)一过性高血压:栓塞后偶尔出现,通常在术后数小时内可恢复正常。

五、出院指导

1. **休息与锻炼** 生活规律,以休息为主,适当轻体力运动,如散步、太极拳等。

保证充足的睡眠。

2. 饮食指导　合理饮食，加强营养。给予高蛋白、高热量、高维生素、低脂肪、易消化的食物。戒烟、酒，禁刺激性的食物。饮食不宜过饱，少食多餐。

3. 心理指导　患者应保持乐观的心态，避免情绪激动，增强战胜疾病的信心。

4. 定期复查　遵医嘱定期复查，注意尿液颜色的变化，如有血尿、腰痛加剧等应及时就诊。

第六节　肾脏穿刺活检的护理

经皮肾穿刺活检术（简称肾穿刺）是目前国内外普及的肾活检方法，对原发性疾病、继发或遗传性肾脏疾病的诊断具有重要意义，具有明确诊断、指导治疗、判断预后、节约经费等重要作用。做好肾脏穿刺活检的护理对减少并发症起着至关重要的作用。

一、适应证与禁忌证

1. 适应证

（1）肾脏实质性和囊肿性肿块的鉴别诊断。

（2）腹部肿块不排除来自肾脏者。

（3）肾良、恶性肿瘤的诊断。

（4）肾转移瘤，原发灶不明者。

（5）肾病的诊断、分型和鉴别诊断。

（6）取活检组织做组织培养，研究免疫、化学药物和放射性敏感度。

2. 禁忌证

（1）明显出血倾向或正在应用抗凝血药治疗的患者。

（2）肾功能不全患者。

（3）孤立肾，老年人有严重动脉硬化、高血压者。

（4）全身状况不允许者，如妊娠、大量腹水、过度肥胖、衰弱、精神异常不能合作者。

二、术前护理

1. 健康评估　患者的基本情况：如年龄、性别、饮食、职业、居住环境、饮食习惯、吸烟史、既往史，有无家族史等，监测生命体征。评估有无血尿、腹部肿块和肾区疼痛。

2. 术前检查　协助患者完成三大常规、肝功能、肾功能、凝血功能、输血前四项、心电图、X线片、腹部超声及CT检查等。

3. 心理护理　肾穿刺术是一种有创性诊断方法，患者及家属对穿刺术会有一定的顾虑，对穿刺能否成功表示怀疑，对术后并发症不了解。因此必须向患者及家属解释穿刺的必要性，穿刺的优点及可能出现的并发症，减轻患者对穿刺的紧张和焦虑情绪。

4. 饮食指导　合理饮食，加强营养。给予高蛋白、高热量、高维生素、低脂肪、易消化的食物。戒烟、酒，禁刺激性的食物。

5. 术前准备

（1）呼吸训练：指导患者俯卧位，进行深呼吸及屏气动作的训练，以使肾脏下移并固定，减少肾脏的损伤。

（2）准备好便器，训练床上排尿。

（3）遵医嘱准备好术中用药。

三、术中配合

（1）协助患者俯卧于操作台上，腹下垫一枕，以便肾脏顶向背部并固定，并做好患者心理护理，以减轻患者紧张情绪。

（2）配合医生消毒，充分麻醉后，嘱患者深呼吸，屏气。

（3）密切观察患者意识、呼吸、脉搏、血压、面色，认真倾听患者主诉。

（4）术后穿刺点敷无菌纱布并按压15分钟，胶布固定，协助医生固定腹带。协助患者取平卧位，平车推至病房。

四、术后护理

1. 床旁交接　手术室护士与病区护士详细交接患者的生命体征及手术情况、皮肤情况，交待术中的用药情况等。查看伤口敷料有无渗湿。

2. 术后处置

（1）术后俯卧于硬板床上，绝对卧床休息24小时。目的是利用身体的压力压迫穿刺点，无肉眼血尿可取下腹带，下床活动，否则应延长卧床时间，至肉眼血尿消失，近期内限制剧烈运动及上下楼梯，避免剧烈咳嗽、打喷嚏。

（2）每小时测血压、脉搏1次，4小时后血压平稳可停止测量。若患者血压波动大或偏低应给予对症处理。

（3）平卧24小时后，若病情平稳、无肉眼血尿，可下地活动。若患者出现肉眼血尿，应延长卧床时间至肉眼血尿消失或明显减轻。必要时给静脉输入止血药或输血。

（4）术后嘱患者多饮水，以尽快排出少量凝血块。同时留取尿标本3次常规送检。

（5）卧床期间，嘱患者安静休息，减少躯体的移动，避免引起伤口出血，同时应仔细观察患者伤口有无渗血并加强生活护理。

（6）应密切观察患者生命体征的变化，询问有无不适主诉，发现异常及时处理。

3. 病情观察与对症处理

（1）血尿：有60%～80%的患者出现不同程度的镜下血尿，部分患者可出现肉眼血尿，为了使少量出血尽快从肾脏排出，除绝对卧床外，应嘱患者大量饮水，应观察每次尿颜色的变化以判断血尿是逐渐加重还是减轻。血尿明显者，应延长卧床时间，并及时静脉输入止血药，必要时输血。

（2）尿潴留：肾穿刺术后尿潴留常与平卧位所致的排尿姿势改变、担心穿刺处出血、不习惯床上小便等多种因素有关。护理措施：术前1天指导患者在床上练习平卧位排尿，直到患者自己感觉排尿自然、顺利、舒适为止；术后做好心理护理，消除其紧张心理；排尿时应用屏风遮挡，提供独处的环境；出现尿潴留时用温水冲洗会阴部以诱导排尿；患者诱导排尿无效，在无菌技术操作下给予留置导尿，次日拔除导尿管，自行排尿。

（3）肾周围血肿：肾活检后24小时内应绝对卧床，若患者不能耐受，应及时向患者讲解清楚绝对卧床的重要性及剧烈活动可能出现的并发症，以取得患者的配合。在无肉眼血尿且卧床24小时后，开始逐渐活动，切不可突然增加活动量，以避免没有完全愈合的伤口再出血。此时应限制患者的活动，生活上给予适当的照顾。术后超声检查发现肾周围血肿的患者应延长卧床时间。

（4）腰痛及腰部不适：多数患者有轻微的同侧腰痛或腰部不适，一般持续1周左右。多数患者服用一般止痛药可减轻疼痛，但合并有肾周围血肿的患者腰痛剧烈，可给予麻醉性止痛药止痛。

（5）腹痛、腹胀：个别患者肾活检后出现腹痛，持续1～7天，少数患者可有压痛及反跳痛。由于生活习惯的改变加之腹带的压迫，患者大量饮水或可出现腹胀，一般无须特殊处理，对腹胀、腹痛明显者可给予乳酶生及解痉药等以缓解症状。

（6）发热：伴有肾周围血肿的患者，由于血肿的吸收，可有中度发热，应按发热患者护理，并给予适当的药物处理。

五、出院指导

1. 休息与锻炼　术后1周内避免重体力劳动或剧烈运动，生活规律，适当体育锻炼，保证充足的睡眠。

2. 饮食指导　合理饮食，加强营养。给予高蛋白、高热量、高维生素、低脂肪、易消化的食物。戒烟、酒，禁刺激性的食物。饮食不宜过饱，少食多餐。

3. 心理指导　患者应保持乐观的心态，避免情绪激动。

4. 定期复查　如有异常及时就诊。

参考文献

[1] 王雪梅，张雪松. 临床心血管疾病诊治与护理 [M]. 北京：人民卫生出版社，2018.

[2] 刘海洋. 康复治疗基础 [M]. 北京：中国中医药出版社，2018.

[3] 徐鹏. 实用神经疾病临床诊治 [M]. 天津：天津科学技术出版社，2017.

[4] 周建新. 神经外科重症监测与治疗 [M]. 北京：人民卫生出版社，2015.

[5] 陈旻湖. 消化病临床诊断与治疗方案 [M]. 北京：科学技术文献出版社，2010.

[6] 蔡永国，田峰. 临床消化疾病诊疗学 [M]. 石家庄：河北科学技术出版社，2012.

[7] 李启富. 内分泌疾病诊治流程 [M]. 北京：人民卫生出版社，2014.

[8] 黄晓东，邓长生. 老年胃肠病学 [M]. 北京：人民卫生出版社，2017.

[9] 纪宏志. 实用耳鼻咽喉疾病诊疗学 [M]. 北京：世界图书出版公司，2016.

[10] 李春雨. 肛肠外科手术技巧 [M]. 北京：人民卫生出版社，2013.

[11] 田昕. 实用临床护理技术与应用 [M]. 天津：天津科学技术出版社，2020.

[12] 平其能. 药剂学 [M]. 北京：人民卫生出版社，2016.

[13] 王新菊. 临床医学影像护理要点 [M]. 长春：吉林科学技术出版社，2018.